中华医学百科全书

临床医学

口腔医学（二）

国家出版基金项目
NATIONAL PUBLICATION FOUNDATION

中国协和医科大学出版社

图书在版编目（CIP）数据

口腔医学 . 二 / 樊明文主编 . —北京：中国协和医科大学出版社，2018.11
（中华医学百科全书）
ISBN 978-7-5679-0856-7

Ⅰ . ①口… Ⅱ . ①樊… Ⅲ . ①口腔科学 Ⅳ . ① R78

中国版本图书馆 CIP 数据核字 (2018) 第 240226 号

中华医学百科全书·口腔医学（二）

主　　编：樊明文

编　　审：谢　阳

责任编辑：吴翠姣

出版发行：**中国协和医科大学出版社**
（北京东单三条九号　邮编 100730　电话 010-6526 0431 ）

网　　址：www.pumcp.com

经　　销：新华书店总店北京发行所

印　　刷：北京雅昌艺术印刷有限公司

开　　本：889×1230　1/16 开

印　　张：20.75

字　　数：560 千字

版　　次：2018 年 11 月第 1 版

印　　次：2018 年 11 月第 1 次印刷

定　　价：248.00 元

ISBN 978-7-5679-0856-7

《中华医学百科全书》编纂委员会

总顾问　吴阶平　韩启德　桑国卫

总指导　陈　竺

总主编　刘德培

副总主编　曹雪涛　李立明　曾益新

编纂委员（以姓氏笔画为序）

B·吉格木德		丁　洁	丁　樱	丁安伟	于中麟	于布为
于学忠	万经海	马　军	马　骁	马　静	马　融	马中立
马安宁	马建辉	马烈光	马绪臣	王　伟	王　辰	王　政
王　恒	王　硕	王　舒	王　键	王一飞	王一镗	王士贞
王卫平	王长振	王文全	王心如	王生田	王立祥	王兰兰
王汉明	王永安	王永炎	王华兰	王成锋	王延光	王旭东
王军志	王声涌	王坚成	王良录	王拥军	王茂斌	王松灵
王明荣	王明贵	王宝玺	王诗忠	王建中	王建业	王建军
王建祥	王临虹	王贵强	王美青	王晓民	王晓良	王鸿利
王维林	王琳芳	王喜军	王道全	王德文	王德群	
木塔力甫·艾力阿吉		尤启冬	戈　烽	牛　侨	毛秉智	毛常学
乌　兰	文卫平	文历阳	文爱东	方以群	尹　佳	孔北华
孔令义	孔维佳	邓文龙	邓家刚	书　亭	毋福海	艾措千
艾儒棣	石　岩	石远凯	石学敏	石建功	布仁达来	占　堆
卢志平	卢祖洵	叶　桦	叶冬青	叶常青	叶章群	申昆玲
申春悌	田景振	田嘉禾	史录文	代　涛	代华平	白春学
白慧良	丛　斌	丛亚丽	包怀恩	包金山	冯卫生	冯学山
冯希平	边旭明	边振甲	匡海学	邢小平	达万明	达庆东
成　军	成翼娟	师英强	吐尔洪·艾买尔		吕时铭	吕爱平
朱　珠	朱万孚	朱立国	朱华栋	朱宗涵	朱建平	朱晓东
朱祥成	乔延江	伍瑞昌	任　华	华　伟	伊河山·伊明	
向　阳	多　杰	邬堂春	庄　辉	庄志雄	刘　平	刘　进
刘　玮	刘　蓬	刘大为	刘小林	刘中民	刘玉清	刘尔翔
刘训红	刘永锋	刘吉开	刘伏友	刘芝华	刘华平	刘华生
刘志刚	刘克良	刘更生	刘迎龙	刘建勋	刘胡波	刘树民
刘昭纯	刘俊涛	刘洪涛	刘献祥	刘嘉瀛	刘德培	闫永平

米 玛	许 媛	许腊英	那彦群	阮长耿	阮时宝	孙 宁
孙 光	孙 皎	孙 锟	孙长颢	孙少宣	孙立忠	孙则禹
孙秀梅	孙建中	孙建方	孙贵范	孙海晨	孙景工	孙颖浩
孙慕义	严世芸	苏 川	苏 旭	苏荣扎布	杜元灏	杜文东
杜治政	杜惠兰	李 龙	李 飞	李 东	李 宁	李 刚
李 丽	李 波	李 勇	李 桦	李 鲁	李 磊	李 燕
李 冀	李大魁	李云庆	李太生	李曰庆	李玉珍	李世荣
李立明	李永哲	李志平	李连达	李灿东	李君文	李劲松
李其忠	李若瑜	李松林	李泽坚	李宝馨	李建勇	李映兰
李莹辉	李继承	李森恺	李曙光	杨 凯	杨 恬	杨 健
杨化新	杨文英	杨世民	杨世林	杨伟文	杨克敌	杨国山
杨宝峰	杨炳友	杨晓明	杨跃进	杨腊虎	杨瑞馥	杨慧霞
励建安	连建伟	肖 波	肖 南	肖永庆	肖海峰	肖培根
肖鲁伟	吴 东	吴 江	吴 明	吴 信	吴令英	吴立玲
吴欣娟	吴勉华	吴爱勤	吴群红	吴德沛	邱建华	邱贵兴
邱海波	邱蔚六	何 维	何 勤	何方方	何绍衡	何春涤
何裕民	余争平	余新忠	狄 文	冷希圣	汪 海	汪受传
沈 岩	沈 岳	沈 敏	沈 铿	沈卫峰	沈心亮	沈华浩
沈俊良	宋国维	张 泓	张 学	张 亮	张 强	张 霆
张 澍	张大庆	张为远	张世民	张志愿	张丽霞	张伯礼
张宏誉	张劲松	张奉春	张宝仁	张宇鹏	张建中	张建宁
张承芬	张琴明	张富强	张新庆	张潍平	张德芹	张燕生
陆 华	陆付耳	陆伟跃	陆静波	阿不都热依木·卡地尔		陈 文
陈 杰	陈 实	陈 洪	陈 琪	陈 楠	陈 薇	陈士林
陈大为	陈文祥	陈代杰	陈红风	陈尧忠	陈志南	陈志强
陈规化	陈国良	陈佩仪	陈家旭	陈智轩	陈锦秀	陈誉华
邵 蓉	邵荣光	武志昂	其仁旺其格	范 明	范炳华	林三仁
林久祥	林子强	林江涛	林曙光	杭太俊	欧阳靖宇	尚 红
果德安	明根巴雅尔	易定华	易著文	罗 力	罗 毅	罗小平
罗长坤	罗永昌	罗颂平	帕尔哈提·克力木			
帕塔尔·买合木提·吐尔根			图门巴雅尔	岳建民	金 玉	金 奇
金少鸿	金伯泉	金季玲	金征宇	金银龙	金惠铭	郁 琦
周 兵	周 林	周永学	周光炎	周灿全	周良辅	周纯武
周学东	周宗灿	周定标	周宜开	周建平	周建新	周荣斌
周福成	郑一宁	郑家伟	郑志忠	郑金福	郑法雷	郑建全
郑洪新	郎景和	房 敏	孟 群	孟庆跃	孟静岩	赵 平

赵 群	赵子琴	赵中振	赵文海	赵玉沛	赵正言	赵永强
赵志河	赵彤言	赵明杰	赵明辉	赵耐青	赵继宗	赵铱民
郝 模	郝小江	郝传明	郝晓柯	胡 志	胡大一	胡文东
胡向军	胡国华	胡昌勤	胡晓峰	胡盛寿	胡德瑜	柯 杨
查 干	柏树令	柳长华	钟翠平	钟赣生	香多·李先加	
段 涛	段金廒	段俊国	侯一平	侯金林	侯春林	俞光岩
俞梦孙	俞景茂	饶克勤	姜小鹰	姜玉新	姜廷良	姜国华
姜柏生	姜德友	洪 两	洪 震	洪秀华	洪建国	祝庆余
祝蘩晨	姚永杰	姚祝军	秦 川	袁文俊	袁永贵	都晓伟
晋红中	栗占国	贾 波	贾建平	贾继东	钱焕文	夏照帆
柴光军	柴家科	钱传云	钱忠直	钱家鸣	钱焕文	倪 鑫
倪 健	徐 军	徐 晨	徐永健	徐志云	徐志凯	徐克前
徐金华	徐建国	徐勇勇	徐桂华	凌文华	高 妍	高 晞
高志贤	高志强	高学敏	高全明	高健生	高树中	高思华
高润霖	郭 岩	郭小朝	郭长江	郭巧生	郭宝林	郭海英
唐 强	唐朝枢	唐德才	诸欣平	谈 勇	谈献和	陶·苏和
陶广正	陶永华	陶芳标	陶建生	黄 峻	黄 烽	黄人健
黄叶莉	黄宇光	黄国宁	黄国英	黄跃生	黄璐琦	萧树东
梅长林	曹 佳	曹广文	曹务春	曹建平	曹洪欣	曹济民
曹雪涛	曹德英	龚千锋	龚守良	龚非力	袭著革	常耀明
崔 蒙	崔丽英	庾石山	康 健	康廷国	康宏向	章友康
章锦才	章静波	梁显泉	梁铭会	梁繁荣	谌贻璞	屠鹏飞
隆 云	绳 宇	巢永烈	彭 成	彭 勇	彭明婷	彭晓忠
彭瑞云	彭毅志	斯拉甫·艾白		葛 坚	葛立宏	董方田
蒋力生	蒋建东	蒋建利	蒋澄宇	韩晶岩	韩德民	惠延年
粟晓黎	程 伟	程天民	程训佳	童培建	曾 苏	曾小峰
曾正陪	曾学思	曾益新	谢 宁	谢立信	蒲传强	赖西南
赖新生	詹启敏	詹思延	鲍春德	窦科峰	窦德强	赫 捷
蔡 威	裴国献	裴晓方	裴晓华	管柏林	廖品正	谭仁祥
谭先杰	翟所迪	熊大经	熊鸿燕	樊飞跃	樊巧玲	樊代明
樊立华	樊明文	黎源倩	颜 虹	潘国宗	潘柏申	潘桂娟
薛社普	薛博瑜	魏光辉	魏丽惠	藤光生		

梁文权　　梁德荣　　彭名炜　　董　怡　　温　海　　程元荣　　程书钧
程伯基　　傅民魁　　曾长青　　曾宪英　　裘雪友　　甄永苏　　褚新奇
蔡年生　　廖万清　　樊明文　　黎介寿　　薛　淼　　戴行锷　　戴宝珍
戴尅戎

口腔医学类

总主编

邱蔚六　　　上海交通大学口腔医学院

学术委员（以姓氏笔画为序）

王邦康　　　首都医科大学口腔医学院

刘宝林　　　第四军医大学口腔医学院

李巍然　　　北京大学口腔医学院

杨圣辉　　　首都医科大学口腔医学院

邱蔚六　　　上海交通大学口腔医学院

张博学　　　北京大学口腔医学院

张蕴惠　　　四川大学华西口腔医学院

张震康　　　北京大学口腔医学院

栾文明　　　北京医院

郭天文　　　第四军医大学口腔医学院

曹采方　　　北京大学口腔医学院

樊明文　　　武汉大学口腔医学院

常务副主编

郑家伟　　　上海交通大学口腔医学院

学术秘书

王琪赟　　　上海交通大学口腔医学院

叶　晨　　　上海交通大学口腔医学院

徐　菱　　　上海交通大学口腔医学院

本卷编委会

主　编

樊明文　　　武汉大学口腔医学院

副主编

　　孙　皎　　上海交通大学口腔医学院

　　周学东　　四川大学华西口腔医学院

　　章锦才　　中国科学院大学杭州口腔医院

学术委员

　　曹采方　　北京大学口腔医学院

编　委（以姓氏笔画为序）

　　王文梅　　南京大学医学院附属口腔医院

　　王晓娟　　第四军医大学口腔医学院

　　王勤涛　　第四军医大学口腔医学院

　　边　专　　武汉大学口腔医学院

　　华　红　　北京大学口腔医学院

　　刘宏伟　　北京大学口腔医学院

　　闫福华　　南京大学医学院附属口腔医院

　　孙　正　　首都医科大学附属北京口腔医院

　　孙　皎　　上海交通大学口腔医学院

　　李成章　　武汉大学口腔医学院

　　李继遥　　四川大学华西口腔医学院

　　束　蓉　　上海交通大学口腔医学院

　　吴亚菲　　四川大学华西口腔医学院

　　吴补领　　南方医科大学口腔医学院

　　余　擎　　第四军医大学口腔医学院

　　沈雪敏　　上海交通大学口腔医学院

　　陈谦明　　四川大学华西口腔医学院

　　欧阳翔英　北京大学口腔医学院

　　周　刚　　武汉大学口腔医学院

　　周学东　　四川大学华西口腔医学院

周海文　　　上海交通大学口腔医学院

周曾同　　　上海交通大学口腔医学院

赵信义　　　第四军医大学口腔医学院

凌均棨　　　中山大学光华口腔医学院

高学军　　　北京大学口腔医学院

唐国瑶　　　上海交通大学口腔医学院

章锦才　　　中国科学院大学杭州口腔医院

梁景平　　　上海交通大学口腔医学院

蒋伟文　　　上海交通大学口腔医学院

程　斌　　　中山大学光华口腔医学院附属口腔医院

樊明文　　　武汉大学口腔医学院

前　言

　　《中华医学百科全书》终于和读者朋友们见面了！

　　古往今来，凡政通人和、国泰民安之时代，国之重器皆为科技、文化领域的鸿篇巨制。唐代《艺文类聚》、宋代《太平御览》、明代《永乐大典》、清代《古今图书集成》等，无不彰显盛世之辉煌。新中国成立后，国家先后组织编纂了《中国大百科全书》第一版、第二版，成为我国科学文化事业繁荣发达的重要标志。医学的发展，从大医学、大卫生、大健康角度，集自然科学、人文社会科学和艺术之大成，是人类社会文明与进步的集中体现。随着经济社会快速发展，医药卫生领域科技日新月异，知识大幅更新。广大读者对医药卫生领域的知识文化需求日益增长，因此，编纂一部医药卫生领域的专业性百科全书，进一步规范医学基本概念，整理医学核心体系，传播精准医学知识，促进医学发展和人类健康的任务迫在眉睫。在党中央、国务院的亲切关怀以及国家各有关部门的大力支持下，《中华医学百科全书》应运而生。

　　作为当代中华民族"盛世修典"的重要工程之一，《中华医学百科全书》肩负着全面总结国内外医药卫生领域经典理论、先进知识，回顾展现我国卫生事业取得的辉煌成就，弘扬中华文明传统医药璀璨历史文化的使命。《中华医学百科全书》将成为我国科技文化发展水平的重要标志、医药卫生领域知识技术的最高"检阅"、服务千家万户的国家健康数据库和医药卫生各学科领域走向整合的平台。

　　肩此重任，《中华医学百科全书》的编纂力求做到两个符合：一是符合社会发展趋势。全面贯彻以人为本的科学发展观指导思想，通过普及医学知识，增强人民群众健康意识，提高人民群众健康水平，促进社会主义和谐社会构建；二是符合医学发展趋势。遵循先进的国际医学理念，以"战略前移、重心下移、模式转变、系统整合"的人口与健康科技发展战略为指导。同时，《中华医学百科全书》的编纂力求做到两个体现：一是体现科学思维模式的深刻变革，即学科交叉渗透/知识系统整合；二是体现继承发展与时俱进的精神，准确把握学科现有基础理论、基本知识、基本技能以及经典理论知识与科学思维精髓，深刻领悟学科当前面临的交叉渗透与整合转化，敏锐洞察学科未来的发展趋势与突破方向。

　　作为未来权威著作的"基准点"和"金标准"，《中华医学百科全书》编纂过程中，制定了严格的主编、编者遴选原则，聘请了一批在学界有相当威望、具有较高学术造诣和较强组织协调能力的专家教授（包括多位两院院士）担任大类主编和学科卷主编，确保全书的科学性与权威性。另外，还借鉴了已有百科全书的编写经验。鉴于《中华医学百科全书》的编纂过程本身带有科学研究性质，还聘请了若干科研院所的科研管理专家作为特约编审，站在科研管理的高度为全书的顺利编纂保驾护航。除了编者、编审队伍外，还制订了详尽的质量保证计划。编纂委员会和工作委员会秉持质量源于设计的理念，共同制订了一系列配套的质量控制规范性文件，建立了一套切实可行、行之有效、效率最优的编纂质量管理方案和各种情况下的处理原则及预案。

《中华医学百科全书》的编纂实行主编负责制，在统一思想下进行系统规划，保证良好的全程质量策划、质量控制、质量保证。在编写过程中，统筹协调学科内各编委、卷内条目以及学科间编委、卷间条目，努力做到科学布局、合理分工、层次分明、逻辑严谨、详略有方。在内容编排上，务求做到"全准精新"。形式"全"：学科"全"，册内条目"全"，全面展现学科面貌；内涵"全"：知识结构"全"，多方位进行条目阐释；联系整合"全"：多角度编制知识网。数据"准"：基于权威文献，引用准确数据，表述权威观点；把握"准"：审慎洞察知识内涵，准确把握取舍详略。内容"精"："一语天然万古新，豪华落尽见真淳。"内容丰富而精炼，文字简洁而规范；逻辑"精"："片言可以明百意，坐驰可以役万里。"严密说理，科学分析。知识"新"：以最新的知识积累体现时代气息；见解"新"：体现出学术水平，具有科学性、启发性和先进性。

《中华医学百科全书》之"中华"二字，意在中华之文明、中华之血脉、中华之视角，而不仅限于中华之地域。在文明交织的国际化浪潮下，中华医学汲取人类文明成果，正不断开拓视野，敞开胸怀，海纳百川般融入，润物无声状拓展。《中华医学百科全书》秉承了这样的胸襟怀抱，广泛吸收国内外华裔专家加入，力求以中华文明为纽带，牵系起所有华人专家的力量，展现出现今时代下中华医学文明之全貌。《中华医学百科全书》作为由中国政府主导，参与编纂学者多、分卷学科设置全、未来受益人口广的国家重点出版工程，得到了联合国教科文等组织的高度关注，对于中华医学的全球共享和人类的健康保健，都具有深远意义。

《中华医学百科全书》分基础医学、临床医学、中医药学、公共卫生学、军事与特种医学和药学六大类，共计144卷。由中国医学科学院/北京协和医学院牵头，联合军事医学科学院、中国中医科学院和中国疾病预防控制中心，带动全国知名院校、科研单位和医院，有多位院士和海内外数千位优秀专家参加。国内知名的医学和百科编审汇集中国协和医科大学出版社，并培养了一批热爱百科事业的中青年编辑。

回览编纂历程，犹然历历在目。几年来，《中华医学百科全书》编纂团队呕心沥血，孜孜矻矻。组织协调坚定有力，条目撰写字斟句酌，学术审查一丝不苟，手书长卷撼人心魂……在此，谨向全国医学各学科、各领域、各部门的专家、学者的积极参与以及国家各有关部门、医药卫生领域相关单位的大力支持致以崇高的敬意和衷心的感谢！

《中华医学百科全书》的编纂是一项泽被后世的创举，其牵涉医学科学众多学科及学科间交叉，有着一定的复杂性；需要体现在当前医学整合转型的新形式，有着相当的创新性；作为一项国家出版工程，有着毋庸置疑的严肃性。《中华医学百科全书》开创性和挑战性都非常强。由于编纂工作浩繁，难免存在差错与疏漏，敬请广大读者给予批评指正，以便在今后的编纂工作中不断改进和完善。

刘德培

凡　例

一、《中华医学百科全书》（以下简称《全书》）按基础医学类、临床医学类、中医药学类、公共卫生类、军事与特种医学类、药学类的不同学科分卷出版。一学科辑成一卷或数卷。

二、《全书》基本结构单元为条目，主要供读者查检，亦可系统阅读。条目标题有些是一个词，例如"釉丛"；有些是词组，例如"上颌发育"。

三、由于学科内容有交叉，会在不同卷设有少量同名条目。例如《针灸学》《中医儿科学》都设有"惊风"条目。其释文会根据不同学科的视角不同各有侧重。

四、条目标题上方加注汉语拼音，条目标题后附相应的外文。例如：

yásuǐyán
牙髓炎（pulpitis）

五、本卷条目按学科知识体系顺序排列。为便于读者了解学科概貌，卷首条目分类目录中条目标题按阶梯式排列，例如：

牙体牙髓病学 ………………………………………………………………

　　龋病学 …………………………………………………………………

　　　致龋菌 ……………………………………………………………

　　龋病病因学说 ……………………………………………………

　　　四联因素学说 ………………………………………………

六、各学科都有一篇介绍本学科的概观性条目，一般作为本学科卷的首条。介绍学科大类的概观性条目，列在本大类中基础性学科卷的学科概观性条目之前。

七、条目之中设立参见系统，体现相关条目内容的联系。一个条目的内容涉及其他条目，需要其他条目的释文作为补充的，设为"参见"。所参见的本卷条目的标题在本条目释文中出现的，用蓝色楷体字印刷；所参见的本卷条目的标题未在本条目释文中出现的，在括号内用蓝色楷体字印刷该标题，另加"见"字；参见其他卷条目的，注明参见条所属学科卷名，如"参见□□□卷"或"参见□□□卷□□□□"。

八、《全书》医学名词以全国科学技术名词审定委员会审定公布的为标准。同一概念或疾病在不同学科有不同命名的，以主科所定名词为准。字数较多，释文中拟用简称的名词，每个条目中第一次出现时使用全称，并括注简称，例如：甲型病毒性肝炎（简称甲肝）。个别众所周知的名词直接使用简称、缩写，例如：B 超。药物名称参照《中华人民共和国药典》2015 年版和《国家基本药物目录》2012 年版。

九、《全书》量和单位的使用以国家标准 GB 3100～3102—1993《量和单位》为准。援引古籍或外文时维持原有单位不变。必要时括注与法定计量单位的换算。

十、《全书》数字用法以国家标准 GB/T 15835—2011《出版物上数字用法》为准。

十一、正文之后设有内容索引和条目标题索引。内容索引供读者按照汉语拼音字母顺序查检条目和条目之中隐含的知识主题。条目标题索引分为条目标题汉字笔画索引和条目外文标题索引，条目标题汉字笔画索引供读者按照汉字笔画顺序查检条目，条目外文标题索引供读者按照外文字母顺序查检条目。

十二、部分学科卷根据需要设有附录，列载本学科有关的重要文献资料。

目　录

yátǐ yásuǐbìngxué
牙体牙髓病学 （endodontics）

研究牙体硬组织及髓腔内软组织疾病的学科。牙体牙髓病学是一门跨度较大、涉及范围广泛的学科，包括龋病学、牙体硬组织非龋性疾病、牙髓病学、与牙髓病密切相关的根尖周组织疾病的发生与转归以及牙体组织修复等内容。

简史 包括以下方面。

龋病学发展史见龋病学。

牙髓病学的真正发展起始于18世纪中叶，随着临床医学专业各学科的发展与分化，牙髓病学学科开始形成。美国牙髓学家路易斯·格罗斯曼（Louis Grossman）于1976年将西方社会自1976年往前推200年的牙髓病发展史，以50年为一期分为4个阶段（见牙髓病）。

由于牙髓病与根尖周病病因相近，其疾病过程可视为同一疾病发展的不同阶段。在西方国家，牙髓病学是一门独立的学科，涵盖牙髓病学和根尖周病的基础与临床。

牙髓病学在中国的形成过程经历了一些曲折。20世纪50年代，中国全盘学习苏联教育体系，将牙髓病学与口腔预防医学、儿童口腔学、牙科手术学、龋病学等全部包含于口腔内科学。1978年后，牙髓病学又开始从口腔内科学中分离出来，20世纪80年代中期，正式开始组织编写牙体牙髓病学教材，在本科院校开设牙体牙髓病学课程。在西方国家有一门独立学科称为牙科手术学，其主要内容是介绍牙体充填、桩冠、嵌体和冠的修复技术。中国由于历史原因，从实际出发，综合分析了国外教学体系分科的优势与不足，创建了牙体牙髓病学学科。

研究范围 龋病学见龋病学。

牙体硬组织非龋性疾病涉及牙着色、牙发育异常、牙外伤、牙慢性损伤和牙本质敏感症等。

牙髓病学介绍牙髓及根尖周组织的形态及组织结构、牙髓的功能、牙髓增龄性变化，同时阐述根尖周组织的生理学特点。许多根尖周病实际上是牙髓疾病的发展与延伸或是并发症。牙髓病学研究牙髓病和根尖周病的病因与发病机制、检查方法，牙髓病和根尖周病的分类、临床表现及诊断，牙髓病的治疗方法，如活髓保存、应急处理、根管治疗、根管外科手术等。

牙体牙髓病学还包括牙体病学内容，这里的牙体病学限指对牙体硬组织损伤的修复。牙体硬组织可因龋病、外伤、慢性损伤如磨损等造成牙体硬组织缺损。缺损部位可采用复合树脂、银汞合金、烤瓷、陶瓷等材料修复。

研究方法 采用微生物学、分子生物学、生物化学等方法，对龋病、牙髓病及根尖周病病因进行研究。对于一些牙体非龋性疾病，特别是一些与遗传相关的疾病如遗传性牙本质发育不全、釉质发育不全等疾病，则需通过遗传学研究方法寻找致病基因。牙体牙髓病治疗涉及大量的高分子材料，因此高分子化学手段也常用于牙体牙髓病的研究。

与邻近学科的关系 由于牙体牙髓病学是在牙体解剖学、口腔生物学、口腔内科学、口腔材料学、口腔放射诊断学等学科的基础上发展起来的，因此与这些学科具有密切联系。此外牙体修复咬合力的分布、外形的修复过程还涉及生物力学、美学、心理学、精密工艺等学科。现代生物

技术、新材料技术、信息技术的发展促进了牙体牙髓病学的进步，诊疗技术逐渐实现信息化、修复材料向生物医学渗透等。

（樊明文）

qǔbìngxué
龋病学（cariology）

研究龋病的临床特征、流行病学、病因学、疾病过程、病理特征、诊断和治疗等的口腔临床学科。

简史 龋病学科的形成经历了漫长的历史进程。龋病是人类最古老的疾病之一，其历史可追溯至数万年前。考古中曾发现一人类头颅证实有龋病。实际上自有文字以来即有关于龋病的记载，在中外历史文献中均有关于"虫牙"的记录。公元前14世纪的殷墟甲骨文中已发现将龋病象形文字的"虫"字和"齿"字合并组成"龋"字。

虽然在古代还没有龋病学称谓，但涉及龋病治疗的医书并不罕见。公元655年唐代苏恭《新修本草》中已有用银膏补牙的记载，其配方与临床使用的银汞合金成分类似。汉代张仲景（公元2世纪）所著《金匮要略》中已有用雄黄治疗小儿龋病的论述，而欧洲在19世纪始用砷剂治疗牙髓炎。明代薛己出版了中国第一部口腔医学专著《口齿类要》，其中已涉及龋病学的内容。

公元16世纪荷兰人发明显微镜后才真正推动了现代口腔医学的发展。1889年美国牙医师米勒（Miller）对龋病细菌学病因进行了深入研究，他针对龋病病因提出了化学细菌学说，是龋病发病四联因素学说的基础。

20世纪初有关龋病学的研究不断发展，60年代对龋病致病菌的研究得到较大突破，尤其是对龋病致病菌——变异链球菌的研

究不断深化，同期还就氟素与龋病的关系进行了大量研究。20世纪龋病学学科逐渐形成，成为口腔医学（牙科学）院校学生必修科目。在发达国家，龋病学已经成为一门独立的学科，但在中国则归属于牙体牙髓病学，牙体牙髓病学学习内容涉及龋病、牙体硬组织非龋性疾病和牙髓病、根尖周病，这些内容在西方教育体系中分别称为"龋病学""口腔医学"和"牙髓病学"。

研究范围 龋病流行病学需要用现代流行病学方法和统计学方法评价龋病流行情况及发展趋势。随着人类的进化、饮食结构的精细化，龋病发病率持续上升。进入20世纪50年代后，在发达国家采取了综合预防措施，使龋病流行出现下降趋势；但在发展中国家，由于饮食结构的改变，龋病发病率仍呈上升趋势。龋病学需要对这些资料进行深入分析研究。

龋病学有关龋病病因学研究涉及致病微生物、宿主抗龋能力、环境因素、社会因素、遗传因素等。龋病学研究的另一重要内容是龋病发生的动力学过程，从牙釉质的化学组成到釉质结构，从牙釉质溶解的化学反应、龋损各阶段的化学变化到牙体崩解过程均进行了深入研究。

龋病早期诊断是受到特别关注的问题，许多过去需手术治疗的牙，现在可以通过再矿化恢复，证实了龋病并非是不可逆的过程。

在龋病学中还包括了对氟化物的应用研究。由于氟素防龋的显著效果，在发达国家，近数十年来龋病发病率下降了50%，其作用机制至今仍不断有新的发现。

龋病学的内容也涵盖了龋病治疗，在牙科学分科中有牙科手术学，实际上大多数牙体缺损是由龋病造成的，因此这部分内容也可归为龋病学范畴。

研究方法 涉及微生物学、生物化学、生理学、分子生物学等。这些研究深化了对疾病的认识，对细菌糖代谢、细菌附着的分子机制、细菌代谢产物对牙面的破坏作用、唾液生化变化及其对牙面的影响等诸方面研究均取得显著进展。此外，还运用了分子生物学理论和技术对致龋菌重组，改变其遗传性状，来预防和治疗龋病；以免疫学方法和遗传工程技术制备防龋疫苗等也在探索之中。

与邻近学科的关系 与龋病学关系最密切的学科是牙髓病学，其次为牙周病学。龋病若不经治疗，任其发展，其损害可涉及牙髓。细菌及其代谢产物进入牙髓，可造成牙髓感染，进而可致牙髓炎症，严重者感染可通过根管扩展至根尖孔外，形成根尖周炎。牙髓感染也可来自牙周，因此与牙周病学也有密切关系。当牙髓感染形成蜂窝织炎时还可造成颌面部感染，因此龋病学与口腔颌面外科学亦有密切关系。

龋病学的基础研究涉及的学科更为广泛，包括口腔生物学、微生物学、生物化学、分子生物学、生理学等。利用这些基础医学和生物学手段对龋病学进行研究，深化了对龋病发病机制的认识。与龋病学科有关还有牙科手术学，它主要介绍龋洞形成后的治疗方法。

（樊明文）

zhìqǔjūn

致龋菌（cariogenic bacteria）

导致人类产生龋病损害的细菌。口腔中存在天然的菌群，在人类进化过程中，这些微生物与人体相互适应，基本上处于共生状态。1954年首次用悉生动物进行龋病研究，结果表明单纯使用高碳水化合物饮食，无菌鼠并不产生龋病。但是在同样饮食条件下饲养的动物，在其饮食中加入细菌后，动物口腔就具有代谢单糖和双糖而产酸的能力，并造成磨牙龋病。由无菌鼠的实验研究证实，没有微生物存在，牙面就不会发生龋病；龋病损害只在饲以碳水合物饮食的动物中发生；凡是能造成龋病损害的微生物均能代谢蔗糖产酸。

1960年，使用田鼠进行龋病研究获得重大突破。研究证实，致龋微生物具有可传播性。此后学者按德国细菌学家罗伯特·科赫（Robert Koch）原则在动物实验中证实一些可以产生龋病的致龋微生物。

与人类龋病发病关系密切的细菌为变异链球菌组、乳杆菌属和放线菌属。

变异链球菌组 链球菌科（streptococcaceae）革兰染色阳性，能发酵葡萄糖产生乳酸。细胞排列成对、成链或正方形四联球状，有时呈椭圆形球杆状或短杆状（图）。包括5个属，其中链球菌属（Streptococcus）是链球菌科中最大的属，与人类关系最密切，直径<2μm，呈链状排列。口腔天然菌群中链球菌属所占比例很大，在菌斑内占28%，龈沟中占29%，舌面占45%，唾液中达46%。常见的口腔链球菌包括变异链球菌（S. mutans）、血链球菌（S. sanguis）、轻链球菌（S. mitis）、米勒链球菌（S. milleri）和唾液链球菌（S. salirary）。其中与人类龋病关系密切的链球菌是变异链球菌组中的部分成员。变异链球菌组包括8种血清型链球菌，

与龋病发病关系最为密切的链球菌是变异链球菌（S. mutans）和表兄链球菌（S. sobrinus）。变异链球菌于1924年首先被描述为致龋菌，但在1960年以前，其致龋作用并未受到学术界注意。直至1960年学者在田鼠实验性龋中证实了某些链球菌具有致龋作用及传播性后，该菌才受到关注。1967年确认这种链球菌就是40年前所描述的同类细菌，并称其为变异链球菌。

经反复研究证实，变异链球菌可以造成啮齿类动物和灵长类动物实验性龋，同时也有证据表明该菌与人类龋病密切相关。

基于变异链球菌细菌壁抗原成分的差异，学者们将其分为8种血清型亚种（a~h）。虽然细胞壁碳水化合物抗原具有血清型特异性，但其中一些血清型可发生交叉抗原反应。有的学者提出根据生化反应的生物分型方法，将变异链球菌分为 I~V 共5种生物型（表）。

在深入进行基因分析和分子杂交研究的基础上，通过对变异链球菌碱基（G+C）成分分析，提出了新的分类概念。但由于各型变异链球菌之间又具有同源性，因此可将变异链球菌视为变异链球菌组，并进一步将其分为若干菌种。在人类中普遍流行的血清型 c，以及与其具有血清交叉反应的 e 和 f 型称为变异链球菌，这三型的人类检出率近90%。其他各种血清型均应视为另外的独立菌种，d、g、h 血清型被命名为表兄链球菌，该菌种在人类检出率达60%以上。除此以外的同种血清型变异链球菌很少在人类中检出，如 a 血清型主要在仓鼠中检出，命名为仓鼠链球菌；b 型主要在大鼠中检出，称为鼠链球菌。

乳杆菌属 包括一些革兰阳性兼性厌氧和专性厌氧杆菌。能将其分为2组：一为同源发酵菌种，将葡萄糖发酵后主要产生乳酸，比例超过65%，这一类乳杆菌的代表为干酪乳杆菌（L. casei）和嗜酸乳杆菌（L. acidophilus），这两种乳杆菌与龋病密切相关；另一类为异源发酵菌种，发酵后产生乳酸和较大量的乙酸、乙醇和 CO_2，该菌种的代表为发酵乳杆菌（L. fermentum）。在唾液样本中最常分离到的菌种为嗜酸乳杆菌，在牙菌斑中最常见者为发酵乳杆菌。

由于在龋活跃者的口腔中乳杆菌数量很大，且能在血液中产生针对乳杆菌的抗体，同时，随着龋患严重程度的加重，乳杆菌数量亦随之迅速增加，因此多年来一直认为乳杆菌是龋病的主要致病菌。但它们对牙面亲和力甚低，在牙菌斑中所占比例不大，常低于培养总数的 0.01%~1%。

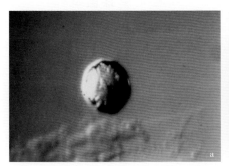
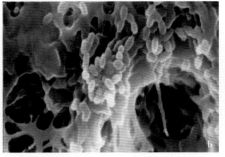
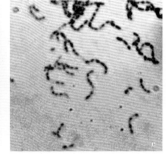

图　牙菌斑中变异链球菌

表　变异链球菌组分类

变链菌	参考命名	血清型	生物型	G+C（mol×10⁻²）	宿主
S. cricetus	仓鼠链球菌	a	III	43~44	仓鼠
S. rattus	鼠链球菌	b	II	42~43	大鼠
S. mutans	变异链球菌	c, e, f	I	36~38	人，猴
S. sobrinus	表兄链球菌	d, g, h	IV	44~45	人，猴
S. ferus	野生鼠链球菌	c	—	44	野生鼠
S. macacae	猴链球菌	e	V	35~36	猴

虽然乳杆菌能产酸，但其总量基微，难以造成大范围脱矿破坏。进一步研究发现，当饮食中蔗糖含量增高，口腔中有蔗糖滞留的部位或有龋洞存在的部位，乳杆菌数量增多。当龋洞经过修复处理，滞留乳杆菌的部位消除后，其数量减少。某些乳杆菌在动物实验中具有致龋性，但致龋能力次于变异链球菌，且仅能导致窝沟龋。因此认为，乳杆菌对人类的致龋作用较弱，它更多地涉及牙本质龋，在龋病发展过程中作用较大。多数学者认为，乳杆菌数量增多不是导致龋病开始的原因，而是龋病进展的结果。

放线菌属　放线菌是一种革兰阳性、不具动力、无芽胞形成的微生物，呈杆状或丝状，其长度有显著差异。丝状菌通常较长、较细并可能出现分枝。在口腔中发现的放线菌种可分为两类。其一为兼性厌氧菌，包括内氏放线菌（A. naeslundi）和黏性放线菌（A. viscosus）；另一类为厌氧菌，包括依氏放线菌（A. israelii）、迈氏放线菌（A. meyeri）和溶牙放线菌（A. odontolyticus）。

所有的放线菌均能发酵葡萄糖产酸，主要产生乳酸，还产生少量乙酸、琥珀酸以及痕量甲酸。在悉生动物试验中证实，接种黏性放线菌和内氏放线菌后，可在实验动物中造成根部龋、窝沟龋和牙周组织破坏，因此有关放线菌的研究多集中在这两种细菌。黏性放线菌可分为 2 种血清型，内氏放线菌可分为 4 种血清型。在离体研究中发现，放线菌容易在钢丝表面形成菌斑，并能在被感染动物的牙面形成黏性沉积物。在龈下菌群和人类根面龋的牙菌斑中最常分离到的微生物是放线菌。同时，在所有的龈上菌斑中也均能发现放线菌，其数量占细菌总数的 50%。内氏放线菌主要分布在舌背、唾液和少儿的菌斑中。而青年和成年人的牙菌斑中黏性放线菌的比例较高；成人牙面彻底清洁后，黏性放线菌是在牙面龈上部分早期定居的菌群之一；黏性放线菌形成胞外果聚糖和杂多糖，其主要成分为己糖胺和己糖，这些多糖仅具低度致龋性。

（樊明文）

yájūnbān

牙菌斑（dental plaque）　由细菌和有机基质组成的牙面沉积物。也称牙菌斑生物膜或牙菌斑生态系统。牙面清洁、抛光一段时间后，在牙表面可形成一层柔软、黏稠的非钙化性沉积物，其中含有有机基质和大量的细菌，为牙菌斑。牙菌斑是造成人类两大口腔疾病——龋病和牙周病的主要因素。

牙菌斑可视为口腔细菌的微生态环境，菌斑中细菌成分占 70%，细菌数可高达 $2 \times 10^{11}/g$，其余 30% 为菌斑基质。依其所在部位可分为龈上菌斑和龈下菌斑。龈上菌斑位于龈缘上方，革兰阳性菌占 61.5%；龈下菌斑位于龈缘下方，革兰阴性菌占 52.5%。龈上菌斑实质上是未矿化的细菌性沉积物，它能牢固地附着在口腔硬组织如牙表面或修复体表面，由黏性基质和嵌入其中的细菌构成。基质的主要成分是唾液糖蛋白和细菌的胞外聚合物，一般清洁措施如含漱不能将其清除。在不同的牙菌斑部位有不同的细菌附着，龈上菌斑中的细菌代谢糖类产酸，造成牙面脱矿；龈下菌斑中厌氧菌的代谢产物，破坏牙周组织结构，致牙周袋形成、局部骨质吸收，造成牙周病。依菌斑分布部位又可将其区分为平滑面菌斑和窝沟菌斑，前者分布于龈上牙面部位，后者则居于牙面沟裂之中，两者环境不同，因此细菌种类和排列亦各异。

形成过程　可分为以下 3 个阶段。

牙面获得性膜形成　由唾液中的糖蛋白吸附至牙面形成。清洁并抛光牙面后，数十分钟内即可由无结构物质在牙面形成拱形团块，厚度 5~20μm，这便是牙面获得性膜。获得性膜在电镜下可分为两层，外面为表面膜，其下方为表面下膜。表面下膜由树枝状突起构成，扩散至釉质晶体间隙，可进入釉质 1~3μm 深。

获得性膜由蛋白质、碳水化合物和脂肪组成，已鉴定出 10 余种不同类型的蛋白质。获得性膜同时也能影响微生物对牙面的附着，作为菌斑微生物底物，为细菌提供营养。

细菌附着　牙面获得性膜形成后，很快便有细菌附着。细菌附着至获得性膜的时间，各研究报道结果不一，由数分钟至数小时不等。不同菌种以不同速率吸附至获得性膜上，最初附着至牙面的细菌为球菌，主要是血链球菌。细菌选择性吸附的部分原因是细菌与口腔中各类型表面结构之间有识别系统，即配位体，在微生物表面有一些附着体，而牙面相应部位存在着受体。附着体和受体之间的结合形成较为牢固的附着。

由于变异链球菌在龋病发病过程中具有重要性，故对变形链球菌的附着过程进行了大量研究，认为初期时变异链球菌细胞壁蛋白与获得性膜的唾液糖蛋白之间产生微弱吸附，这一吸附过程以静电作用为主。此后葡聚糖与细胞表面受体以配位体形式结合

（图）。口腔链球菌的选择性附着开始是非特异性、低亲和力、非常迅速的结合反应，继之才是特异性高、亲和力强、缓慢而强有力的附着。

菌斑成熟 8小时至2天内细菌迅速生长，并在获得性膜上牢固附着、迅速繁殖。此后菌斑逐渐增厚，7~9天时局部细菌密集，丝状菌比例增加，2周后菌斑发育成熟。成熟的牙菌斑中丝状菌与牙面垂直排列，形成栅栏状，有些局部以丝状菌为核心，周围聚集大量球菌，形成典型的玉米棒形状。

菌斑微生物与致龋性 由于口腔中有唾液存在，具有缓冲作用，一般情况下唾液保持为中性，在这种情况下细菌难以发挥致龋作用。但是处于牙菌斑这一生态环境中的细菌，由于有牙菌斑黏性基质的存在，使局部扩散作用缓慢，因此可以在较长时间内维持局部低 pH 值，使釉质脱矿能够开始。

牙菌斑中微生物种类繁多，但与龋病关系密切的主要是变异链球菌组、乳杆菌属和放线菌属。

变异链球菌组中以变异链球菌（S. mutans）和表兄链球菌（S. sobrinus）致龋能力最强，可以导致龋病过程开始。乳杆菌属在龋病进展过程中发挥重要作用。放线菌属与根面龋关系密切。部分学者认为这些细菌的致龋作用来自其产酸及耐酸能力。但也有一些学者认为，龋病并非简单地由上述细菌所致。部分产酸耐酸能力并不很强的细菌如血链球菌、轻链球菌等也在龋病发病过程中发挥重要作用，在逐渐适应了环境中的酸度变化之后，也可产酸耐酸；在釉质脱矿与再矿化平衡失调时，亦可造成龋病开始。

防治 通过洁治、刮治，保持牙面清洁，使用抗生素、氟化物制剂及植物提取物可以控制菌斑聚集。

牙菌斑的前身获得性膜的形成实际上是人体的一种防御机制，它在清洁抛光后的牙表面迅速形成，以抵御细菌入侵。

（樊明文）

qǔbìng bìngyīn xuéshuō
龋病病因学说（procatarctic theory of dental caries） 解释龋病发病原因的理论。在不同历史时期，医学家对龋病发病的原因有不同的解释和阐述。

东西方古代医学论著中均有"虫牙"学说的论述，印度和埃及的早期论著中认为蠕虫是牙病的病因。有许多经典的学说对龋病的病因进行解释，比较著名的理论有内源性学说、外源性学说、蛋白溶解学说、蛋白溶解–螯合学说、化学细菌学说以及现代四联因素学说等。

内源性学说 包括体液学说和活体学说。体液学说认为，人体有 4 种基本液体，为血液、痰液、黑胆汁和黄胆汁，此学说认为龋病是由于这些体液失调及辛辣和腐蚀性液体的内部作用而发生。希波克拉底也赞成体液学说。而活体学说则认为龋病和骨疡都是由牙内部开始病变，特别是潜行性龋、隐匿性龋。这种观察显然失之偏颇，将现象看成了本质，但当时观察到的临床现象仍有助于加深对龋病的认识。

外源性学说 包含化学学说和寄生腐败学说。一些学者发现牙的破坏是口腔中形成的酸所致，且认为是无机酸，但对酸的来源却无法解释。化学学说显然忽视了微生物的作用，但其毕竟推动了以后的龋病学研究。

1954 年提出的寄生腐败学说考虑到了微生物产酸的影响，但重点在观察一些丝状微生物的作用。虽然其观察对象与近代研究结果不符，但这类学说已开始触及龋病发病的本质。

蛋白溶解学说 理论基础是基于在牙釉质中发现了有机物质，认为损害是在轻度碱性条件下通过蛋白溶解活动造成的。微生物通过釉质的有机途径侵入使龋病损害开始，此后才有无机盐溶解。

图 致龋菌黏附和聚集模式图

但这一学说无法得到实验证实。

蛋白溶解-螯合物学说　有学者在蛋白溶解学说的基础上，观察到釉质无机成分可以在中性或碱性条件下被排除，提出了蛋白溶解-螯合物学说。认为牙的有机成分首先被微生物降解，其产物如氨基酸、有机酸类具有螯合特性，可溶解釉质中的矿物质如羟基磷灰石晶体，形成龋病损害。然而在天然条件下，釉质中有机基质含量少于1%，不可能使高达96%以上的矿物质溶解，同时此学说也缺乏实验支持。但这一生物学现象仍为后续深入研究打下了基础。

化学细菌学说　对龋病病因学贡献较大的解释来自米勒（Miller）的化学细菌学说。米勒通过一系列实验研究，认为口腔中微生物通过酶的分泌和自身代谢，降解碳水化合物而产酸。牙面和牙间的食物碎片是碳水化合物产酸的源头物质，酸可使牙脱矿，龋病损害过程开始。酸穿透釉质之后，微生物沿牙本质小管进入牙本质，造成牙本质溶解，最终使牙本质崩解，形成龋洞。此学说是现代龋病病因学说的基础。但该学说也存在若干不足，如未提出牙菌斑的概念，是否有特异性致龋菌介入未做研究，为什么在同一条件下生活的个体并非人人患龋，对静止龋未做解释等。

四联因素学说　龋病病因比较完整的解释为四联因素学说（见四联因素学说）。但是也有部分学者对四联因素学说提出了质疑。他们认为龋病发生并非是少数几种致龋菌作用的结果，菌斑生物膜的形成是一个细菌交替的动态过程，其综合影响才能导致龋病发生，因此提出了广义龋病

生态学假说。此学说认为龋病发病过程经历了3个阶段，即动态稳定阶段、产酸阶段、耐酸阶段。多种细菌均参与了产酸过程，并导致自身适应。一些不能产酸耐酸的细菌逐渐适应了酸性环境。只有到了耐酸阶段，即pH值降至5.0以下时，少数几种细菌如变异链球菌、乳杆菌等能生存下来，使龋病过程加速。因此认为龋病是一种内源性疾病，牙面生态系统中共生和寄生的微生物通过产酸和耐酸的适应及选择而发生变化，龋病过程在多种微生物的综合作用下开始。

由于对龋病病因的认识逐渐深化，人们可以从不同角度预防龋病的发生。涉及龋病病理过程的因素较多，从糖代谢至酸形成，从蛋白溶解到脱矿，从脱矿到龋洞形成，每一个过程均涉及许多学科的知识，如微生物学、生物化学、化学等，关于其病因的探索仍在继续中。

（樊明文）

sìlián yīnsù xuéshuō

四联因素学说（theory of four-factors）　解释龋病发生过程中微生物、食物、宿主、时间4种相互关联因素的理论。龋病是一种多因素性疾病，有多种学说对龋病病因学进行解释（见龋病病因学说），其中最为关注的是四联因素学说。

早期学者们认为3种相互作用的主要因素在疾病过程中发挥主要作用，即宿主、微生物和饮食，认为只有当这3种因素同时存在的条件下龋病才会发生，即有敏感的宿主，有致龋微生物及其生存环境，有足够的碳水化合物作为致龋菌营养来源并能形成生物膜基质，在这3项因素并存时龋病过程才能开始。但是在口

腔卫生措施非常及时的情况下，牙菌斑在牙面滞留时间不足时，很难维持局部长时间的低pH值，所以另一条件是细菌停留牙面要有足够的时间，因此增加了第4个因素即时间因素（图）。

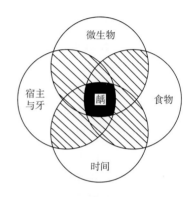

图　龋病发病四联因素
学说示意

微生物因素　细菌的存在是龋病发生的先决条件。口腔中主要的致龋菌主要包括变异链球菌、乳杆菌、黏性放线菌等。这些致龋菌可以产生有机酸，在牙菌斑存在的条件下，使牙面局部pH值可降低至5.5以下，导致釉质脱矿。大多数致龋菌都具有一些必需的酶系统，它们能利用饮食中的蔗糖合成大量的细胞外多糖，主要是葡聚糖。由葡聚糖构成牙菌斑基质，其黏性胶体性质有助于细菌对牙面的附着及细菌间的相互附着。细菌在龋病发生过程中的作用是非常肯定的，然而从流行病学资料中却发现，即使为同一家庭成员，进食完全相同的饮食，生活在同一环境，但相互间龋病发病模式不尽相同，甚至差异很大。这表明其他因素如宿主的个人因素也会具有重要影响。

食物因素　食物与龋病关系十分密切。粗制食物不易附着在

牙面，同时纤维性食物还具有自洁作用，因此粗制食物具有一定抗龋能力。但随着人类进化，食物越来越精细，精细的碳水化合物和食糖摄入量的增加使龋病发病概率大为增加。诱导动物龋病的食谱中，蔗糖含量已超过 50%。碳水化合物的致龋作用与其种类、摄入量和摄入频率密切相关。单糖和双糖易被致龋菌利用产酸，而多糖的影响较弱。牙菌斑中糖的代谢过程就是细菌糖酵解的过程，其终末产物是各种类型的酸，如乳酸、甲酸、乙酸、丙酸、丁酸、琥珀酸等。其中乳酸含量较高也是牙面局部 pH 值下降的主要因素。蔗糖的致龋作用远胜葡萄糖，虽然二者扩散进入牙菌斑和细菌利用其产酸的能力相似，但致龋菌利用蔗糖合成胞外多糖的速度较等价果糖和葡萄糖要快，其原因是致龋菌的葡糖基转移酶能断裂双糖链，并利用其释放的能量合成葡聚糖。牙菌斑中细菌还能利用饮食中的糖产生并储存糖原型的细胞内多糖，在碳水化合物缺乏时细胞内多糖与胞外多糖一样亦可被细菌利用产酸。

但有了致龋菌和蔗糖是否就一定患龋，结论是否定的。个体因素如牙的质量、唾液成分等均能对龋病发生产生影响。因此，宿主因素也是影响龋病发生的主要因素之一。

宿主因素　宿主对龋病的敏感性涉及多种因素，如唾液流速、流量、成分，牙的形态、结构和排列，机体的全身状况等，这些因素又受到遗传、环境等因素的影响。牙的矿化程度、蛋白质含量、一些微量元素均能影响其抗龋能力。唾液是一种成分十分复杂的分泌液，其缓冲能力可中和细菌所产生的酸；唾液中 SIgA 等

抗菌物质有对抗致龋菌的作用；唾液中所含无机盐特别是钙、磷、氟等可通过离子交换使釉质中某些脱矿区域发生再矿化，从而中止早期的龋病进程。机体全身状况受到营养、内分泌、遗传、环境等因素影响。只有在宿主防御机制存在某种缺陷的前提下，加之有细菌存在、蔗糖底物丰富，此时龋病才易于发生。

时间因素　影响龋病发病的诸因素都需要延续一定时间才能完成。从牙面上清除附着物到获得性膜的再附着，再到牙菌斑形成；从细菌代谢碳水化合物产酸到釉质脱矿；从碳水化合物沉积在牙面到被致龋菌利用，均需要一定的时间。若前述三种因素同时存在，又具有代谢产酸的时间，龋病即可开始发生。因此中断四联因素中的任何一种因素，均可预防或降低龋病发病率。

（樊明文）

qǔbìng

龋病（dental caries）　在以细菌为主的多种因素影响下，牙体硬组织发生慢性进行性破坏的疾病。龋病是人类的常见病、多发病之一，在各种疾病的发病率中，龋病位居前列。龋病发展可引起牙髓病、根尖周病、颌骨炎症等

一系列并发症，严重影响全身健康。随着龋病的发展与牙体硬组织的不断破坏，逐渐造成牙体缺损，终至牙缺失，破坏了咀嚼器官的完整性，这不仅影响消化功能，还影响牙颌系统的生长发育（图1，图2），且由于影响面容和语言，也可能导致患者心理异常。

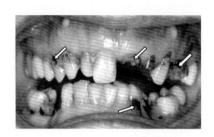

图 1　龋病导致牙体组织缺损

龋病患龋率随着人类的进化及经济活动的发展，特别是食物中糖摄入量的增加而上升。20 世纪 70 年代以来，发达国家龋病患龋率处于下降趋势，但与此同时，一些发展中国家，由于糖消耗的增加和防龋措施的不完善，龋病患龋率呈缓慢上升趋势。龋病流行病学的评价方法包括患龋率和龋均。龋均即每个受检人群所患龋齿的均数，包括正在发生的龋牙、已充填过的龋牙和因龋已经拔除的牙。常用反映龋均的指数

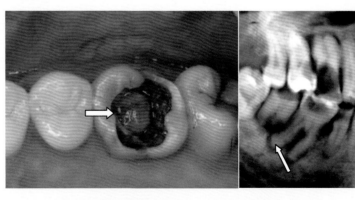

图 2　龋病发展致牙体破坏，继发牙髓和根尖周炎症
注：箭头示牙髓暴露与根尖周牙槽骨破坏

是龋失补（DMF）指数，即龋齿数、因龋失牙数、因龋补牙数的总和。

在恒牙列中，下颌第一磨牙患龋率最高，其次是下颌第二磨牙，以后依次是上颌第一磨牙、上颌第二磨牙、双尖牙、第三磨牙、上颌前牙，患龋率最低的是下颌前牙。在乳牙列中，患龋率最高的牙是下颌第二乳磨牙，其次是上颌第二乳磨牙，以后依次为第一乳磨牙、乳上颌前牙、乳下颌前牙。龋损的好发牙面以咬合面居首位，其次是邻面，再次是颊面。

病因　龋病的病因学说经历了内源性学说、外源性学说、蛋白溶解学说、蛋白溶解-螯合学说、化学细菌学说等。现代龋病病因的四联因素学说认为龋病是一种多因素性疾病，4 种相互作用的因素，宿主、微生物、饮食和时间在疾病发生过程中共同发挥作用，只有 4 种因素并存的前提下龋病才有可能发生。即龋病的发生要求有敏感的宿主、口腔致龋菌群的作用以及适宜的底物，而以上三个因素又必须同时存在足够的时间（见四联因素学说）。

发病机制　龋病的牙体硬组织病理改变涉及牙釉质、牙本质和牙骨质，基本变化是无机物脱矿和有机物分解。龋损的形成不是一个简单的持续性脱矿过程，而是脱矿与再矿化的连续性动力学反应。牙再矿化现象不仅发生在龋病的早期，而是贯穿龋病发展的全过程。再矿化使钙、磷和其他矿物离子沉积于正常或部分脱矿的牙釉质中或牙釉质表面，这些离子可以来自唾液或合成的再矿化液等；也可能是牙源性的，由牙组织早期脱矿溶解的矿物质

再沉积。局部钙离子和氟离子浓度可促进再矿化。通过去除致龋因素、仔细刷牙、局部和全身用氟，可阻止龋病发展，促进牙的再矿化。

临床表现　牙体硬组织在色、形、质各方面均发生变化，包括牙颜色、光滑度和硬度的改变，随着病程进展，可逐渐出现组织缺损。龋病初期首先累及牙表层牙釉质，表现为硬组织脱矿，微晶结构改变，牙釉质透明度下降，致使牙釉质呈白垩色。继之病变部位有色素沉着，局部可呈黄褐色或棕褐色。牙体硬组织（包括牙釉质、牙骨质和牙本质）在受累后都会出现硬度下降。随着组织脱矿、有机质破坏分解的不断进行，牙釉质和牙本质会逐渐软化。釉质龋损变色区有粗糙感，失去原有的光滑度。随着牙体组织进行性脱矿和溶解，出现由表及里的牙体缺损。早期龋在牙釉质表层造成微小的损害，然后逐步形成龋洞。龋损由小到大，由浅入深，逐渐破坏牙体组织，患牙最终成为残冠、残根。在牙体组织遭受破坏的同时，牙髓组织也会遭受到侵犯，出现牙髓炎症，甚至牙髓坏死，进而导致根尖周病变。

在龋病的早期阶段，患者无自觉症状。当龋损涉及牙本质时，患者在进食冷、热及酸性食物时可出现患牙的不适或酸痛。当龋损累及牙本质深层、接近牙髓时，上述症状进一步加剧。由于深龋时往往形成龋洞，食物的压迫亦可导致患牙的疼痛。但在未合并牙髓及根尖周围感染的情况下，龋病仅导致刺激性疼痛，无自发痛，当刺激消除后疼痛即停止。

依据龋病累及的牙体组织，可以分为釉质龋、牙本质龋及牙

骨质龋；根据龋病发生的部位不同，可以分为光滑面龋及窝沟龋；根据龋损病变程度，可以分为浅龋、中龋及深龋；根据龋损进展速度，可以分为急性龋、慢性龋。

诊断与鉴别诊断　龋病的诊断主要依靠观察牙的色、形、质的变化，探诊及 X 线检查，必要时辅以牙髓活力测验以判断牙髓状态。

龋病的早期阶段无自觉症状，主要在口腔检查中发现；龋病的中期阶段患牙遇冷、热、酸或进食时出现不适或酸痛，此时患牙表现出牙色泽变化、缺损，探诊时出现酸痛，X 线检查可见患牙牙体组织缺损。

在龋病的诊断中，对患牙牙髓状态的判断十分重要，是与不可复性牙髓炎鉴别的依据，也是选择治疗方法的依据。牙髓状态的判断通常采用探诊、温度（冷、热）或电测验，当龋病未波及牙髓时，牙髓呈正常活力或轻度激惹状态，无自发痛，探诊或温度（冷、热）、电刺激可产生酸痛，当刺激停止后疼痛立即消失。当龋病波及牙髓导致不可复性牙髓炎时，可出现自发性疼痛且疼痛剧烈，在探诊或温度（冷、热）、电刺激时，疼痛显著，停止刺激后疼痛往往持续。

治疗　治疗目的是改善口腔健康状态，终止病变发展，保护牙髓，恢复牙的形态和功能，维持与邻近软硬组织的正常生理解剖关系。龋病的治疗包括非手术治疗和窝洞充填术。

非手术治疗　早期釉质龋未出现牙体组织缺损时可采用非手术治疗，采用药物、再矿化或窝沟封闭等技术终止或消除龋病。

窝洞充填术　龋病发展一旦造成牙体组织的实质性缺损，是

不能自行恢复的，只能采用充填术进行治疗，即用手术方法去除龋损组织，制备窝洞，选择适宜的充填材料修补组织缺损，终止龋病发展，恢复牙的形态与功能。深龋接近牙髓组织时，应首先判断牙髓的活力状态，采取保护性治疗措施，再进行修复治疗。牙体修复的基本原则：①去净龋损牙体组织及感染牙本质，消除感染源。②尽可能保留健康的牙体组织，在保护牙髓-牙本质复合体的前提下开展手术治疗。③预备抗力形和固位形，防止充填体的松动脱落或牙折裂。正确选择和使用充填材料是牙体修复治疗的关键。用于牙体修复的材料种类很多，有银汞合金、复合树脂、玻璃离子等（图3）。临床上根据牙部位、窝洞位置、材料性能及患者口腔状况等多种因素，选择适当的材料，恢复牙的形态与功能。复合树脂是在丙烯酸酯基础上发展起来的新型修复材料，主要由树脂基质和无机填料组成，是较为理想的牙色修复材料，其最突出优点是美观，可提供与牙最佳的颜色匹配。复合树脂通过粘结技术实现了修复材料与牙体组织的化学粘接，使其洞形预备较银汞合金修复简单，能保存更多的健康牙体组织，广泛应用于临床。

在进行患牙修复的同时，应评估患者口腔健康状况，指导患者建立餐后刷牙、降低食糖摄入量、定期进行专业口腔护理的良好习惯。对于急性龋，特别是猛獗龋患者还应分析病因，及时诊治相关疾病，必要时采用专业用氟防龋治疗。

（边 专）

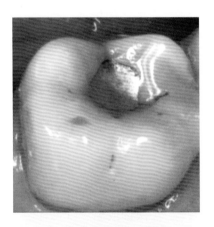

a 磨牙𬌗面龋银汞充填

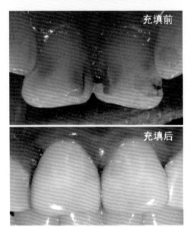

b 切牙邻面龋复合树脂充填

图3 牙体修复材料

yòuzhìqǔ

釉质龋（enamel caries） 仅累及釉质的龋损。光镜下观察光滑面釉质龋纵磨片，病损呈三角形，三角形的顶部向着釉牙本质界，基底部向着釉质表面。由深层至表层病变可分为4层，即透明层、暗层、病损体部、表层。窝沟釉质龋的病变过程、组织学特征与光滑面龋相似，其龋损形态也呈三角形，但由于窝沟龋的解剖特点、釉柱排列方向与光滑面釉质不同，其基底部向着釉牙本质界，顶部向着窝沟壁，即口小底大的三角形潜行性龋。与光滑面釉质龋比较，窝沟釉质龋进展快、程度严重，更容易造成大面积的牙本质病变。

（边 专）

yáběnzhìqǔ

牙本质龋（dentine caries） 已累及牙本质的龋损。牙本质龋多是由釉质龋进一步向深层发展所致（图），部分也可能由牙根部牙骨质龋发展而来。牙本质龋发展过程较釉质龋迅速，龋损可沿牙本质小管进展，在牙本质中形成锥形损害，其基底在釉牙本质界处，尖指向牙髓。按病变的组织形态、脱矿程度、细菌侵入情况的不同，牙本质龋由深部至表面病变可分为4层，即透明层、脱矿层、细菌侵入层、坏死崩解层。牙本质龋早期阶段，在成牙本质细胞层下方能观察到炎症细胞浸润。龋病损害的前沿产生脱矿，进而有细菌入侵。当牙本质龋达深层且进展较慢时，成牙本质细胞在损害持续的刺激下形成修复性牙本质。

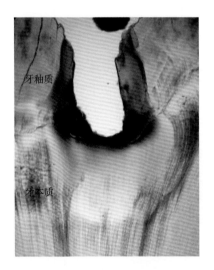

图 牙釉质和牙本质龋

（边 专）

yágǔzhìqǔ

牙骨质龋（cementum caries） 仅累及牙骨质的龋损。多发生于牙龈萎缩、牙根面暴露后，牙骨质表面牙菌斑沉积，继而导致龋损，临床上以老年人根面龋多见。早期病变为表层下脱矿，随着病变进一步进展，病变沿生长线及层板状结构向牙骨质上、下扩展，牙骨质无机和有机成分进一步破坏，造成牙骨质剥脱，最终牙骨质结构崩解，龋洞形成。由于牙骨质生长线是围绕牙根呈同心圆排列，因此形成环绕牙根的龋损病变。由于牙骨质龋进展较快，且颈部牙骨质很薄，所以病变很快进展到牙本质。

（边 专）

guānghuámiànqǔ

光滑面龋（smooth surface caries）

发生于牙光滑面的龋损。光滑牙面上的早期浅龋一般呈白垩色斑点，随着龋损继续发展，可变为黄褐色或褐色斑点。光滑面龋可分为两类：①发生于相邻牙近远中接触点的龋损称为邻面龋。邻面龋早期不易察觉，用探针仔细检查，配合 X 线检查可做出早期诊断（图）。②发生于

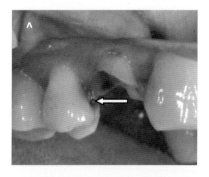

a 临床检查所见的龋

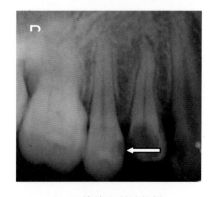

b X 线检查所见的龋

图 邻面龋

注：箭头示龋损部位

牙的颊或舌面、靠近釉牙骨质界处的损害为颈部龋，又称根面龋。在儿童，特别是幼儿期，新萌出牙矿化不足，同时食糖频率高，口腔卫生习惯尚未建立，易发生颈部龋，或多发生于牙龈退缩、根面外露的老年人牙列。由于牙颈部牙骨质矿化程度低且较薄，牙颈部龋很快就达牙本质，因此，较浅的龋损即可出现自发症状。颈部龋常发于前牙，因此在修复治疗中应选用与牙色一致的充填材料以显美观。邻面龋在做修复治疗时由于操作入口的需要，有时须从牙殆面备洞，形成跨越邻面与殆面的 II 类洞。

（边 专）

wōgōuqǔ

窝沟龋（pit and fissure caries）

发生于牙面点隙裂沟的龋损。包括后牙殆面窝沟、上前牙舌面和磨牙颊（舌）面点隙处发生的龋损。牙面的点隙裂沟，由于解剖特征，食物残屑及细菌易滞留其中，缺少自洁作用，对龋病更具敏感性，是最常见的龋。早期表现为龋损部位色泽变黑，黑色色素沉着区下方可呈脱矿特征性白垩色改变，用探针检查时有粗糙感或能钩住探针尖端，进一步发展即可形成龋洞。由于殆面承担主要咬合力，在窝沟龋修复时应选择高强度、耐磨的修复材料。

（边 专）

qiǎnqǔ

浅龋（superficial caries）

在牙冠部仅累及釉质，而在牙颈部累及牙骨质和牙本质浅表层的龋损（图）。浅龋患者一般无主观症状，冷、热、酸、甜刺激时亦无明显反应。临床检查时可见白垩色脱矿区或在窝沟点隙区有黑褐色色素沉着，探针探查时局部可有轻

度粗糙感，或探窝沟时能钩住探针尖端。早期诊断疑为浅龋时，可定期复查，必要时行 X 线检查，有利于发现隐蔽部位的龋损。

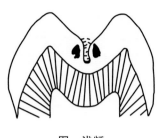

图 浅龋

浅龋的治疗包括非手术治疗与充填修复治疗。部分浅龋仅有牙釉质或牙骨质脱矿，没有形成硬组织缺损，故可通过药物、再矿化治疗或窝沟封闭治疗而逆转和控制龋病。对于已产生硬组织缺损的龋病，则通过充填修复治疗以恢复牙的形态与功能。

（边 专）

zhōngqǔ

中龋（moderate caries）

进展至牙本质中层的龋损。龋病进展到牙本质时，由于牙本质中所含无机物较釉质少，而有机物较多，同时牙本质存在牙本质小管，有利于细菌入侵，因此龋病进展较快，容易形成龋洞（图）。牙本质因脱矿而软化，随色素侵入而变色，呈黄褐或深褐色，同时出现主观症状。中龋时患牙对酸甜饮食敏感，过冷过热饮食也能产生酸痛感觉，冷刺激尤为显著，但刺激去除后症状立即消失。龋洞中除有病变的牙本质外，还有食物残渣、细菌等。由于个体反应的差异，有的患者可以完全没有主观症状。由于牙颈部牙骨质及牙本质较薄，颈部牙本质龋的症状较为明显。中龋主要通过

充填修复治疗以恢复牙的形态与功能。

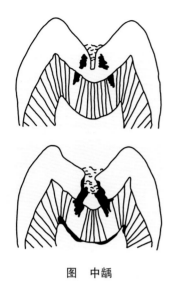

图 中龋

（边 专）

shēnqǔ

深龋（deep caries） 龋病进展到牙本质深层，但尚未并发牙髓炎的龋损。临床上可见较深的龋洞，易于探查（图）。但位于邻面的深龋洞以及隐匿性龋，外观仅略有色泽改变，洞口很小但病变进展深入，临床检查较难发现，需结合 X 线检查。

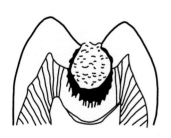

图 深龋

深龋无自发痛，若深龋洞口开放，常有食物嵌入洞中，食物压迫使牙髓内部压力增加，产生疼痛。冷、热和化学刺激产生的疼痛较中龋明显，刺激去除后症状并不持续。根据患者主观症状、体征，结合 X 线检查易于确诊，但应注意判断牙髓状况，以与可复性牙髓炎和不可复性牙髓炎相鉴别。可复性牙髓炎患牙正常牙面以及深龋洞内接触温度或化学刺激均诱发疼痛，而深龋患牙正常牙面冷刺激反应与对照牙相同。不可复性牙髓炎患者一般有自发痛史，而且温度刺激激发的疼痛反应程度重，持续时间长，有时出现轻度叩痛。

深龋除应与不可复性牙髓炎相鉴别外，还应与牙釉质发育不全及氟牙症相鉴别。牙釉质发育不全呈现牙釉质缺损或钙化不全，也表现为白垩状斑块，但其表面坚硬、光洁，可出现于牙釉质任何部位，常呈对称分布，而龋病具有好发部位。氟斑牙受损牙面呈白垩白至深褐色，表面坚硬，在牙列中呈对称分布，在牙发育期有在高氟区生活史。

深龋通过充填修复治疗，以达到保护牙髓、恢复牙外形与功能的目的。由于深龋破坏已接近牙髓，所以在治疗中应特别注意以下原则：①保护牙髓：在窝洞预备过程中一方面要尽量去除感染与腐败的牙本质，防止残留细菌"死灰复燃"，另一方面在接近牙髓区域操作时应尽量减少对牙髓的机械、温度刺激，宜用挖器或在保持降温条件下用慢速手机磨除，在易穿髓区域可保留部分软化牙本质。②促进牙髓修复性防御反应：窝洞预备完成后，视牙髓反应情况可先行安抚治疗或间接盖髓术以安抚、镇痛、消炎及促进牙髓修复。

（边 专）

jíxìngqǔ

急性龋（acute caries） 发生和进展快速的龋损。急性龋常有明确的致病因素，如未建立很好的口腔卫生习惯，或频繁食糖，特别是睡前食糖；少数患者因患其他疾病，或长期服药，导致唾液分泌减少，口腔自洁功能低下所致。龋病发生和进展迅速，数月即可出现牙体缺损。急性龋多发生于儿童和青少年。龋损组织颜色较浅，呈浅黄或淡棕色，质地软而湿润，易于被挖器整块去除，又称湿性龋（图）。患急性龋时，由于病变进展较快，牙髓组织的修复反应不足，来不及形成足够的修复性牙本质，因而牙髓组织容易受到感染，产生炎症反应。

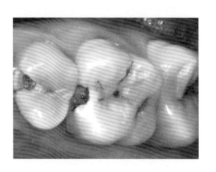

图 急性龋

急性龋除常规进行患牙充填修复治疗外，还要针对急性龋发生的原因进行纠正。

（边 专）

chāngjuéqǔ

猖獗龋（rampant caries） 特殊的快速进展型的急性龋。曾称猛性龋，龋病发生突然，进展迅速，在短期内新增加几个或十几个龋齿。全口多颗牙、多个牙面同时发生，甚至牙尖及在正常情况下极少累及的下前牙也可受累，迅速形成龋洞或大范围表层龋损。龋损组织质地较软，釉质表面有多处弥散性白垩色病变。猖獗龋常见于头颈部接受放射治疗而造成唾液腺被破坏的患者，也称放射性龋。此外，有严重全身系统疾病的患者，如舍格伦综合征患者，唾液腺被破坏，唾液分泌量显著减少或缺乏，也可能发生猖獗龋（图）。

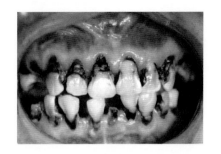

图　猖獗龋

治疗应首先识别和分析致病原因，治疗或缓解唾液分泌障碍，限制食糖频率，局部用氟控制龋病发展，其次才是针对龋损进行充填修复治疗。

（边　专）

mànxìngqǔ
慢性龋（chronic caries）

发生和进展缓慢的龋损。是临床最常见的龋病类型，多发生于成年人。临床表现为龋损组织颜色较深，呈棕褐色或黑褐色，病变牙本质较为干硬，探针不易探入，用牙钻去除龋损时，呈粉屑状，又称干性龋。由于病程进展缓慢，牙髓组织有足够时间形成具有一定厚度的修复性牙本质。

早期慢性龋可采用药物疗法；当牙体组织存在实质缺损时，则通过充填修复治疗。

（边　专）

jìngzhǐqǔ
静止龋（arrested caries）

停止进展的特殊类型的慢性龋。龋病发展过程中，由于环境条件的改变，原来牙面的隐蔽区被暴露出来，细菌和食物碎屑易于被清洗，牙面致龋菌斑生态环境受到唾液冲刷和缓冲作用的影响而改变，龋病病变进程自行停止。临床表现为龋损局部逐渐成为褐色斑块，质地较硬而光滑。常见于邻牙被拔除后的邻面釉质龋，还见于咬合面的龋损，由于咀嚼的作用，可将龋损区部分磨平，使菌斑不易堆积，病变停止发展，成为静止龋（图）。静止龋无需治疗，但应定期复诊，观察其发展状况。

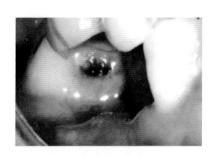

图　邻牙缺失后的静止龋

（边　专）

jìfāqǔ
继发龋（secondary caries）

龋病经充填治疗后，在其充填物边缘或底部再次发生的龋损。由于充填物边缘和窝洞周围牙体组织破裂形成裂隙，或修复材料和牙体组织不密合产生缝隙，或治疗时龋损未完全去净等原因，产生新的致病条件，菌斑滞留，导致修复体与窝洞界面再度发生龋损。继发龋相对隐蔽，不易查出。在多数情况下继发龋需去除原充填物，重新备洞充填或修复（图1，图2）。

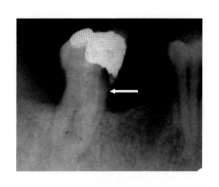

图1　继发龋X线片
注：银汞合金充填后牙颈部出现继发龋，箭头示龋损部位

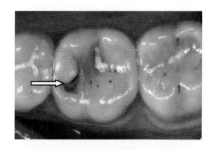

a　继发龋

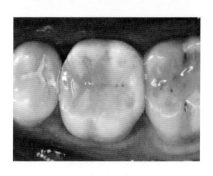

b　复合树脂修复后

图2　继发龋复合树脂修复后

（边　专）

yátǐyìngzǔzhī fēiqǔxìng jíbìng
牙体硬组织非龋性疾病（non-carious dental hard tissue diseases）

因某些全身或者局部因素、物理或化学等因素引起的牙体硬组织疾病。

牙是人类赖以生存的咀嚼系统的重要组成部分，在个体发育及行使咀嚼、吞咽和表情等功能的过程中不断接受物理和化学因素的作用。适度的作用是维系功能的必要条件，但不利因素或过度作用则会造成牙体硬组织的损伤，并可继发牙髓和根尖周组织的疾病。造成牙体硬组织非龋性疾病的原因很多，如各种物理和化学因素造成的牙体组织缺损及与牙磨损、楔状缺损等非龋性疾病并存的、受到外界刺激会发生酸痛症状的牙本质敏感症。

牙体硬组织非龋性疾病是牙体牙髓常见病，包括牙发育异常、着色牙、牙外伤、牙慢性损伤和牙本质敏感症。

（凌均棨）

yáfāyù yìcháng

牙发育异常（dysplasia of teeth）

从牙胚发育完成到牙萌出口腔生理过程中出现的异常。如牙结构异常、牙形态异常、牙数目异常和牙萌出异常，其中多数发育异常有遗传倾向。详细内容见口腔医学（三）卷牙发育异常。

人类牙的发育是一个长期而复杂的过程，机体内外各种不利因素作用于牙发育的不同阶段可以造成不同类型的发育异常。造成牙发育异常的原因很多，既有外部因素也有内部因素，既有全身因素也有局部因素。牙在结构、形态、数目和萌出方面出现异常，且常同时伴有牙的颜色改变，使牙出现着色异常。

（凌均棨）

zhuósèyá

着色牙（discoloration of teeth）

由内部或者外部原因引起的牙颜色改变的发育异常。着色牙是口腔常见疾病，各个年龄组人群均可发生，既可以发生在乳牙，也可以发生在恒牙。

根据病因的不同，可以分为外源性着色牙和内源性着色牙两大类。

（凌均棨）

wàiyuánxìng zhuósèyá

外源性着色牙（extrinsic discoloration of teeth）

进入口腔的外来色素（如药物、食物、饮料中的色素）或口腔中细菌产生的色素沉积在牙表面或修复体表面引起着色的牙。外源性着色牙内部组织结构完好，只影响牙的美观、不影响牙的功能。

病因与临床表现 包括以下几方面。

饮食 长期饮用有色饮料（如茶、咖啡、红酒、可乐等）、吸烟或嚼槟榔的人，牙面会有褐色或黑褐色着色，刷牙不能除去。以牙的舌、腭面多见，窝沟及牙面粗糙处也易有着色（图）。

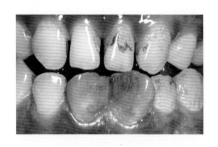

图 外源性着色牙

药物 长期使用氯己定（洗必泰）漱口或用药物牙膏（如氯己定牙膏），可在牙面形成浅褐色或深褐色着色；局部使用硝酸银或氨硝酸银治疗后，相应部位牙面变成黑色；此外，抗生素（如米诺环素）或其他药物（如补铁制剂），也可引起牙着色。

口腔卫生不良 口腔卫生不良者，菌斑滞留处易有色素沉着，如近龈缘处、邻接面是经常着色的部位。随着菌斑下方牙面脱矿，色素也可渗入牙体组织内。

职业性接触某些矿物质 接触铁、硫等，牙面可着褐色；接触铜、镍、铬等，牙面易出现绿色沉着物。

其他因素 唾液的黏稠度、酸碱度及口腔内产色细菌的生长，均与外来色素沉积有关。

诊断 牙的表面，如牙颈部、牙近远中邻面、下颌牙舌面和上颌牙腭面有条状、线状或块状色素沉着。存在导致牙外源性着色的病因。

防治 一般采用常规口腔卫生清洁措施，包括超声波洁牙、喷砂洁牙均可去除，严重者可能需经过多次反复清洁才能去除，注意术后牙面的抛光。保持口腔卫生，每日早晚2次正确刷牙，注意刷净各个牙面。

（凌均棨）

nèiyuánxìng zhuósèyá

内源性着色牙（intrinsic discoloration of teeth）

受病变或药物的影响，牙内部结构包括釉质、牙本质等均发生着色的牙。常伴牙发育异常。

病因与临床表现 包括以下几方面。

牙髓出血 牙外伤或使用砷剂失活牙髓时牙髓血管破裂，或因拔髓时出血过多，血液渗入牙本质小管，血红蛋白分解为有色化合物使牙变色。血液渗入牙本质小管的深度和血红蛋白分解的程度直接影响牙变色的程度。外伤牙髓出血近期，牙冠呈粉红色，随血红蛋白分解逐渐变成棕黄色。如果血液仅渗入髓腔壁牙本质浅层，日后牙冠呈浅灰色；若已渗入牙本质外层，则牙冠呈浅棕或灰棕色。

牙髓组织分解 是个别牙变色最常见的原因。坏死牙髓产生硫化氢，与血红蛋白作用形成黑色的硫化铁。黑色素也可来自产色素的病原菌。黑色物质缓慢渗入牙本质小管，牙呈灰黑色或黑色（图）。

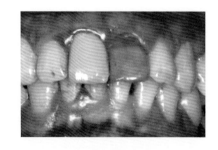

图 内源性着色牙

食物 在髓腔内堆积和（或）在产色素细菌作用下，产生有色物质进入牙本质使牙变色。

窝洞和根管内用的药物和充填材料　如碘化物、金霉素，可使牙变为浅黄色、浅褐色或灰褐色。银汞合金和铜汞合金可使充填体周围的牙变为黑色。酚醛树脂使牙呈红棕色。

牙本质脱水　无髓牙失去来自牙髓的营养，牙本质脱水致使牙面失去原有的半透明光泽，而呈晦暗的灰色。唾液的黏稠度、酸碱度及口腔内产色细菌的生长，均与外来色素沉积有关。

诊断　牙面因不同原因呈粉红色、灰色、棕色、褐色或黑色。存在导致牙内源性着色的病因。

鉴别诊断　应与潜行龋、严重牙内吸收的患牙鉴别。

潜行龋　患牙冠部可呈墨浸状，似内源性着色，但去净龋损组织后，牙组织色泽正常。

严重牙内吸收　牙冠也可呈粉红色，但其原因为髓腔扩大，牙体硬组织吸收变薄，透出牙髓组织的颜色所致。

防治　①牙体牙髓病治疗过程中预防牙变色：除净牙髓，尤其是髓角处的牙髓；前牙禁用失活剂失活牙髓；牙髓治疗时，在拔髓后彻底清洗髓腔，尽快封闭髓腔，选用不使牙变色的药物和材料等。②已治疗的无髓牙变色：用30%过氧化氢溶液从髓腔内漂白脱色。③脱色效果不佳者：用复合树脂修复或者桩冠修复。

(凌均棨)

fúyázhèng

氟牙症（dental fluorosis）　由于慢性氟中毒所引起的牙釉质发育异常。是地区性慢性氟中毒早期、最常见且突出的症状，又称氟斑牙或斑釉。氟牙症集中分布的地区称为氟牙症流行区。氟牙症在世界各国均有报道。在中国，

公元200年时就有"齿居晋而黄"的记载。根据近代的报道，几乎全国各省区都有氟牙症流行区或慢性氟中毒区，其中山区和某些沿海地区较为严重。

正常人体每日需氟量仅为0.5~1.5mg。氟摄入量过高可引起氟牙症，严重者可同时合并全身性氟骨症。氟的致死量，体重70kg的成年人为2.5~5g，小儿仅为0.5g。服用致死量的氟化物后，2~4小时内可发生死亡。

病因　1931年有学者首先提出饮水中氟含量过高是氟牙症的病因。同年有学者用氟化物做大鼠实验，证明氟含量过高可产生此症。人体对氟的摄入量受以下许多因素的影响。

氟进入人体的时期　氟主要侵害釉质发育期间牙胚的成釉细胞，过多的氟只有在釉质发育期进入体内，才能引起氟牙症。若在6~7岁之前，长期居住在饮水中含氟量高的流行区，即使日后迁往他处，也不能避免以后萌出的恒牙受累；反之，如7岁后才迁入高氟区者，则不出现氟牙症。

饮水中含氟量过高　是人体氟摄入量过高的主要来源。综合氟牙症发病的调查报道，牙发育期间饮水中含氟量高于1ppm（1mg/L）即可发生氟牙症，且该病的发生及其严重程度随该地区饮水中含氟量的升高而增加。一般认为，水中含氟量以1ppm（1mg/L）为宜，该浓度既能有效防龋，又不致发生氟牙症。

饮食　不同地区居民的生活习惯和食物种类不一样，各种饮食的含氟量也不相同，而且饮食中的含氟量又受当地土壤、水和施用肥料中的含氟量及食物加工方式的影响，如茶叶的含氟量可有5~100ppm的差异。有些地区

饮水中含氟量低于1ppm，但当地居民的主食和蔬菜中含氟量高，也能影响牙的发育，发生氟牙症。食物中氟化物的吸收，取决于食物中无机氟化物的溶解度及钙的含量。如果钙含量高，则氟的吸收就显著减少。动物实验证实，充足的维生素A、维生素D和适量的钙、磷，可减轻氟对机体的损害。

温度　高温地区，人体饮水量大，对氟的摄入量也相应增加。

个体差异　个体的全身情况及生活习惯不同，对氟化物的敏感性也不一样。部分激素如促甲状腺激素分泌的变化可引起个体对氟中毒敏感性的差异。个体差异可用以解释生活在同一高氟地区的人，不一定都患氟牙症或严重程度不一样的现象。

其他因素　由于使用含氟量高的燃料（如石煤），空气中的氟化物通过呼吸进入人体，影响氟的总摄入量。

发病机制　碱性磷酸酶可以水解多重磷酸酯，在骨、牙代谢中提供无机磷，作为骨盐形成的原料。当氟浓度过高时，可抑制碱性磷酸酶的活性，从而造成釉质发育不良、矿化不全和骨质变脆等疾病。

病理　表现为釉柱间质矿化不良和釉柱的过度矿化。这种情况在表层的釉质更显著，表层釉质含氟量是深层釉质的10倍左右，所以氟牙症的表层釉质呈多孔性，易于吸附外来色素（如锰、铁化合物）而产生氟斑。重型氟牙症的微孔量可达10%~25%，位于釉柱间，并沿横纹分布。如果这种多孔性结构所占的体积大，釉质表面就会塌陷，形成窝状釉质发育不全。

临床表现　①特点是同一时

表 氟牙症分类

分类	计分	原始标准（Dean，1934）	改良标准（Dean，1942）
正常	0	牙釉质通常呈半透明状，表面光亮，为奶油样白	牙釉质通常呈半透明状，表面光亮，为奶油样白
可疑	0.5	较正常牙釉质的通透度轻微异常，有一些直径1～2mm的白色小斑点	较正常牙釉质的通透度轻微异常，有一些白色小斑点。该类别可用于不足以明确诊断为最轻微的氟牙症但又不算正常者
极轻微	1.0	牙面上有条纹或小的、不透明的纸样区域不规则散在分布。主要见于唇颊面，涉及面积小于牙面的25%。小的白色凹坑多见于牙尖。牙釉质无棕色染色	不规则散在分布的、小的、不透明的纸样区域不超过牙面的25%。归为此类的牙往往在前磨牙或第二磨牙的牙尖上可见不大于2mm的白色斑点
轻度	2.0	白色不透明面积至少占牙面一半。磨牙、前磨牙、尖牙的缺损表面上可见薄的白色磨损层，正常牙釉质下层泛青。棕染多在上切牙，有时隐约可见	牙釉质的白色不透明区域更广泛，但不超过牙面的50%
中度	3.0	牙形状无改变，但往往整个牙面受累。牙面磨损显著，唇颊面多见微小的龋损。往往伴有影响外观的棕染，不同的流行地区棕染的发生率会有所差异，许多无棕染、白色不透明斑驳的牙釉质也被归类为中度	整个牙面的釉质受累，有明显磨损，棕染往往影响外观
中等重度		较厚的牙釉质受累。云雾状白色外观。龋损更常见，多可见于整个牙面。若有棕染，颜色更深	取消该分类
重度	4.0	釉质发育不全明显，有时牙形状有改变，这种情况多发生于较大的儿童，可视为一种轻微的病理性切端、殆面磨损。凹坑更深且融合，染色广泛，在有些病例中色泽可从巧克力色至黑色不等	包括了原本的中等重度及重度。整个牙面釉质受累，发育不全明显，影响牙的整个外形。此分类的主要诊断标志为离散或融合的凹坑。棕染广泛，牙呈锈蚀状

期萌出牙的釉质上有白垩色到褐色的斑块，严重者还并发釉质的实质缺损。常按其程度分为白垩型（轻度）、着色型（中度）和缺损型（重度）3种类型。②多见于恒牙，发生在乳牙者甚少，程度亦较轻。这是由于乳牙的发育分别在胚胎期和婴儿期，而胎盘对氟有一定的屏障作用。但如氟摄入量过多，超过胎盘清除功能的限度时，也能不规则地表现在乳牙上。母亲乳汁中的氟含量较稳定，并不因母体摄氟量高而增高。③氟牙症患牙对摩擦的耐受性差，但对酸蚀的抵抗力强。④严重的慢性氟中毒患者，可有骨骼的增生性变化，骨膜、韧带等均可钙化，从而产生腰、腿和全身关节症状。急性中毒症状为恶心、呕吐、腹泻等。由于血钙与氟结合，形成不溶性的氟化钙，可引起肌痉挛、休克和呼吸困难，甚至死亡。⑤氟牙症指数：氟牙症的分类由美国流行病学家迪恩（Dean）于1934年提出，1942年进行了改良，具体评分体系见表。

鉴别诊断 主要与釉质发育不全相鉴别。①釉质发育不全白垩色斑的边界比较明确，而且其纹线与釉质的生长发育线相平行吻合；氟牙症为长期性的损伤，故其斑块呈散在的云雾状，边界不明确，并与生长发育线不吻合。②釉质发育不全可发生在单个牙或一组牙；而氟牙症发生在多数牙，尤以上颌前牙为多见。③氟牙症患者有在高氟区的生活史。

防治 ①改善不利条件，降低氟摄入量。如选择含氟量适宜的水源、去除水源中过量氟、调查导致氟摄入量过高的因素并加以改进。②轻症者无须处理。③着色较深而无明显缺损的患牙用漂白术脱色。④重度有缺损的患牙用复合树脂、贴面或冠修复。

（凌均棨）

sìhuánsùyá

四环素牙（tetracycline stained teeth） 牙发育、矿化期间，由于使用四环素族药物引起牙的颜色、结构发生改变的疾病。四环素是由金霉素催化脱卤生物合成的抗生素，1948年开始用于临床。1950年，国外开始有四环素牙的报道，其后又陆续报道四环素可以沉积于牙、骨骼及指甲等，且还能引起釉质发育不全。中国直至20世纪70年代中期才注意到四环素族药物，导致牙病变。调查研究发现国内不同地区的发病率自4.9%～31.3%不等。80年代以后，医务界对孕妇和儿童基本不使用四环素类药物，因而该类疾病的发生大为减少。

病因与发病机制 在牙的发育、矿化期，服用的四环素族药物可被结合到牙组织内，使牙着色。初呈黄色，在阳光照射下则呈明亮的黄色荧光，以后逐渐由黄色变成棕褐色或深灰色。这种转变是缓慢的，并能被阳光促进，所以切牙的唇面最先变色。一般说来，前牙比后牙着色明显；乳牙着色又比恒牙明显，因为乳牙的釉质较薄、较透明，不易遮盖牙本质中四环素结合物的颜色。牙着色程度与四环素的种类、剂量和给药次数有关。一般认为，去甲金霉素、盐酸四环素引起的着色比土霉素、金霉素明显。在恒牙，着色程度与服用四环素的疗程长短成正比关系，但是短期内的大剂量服用比长期服用相等总剂量的损害更大。

四环素分子有螯合性质，它与钙离子有亲和作用，与其结合成稳固的四环素钙复合物。四环素对骨骼和牙都有毒性作用，对骨组织发育的影响是可逆的，因为骨组织有活跃的矿物质交换作用，停药后可逐渐消失。而四环素钙复合物对矿物质沉积的抑制，及对牙髓细胞合成胶原的抑制则是不可逆的。所以在牙发育、矿化期间若每天服用 0.25～1g 四环素族药物，连续数日，四环素分子即可与牙中的羟磷灰石晶体密切结合，形成四环素钙正磷酸盐复合物，使牙变色。这种复合物主要存在于牙本质中，这是因为牙本质中的磷灰石晶体小，总表面积比牙釉质晶体的大，从而使牙本质吸收的四环素量较釉质吸收的多。由于着色层呈波浪形，似帽状，大致相似于牙的外形，所以一次剂量引起的着色能在一颗牙的大部分表面看到。

在服用一定量的四环素族药物后，不但能引起四环素牙，还可伴发程度不同的釉质发育不全。妊娠 4 个月以后服用四环素族药物，四环素可通过胎盘屏障而与胎儿发育中的牙矿物质结合，使乳牙变色和牙发育障碍。幼儿期短时间服用即可引起乳牙及恒牙的变色或伴有釉质发育不全，其牙的色泽深浅、明暗程度与服药的剂量、浓度、持续时间有关。四环素也可沉积在骨组织内，使

骨组织着色，还可使骨的生长缓慢。骨着色可随骨组织的生理代谢活动而逐渐消退，然而牙的着色却是永久的。

临床表现 四环素对牙着色和釉质发育不全的影响，与下列因素有关（表）：①四环素族药物本身的颜色：如去甲金霉素呈镉黄，土霉素呈柠檬黄。②降解而呈现的色泽：四环素对光敏感，可以在紫外线或日光下变色。③四环素在牙本质内，因结合部位的深浅而使牙本质着色的程度有所不同，当着色带越靠近釉牙本质界时，越易着色。因而在婴儿早期形成外层牙本质时，用药影响最大。④与釉质本身的结构有关：在严重釉质发育不全、釉质完全丧失时，着色的牙本质明显外露；若轻度釉质发育不全，釉质丧失透明度而呈白垩色时，可遮盖着色的牙本质，反而使牙色接近正常（图）。

表 四环素族药物与牙着色

药物	牙着色
金霉素	灰-棕色
去甲金霉素	镉黄
土霉素	柠檬黄，影响较小
四环素	黄色
多西环素	未见报道有颜色改变
米诺环素	黑色

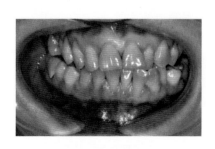

图 四环素牙

根据四环素牙形成阶段、着色程度和范围，四环素牙可分为 4

个阶段：第一阶段（轻度四环素着色）：整个牙面呈黄色或灰色，且分布均匀，没有带状着色。第二阶段（中度四环素着色）：牙着色的颜色由棕黄色至黑灰色。第三阶段（重度四环素着色）：牙表面可见到明显的带状着色，颜色呈黄灰色或黑色。第四阶段（极重度四环素着色）：牙表面着色深，严重者可呈灰褐色，任何漂白治疗均无效。

四环素引起的牙着色和釉质发育不全，都只在牙发育期才能显现出来。一般说来，在 6～7 岁后再给药，不致引起引人注目的牙着色。

防治 为防止四环素牙的发生，妊娠和哺乳的妇女以及 7 岁以下的小儿不宜使用四环素族药物。对四环素牙可通过漂白、复合树脂修复或冠修复等方法进行治疗。

（凌均棨）

yáwàishāng

牙外伤（traumatic dental injury）

牙受到各种机械外力作用所发生的牙体硬组织、牙髓组织和牙周组织的急剧损伤。

牙外伤常发生于直接或间接的外力作用下，可单独发生，亦可同时出现。牙外伤包括牙周膜的损伤、牙移位、牙脱位、牙体硬组织损伤以及牙折等。常见的牙外伤有牙震荡、牙脱位、牙折。

牙外伤多为急诊，处理时应首先注意患者的全身情况，查明有无颅脑损伤和其他部位的骨折等重大问题。牙外伤也常伴有牙龈撕裂和牙槽突的折断，应及时诊断处理。

（凌均棨）

yázhèndàng

牙震荡（concussion of teeth）

较轻外力引起的牙周膜的轻度

损伤。又称为牙挫伤或外伤性牙周膜炎。通常不伴牙体组织的缺损，无牙移位现象。

病因 较轻外力，如进食时骤然咀嚼硬物所致。

病理 牙周膜充血、渗出，甚至轻微出血。常伴有牙髓充血和水肿。

临床表现 伤后患牙有伸长不适感、轻微松动和叩痛，龈缘还可有少量出血，说明牙周膜有损伤。若做牙髓活力测验，其反应不一。通常受伤后无反应，而在数周或数月后反应开始恢复。3个月后仍有反应的牙髓，则大多数能继续保持活力。伤后即刻牙髓活力测验有反应的患牙，若后来转变成无反应，则表示牙髓已发生坏死，同时牙可变色。

治疗 1~2周内应使患牙休息。必要时降低咬合以减轻患牙的𬌗力负担。松动的患牙应固定。受伤后1、3、6、12个月应定期复查。观察1年后，若牙冠不变色，牙髓活力测验正常，可不进行处理；若有牙髓坏死的迹象，应行根管治疗术。需注意的是，年轻恒牙的活力可在受伤1年后才丧失。

（凌均棨）

yátuōwèi

牙脱位 （dislocation of teeth）

牙受外力作用而脱离牙槽窝的疾病。由于受外力的大小和方向不同，牙脱位的表现和程度不一，轻者偏离、移位，称为部分脱位、不全脱位或半脱位；重者可完全离体，称为全脱位。

病因 碰撞是引起牙脱位的最常见原因。在个别情况下，也可以由于拔牙时操作不当导致邻牙脱位。

临床表现 根据外力方向，常可见以下3种类型的部分脱位。

侧向脱位 患牙向唇、舌或近远中方向移位。常有疼痛、松动临床表现，X线片上可见移位方向侧牙周膜间隙变窄或消失。

𬌗向脱位 患牙向冠方部分脱出牙槽窝，常有疼痛、松动表现，同时由于患牙伸长可出现咬合障碍。X线片示牙根尖与牙槽窝的间隙明显增宽。

嵌入性脱位 患牙嵌入牙槽窝中，可见牙冠变短，其𬌗面或切缘低于正常。有时患牙嵌入较深，易误认为冠折或牙已缺失。严重的上前牙嵌入性移位，牙可穿入鼻腔底，甚至出现于鼻孔处。X线片可见牙周间隙变窄或消失。

牙完全脱位者，则可见牙完全离体或仅借少许软组织相连，牙槽窝内空虚。牙脱位不论是部分还是完全性者，常伴有牙龈撕裂和牙槽突骨折。

并发症 牙脱位后，可发生各种并发症。

牙髓坏死 其发生率占牙脱位的52%，占嵌入性脱位的96%。发育成熟的牙与年轻恒牙相比，前者更易发生牙髓坏死。

牙髓腔变窄或闭塞 发生率占牙脱位的20%~25%。牙髓腔内钙化组织加速形成，是轻度牙脱位的反应，严重的牙脱位常导致牙髓坏死。牙根未完全形成的牙受伤后，牙髓常能保持活力，但也更易发生牙髓腔变窄或闭塞。嵌入性脱位牙，其牙髓坏死发生率很高，故很少出现牙髓腔闭塞。

牙根外吸收 有学者认为坏死牙髓的存在能促使牙根的吸收。牙根外吸收最早在受伤2个月后反生，有的则需几个月才被发现。此外，约有2%病例并发牙内吸收。牙根外吸收最常发生于嵌入性脱位牙，其次是𬌗向脱位牙。

边缘性牙槽骨吸收 嵌入性

和𬌗向脱位牙特别易丧失边缘牙槽突。若牙复位不及时，则会增加对牙支持组织的损伤。

治疗 保存患牙是治疗牙脱位应遵循的原则。

部分脱位牙 应在局麻下复位固定1~2周，有牙槽突骨折时，固定时间应延长到4周。复位应争取在伤后90分钟内进行，以防止牙根发生吸收和牙周组织丧失。轻度部分脱位牙在复位固定后，应于伤后第1、3、6、12个月进行复查。对于牙根尚未发育完全的年轻恒牙，复位固定后牙髓常能正常存活，且保存活髓有利于牙根继续发育完成，因此不应贸然行牙髓拔除。但应密切观察牙髓活力情况，因为年轻恒牙牙髓坏死后发生炎症性牙根吸收也较迅速。若发现牙髓坏死，如出现牙叩诊敏感、牙冠变色、牙髓温度测验及电活力测验不敏感，以及X线片上有异常表现时，应及时行根管治疗术。

嵌入性脱位牙 嵌入性脱位或部分脱位范围在5mm以上的成熟恒牙，应在复位后2周内做根管治疗术，因为这些牙通常伴有牙髓坏死，而且容易发生牙根吸收。对于嵌入性脱位的年轻恒牙，不可强行拉出复位，以免造成更大的创伤，诱发牙根和边缘牙槽突的吸收。因此，对症处理，继续观察，任其自然萌出是最可取的处理方法，一般在半年内患牙能萌出到原来的位置。

完全脱位牙 处理原则应是立即做牙再植术，再植时间越早，患牙预后越好。研究显示，脱位半小时以内进行再植，90%的患牙可避免牙根吸收；而在口外停留2小时以上的患牙，95%的病例发生牙根吸收。牙再植后，可有牙周膜愈合、骨性粘连或炎症性吸收3种愈合方式。因此，牙脱位后，应立即将牙放入原位。如牙已落地污染，应就地用生理盐水或无菌水冲洗，以去除牙根表面的碎屑及异物，但注意避免擦拭患牙，以免损害牙周膜，然后将患牙放入牙槽窝内，使患牙位于正常或者接近正常位置。如果无条件即刻复位，应将患牙放于盛有牛奶、生理盐水、唾液或自来水的杯子内，切忌干藏，并尽快到医院就诊。对完全脱位牙，还应根据患者年龄、离体时间，做出具体的处理方案。①根尖发育完成的脱位牙：若就诊迅速或复位及时，应在术后3~4周再做根管治疗术。因为这类牙再植后，牙髓不可能重建血液循环，势必坏死，进而形成炎症性的牙根吸收或根尖周病变。如果再植前做根管治疗术，延长了体外时间，将导致牙根吸收。一般牙再植后3~4周，松动度减少，而炎症性吸收又正好于此时开始。所以再植后3~4周做根管治疗是最佳时机。如果脱位在2小时以后就诊者，牙髓和牙周膜内细胞已坏死，不可能期望牙周膜重建，因而只能在体外完成根管治疗术，并经根面和牙槽窝刮治后，将患牙植入固定。②年轻恒牙完全脱位：若就诊迅速或自行复位及时者，牙髓常能继续存活，不要贸然拔髓，一般疗效良好。若就诊不及时或拖延复位时间，则只能在体外完成根管治疗术，搔刮根面和牙槽窝后再植，预后欠佳。

（凌均棨）

yázhé

牙折（fracture of teeth） 由于外力直接撞击或咀嚼时咬到砂石等硬物而造成的牙体折裂。

病因 外力直接撞击是牙折的常见原因，也可因咀嚼时咬到

沙石或碎骨等硬物而发生。

临床表现 牙折多见于上颌前牙，后牙少见。由于所受外力的大小和方向不同，折断的部位和范围也不相同。按牙的解剖部位可分为冠折、根折和冠根联合折；按是否露髓，牙折又可分为露髓和未露髓两大类。

冠折 仅涉及牙冠部的折裂。按折裂的范围可分为釉质不全折裂、釉质折裂、累及牙本质的冠折、累及牙髓的冠折。釉质不全折裂及无牙体组织缺损的牙釉质裂纹，牙折线不超过釉牙本质界，患者可能出现牙过敏症状；釉质折裂多见于前牙近、远中切角或切嵴中份；累及牙本质的冠折涉及牙釉质、牙本质，但牙髓未暴露，可能伴有牙过敏症状或牙髓炎症状；累及牙髓的冠折牙髓暴露程度可从针尖大小到全部冠髓暴露不等（图1）。

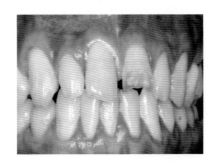

图1 冠折

根折 较冠折少见，多见于牙根完全形成的牙。按部位可分为颈侧1/3、根中1/3和根尖1/3根折。最常见者为根尖1/3根折。根折时可出现牙松动、叩痛，如冠侧断端移位可有龈沟出血、根部黏膜触痛等。X线片可显示折裂线，但不能显示全部根折病例。部分患者就诊时牙髓电活力测验无反应，但6~8周后可出现反

应。根折恒牙的牙髓坏死率为20%~24%（图2）。

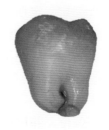

图2 根折

冠根联合折 占牙外伤总数的一小部分，常损害牙釉质、牙本质和牙骨质，一般可累及牙髓。以斜行冠根折多见。患牙常出现叩痛明显、牙折片移位、牙周膜出血、牙髓堆积于牙折线处。

诊断 ①有外伤史或咬硬物史。②临床检查发现冠部折裂痕可明确冠折，或出现牙松动、叩痛、龈沟出血、根部黏膜触痛等，牙髓活力测验无反应时应怀疑根折。③X线片显示折裂线，CT发现牙折线可明确诊断。

治疗 不同部位的牙折治疗方法不同。

冠折 部分釉质折断者可将锐缘磨光，牙本质暴露伴轻度敏感者可行脱敏治疗。敏感较重者用氢氧化钙垫底后行复合树脂修复牙冠形态。未露髓而牙髓有活力者应在治疗后定期复查，以判明牙髓的活力状况。对于牙髓暴露者，牙根发育完成者应行根管治疗术后冠修复，而年轻恒牙应根据牙髓暴露和污染的程度做活髓切断术。

根折 根折的患牙应促进其自然愈合，尽早采用夹板固定。一般认为根折越靠近根尖其预后越好，折裂累及龈沟或发生龈下折时预后较差。对于根尖1/3折

断者，在许多情况下只上夹板固定，无需牙髓治疗，并观察牙髓活力，一旦出现牙髓坏死应迅速行根管治疗。根中 1/3 折断可行复位并夹板固定，定期复查，若复查时出现牙髓炎症或牙髓坏死则应行根管治疗。颈侧 1/3 折断者预后较差。若折断线在龈下 1~4mm，断根不短于牙冠，牙周情况好者可保留，并可通过切龈术、正畸牵引术和牙槽内牙根移位术等做根管治疗后行桩冠修复或做覆盖义齿修复。

冠根联合折　去除松动断片后，视情况决定治疗方案。若不具备桩冠修复适应证者应拔除患牙；若可做根管治疗，又具备桩冠修复适应证的牙应保留并治疗。

（凌均榮）

yá mànxìng sǔnshāng
牙慢性损伤（chronic dental injury）
牙在长期行使功能的过程中，不断接触不利的或过度的物理和化学因素而导致的牙体硬组织损伤。表现为牙体硬组织的渐进性丧失、劈裂、折断和吸收等，并可继发牙髓和根尖周疾病。

病因　包括以下方面。

酸性物质　①饮食中的酸性物质：主要来源于 pH 值低于 5.5 的酸性饮料（果汁和碳酸饮料等）。②职业相关的酸性物质：因职业接触酸性物质的时间愈长，牙破坏愈严重。如职业品酒员因频繁接触葡萄酒（pH 3~3.5）而发生牙酸蚀症。③酸性药物：口服药物如补铁剂、咀嚼型维生素 C、咀嚼型阿司匹林和胃酸缺乏症患者长期服用替代性盐酸等均可造成牙酸蚀症。④胃酸：胃病患者长期反酸、呕吐以及慢性酒精中毒者的胃炎和反酸均可形成后牙舌面和腭面的牙酸蚀症。

宿主因素　①唾液因素：正常分泌的唾液对牙表面的酸性物质有缓冲和冲刷作用，可阻止牙酸蚀症的发生。如果唾液流率和缓冲能力降低，如头颈部化疗、唾液腺异常或长期服用镇静药、抗组胺药等，则牙面接触酸性物质发生牙酸蚀症的可能性增大。②生活方式：嗜食酸性饮食或睡前饮用酸性饮料是牙酸蚀症发生的主要危险因素。剧烈的体育运动会导致脱水和唾液流率下降，此时饮用酸性饮料可对牙体硬组织造成双重损害。③刷牙因素：过度频繁刷牙的机械摩擦作用会促进牙面因酸脱矿造成的牙体硬组织缺损，是牙酸蚀症形成的因素之一。④其他因素：咬硬物或夜磨牙等与酸性物质同时作用，可加重牙酸蚀症的症状。

物理因素　包括牙接受的拾力和在拾力作用下食物与牙面之间的摩擦力，还有其他外来的机械摩擦力，如横刷牙对牙颈部的机械摩擦力。拾力为上下牙咬合时，牙周组织所承受的力量。拾力如果超过牙周膜的最大耐受力，牙会感到不适或疼痛。拾力导致牙体硬组织损伤的机制：①应力集中是牙体硬组织承受较大拾力时造成疲劳破坏的最主要因素；牙颈部为应力集中区，长期咀嚼使牙颈部硬组织发生损伤，造成楔状缺损；腭侧根的应力集中部位是根颈 1/3 与中 1/3 交界处，与临床拾创伤性根横折患牙牙体硬组织受损的部位一致。②牙体硬组织结构缺陷是硬组织损伤的内在条件：牙体硬组织中有一些结构缺陷，这些结构在牙承担拾力时是应力集中区，且抗压强度最小，是牙体硬组织首先发生微裂和裂纹延伸发展直至劈裂或折断的部位。③拾力与其他有害的因素协同作用导致牙体硬组织损伤。④某些口腔疾病可导致和加重拾力对牙体硬组织的损伤：如缺失牙未及时、合理修复会造成牙对拾力的负担不均衡，部分牙负担过重，成为创伤性拾力。

临床表现　包括以下方面。

牙酸蚀症　最初仅有牙感觉过敏，以后逐渐产生实质缺损。

牙磨损　釉质部分磨损，露出黄色的牙本质或出现小凹面。当釉质全部磨损后，咬合面除了周围环有半透明的釉质外，均为黄色光亮的牙本质。

牙楔状缺损　好发于前磨牙。楔状缺损的两个斜面光滑，边缘整齐，一般均为牙本色，有时可有不同程度的着色。可伴牙本质过敏，深及牙髓时可引起牙髓和根尖周病，缺损过多可导致牙冠折断。

牙咬合病　与牙咬合不协调相关的一组牙慢性损伤，主要有牙隐裂、牙根纵裂和拾创伤性根横折等。

诊断　根据病史及患者的临床表现做出诊断。

治疗　包括对症和对因治疗两部分，两者缺一不可。

对症治疗　解决该类患者就诊时的主诉问题，包括脱敏治疗、修复缺损、牙髓和根尖周病的治疗。在制订治疗计划时应增强"保护牙冠、防止劈裂"的意识，常采用高嵌体、全冠和桩核冠的修复。

对因治疗　针对不同疾病的病因和发病机制，提出具体的治疗方法。包括改变不良的饮食习惯和生活方式、检查和调整患牙的咬合接触、诊治全口其他患牙、修复缺损的牙列、均衡全口牙的咀嚼压力负担。

（凌均榮）

yámósǔn

牙磨损（abrasion of teeth）

主要由机械摩擦作用造成的牙体硬组织渐进性丧失的疾病。在正常生理咀嚼过程中，随年龄的增长，牙咬合面和邻面由于咀嚼作用而发生的均衡的生理性的硬组织丧失称为生理性牙磨损；而非正常咀嚼所致的可能损害牙髓存活或引起其他并发症的磨损称为病理性牙磨损。

病因 包括以下方面。

牙体组织结构缺陷 发育和矿化不良的牙釉质和牙本质容易出现磨损。

咬合关系不良，𬌗力负担过重 无𬌗关系的牙不发生磨损；深覆𬌗、对刃𬌗或有𬌗干扰的牙磨损重；缺失牙过多或牙排列紊乱可造成个别牙或一组牙负担过重而容易发生磨损。

饮食习惯 多食粗糙、坚硬食物的人，如古代人、某些少数民族人群，全口牙磨损较重。而现代人食物精制，如无其他因素作用，全口牙的磨损一般较轻。

不良习惯 工作时咬紧牙或磨牙等不良习惯可以造成局部或全口牙的严重磨损；以牙咬物等不良习惯可造成牙特定部位的过度磨损。

全身性疾病 胃肠功能紊乱、神经官能症或内分泌紊乱等导致的咀嚼功能失调而造成牙磨损过度。唾液减少或唾液内蛋白含量减少，降低了对牙的润滑作用而使牙磨损增加。磨牙症患者在非生理状态下咀嚼肌不自主收缩，不分昼夜磨牙或紧咬导致全口牙严重磨损。

临床表现 牙磨损程度包括牙的咬合面、颊（唇）面、舌面、切缘及牙颈部的磨损程度，用牙磨损指数表示。①0 度：牙面特点未丧失，牙颈部外形无改变。②1 度：牙面特点丧失，牙颈部外形丧失极少量。③2 度：釉质丧失，切缘釉质丧失刚暴露牙本质，牙颈部缺损深度在 1mm 以内。④3 度：釉质大片丧失，切缘釉质和牙本质丧失，牙本质暴露多，但尚未暴露继发牙本质和牙髓，牙颈部缺损深达 1～2mm。⑤4 度：釉质完全丧失，牙髓暴露或继发牙本质暴露，牙颈部缺损深达 2mm 以上。

牙磨损从表面向深层进行，在牙外观发生变化的同时陆续出现不同的并发症。釉质部分磨损，露出黄色的牙本质或出现小凹面。当釉质全部磨损后，咬合面除周围环有半透明的釉质外，均为黄色光亮的牙本质。一些磨损快、牙本质暴露迅速的病例可出现牙本质敏感症。磨损达牙本质中层后，牙髓可因长期受刺激而发生渐进性坏死或髓腔闭塞。牙本质继续迅速磨损，可使髓腔暴露引起牙髓病和根尖周病。

因磨损不均还可形成锐利的釉质边缘和高陡牙尖，如上颌磨牙颊尖和下颌磨牙舌尖，使牙在咀嚼过程受到过大的侧方咬合力，产生咬合创伤；或因磨损形成充填式牙尖造成对颌牙食物嵌塞，发生龈乳头炎，甚至牙周炎；过锐的牙尖和边缘还可能刺激颊、舌侧黏膜，形成黏膜白斑或创伤性溃疡。全口牙磨损严重，牙冠明显变短，颌间距离过短者可出现关节后压迫症状，并导致颞下颌关节病变（图）。

诊断 根据病史及临床表现可明确诊断。

病史 ①吃粗糙、坚硬食物的饮食习惯。②工作时紧咬牙或磨牙等不良习惯。③全身性疾病：如磨牙症、咀嚼功能失调等。

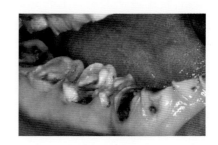

图 牙磨损

临床表现 牙体硬组织不同程度丧失，可伴有牙本质敏感症等并发症。

治疗 ①去除病因：恢复正常𬌗关系、纠正不良习惯和治疗引起磨损的全身疾病等。②对症治疗：磨损引起的牙本质敏感症可行脱敏治疗；个别牙重度磨损，与对颌牙之间有空隙的、深的小凹面用充填法治疗恢复咬合接触；对磨损不均造成的高陡牙尖和楔形牙尖进行调磨；引起牙髓、根尖周疾病或牙周疾病者做相应的牙髓治疗或牙周治疗；牙组织缺损严重者，可在牙髓治疗后用高嵌体或全冠修复；多个牙重度磨损，可以用咬合垫恢复颌间垂直距离。

（凌均棨）

móyázhèng

磨牙症（bruxism）

人在非生理状态下咀嚼肌产生不自主的收缩，使上、下牙产生磨动和紧咬，并使下颌正常生理位中断的现象。发生磨牙症后，上、下颌牙接触时间长，受力过多，对牙体、牙周、颞下颌关节、咀嚼肌等组织均可引起损害。

病因 包括以下方面。

心理因素 情绪紧张是磨牙症最常见的发病因素。惧怕、愤怒、敌对、抵触、焦虑及其他各种情绪难以及时发泄时，试图通过磨牙的方式来表现出来。据观察，在精神病患者中，磨牙症是常见的现象。小儿的磨牙症，可能与长期咬玩具有关。

殆因素　神经紧张的个体中，任何殆干扰均可能是磨牙症的触发因素。磨牙症患者的殆因素多为正中关系与正中殆之间的早接触，以及侧方殆时非工作侧的殆干扰。调殆的方法也成功地治愈部分磨牙症。

全身因素　与寄生虫有关的肠胃功能紊乱、儿童营养缺乏、血糖与血钙浓度异常、内分泌紊乱、变态反应、尿酸增多症、甲状腺功能亢进症、膀胱应激症等可能与磨牙症有关系。有些病例表现有遗传因素。

职业因素　汽车驾驶员、运动员，要求精确性较高的工作如钟表工，均有发生磨牙症的倾向。

临床表现　可分为3型：①磨牙型：常在夜间入睡以后磨牙，又称夜磨牙。睡眠时患者做磨牙或紧咬牙动作，并可伴有磨牙的声响。患者本人多不知晓，常为别人所告知。②紧咬型：常在白天注意力集中时不自觉地咬紧牙，但没有上下牙磨动的现象。③混合型：兼有夜磨牙和白天紧咬牙的现象。

磨牙症可导致牙的病理性磨损，导致牙冠变短，有的仅为正常牙冠长度的1/2。此时可出现牙本质敏感病、牙髓病、根尖周病以及牙折等。由于牙周组织承受异常咬合力，常可引起咬合创伤而出现牙松动、食物嵌塞。长期夜磨牙还可引发其他的并发症，如长期磨牙可造成咀嚼肌的疲劳和疼痛、下颌运动受限、颞下颌关节弹响等症状；严重时引发头痛、颈背部阵痛等；还会导致睡眠质量下降、记忆力减退，引发口臭或口腔异味，损

伤听力和味觉，导致心理抑郁和悲观。

诊断　睡眠时患者有典型磨牙或白昼也有无意识磨牙习惯。顽固磨牙症者，其殆面、邻面重度磨损，可伴有牙槽骨、牙龈萎缩，牙松动、移位，颞下颌关节功能紊乱等改变。

防治　治疗方法有多种，主要以减轻磨牙给牙咬合面带来的破坏、减轻肌肉、关节的症状为目的。防治原则是阻断病因，减少损害。

去除致病因素　特别是消除心理因素和局部因素，以减少紧张情绪。施行自我暗示，进行放松肌肉的训练。

应用殆垫　其目的是为了隔断殆干扰的始动因素、减低颌骨肌张力和肌电活动、保护牙免受磨损。目的不同，殆垫的设计也不尽一样。

调磨咬合　戴用殆垫显效后，可以检查咬合，分次调磨。

修复治疗　为患者做修复时，要使殆关系达到理想状态，使正中殆与正中关系一致，前伸和侧向殆有平衡接触。

肌电反馈治疗　对磨牙症患者应分为两期训练，第一期通过肌电反馈学会松弛肌肉。第二期用听觉反馈，在一级睡眠期间可告诫磨牙症的发生。

并发症治疗　治疗因过度磨损引起的各种并发症。

（凌均棨）

yá xiēzhuàng quēsǔn

牙楔状缺损　（wedge-shaped defect of teeth）　牙的唇、颊侧颈部硬组织发生缓慢消耗所致的缺损。由于这种缺损常呈楔形因而得名。

病因　包括以下方面。

横刷法刷牙　唇（颊）侧牙

面的横刷法是最先被提出的导致楔状缺损发生的因素，是发生楔状缺损的主要原因。其依据：①不刷牙者很少发生楔状缺损，而刷牙的人，特别是用力横刷的人常有典型的楔状缺损。②不发生在牙的舌面。③唇向错位的牙楔状缺损常比较严重。④楔状缺损的牙常伴有牙龈萎缩。⑤实验证明，横刷法刷牙作为单一因素，即可发生牙颈部缺损。

酸的作用　龈沟内的酸性环境可使牙颈部组织脱矿，受摩擦后易缺损。唾液腺的酸性分泌物、喜吃酸食、反酸等均与缺损的发生有关。

牙颈部结构的薄弱环节　牙颈部釉牙骨质交界处是整个牙中釉质和牙骨质覆盖量最少或无覆盖的部位，为牙体结构的薄弱环节；牙龈在该处易发生炎症和萎缩致根面暴露，故该部位耐磨损能力最低。

牙体组织的应力疲劳　研究表明，颊侧牙颈部是咬合时应力集中的部位。长期咀嚼力使牙颈部硬组织内应力疲劳性微小损伤不断积累发生疲劳微裂，这种内部变化极大地降低了牙颈部硬组织的抗机械磨损和化学腐蚀能力。因此，牙颈部的应力疲劳被认为是楔状缺损发病的内在因素。应力疲劳损伤的积累作用解释了楔状缺损好发于中、老年人，承受咬合力大的牙位和牙应力集中部位等现象。

殆力　患错殆畸形、磨牙症时，殆力负荷于牙上，使牙弯曲，支点位于牙颈部，弯曲面受压产生压应力，侧面受牵拉产生拉应力，这些力集中于牙颈部，使牙组织断裂产生裂纹。

横刷牙、酸蚀、殆力、应力疲劳的综合作用可导致实验性楔

状缺损发生，其中殆力因素对缺损的形成和加深起了重要作用。

临床表现 ①好发部位多见于中年以上患者的前磨牙，其次是第一恒磨牙和尖牙，有时涉及第二恒磨牙以前的全部牙。牙颈部楔形缺损多发生在颊、唇侧，少见于舌侧。②楔状缺损由浅凹形逐渐加深形成楔形缺损。楔形的2个斜面光滑，边缘整齐，一般均为牙本色，有时可有不同程度的着色。③根据缺损的程度，可分为浅形、深形和穿髓形3型。浅形和深形可无症状，也可发生牙本质敏感症。深及牙髓时可引起牙髓和根尖周病，缺损过深可导致牙冠折断。④随年龄增长，楔状缺损有加重的趋势，年龄越大，楔状缺损越严重（图）。

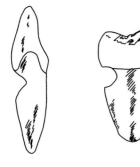

a 楔状缺损示意

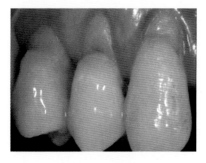

b 楔状缺损临床表现

图 楔状缺损

诊断 患者常用横刷法刷牙、喜吃酸食或有胃反酸等。临床检查可见牙颈部楔状缺损，伴有或不伴有牙本质敏感症、牙髓病、根尖周炎等。

防治 包括以下几个方面。

消除病因 使用正确刷牙方法；调除患牙的咬合干扰，纠正偏侧咀嚼习惯，均衡全口咬合力负担；纠正口腔内的酸性环境，改变饮食习惯，治疗胃病，用弱碱性含漱液漱口。

修复缺损 应尽早粘结修复以改善该处的应力集中状况，一般用与牙本质粘结性能好的树脂材料修复缺损。

治疗并发症 若患牙出现并发症，及时进行相应的治疗。有牙本质过敏者，应用脱敏疗法；有牙髓感染或根尖周病时，应行根管治疗；已导致牙折时，根据病情，行根管治疗术后予以桩冠修复，无保留价值者则拔除。

（凌均棨）

yásuānshízhèng

牙酸蚀症（erosion of teeth）在无细菌参与的情况下，由于接触牙面的酸或其螯合物的化学侵蚀作用而引起的病理的、慢性的牙体硬组织表面浅层丧失的疾病。是制酸工人和常接触酸的人员的职业病。

病因 确切的病因尚未明确，但研究认为，它是一种多因素作用下发生的疾病，来自体内、体外的酸作用于易感的牙是引起酸蚀症最基本的原因。此外，生活方式、口腔卫生习惯及唾液的缓冲能力等均会影响到牙酸蚀症的发生与发展。

体内的酸影响 最常见的原因是患有某些疾病使胃内容物反流入口腔，胃酸长时间定期地作用于牙体硬组织使其患酸蚀症，如胃食管反流疾病。

体外的酸影响 主要包括饮食、药物中酸的影响以及接触酸性环境。

行为因素 不适当的饮食方式如在睡前喝饮料等，均有可能增加酸蚀症的发病率。饮食结构及口腔卫生习惯不同也与酸蚀症发生有关。

宿主因素 牙的易感性及牙的矿化程度、牙及口腔软组织的解剖结构等与酸蚀症的发生有关。唾液的流量、缓冲能力、组成成分等也在发病中起一定作用。

临床表现 开始阶段患者无自觉症状，随后有牙过敏症状，患者可自觉牙冷热刺激不适。严重酸蚀症可引起牙本质和牙髓暴露导致牙髓炎、根尖周炎，甚至牙折。

由于酸蚀症来自直接接触酸雾或酸酐，因此，病变多发生在前牙唇面。光滑牙釉质表面呈浅碟状缺损，前牙切嵴呈槽状缺损且切缘变薄而呈半透明状，后牙面呈杯状凹陷，乳牙呈特征性丧失釉质表面。

酸蚀的形式因酸而异。由盐酸所致者常表现为自切缘向唇面形成刀削状的光滑斜面，硬而无变色，因切端变薄而易折断；由硝酸所致者，主要发生在牙颈部或口唇与牙面接触易于形成滞留的地方，表现为白垩状、黄褐或灰色的脱矿斑块，质地松软，易崩碎而逐渐形成实质缺损；胃酸经常反流的患者，可引起牙舌面或后牙殆面损害。

与职业有关的严重患者，牙感觉发术、发酸，并可伴有其他口腔症状，如牙龈出血、咀嚼无力、味觉减退及出现全身症状如呼吸道炎症、食欲缺乏等。

根据损害程度不同，酸蚀症可分为4度，0度为正常，Ⅰ度损害局限于牙釉质，Ⅱ度损害在牙本质，Ⅲ度损害到牙髓（图）。

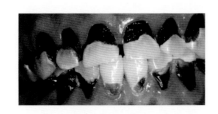

图　牙酸蚀症

诊断　病史的搜集是很重要的诊断依据。要询问患者是否经常喝酸性饮料，以及是否有经常呕吐、反酸等现象，还要询问其口腔卫生习惯、工作环境等。口腔检查前、后牙是否存在特征性酸蚀改变。

预防　治疗可以引起酸蚀症的疾病，减少饮食中酸对牙的侵蚀，避免与酸的接触，增强牙对酸的抵抗力，改变不良的饮食习惯及口腔卫生习惯等。如减少酸性食物和饮料的摄入量及摄入频率，尽量用吸管饮用，最好不要在两餐之间及晚上睡觉前摄入酸性饮食，用酸性饮食后不要马上刷牙，平时最好用含氟牙膏刷牙，用含氟漱口水漱口。咀嚼无糖口香糖等促进唾液分泌从而发挥唾液的缓冲作用。与职业有关的患者可使用口罩，定时用2%苏打液漱口。避免口呼吸等对预防发生亦有一定作用。

治疗　可以局部用药物脱敏处理，缺损严重者可根据情况采用充填法或修复法予以治疗。并发牙髓病变者，应先治疗牙髓病，再做修复治疗。

（凌均棨）

yáyǐnliè

牙隐裂（cracked teeth）　牙冠表面出现非生理性细小裂纹的疾病。又称不全牙裂或牙微裂。常不易被发现，裂纹常深入到牙本质，是引起牙痛的原因之一。

病因　包括以下方面。

牙结构的薄弱环节　牙𬌗面的发育沟是牙发育钙化缺陷区，抗裂强度低，而且也是牙承受正常𬌗力时应力集中的部位。

牙尖的斜度　牙尖斜度越大，产生的水平分力越大，越易发生牙隐裂。

创伤性𬌗力　当病理性磨损出现高陡牙尖时，牙尖斜度也明显增大。正常咬合时所产生的水平分力也增加，形成创伤性𬌗力，使窝沟底部的釉板向牙本质方向加深加宽，这就是隐裂纹的开始。在𬌗力的继续作用下，裂纹逐渐向牙髓方向加深，所以创伤性𬌗力是牙隐裂的致病因素。

牙髓的状态和窝洞的处理　失去牙髓营养的牙脆性增加，对𬌗力的耐受能力大为降低；洞型的制备，可使牙结构薄弱。所以死髓、大面积龋损的患牙容易隐裂甚至折裂。

临床表现　①好发于中老年患者的磨牙𬌗面，以上颌第一磨牙最多见。②裂纹位置与𬌗面某些窝沟的位置重叠并向一侧或两侧边缘延伸。上颌磨牙隐裂线常与𬌗面近中舌沟重叠，下颌磨牙隐裂线常与𬌗面近远中发育沟重叠，并越过边缘嵴到达邻面，但亦有与𬌗面颊舌沟重叠的颊舌面隐裂，前磨牙的隐裂常呈近远中向。③牙隐裂的裂纹深度和范围的不同，其临床症状也不尽相同。裂纹较浅时通常没有临床症状，用肉眼在牙面上往往观察不到明显的裂纹，只是在口腔检查时偶然发现。随着裂纹的加深，逐渐开始出现临床症状，从咀嚼硬或韧性粗纤维性食物时出现短暂而模糊的不适感，至冷、热刺激敏感甚至在咬硬物时出现定点的尖锐而短暂的疼痛。凡出现上述症状而未能发现患牙有深的龋洞或深的牙周袋，牙面上探不到过敏点时，应考虑牙隐裂存在的可能性。④一般可用尖锐的探针检查，如隐裂不明显，可涂以碘酊，使隐裂线染色而将其显示清楚。有时将探针置于疑似隐裂处加压或用力撬动，可有疼痛感。沿隐裂线磨除，可见裂纹已达牙本质深层。将棉签置于可疑牙的牙尖上，嘱患者咬合，如出现短暂的撕裂样疼痛，则该牙可能已有隐裂。⑤有学者提出隐裂牙综合征的概念，即累及前磨牙或磨牙牙本质的不完全折裂，有时折裂会扩展到牙髓，伴随临床症状（图）。

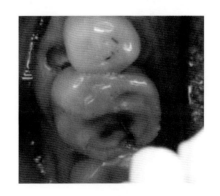

图　牙隐裂

诊断　包括以下方面。

病史及早期症状　较长期的咬合不适和咬在某一特定部位时的剧烈疼痛。

叩诊　各个牙尖和各个方向的叩诊有助于诊断，叩痛明显处为裂纹所在。

温度测验　当患牙对冷敏感时，裂纹处最明显。

临床检查　如咬合试验引起疼痛、染色试验发现裂纹、显微镜检查发现裂纹等可明确诊断。

预防　牙隐裂的预后通常是不肯定的，所以牙隐裂的预防尤其重要。预防的方法有口腔卫生宣教，避免经常性地咀嚼过硬的食物，避免偏侧咀嚼；分期调𬌗排除𬌗干扰。降低牙尖斜度以减小劈裂力量。牙隐裂发生的第1年内是对侧同名牙发生隐裂的主要时期，应加强此期间的预防工作，及时对牙隐裂的对侧同名牙进行干预，可以显著降低其隐裂的发病率。

处理 应根据裂纹的深度和范围而定。隐裂仅达釉牙本质界，着色浅而无继发龋损者，用酸蚀法和釉质粘结剂光固化处理并调𬌗；有继发龋或裂纹着色深，已达牙本质浅层、中层者，沿裂纹备洞；用氢氧化钙糊剂覆盖，氧化锌丁香酚粘固剂暂封，2～4周后无症状后再行光固化复合树脂充填。较深的裂纹或已有牙髓病变者，在牙髓治疗的同时调整牙尖斜度，彻底去除患牙承受的致裂力量，治疗后及时用全冠修复。为防止治疗过程中牙体裂开，牙髓治疗前可粘上带环以保护牙冠。

（凌均棨）

yágēn zòngliè

牙根纵裂（vertical root fracture）

发生在牙根的从根管延伸到牙周膜的纵向折裂。又称根裂。是一种未波及牙冠的病因复杂的非龋性牙体疾病。

病因 与很多因素有关。

医源性因素 是最常见的致病原因。多见于无髓牙，其发生牙根纵裂的内因是牙本质脱水、牙变脆致牙抗折性降低及根管预备过度，外因有侧向填压牙胶尖压力过大、根管充填后不合适的桩或桩核修复等。

慢性持续性𬌗创伤 其发生与侧方𬌗创伤、牙尖高耸、磨耗不均、根分叉暴露等有关。在全口牙中，承受𬌗力最大的第一磨牙牙根纵裂发生率最高。

牙根发育缺陷 磨牙近中根发生牙根纵裂的比例明显超过其他牙根，估计与近中根在解剖结构缺陷有关。

牙周炎 可能导致牙根吸收，牙根抗折性下降，从而容易引发牙根纵裂。

临床表现 ①多发生于中老年人的磨牙，以下颌第一磨牙的近中根最多见。可单侧或双侧对称发生。②创伤性𬌗力引起的牙根纵裂早期有冷热刺激痛、咀嚼痛，晚期出现自发痛、咀嚼痛，并有牙龈反复肿胀、牙叩痛和松动。多数牙有牙周袋和牙槽骨吸收。③根管充填后引起的牙根纵裂无牙髓症状，早期也无牙周袋或牙槽骨的破坏，随着病程延长，感染通过折裂处损伤牙周组织，可使牙周病变加重，骨质吸收（图）。

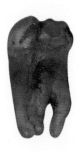

图 牙根纵裂

影像学检查 X线检查对诊断牙根纵裂有重要意义。X线片显示根管下段、中下段甚至全根管增宽，折裂线边缘整齐，通过根尖孔，至根尖处变宽，折裂方向与根管长轴一致，严重者纵裂片横断分离。源于牙周病者，X线片上可见牙槽骨吸收；源于根管治疗后者，早期无牙槽骨的破坏，晚期可见牙周膜间隙增宽，牙槽骨的垂直或水平吸收。

诊断 ①中老年人牙冠完整的磨牙，有长期的咬合痛，并出现牙髓、牙周炎症状，应考虑牙根纵裂。②磨牙一侧有叩痛，叩诊浊音，有深及根尖的细窄牙周袋。③患牙根管特有的X线片表现是诊断牙根纵裂的主要依据。如X线片上根管管腔的下段、中下段甚至全根管增宽，边缘整齐。④注意对照同名牙的检查与诊断。

鉴别诊断 ①牙根纵裂X线片显示起自根尖部的呈窄条形增宽的根管影像可与因牙髓肉芽性变造成的牙内吸收相鉴别，后者X线片表现为髓室或根管某部分呈圆形、卵圆形或不规则、膨大的透射区。②牙根纵裂患牙牙冠完整无任何裂损，可与牙冠劈裂导致的冠根联合折裂相区别。

防治 预防牙根纵裂的措施：避免经常性地咀嚼过硬的食物、维护口腔卫生、防治牙周病、医生在治疗无髓牙中应避免过度预备根管以及用力侧向充填牙胶尖。在治疗方面，对于松动明显、牙周袋宽而深或单根牙根管治疗后发生的牙根纵裂，保守治疗无效，均应拔除；对于牙周病损局限于折裂线处且稳固的磨牙，可在根管治疗后行牙半切除术或截根术。

（凌均棨）

yáběnzhì mǐngǎnzhèng

牙本质敏感症（dentinal hypersensitivity）

牙在受到生理范围内的温度、化学、机械以及渗透压等刺激时出现短暂、尖锐的疼痛或不适现象的症状。又称过敏性牙本质、牙感觉过敏症。牙本质过敏不是一种独立的疾病，而是各种牙体疾病共有的症状，发病的高峰年龄在40岁左右，男女发病率相当，成人发病率为4%～74%。

病因 通常情况下，牙本质被釉质和牙骨质严密覆盖，不会发生牙本质敏感，凡是能引起牙本质直接暴露于口腔环境中的因素都可能是该病的病因。

牙体硬组织疾病 如龋病、磨耗、磨损、楔状缺损、牙折、牙隐裂，因可破坏釉质的完整性而使牙本质暴露。

牙周组织疾病 可引起牙龈萎缩，致牙颈部及牙根部暴露，多见于食物嵌塞所致的并发症。此外，约10%的釉牙骨质界无牙骨质覆盖，加之刷牙等机械作用破坏牙根表面的牙骨质，导致牙本质暴露。

医源性因素 如牙经过充填治疗后，修复体与牙之间不密合使洞壁牙本质与口腔环境直接接触，引起牙本质敏感；经牙周龈下刮治术及根面平整后的患牙根部暴露，根周牙骨质和牙本质在牙刷磨损作用下很快破坏，造成牙本质暴露而敏感；酸蚀粘接术中，酸处理不当造成活髓牙釉质、牙骨质崩解而导致牙本质暴露。

饮食习惯 如常吃酸性食物，喜食醋、酸果汁等，加上不良的刷牙方法或喜好硬性食物，使后牙咬合面磨损严重，或使暴露的牙根表面部分脱矿，导致牙本质暴露。

全身应激性增高 当患者身体处于特殊状态时，如神经官能症患者、月经期和妊娠后期妇女或患者抵抗力降低时，神经末梢的敏感性增高，使原来一些不足以引起疼痛的刺激也会引起牙本质敏感症；当身体恢复正常之后，敏感症状消失。

发病机制 发病机制尚不十分清楚，有以下3种假说。

神经学说 认为牙本质中存在着牙髓神经末梢，故感觉可由牙本质表层传至牙髓。但从形态学和功能方面的观察，尚未取得一致的见解。不少学者认为：在牙髓的成牙本质细胞层内的无髓鞘神经，仅有一部分进入前期牙本质和牙本质内层，而其外 2/3 并未见神经结构。许多实验结果也不支持"神经对各种刺激的反应是直接的"观点。

牙本质纤维传导学说 认为成牙本质细胞的原浆突中含有乙酰胆碱酶，它在受刺激后能引起神经传导，产生痛觉。持反对意见者认为，实验性的干扰人成牙本质细胞，并未降低牙本质的敏感性，说明成牙本质细胞并不具有感觉器的特性，可能在牙本质过敏中仅起被动作用。

流体动力学理论 认为作用于牙本质的外部刺激引起了牙本质小管内容物向外或向内的流动，这种异常的流动被传递到牙髓，从而引起牙髓神经纤维的兴奋，产生痛觉。成牙本质细胞下层、成牙本质细胞层和牙本质内层小管内的神经纤维对液体的流动或突然的压力变化均非常敏感，这也是发生牙本质过敏的原因。该学说在牙本质过敏的发病机制中被广为接受。

临床表现 主要表现为刺激痛，当刷牙，吃硬物，受酸、甜、冷、热等刺激时均可发生疼痛，尤其对机械性刺激最敏感，如吃硬物咀嚼时酸软无力，但刺激去除后，症状可立即消失。可通过探诊、温度试验以及主观评价等3种手段检查有无牙本质敏感症，其中探诊是临床检查牙本质敏感症最常用的方法。牙本质敏感症可能只对一种刺激敏感，也可能对多种刺激敏感，因此，多数学者认为在临床检查过程中要使用多种手段，其中至少有一种可定量的试验。

用锐探针检查暴露的牙本质或用三用气枪在距牙面 2cm 处吹气，均可引起患牙酸痛不适，其过敏程度可分为4级：0级，无不适；1级，轻微不适；2级，中度不适；3级，重度不适；4级，不能容忍的不适。可用尖锐的探针在牙面轻轻划过，以准确定位过敏区。

治疗 根据流体动力学说原理，对牙本质敏感症的有效治疗是必须封闭牙本质小管，以减少或避免牙本质内的液体流动。常用的治疗方法有以下几种。

药物治疗 主要包括以下几种药物。

氟化物 氟离子能减小牙本质小管的直径，从而减少液压传导。如单氟磷酸钠凝胶、氟化钠甘油。

氯化锶 锶对钙化组织具有强大的吸附力，通过钙化锶磷灰石的形式，阻塞牙本质小管。常用10%氯化锶牙膏、75%氯化锶甘油糊剂和25%氯化锶溶液。

氟化氨银 38%饱和氟化氨银阻塞牙本质小管的同时还能与牙中的羟基磷灰石反应，促使牙的再矿化，提高牙的耐脱矿性，防止牙本质小管再开放，并使药效持久。

碘化银 3%碘酊和10%~30%硝酸银使牙体硬组织内蛋白质凝固而形成保护层，碘酊与硝酸银作用产生碘化银沉淀于牙本质小管内，从而阻断传导。

树脂类脱敏剂 脱敏剂主要由甲基丙烯酸羟乙基酯（HEMA）和 GA 构成，其作用机制是使牙本质小管内蛋白质凝固，阻塞牙本质小管，从而减小牙本质小管通透性而起到脱敏效果。使用时首先去除牙表面食物残渣，敏感区吹干、隔湿，将蘸有脱敏剂的小毛刷涂擦脱敏区，等候30秒，然后用气枪吹至液体表面较干为止，也可用光固化灯进行照射。

激光法　激光接触牙本质瞬间产生高温，使牙本质熔融封闭牙本质小管，达到阻断外界刺激的目的。

充填治疗　对反复进行脱敏无效者，可考虑进行树脂、银汞合金充填治疗或冠修复，对严重磨耗接近牙髓而症状严重者在保守治疗无效后可行牙髓治疗。

（凌均棨）

yátǐ xiūfù

牙体修复 （dental restoration）

口腔科医师对牙缺损的修补过程。俗称补牙。

牙体硬组织缺损不能靠机体自身再生机制得以修复，而要依赖受过专门训练的医生进行人工修复。医生在治疗导致牙体缺损的口腔疾病的时候，除了采取针对病因的系统措施、防止疾病进一步发展之外，另一个重要内容就是对已经发生牙体缺损的部分进行人工修复，以恢复美观、功能和健康。这一修复过程必须依赖人工材料和人工技术，口腔医学将这一过程统称为牙体修复。

材料　理想的牙体修复材料应该具备的基本条件包括：①有与牙体组织类似的物理和化学特性，能够与牙发生化学的或物理的结合，同时不溶于水，结构稳定，耐磨耐用，符合咀嚼功能的需要。②生物相容性好，无毒、无害，不对机体产生任何不良作用，符合生物学的要求。③色彩稳定并能还原牙固有的色彩，符合美观需求。常用的牙体修复材料有牙科复合树脂、牙科银汞合金、玻璃离子水门汀、其他牙科水门汀、瓷类材料、金属类材料。

其他牙科水门汀　由粉剂和液体组成，使用前调和成糊状。常用的水门汀有磷酸锌水门汀、聚羧酸锌水门汀和氧化锌丁香酚水门汀。固化后的水门汀材料脆性较大而强度与耐磨性与其他材料相比也较低，并且易溶于水，一般只用于短期或姑息保留牙的修复。

瓷类材料　用于牙体修复的瓷类材料很广泛，但需要经过一系列的工业过程烧结而成。临床使用时一般要依托专门的技工加工，用于间接修复。按照应用分类可由牙科烤瓷合金、牙科全瓷修复材料、陶瓷牙和种植陶瓷等多种。瓷类材料在物理性能、机械性能、化学性能和生物学性能等方面符合临床的需要。但与牙不能直接结合，必须对牙进行切削制备出必要的外形，最终通过粘结剂粘结。

金属类材料　金属材料尤其是贵金属材料在结构与性能上的特质符合牙体修复的一般需要，是传统的牙体修复材料。临床上多依赖体外加工制作，依赖粘结剂与牙粘结，需要较多的牙体切割预备。

技术　对单个牙缺损的修复，依据缺损大小和程度、患牙所处的位置、患者的要求，可以选择用直接充填或取模体外制作修复体两种模式，分别称作直接修复、间接修复。直接修复，指在缺损牙上直接制作修复体，由医生在椅旁完成全部修复过程，包括银汞合金充填修复和复合树脂粘接修复，一般采用复合树脂、牙科银汞合金、玻璃离子水门汀。间接修复，指经过牙体预备，获取模型，在体外制作修复体，然后通过粘接材料将修复体与牙粘结，使用的材料包括非金属类和金属类材料，具体的技术包括嵌体修复、贴面修复、部分冠修复、桩核冠修复、全冠修复。

贴面修复　适用于前牙唇面大面积形态和色彩明显异常的患牙。磨除唇侧一定量的牙体组织，利用粘接技术，将复合树脂或瓷材料覆盖在牙面形成新的人工牙面，以遮盖原有的缺损和色彩异常。一般磨除牙组织的量在1mm以内，不对牙髓组织造成损伤。可以利用复合树脂直接贴面，也可以取模体外制作贴面，再行粘接。贴面材料有全瓷、复合树脂和丙烯酸树脂等多种类型。计算机辅助设计与制作技术也已用于贴面制作。

桩核冠修复　当冠部牙体组织大量缺损，剩余组织不足以支持修复体的存在，则需要向根方寻求支持。一般都是在完成根管治疗之后，利用根管腔，制作桩核，戴入粘接后，上方制作冠并粘接戴入，行使功能。桩核材料可以是铸为一体的金属材料；也可以是预成的金属或纤维桩，插入粘接后，其上方用复合树脂或银汞合金堆积核，最后制作冠修复体。

全冠修复　当牙冠破坏过大，或龋病范围广、难以控制，需要全部覆盖暴露的釉质，可以选择人工冠修复。制作和放入人工冠之前要对牙体进行预备，以利戴入和粘接人工冠，剩余牙体组织必须有足够的量以支持冠。对于牙体组织破坏过大的，则应先行桩核修复，形成良好的基底修复，然后再行冠修复。冠修复的种类很多，有金属、金瓷、全瓷，也可通过计算机辅助设计与制作技术制作全瓷或树脂冠。

（高学军）

dòngxíng zhìbèi

洞形制备 （cavity preparation）

修复前对牙体组织进行的必要机械切割处理的技术。行龋洞修复时首先要去除病变组织，还要创造良好的固位和抗力条件，以保证修复后能长期不脱落、不折裂并行使功能。

目标 ①去尽龋损的牙体组织，终止病变发展：龋损的部位也是牙菌斑聚集的部位，龋损的牙体组织中包含了大量细菌，只有将所有感染的物质清除干净才能保证龋损不会继续发展。②保证修复体有足够的牙体组织支持：人工修复体必须由具有足够强度的牙体组织支持，才可能行使功能。对于一些不能支持修复体或在行使功能中容易折断的缺少牙本质支持的牙釉质，应该在洞形制备时予以去除。③制作固位形和抗力形：修复体多数需要依赖与窝洞之间的摩擦力或机械锁扣力获得固位，依赖足够的厚度获得抗力。为此，需要对窝洞进行制备。④保护牙髓组织的活力：洞形制备包含一系列机械切割、钻磨过程，这些因素有可能对牙髓组织造成损伤。洞形制备过程要采取必要的措施来保护牙髓。

工具 ①手持器械：采用不锈钢材料制成，用于去除龋损的牙体硬组织和失去牙本质支持的残余釉质。②机用旋转器械：将不锈钢或金刚砂车针安装在微型钻机上，通过旋转马达带动，切削和磨除龋损和残余的硬组织。用于口腔科的主要是低速手机（小于 50000 转/分）以及高速手机（大于 100000 转/分）。

洞形分类 目前仍采用经典的布莱克（Black GV）窝洞分类法。美国牙科医师布莱克在 20 世纪初根据银汞合金充填术的特点创造和提出的五类洞分类，全面考虑了牙解剖的特点、材料抗力和固位的要求，是对机械固位方式经典的阐述，对牙体修复的洞形制备有指导意义。①一类洞：在所有牙的点隙或裂沟处的龋洞上按要求制备的洞形。②二类洞：在磨牙和前磨牙邻面的龋洞上按要求制备的洞形。③三类洞：在前牙（尖牙、中切牙和侧切牙）邻面的，仅局限于邻面而不涉及切端的龋洞上按要求制备的洞形。④四类洞：在前牙（尖牙、中切牙和侧切牙）邻面并波及牙的切端的龋洞上按要求制备的洞形。⑤五类洞：在牙颈部颊舌面靠近牙龈部位的龋洞上按要求制备的洞形。

步骤与要求 ①建立外形：根据病变范围、位置和洞形要求确定窝洞的外形范围。建立的外形有利于保证去净病变的牙本质和无牙本质支持的牙釉质。②获得抗力形：为保证牙体修复后的修复体和剩余牙组织能够长期发挥咀嚼功能，不移位、不破碎，在牙体上制备出一定的形状。抗力形的基础是要有一定的宽度和厚度，与使用的修复材料特性与承受咬合力的大小相关。③获得固位形：用于修补牙体缺损的修复体依赖机械摩擦固位或化学粘接固位而不脱落。固位形的制备目标是形成有效的摩擦形式，包括盒形、倒锥形、梯形洞壁和鸠尾形锁扣。对于直接充填式的修复洞形一般要求底大口小，而对于间接修复的洞形则要求底小口大，以利修复体的戴入。④获得便利形：为了获得好的视野，以便有效去除病变组织，对正常组织的切割。一般应该权衡利弊，尽可能减少对功能部位的切割。⑤去净龋损：牙体修复前必须完成的工作。一般来说所有龋损都必须彻底去净，包括全部感染的和脱矿的牙本质，而对于位于洞底接近牙髓的龋损，可视情况选

择性的保留仅有脱矿而无感染的牙本质。⑥去除无牙本质支持的牙釉质：对于无牙本质支持而又处于受力较大部位的牙釉质，要适当去除，以免牙体修复后折断。⑦预防性扩展：根据所使用的材料和龋洞所处的部位，有时需要将龋洞周边的易感部位去除，防止继发龋的发生。⑧洞形制备完成后的工作：完成前述步骤后要彻底检查、清洁窝洞，以防对穿髓孔的忽略或遗留龋损组织。洞形制备以后应尽快完成修复。对于无法即刻完成的修复，也要暂封窝洞，防止预备后的牙体组织暴露在口腔中。

（高学军）

yíngǒnghéjīn chōngtián xiūfù
银汞合金充填修复（silver amalgam filling restoration） 利用牙科银汞合金充填经过洞形制备后龋洞的技术。银汞合金是汞与银合金粉组成的通过汞齐反应形成的合金（见牙科银汞合金）。

银汞合金安全性 长期的临床应用和研究证明，硬固后的银汞合金对人体无害。但是，形成银汞合金的原料之一——汞，对人体健康有害。因此在制造、储存和使用的各个环节中必须严格遵守相关的规定。对制造的环节，国家有专门的标准，防止汞特别汞蒸气的污染。成品的材料是按使用量储存在密闭的胶囊中，防止了在储存和运输的环节出现问题。使用时，震荡搅拌过程一般不会出现汞的散落，但也必须置于通风和专门的空间内进行。多余的合金中含有聚合不完全的汞，因此需要按规定储存和回收。只要执行现有的规定，使用银汞合金不会对医护人员和患者造成危害，是安全的。

洞形制备 银汞合金充填技

术是最经典的牙体修复技术，适当的洞形制备是银汞合金获得固位和抗力的主要方法。除了满足洞形制备的基本原则之外，如去净感染的牙体组织、保护牙髓、必要的预防性扩展，银汞合金充填修复必须严格遵循洞形制备的要求。①一类洞：在牙的点隙或裂沟处的龋洞上制备洞形，要求底平壁直，口小底大，以获得最大的固位力。同时要求有足够的深度（承受咬合力部位的深度不应小于 1.5mm）保证有足够的可以抗压的充填材料。②二类洞：为修复磨牙和前磨牙邻面龋而制备的洞形。典型的二类洞指扩展到咬合面获得固位形的洞形，分咬合面和邻面两部分。邻面的部分为的是保证将龋损的组织去净，咬合面的部分有利于保证固位和抗力。银汞合金仍然是修复后牙龋损的理想材料。③由于牙色材料的发展，临床上已经不再使用银汞合金修复三、四和五类洞。

步骤与要求 ①洞形制备：按照洞形制备的要求去净腐质、制备抗力形和固位形。②放置成形片：一般用于二类洞、三类洞和四类洞的修复，以保证邻面接触点和牙体外形的良好恢复。成形片一般为薄的合金材料制成，配以夹具和木楔以便使用。③窝洞垫底：对于洞底位于牙本质层的情况，为了保护牙髓，需要在近髓处放置对牙髓无刺激或可能促进修复性牙本质形成的材料，如氢氧化钙制剂、玻璃离子水门汀等。④调制和输送合金材料：将合金胶囊置于银汞调和器上制成混合的合金膏剂，使用专门的输送器将合金膏放置于窝洞中。⑤填压成形抛光：对放置的合金膏适当填压，保证材料与窝洞壁的贴合，同时将多余的汞挤出。

根据牙体解剖形态雕刻成形，24小时后抛光。

注意事项 ①将充填后多余的材料置于专门的容器中，回收处理。②嘱患者 24 小时内不得用此牙咀嚼。③极罕见的病例有对银汞合金轻度过敏者，将充填材料去除即可。

（高学军）

fùhéshùzhī zhānjié xiūfù

复合树脂粘结修复（adhesive restoration with composite resin）

使用复合树脂材料和牙科粘结剂，修复牙体硬组织缺损的技术。又称复合树脂粘接修复。

复合树脂性能 复合树脂本身与牙组织直接结合的力很弱，一般需借助粘结剂与牙组织结合，完成修复。修复前去除龋损组织和无基釉。对牙体组织进行酸蚀处理，一是为了脱矿产生更多的牙微孔，有利于粘接；二是为了去除附着在牙表面的杂质（玷污层）保证粘接的可靠性。复合树脂和粘结剂都具有疏水的特性，粘结时要将牙表层内部的水分去除，对釉质主要是吹干，对牙本质主要是通过粘结系统中的特殊成分进行处理，改变脱矿后牙本质的亲水特性，以利于粘接成分进入牙组织并清除其中的水分。酸蚀脱矿干燥后的牙表面涂粘结剂后，粘结剂渗入组织中，与脱矿的牙组织形成混合层，复合树脂置于形成混合层的粘结剂上方，固化后完成与牙的粘接。

适应证 龋或其他原因造成的牙体硬组织缺损；牙的美学修复包括四环素牙、氟牙症、无髓变色牙的遮盖、畸形牙的改形等；也用于其他修复技术的辅助治疗，如全冠修复前树脂核的制作等。

操作步骤 包括以下几步。

修复前准备 ①完成整体口

腔治疗计划，完成初步口腔清洁和牙的洁治，使患牙牙龈无出血或出血情况得到明显改善，不影响粘结修复。②牙体预备：去净龋损的牙体组织，去除无基釉质，制备必要的固位形和抗力形。复合树脂粘接修复依赖与健康牙组织的粘接力获得固位，虽磨除的正常牙体组织较银汞合金修复的少，但必要的抗力形仍是需要的。③预防性措施：对于修复体周边易感龋的部位，传统技术主张预防性去除，而粘结修复不主张采用预防性磨除（预防性扩展）的方法预防龋。④术野隔离：粘接修复时需要干燥的环境，推荐使用橡皮障隔离技术，替代的技术有棉卷、吸唾器隔湿等方法。⑤牙髓保护：去腐过程和牙体预备时的钻磨过程都会产热损伤牙髓，因此钻磨时要保证可靠的水冷却措施。对于去腐近髓的部分，粘结修复前可酌情放置护髓剂，如氢氧化钙制剂等。⑥复合树脂材料的选择：根据患牙固有的色彩，患牙所处的位置以及可能的功能需求，选择合适的树脂材料。⑦放置成形片：当牙邻面缺损时，修复前应放置成形片，以保证邻面的恢复。常用的邻面成形工具包括成形片、片夹和木楔。⑧对于龋损边缘位于牙龈下方过多的情况，应考虑先行冠延长术。

粘结剂使用 包括酸蚀、预处理和粘结 3 个程序，有全酸蚀和自酸蚀两种方法。①全酸蚀：使用 15% ~ 35% 磷酸作为酸蚀剂，酸蚀 15 ~ 60 秒，用水冲洗多余的酸，可完全去除玷污层并使窝洞壁组织脱矿。酸蚀后的组织要用专门的预处理液处理，预处理的目的是改变牙组织的亲水性，以利于粘结剂顺利进入脱矿的牙组织中。粘结剂可单独使用，也可与预处理液混为一液使用；粘结剂进入脱矿的牙组织，与后者混合，经固化形成混合层，是粘结修复的主要固位机制。②自酸蚀：自酸蚀剂将酸蚀、预处理和粘结剂混在一起，直接涂在预备好的牙组织表面，一次完成酸蚀、预处理和粘结3个程序，期间不需水冲洗的步骤，处理后的玷污层经过改性，与渗入的粘结剂及和脱矿后的牙组织共同形成混合层。③全酸蚀和自酸蚀可单独使用，也可联合使用。④不同的粘接系统，有不同的使用步骤。使用时要严格遵循使用说明。

复合树脂的充填 ①经过前述准备后向窝洞内放置复合树脂。②将预选择的树脂分层放入窝洞内，每次放置的厚度 2mm 左右，使用光固化灯照射固化后，再放置第二层，以此类推，完成全部充填。③充填可选择不同类型的树脂以满足功能和美观的需求，如近髓处使用流动树脂，功能尖部位放置后牙树脂；体部放置仿牙本质树脂，切端放置半透明树脂。④放置好的树脂要充分固化。⑤使用专门的器械对固化后的修复体修形。⑥使用系列抛光器械对修复体表面抛光。光滑的表面有助于减少菌斑聚集。

注意事项 ①可靠的隔湿是复合树脂粘结修复成功的关键，对于无法隔湿的病例，应考虑其他修复方法。②活髓牙修复后出现持续的疼痛症状，应及时复诊。③坚持良好的口腔卫生，定期复查，是复合树脂粘结修复良好效果的保证。

（高学军）

qiàntǐ xiūfù

嵌体修复（inlay restoration）将预制的人工嵌体放置入经过洞形制备的牙体内部并粘接，用以修复牙体缺损的技术。包括可覆盖牙尖的高嵌体和保留牙尖的嵌体。所用材料有瓷嵌体、合金嵌体和树脂嵌体。嵌体需要依赖剩余牙组织的支持和固位。由于需要预先制作修复体，嵌体对牙体预备的要求有别于充填或树脂粘接修复的洞形制备，需要口大底小，以利于修复体的戴入。同时，嵌体需靠专门的粘结剂与牙组织粘结固位。

嵌体材料 ①合金嵌体：有金合金、镍铬合金等，化学和物理性能稳定，有良好的机械和耐磨性能，但不是牙色材料，不适合前牙或美观需求较高的患牙。②瓷嵌体：有长石基的烤瓷嵌体、金沉积瓷嵌体、热压铸造陶瓷嵌体、计算机辅助设计与制作加工制作的瓷嵌体等。与天然牙在色泽等物理特性上更为接近，适合于美学修复的需要。但由于材料脆性和延展性的局限，牙体预备的量要多于金嵌体。③树脂嵌体：体外使用硬质树脂制作而成，可以减少即刻制作所产生的聚合收缩量，使修复体更为稳定，也较一般充填材料耐磨。由于可以根据牙体颜色配色，制作的嵌体在美观上可以更为理想。

操作步骤 包括以下两步。

洞形设计 遵循牙体预备的基本原则，洞形边缘必须建立在正常的牙体组织上，必须去净腐质和无牙本质支持的牙釉质，处理好周边的易感组织和窝沟（预防性扩展或树脂封闭）。制备完成的洞形，需要底平壁直，但不能出现任何倒凹，多个洞壁要有共同的就位道。要注意保护正常的牙体组织特别是牙本质。对于较深的洞形可以使用氢氧化钙、玻璃离子水门汀或复合体垫底。

修复 ①洞形预备并获取印模：初诊时由医生操作去除病变的牙体组织并在剩余的健康牙体上制备一定的固位与抗力形，然后使用专门的印模材料获取牙和窝洞的印模，交技工制作嵌体。制备过的牙在正式戴入修复体前，要使用临时材料暂封，避免直接暴露于口腔。②技工室完成工作模型和代型。③技工制作蜡型：在代型上制作嵌体的蜡型，制作时需考虑患牙的解剖形态和咬合关系。④包埋铸造：将制作完成的嵌体蜡型用专门的包埋材料包埋，通过专门的技术，使用不同的材料，制备不同的嵌体。⑤打磨抛光：将制作完成的嵌体，进一步修型、打磨和抛光，供临床医生使用。⑥戴入粘接：将患牙中的暂封材料去除，调制粘结剂，涂在嵌体的组织面和制备好的窝洞壁，将嵌体戴入，压紧固位。⑦调磨抛光：确认戴入的嵌体固位后，还需对其进一步调磨，消除𬌗干扰，最后打磨抛光。

应用 虽然几乎所有适合充填修复的牙体缺损都可以采用嵌体修复，但嵌体更适用于剩余牙组织足够支持嵌体固位和抗力的病例。与直接充填材料相比，嵌体可以较好地恢复与邻牙的接触关系，恢复与对𬌗的咬合关系，有更高的机械性能，可以抵抗各种咬合力而不变形或折断。树脂嵌体和瓷嵌体更美观。

（高学军）

jìsuànjī fǔzhù shèjì yǔ zhìzuò de yátǐ xiūfù jìshù

计算机辅助设计与制作的牙体修复技术（computer aided design and computer aided manufacture, uesed in dental restoration technique）将光电子、计算机信息处理及自动控制机械加工技术用于制作牙的修复体的技术。包括嵌体、贴面、部分冠、全冠等修复体的修复工艺。分为技工室用（computer aided design and computer aided manufacture, CAD/CAM）和椅旁用 CAD/CAM。前者仍然需要临床取上下颌牙列的印模，印模有传统的硅胶实体印模及数字化的光学印模，印模送技工室，在技工室由计算机辅助设计后，由计算机辅助数控切削机器制作。后者则是在诊椅旁直接完成数字光学印模获取，由计算机辅助设计出修复体的模型，并由计算机辅助的数控切削机器制成修复体，然后由医生直接戴入患者口腔，当日即可完成全部修复过程。用于 CAD/CAM 技术的主要材料有各种瓷类材料和高硬度的复合树脂类材料。椅旁 CAD/CAM 修复体邻面接触点的恢复、咬合面和轴面外形的恢复能达到或超过常规间接修复体的要求，系统精密度高，材料均质性高，制作质量稳定。

软硬件设备 椅旁 CAD/CAM 设备由 CAD 和 CAM 两部分组成。CAD 系统包括用于获取光学数字印模的专用口内相机、装备有三维图像处理系统和专门设计软件的计算机、各类牙解剖和形态数据的数据库和存储设备、液晶显示器等。CAM 的主体是一个组合型的微型数控车床，包括两个数控马达，分别安装有金刚砂车针，分工切削修复体的内侧组织面和外侧解剖面。CAD/CAM 的关键设备是光学印模采集系统、三维图像设计系统和精密机械加工系统。

操作步骤 有以下几步。

获取数字光学印模 牙体预备与传统的技术相同，牙体预备（特别是在受力部位）的量还取决于所用的修复材料。由于 CAD/CAM 所用多为瓷类材料，牙体预备的量要大一些。术野和牙预备体的清洁干燥是获取准确印模的基础，因此需要对术野隔湿，最好的办法是是使用橡皮障。用于采取光学印模的照相机多数采用的是红外光束扫描技术，可以准确地获取预备体的三维位点数据。为了排除牙釉质、牙本质、垫底材料和黏膜组织等不同材料反射光束的不均衡，取像前有时需要对待取部位喷一层薄薄的均匀的反射性好的材料，一般采用的是二氧化钛粉剂。取像过程要求患者和相机的位置都在稳定状态。一般除了获取待修复牙和邻牙的图像外，还需获取对颌牙的资料。获取的三维图像资料直接存储并可在荧屏上显示。上述获取光学数字印模的过程只需 5 分钟左右的时间。

计算机辅助设计 获得的光学数字模型通过软件处理可以直接在计算机上显示，并且可以通过旋转、放大等多种图像分析功能进行分析。然后，结合机器内部所储存的各个牙的解剖外形资料，使用画图工具，设计修复体的外形、高度、凸度和咬合关系。设计好的修复体可以同时在显示器上从不同的观察角度显示，可不断修整直至满意为止。设计完成的图形可以储存、修改，并且可以直接用于下一步的数控制作。

计算机辅助制作 修复体的制作是在数控切削机上完成的。首先需要选择合适的材料，如瓷类或树脂类。材料预先制成不同大小、不同色彩，可供选择。材料的硬度要尽可能接近正常牙组织的硬度，但也必须考虑切割时的难度。一般用于切割的工具是包有金刚砂颗粒的车针。过硬的材料会加大切割工具的消耗，增加完成的时间，临床上往往是不可行的。用于 CAD/CAM 修复体的材料可以满足绝大多数的临床需要。对于有特殊要求的病例，可以采用可切削瓷临床完成切削后二次高温烧结，增加机械强度。

安装在机器上的材料，在预设的数控数据的指导下，按照印模的要求，由两个安装不同车针的切割机器分别从内外两个方向加工完成修复体。加工过程需要水的冷却和润滑。加工时间取决于修复体的复杂程度，一般在 30 分钟以内。

临床戴入与粘接 加工完成的修复体经过进一步打磨抛光后，就可以临床戴入了。戴入时需要隔离术野，清洗并干燥预备体。要对修复体的组织面做适当处理，还要对牙的组织面行酸蚀处理，使用双重固化的水门汀粘结剂将修复体戴入压实，待水门汀稍有凝固时，去除多余的材料，然后完成光固化。固化后可进行调𬌗和抛光。粘固材料的最后固化需要更长的时间，戴入后当天不宜用患牙咀嚼。

应用 CAD/CAM 技术可以节省大量的时间，数控的机械加工让修复体更为精密可靠，治疗环节的减少也可以减少误差。

该技术的设备材料比较昂贵，所用材料多为陶瓷类材料，牙体切削的量稍大；采用预成材料切割，对于具有个性化特征的病例尚难完全满足美学的需求。

(高学军)

qiányá měixué xiūfù

前牙美学修复（aesthetic restoration of anterior teeth） 使用各种牙体修复材料或采用机械方法，使前牙恢复天然美学形态和排列的技术。前牙，除了担负咀嚼功能，还是人面部美学的重要组成。美学虽是前牙修复的重要考虑因素，但更应置于恢复牙的自然形态、健康状态和功能的大前提下。

前牙美学的要素 医学美学对牙美学的感知，是建立在对正常牙形态、结构、排列和色彩的正确认识上，是科学的和理性的。①牙形态的独特性与排列的对称性：人的恒牙有 28~32 颗，前牙共有 12 颗，上、下各 6 颗。根据形态的不同前牙分为中切牙（上、下各 2 颗）、侧切牙（上下各 2 颗）和尖牙（上、下各 2 颗）。每颗牙有特定的形态，并且依照这个特定的形态在特定的时期发育，特定的时间萌出。一般在 12 岁左右，口腔前部的 12 颗牙全部萌出。刚萌出的牙如果偏离了正常的形态或色泽，则称为牙的发育异常。萌出后的前牙应该有正常的上、下牙咬合关系和左右对称排列关系，偏离正常关系，称为牙的咬合和排列异常。牙的发育异常或排列异常都可以影响前牙美学。前者需要牙体修复，后者需要正畸治疗。②牙的结构与色彩：牙由牙根和牙冠两部分组成，前者位于牙槽骨中起固定牙的作用，后者暴露在口腔中行使咀嚼功能，牙的结构不良可以产生美学问题。牙冠的外层是具有半透明特征的牙釉质，主要成分为羟磷灰石晶体；内层为淡黄色的牙本质，主要成分为磷灰石和胶原基质；牙本质的内层为牙髓腔，含有牙髓组织，牙髓组织中的血管、神经与牙槽骨相通。牙的色彩主要反映的是釉质下方牙本质的颜色。

影响前牙美学的原因 ①牙面不洁：口腔卫生不好，牙面得不到有效的清洁，牙菌斑、食物中的色素可以在牙面上沉积，甚至钙化形成牙石，影响美观。②不良修复体：不良的、不协调的修复体，影响美观。③牙缺损：如外伤、龋齿可以造成牙缺损。早期的龋可以造成牙釉质表面白垩色变，牙表面变得粗糙，没有光泽；继续发展可以形成龋洞。龋洞一般发生在不易清洁的隐蔽部位，最先能注意到的是牙色泽的变化，如变暗、变黑。③牙发育异常：牙发育期间的任何全身性疾病都有可能导致牙形态的异常，如牙釉质发育不全、氟牙症、四环素牙等。④牙髓坏死：牙髓因外伤、炎症等发生坏死，坏死的组织溶解，色素进入牙本质，可以让牙变黑、变暗。⑤牙列不齐：前牙排列不齐，不仅给日常清洁牙造成困难，还影响美观。

修复原则 ①健康与无伤害的原则：医学美学的基本原则是维护健康，包括机体的和心理的。前牙美学修复的基本工作涉及对牙体缺损部分的修复，修复方法和修复材料必须有利于维持咀嚼系统的健康并且不得对机体有损害。②维护功能的原则：牙在口腔的存在，首先要行使咀嚼功能，修复的目标要指向功能的恢复。③微创的原则：牙体修复时，常常要去除一些正常的牙组织，以保证对病变组织的有效处理和获得良好的固位或抗力效果。操作时，要尽可能地保持微创的原则。对于为了满足感官美学需求的美学修复，更要慎重决策，坚持无创和微创原则。④充分沟通的原则：美学修复需要医生花费更多的时间、使用更复杂的设备或材料，费用相应也高，选择前要全面考虑，权衡利弊，充分沟通。首先，要明确修复的主要目的，要保证对疾病的治疗和功能恢复。其次，对美学有特殊考虑时，医患双方要充分交流。医生要了解患者的实际诉求和期望值，患者要了解各种方法的特点、近远期效果、费用情况等等。对于治疗的局限和可能出现的问题，要让患者有充分的了解和思想准备。

修复方法 ①基础治疗：美学修复前必须建立良好的口腔保健状态，牙表面的色素、菌斑应该得到有效和持久的控制，患者应具备良好的口腔卫生习惯。必须认识到，美学修复的效果只有在健康的口腔中才能得到最大程度的体现。②无创性美白：对于没有明显牙体缺损的牙色泽改变，可使用诊室美白治疗，也可结合使用家用美白剂。③复合树脂直接修复：对于小的牙体缺损，或牙体整体颜色正常的牙，应该首选复合树脂修复。复合树脂依赖粘结剂与牙组织结合，一般不需去除正常牙组织。复合树脂材料有多种色彩供选择，可以满足临床美学的需要。④贴面修复：对于牙颜色过暗或缺损范围较大，而舌侧牙体组织完整的牙，可采用贴面的办法，遮住牙原有的色彩。贴面前需要将牙唇面病变的组织均匀地去除，以人工的材料代替。贴面方法可以采用复合树脂直接堆塑粘接贴面，在椅旁一次就诊完成。优点是磨除的组织较少，出现问题容易修补。缺点是临床操作时间较长，不容易成型、不容易抛光，对于较重的颜色难以靠树脂材料遮住。也可以依托技工室加工贴面，临床上磨除一定量的唇面组织，以容纳足够的可以遮盖牙原有色彩的材料；取牙的印模，由专门的技师制作贴面；再次复诊时由临床医生黏结、调整。贴面的材料主要有复合树脂和陶瓷材料。依托技师制作的贴面材料选择余地大，可以更好地遮盖，也可以更好地塑形、抛光；但磨除牙体组织多、就诊次数多。⑤全冠修复：对于牙体组织缺失多的患牙，欲获得更好的美学效果，全冠修复可能是更好的选择。对于牙颈部缺损多的患牙，为了获得好的固位，有时候需要在根管内放置桩核后再进行冠修复。⑥视觉应用：为了获得好的临床效果，还可以利用人的视觉误差或错觉，通过改变修复体的弧度、凸度和角度、设计纹理、混用材料等技术，达到视觉上美的效果。所有这些技术的运用建立在对光学知识、人眼感知原理的深入了解上，更是建立在对健康和微创原则的理解上。⑦修复时的整体设计：美学修复是一个系统工程，若口腔健康差，首先应该建立好的口腔保健基础，恢复到一定的健康状态；若牙列不齐，应该考虑正畸治疗；对于个别牙的修复，要考虑邻牙，整体协调也是牙美学的重要方面。

修复后注意事项　①良好的口腔保健：术后患者要坚持良好的口腔保健。只有在健康的口腔中，牙的美才能得到体现。②修复体的维护：修复体在使用过程中可能出现破损、边缘着色。要避免进食硬的和含有色素的食物。出现小的缺损或出现边缘着色，要及时治疗。③定期复诊：对于保障口腔或牙健康来说，定期复诊是必需的。

(高学军)

yáměibái

牙美白（teeth whitening）　在不使用侵入性方法（如机械研磨或强酸腐蚀）改变牙硬组织表面形态的前提下，通过化学、物理等手段改善或还原牙色彩以达到美观效果的牙科治疗方法。又称牙漂白，包括医生诊室使用和在医生指导下家用2种途径，一般

应该由口腔科医师实施或在医师指导下实施。

牙色彩改变的原因　①外源性因素：外来色素沉积在牙表面或牙体组织浅层，包括饮食来源的，如茶、咖啡、果汁等含色素的食物以及调料中的色素沉积于牙面；长期吸烟，长期使用含有色素或含金属元素的药物等。②内源性因素：指牙发育期间来自机体内部组织的色素沉积在牙体（主要是牙本质）组织中，包括代谢性疾病，如先天性红细胞生成性卟啉病；遗传性/发育性疾病，如牙釉质/牙本质发育不全；四环素牙，因在牙发育期服用四环素族药物引起；氟牙症，因摄入过量氟所致。另外牙髓自身的病变，如牙髓出血、牙髓坏死、牙根吸收，也可以导致牙变色。③增龄性因素：随年龄增长发生的牙体硬组织光通透性改变及牙磨损后造成的牙变色。

适用范围　①外源性因素引起的牙色泽改变，经机械洁治抛光之后仍未改善的。②增龄性因素引起的牙色泽改变。③配合其他口腔治疗对牙颜色的调整，如树脂直接粘接修复、贴面、全冠修复之前的基牙颜色调整，传统义齿修复及种植修复前后邻牙颜色的调整等。④正畸治疗后的美白治疗。⑤无形态和结构缺损的轻中度氟牙症。⑥无形态和结构缺损的轻中度四环素牙。⑦无形态和结构缺损的其他轻中度内源性着色牙。

非适用范围　①对美白治疗的效果及预后未充分了解或期望值过高者。②孕期及哺乳期妇女。③严重牙敏感者，美白治疗前应先行诊治造成敏感的原因。④有严重牙隐裂者。⑤沉积于牙表面的色素不属于美白范围，应通过

洁治抛光去除色素，然后再考虑进一步美白治疗。⑥对过氧化物及其他相关制剂或材料过敏者。

操作步骤　包括以下几步。

治疗前准备　①对治疗目的、治疗局限的理解：医患双方均应了解相关的牙美白原理、操作步骤、预期效果、治疗局限及可能出现的问题及处置方法。要在患者理解的基础上开始治疗。②口腔检查：详细口腔检查，分析牙变色的原因，制订治疗方案，对预期美白效果进行预估；全口检查，排除其他口腔疾病。③口腔基础治疗：要对口腔疾病，如牙周病、龋病进行治疗，患者需要掌握必要的口腔保健方法，在这些疾病获得控制和口腔健康得到保障的基础上开始美白治疗。

治疗种类及实施　非侵入性牙美白治疗中使用的美白剂必须是经过相关主管部门批准使用的正规产品，有口腔诊室美白制剂与口腔医师指导使用的家用美白制剂两种。①诊室牙美白治疗：指在口腔诊室由口腔专业人员完成的牙美白治疗方法，所用美白制剂的有效成分为过氧化物以及其他可以改变或还原牙色泽的成分，治疗中可以合并使用光照等物理方法辅助治疗。适用于要求在短时间内获得美白效果的患者，以及不能和（或）不愿佩戴个别托盘的患者。为保障安全，美白治疗操作的全过程均应由口腔专业人员完成。②家用牙美白治疗：在口腔专业人员的指导下，患者在家中自行佩戴装有化学美白制剂的个别托盘进行美白治疗的方法。适用于有条件、有能力在专业人员指导下自行在家中进行美白治疗操作的患者。

治疗后常见问题及处置　①牙敏感：在诊室美白治疗的中

后期和家庭美白治疗的早期，有可能出现轻到中度的牙敏感症状。美白治疗期间及治疗后 24 小时避免进食过冷及过热食品。必要时可在美白治疗术后应用牙本质脱敏剂。②牙龈及软组织不适感：美白制剂对牙龈和软组织有轻微刺激作用，会产生术中或术后不适症状。术中症状明显时，应检查并去除牙龈上附着的美白制剂，彻底清洁口腔。必要时停止使用。术中与术后的轻微不适症状一般无须处理，症状可在数日内消失。③牙龈边缘泛白：为暂时性的，无须特殊处理，一般在数日内自行恢复。

治疗疗效维护 ①巩固治疗：根据患者的口腔卫生状况以及饮食习惯，美白治疗可间隔 1~2 年重复。②常规维护：保持良好的口腔卫生与饮食习惯，避免食用或使用可导致牙着色的食物、药物和其他含色素物质。定期进行牙洁治与抛光等辅助维护措施。

（高学军）

wēichuāng yákē

微创牙科（minimally invasive dentistry，MID）
采用破坏牙体结构最少的方法治疗患牙的牙科学的新领域。

简史 微创牙科学发展的基础来自于外科微创手术概念的引入、对氟化物防龋的深入认知、牙科材料的更新。

1982 年法国外科医师莫瑞特（Mouret）首创切口 1cm 的胆囊手术，从此开创了外科微创手术的新纪元。

在口腔医学领域，龋病是常见病、多发病，其传统的治疗手段是将龋洞制备成一定形状，进行充填，制备过程中要损失一些牙体组织。但是研究证实，釉质脱矿并非是一个连续过程和不可

逆过程，而是脱矿与再矿化的平衡和循环。一些已开始脱矿的牙釉质，经氟化物处理后可以实现再矿化。实际上氟化物对萌出前的牙并不起作用，而是在牙萌出后通过牙表面矿物质饱和度特征的变化发挥作用。也就是说，早期龋病具有可逆性，不一定要通过制备窝洞达到治疗目的。这些发现导致了对龋病治疗经典论述的改变。从逻辑和哲学观点上看早期龋病可以治愈，这就为微创治疗龋病提供了依据。

1991 年澳大利亚牙科医师蒙特（Mount）首先在牙科领域引进了微创治疗的理念。1992 年澳大利亚牙科医师道森（Dawson）和马金森（Makinson）正式提出了微创牙科学的概念。1995 年国际牙科研究学会召开了 MID 专题会议。由此，微创牙科学开始在全球范围广泛推广，已在口腔各学科领域如牙体牙髓病学、牙周病学、口腔种植学等学科广泛应用。

特别值得关注的是，随着科技的发展，新一代牙科材料相继出现，如混合型纳米复合树脂具有耐磨、高抗压强度，在明度、暗度、色彩仿真、物理性能等方面均接近天然牙等特性，玻璃离子粘固粉与复合树脂联合使用的夹层技术或称三明治技术综合了高黏度和高物理性能的双重优势，加之先进设备的引入如气动抛光技术等，使微创牙科的发展有了更坚实基础。即使出现比较大的龋洞，也不需按传统方法制备洞形，可以在尽量减少牙体损伤、保存牙体结构的条件下修复龋洞。

应用 微创牙科最早被引入龋病治疗。龋病的微创治疗在龋病各阶段均有相应措施。对于早期龋病损害可以早期诊断，早期进行预防性干预如窝沟封闭，促

进其再矿化。对牙体已受到破坏的龋洞采用新的分类方法和治疗方法，在尽量保存自身牙体组织的前提下制备洞形。如不需传统窝洞设计，仅需获得进入龋洞的入口；除去已被感染、降解、腐败的牙釉质和牙本质，但对龋洞边缘已脱矿的牙釉质，洞底脱矿的牙本质可视为龋前状态，予以保留，期待再矿化；不需完全除去无基釉，尽量保留天然牙结构；对于过去需严格制备鸠尾固位型的二类洞，则可选择损害较小的狭缝及微盒预备，尽可能多地保留了天然牙结构；此外还可采用隧道或盲端隧道等方法制备，以减少牙体损失。

在"微创"意识的指导下，微创牙科学已涉及牙科学的各学科，如小切口颌面外科手术、小直径种植体的使用、正畸后脱矿牙面的再矿化、种植体支撑的固定修复等，均大幅度减少了创伤，减轻了不适，减少了并发症。

（樊明文）

yásuǐbìng

牙髓病（pulp diseases）
发生于牙髓组织的一系列疾病。包括牙髓炎、牙髓坏死和牙髓的退行性病变。牙髓病为口腔常见病、多发病，常引起口腔颌面部剧烈的疼痛和肿胀。

简史 公元前 3 世纪，中国最早的医学著作《内经》中即记载有针灸止牙痛的治疗方法。公元 200 年，汉代张仲景《金匮要略》中有用雄黄治疗牙痛的记载，而雄黄的主要成分即是砷剂。而在欧洲直至 19 世纪才开始使用砷剂治疗牙髓炎。

以色列考古学家发现 2200 年前的一具颅骨标本含有 X 线阻射的根管内容物，虽然此充填物仅及根管的 1/3，但这根 2.5mm 长

的青铜丝可以视为世上最早、最原始的根管充填材料。

1750 年世界上第一部牙科学专著问世，在书中摒弃了传统的虫牙学说，主张摘除患牙的牙髓组织作为牙髓病的治疗手段，为现代根管治疗方法奠定了基础。

美国牙髓病学学会将牙髓病学发展分为 4 个阶段：第一阶段（1776~1826）：治疗方法比较粗糙，人们采用水蛭或烘烤过的无花果膏治疗化脓的牙髓，或用灼热的铁丝烧灼牙髓以达到镇痛目的。但在这一阶段已开始试用金箔充填。第二阶段（1826~1876）：开始进行根管内消毒，"清除根管内感染"的意识开始形成，使"根管治疗"的概念逐步确立。但这一阶段也有一些与先进治疗思想相悖的做法，如采用木桩钉入根管去除牙髓、从牙龈水平截断牙冠治疗牙病等。第三阶段（1876~1926）：由于 X 射线的发现和应用、局部麻醉的出现、根管治疗过程中抗菌概念的形成，使牙科学发展达到更高的水平。1891 年将樟脑酚用作根管内消毒剂，并在 1895 年拍摄了第一张牙科 X 线片，大大推动了根管治疗技术的进步。然而从 1912 年开始，由于病灶学说被广泛接受，牙髓病学的发展陷入停滞，很多可以经过治疗后能发挥咀嚼功能的活髓牙和死髓牙被拔除。在此期间，牙髓病的预防开始起到重要作用；抗生素的使用极大地提高了控制感染的能力；新的麻醉技术能更好地控制疼痛；高速涡轮牙钻机的引入使患者治疗体验更加舒适，也提高了牙科医师的工作效率；口罩、手套、灭菌包的应用使治疗过程中医源性感染得到有效控制。第四阶段（1926~1976）：在这一阶段牙科学又有了新的发展和进步：X 线片更加精细准确；麻醉剂不断改进；新技术与新药物不断引入牙科临床，如 Ca(OH)$_2$ 开始使用，EDTA 作为螯合剂用于根管治疗，砷剂最终从牙科药物中淘汰等都推动了牙髓病学的发展。20 世纪 40 年代，《根管治疗》一书中提出了完整的根管治疗理论基础和临床实践操作方法。1958 年在第二届国际牙髓病学会议上，学者建议在根管治疗中使用统一标准的根管器械，提出了统一标准的设计，使治疗器材和窝洞制备渐趋标准化，根管治疗进入了标准化的时期。

在中国，从 20 世纪 50 年代起，根管治疗已经引入临床。随着国际牙髓病治疗手段的进展，根管治疗技术日臻完善，中国的牙髓病治疗技术，特别是根管治疗也在逐步开展、普及，特别是近十年来，随着治疗设备、器械的不断优化，现代根管治疗技术，如逐步后退技术、逐步深入技术、改良双敞技术等的不断引进，根管治疗水平有了大幅的进步与提高，仅用短短的 10 年时间缩短了与世界先进水平的差距，达到了国际先进水平。

预防　牙髓病的预防对于患者个体和整个社会均有重大意义，为了降低其发病率和失牙率，预防是最理想的策略。

一级预防　又称初级预防或病因预防，是以病因学研究为基础，主要针对致病因素的预防措施。即找出致病的危险因素，然后采取预防措施。引起牙髓病的原因很多，主要有细菌感染、创伤、化学刺激、医源性因素、特发性因素、免疫反应等，其中细菌感染是主要致病因素，控制细菌感染为预防牙髓病、根尖周病的主要措施。

随着微生物取样、转送及厌氧培养技术的发展，口腔微生物与牙髓病、根尖周病的关系逐步得到肯定，已确定牙髓病、根尖周病是以厌氧菌为主的混合感染，也有真菌和其他微生物类型的存在。感染根管内细菌种类众多，细菌基因组学和分子生物学技术飞速发展，分子生物学方法如探针杂交、PCR 技术、基因芯片、高通量测序分析技术等在微生物检测中得到广泛应用，使牙髓生物学的研究水平大大提高。

同时，针对牙髓病、根尖周病的危险因素进行分析发现，全身疾病如糖尿病等与牙髓病的发生发展关系密切，可增加牙髓炎的发病率，为牙髓病、根尖周病的危险因素。

二级预防　指对疾病的早发现、早诊断、早治疗。牙髓病、根尖周病的早期发现、早期诊断和早期治疗对提高患牙的治愈率和保存率意义重大。大多数学者认为，从胚胎发育学、组织学及功能学的基础上来说，牙髓和牙本质可视为类似的组织，是一个复合体。牙髓组织同牙体硬组织的修复、代谢功能关系密切，尽量保存牙髓活性是牙髓病治疗的基本原则。

年轻恒牙在牙髓处于炎症的早期阶段时，及时采取保存活髓的治疗措施，效果较为理想。除传统药物氢氧化钙之外，出现了各种新型盖髓剂，如无机三氧化物聚合体等。理想的活髓保存材料，应有着良好的髓腔封闭性，能防止细菌微渗漏；具有良好的生物相容性，对牙髓的刺激小；具有一定的碱性，能杀灭髓腔内残留的细菌；并能促进牙髓修复。

三级预防　又称临床预防。三级预防可以防止伤残和促进功能恢复，主要是对症治疗和维护功能措施。

对于成人牙髓炎患牙，保存活髓治疗的适应证极为有限，失败率高。在无法保存活髓的情况下，应尽量保存患牙，以维护咀嚼器官的完整性，行使良好的功能，同时应避免坏死牙髓成为根尖周病的感染源。常采用完善的根管治疗，控制感染，并积极采用牙体修复的手段，恢复患牙的功能，减少疾病的不良反应。

三级预防是健康促进的首要和有效手段，是现代医学为人们提供的健康保障。而随着技术以及材料学的发展，牙体修复已可基本恢复患牙正常的生理功能。

（梁景平）

yásuǐyán

牙髓炎（pulpitis） 发生于牙髓组织的炎性病变。牙髓是主要包含神经、血管的疏松结缔组织，位于牙内部的牙髓腔内。牙髓受到各种刺激后可发生炎症反应。牙髓炎成为口腔中最为多发和最为常见的疾病。

病因与发病机制 牙髓炎症最主要的病因就是感染，任何原因引起的细菌及其毒素侵入到髓腔都会引起牙髓的炎症。牙髓组织经根尖孔进入位于牙中央的牙髓腔内，被坚硬的牙本质和牙釉质所包绕，正常情况下不会受细菌侵袭，但当牙体硬组织因各种原因遭受破坏时细菌就可侵入、感染牙髓。其中龋齿是引起牙体硬组织丧失的最常见病因，当龋损破坏了牙釉质、达到牙本质深层，甚至穿通牙本质到达牙髓腔后，口腔中的细菌就会感染牙髓导致牙髓发炎。其他原因包括牙发育异常造成的牙体缺损，意外事故造成的牙冠折断使牙髓暴露，也可直接损害牙髓。另外，重度

牙周病时，牙周袋深达根尖部，细菌可由根尖孔或者牙根部的一些细小的根管分支进入到髓腔引起牙髓炎症。在某些特殊情况下，受损伤或病变的牙髓组织能通过引菌作用将血液中的细菌吸附到自身所在的部位，此为牙髓的血源性感染途径。

创伤、温度、电流、激光等物理因素，也可能影响到牙髓的血供，引起牙髓充血，严重的甚至发展成不可复性牙髓炎。而某些充填材料、酸蚀剂、粘结剂或窝洞消毒材料等如果直接接触到牙髓，或者在很深的未做垫底处理的窝洞内，均有可能成为化学刺激，通过细胞毒性作用影响到牙髓组织，导致牙髓病变。宿主自身免疫反应在清除进入牙髓和根尖周的抗原物质时，有时也可诱发机体的特异性免疫反应，导致牙髓、根尖周组织的免疫损伤。

除了上述细菌、物理、化学和免疫因素之外，牙髓炎还可由于其他一些极为少见的原因引起，也有少数牙髓病变的原因尚未明了。如原因不明的牙外吸收也可引起牙髓的病变，而有些病毒如带状疱疹病毒、人类免疫缺陷病毒等也可感染牙髓，导致牙髓病变；放射性骨坏死、发育性囊肿及肿瘤等也可导致牙髓、根尖周组织的病变。

临床表现 牙髓炎是比较常见的口腔疾病，以疼痛为主要症状，甚至是剧烈的、难以忍受的疼痛，常会使患者坐卧不安、饮食难进。牙髓炎的临床表现多样，临床医师应根据患者的症状及各种临床检查结果对患牙牙髓的病损程度与恢复能力做出正确的评估。根据临床表现和预后，牙髓炎可以分为可复性牙髓炎、不可复性牙髓炎（包括急性牙髓炎、

慢性牙髓炎、逆行性牙髓炎）、牙髓坏死、牙髓钙化与牙内吸收等。一般急性牙髓炎有明显的自觉症状，遇冷热酸甜时有酸痛感，有自发性疼痛；而慢性牙髓炎多无自觉症状。在临床检查上常可发现有深龋洞或牙体结构的缺损。

诊断 牙髓炎的诊断中，重点在于确诊患牙，正确判断牙髓病变程度。临床诊断过程是一个仔细收集患者自觉症状、病史和体征等重要信息的过程。首先需要了解患者的主诉症状，通过询问病史了解疼痛的部位（定位或发散）、性质（锐痛、钝痛、隐痛、跳痛、自发痛或激发痛）、疼痛程度、疼痛时间等。

若已从主诉症状中怀疑患有牙髓炎，接着就要检查疼痛侧牙有无引起牙髓感染的途径以确定患牙。通过检查是否存在近髓或已达牙髓的深龋洞，是否有近髓的非龋性牙体硬组织疾病，有无深牙周袋的存在，检查患侧已做过充填治疗的牙，分析其既往的检查与治疗是否构成了对牙髓的损伤，即可圈定出可疑患牙。

一般情况下，通过询问病史、临床检查及牙髓温度与电活力测验等检查，对牙髓炎做出正确的诊断并确定患牙并不难。对于一些临床检查结果不确定的病例，尤其是怀疑有较难发现的龋损（邻面龋、继发龋和潜行龋）、髓石、牙内吸收及因牙周组织破坏引起的牙髓病时，可以考虑用 X 线检查协助诊断。当上、下颌都存在可疑牙，温度测验又难以确定时，还可用麻醉法鉴别，即对高度怀疑的患牙进行麻醉，如麻醉后疼痛消失，即可确诊。对于诊断十分困难的极少数病例，必须慎重，不要急于开髓，可先采取诊断性的保守治疗措施，通过

一段时间的观察，再行判断。

治疗 由于缺乏充分的侧支循环，牙髓一旦发炎，不能自行消除，必须摘除牙髓才能缓解症状，并且需要去除牙髓腔内的感染，再用生物相容性材料充填密封根管来杜绝再感染。临床上应用最广的方法是根管治疗术。通过及时有效的治疗，患牙一般都可以保存。但若治疗不及时，感染会进一步扩散，引起根尖周的炎症，甚至导致牙器官的丧失。

疗效评定 临床对牙髓和根尖周疾病治疗疗效的评定多采用以下两种指标。

临床评定指标 包括自觉症状（功能情况）和一般口腔检查结果。自觉症状主要指有无疼痛和肿胀，包括自发性痛、持续性痛、咬合痛、触痛，功能是否良好，有无牙龈和面部的肿胀等；一般口腔检查包括叩诊、扪诊、松动度和有无牙龈窦道等。

X线片评定指标 评定牙髓治疗临床疗效重要的、有效的指标。评定方法是治疗前后的根尖X线片影像对比，包括根尖部的牙本质、牙骨质、牙周膜和牙槽骨影像的变化。

（梁景平）

kěfùxìng yásuǐyán
可复性牙髓炎（reversible pulpitis）
炎症状态的患牙牙髓可以恢复到自然状态的炎性病变。

病因 许多影响牙髓活性的因素均可引起可复性牙髓炎，如深龋、深牙周袋刮治、根面平整或垫底不良的窝洞修复等。因此也有学者认为可复性牙髓炎不是独立的疾病而仅是一种症状，去除刺激因子，牙髓可以恢复至无炎症状态，疼痛感觉消失。如果刺激持续存在，则炎症可继续发展，转变为不可复性牙髓炎。

病理 常见于牙髓炎症的初期，主要表现为牙髓组织内血管的扩张与充血的病理改变，相当于组织病理学分期中的牙髓充血状态。

临床表现 主要表现为当患牙受到冷、热、甜、酸等刺激时，立即出现瞬间的疼痛反应，表现为短暂、尖锐的疼痛，尤其对冷刺激更敏感。但刺激一旦去除，患者疼痛症状随即消失，无自发性疼痛。

临床检查中患牙常见有接近髓腔的牙体硬组织病损，如深龋、近髓的牙体折裂、缺损等，或可查及患牙有深牙周袋，或有咬合创伤；患牙对温度测验表现为一过性敏感，且反应迅速，尤其对冷测反应较强烈，当去除刺激后，症状仅持续数秒即缓解；进行电活力测验时，患牙亦呈一过性敏感反应；叩诊反应同正常对照牙，即叩痛阴性。

诊断 对可复性牙髓炎的诊断首先要询问病史。患者常诉牙遇冷热或吸冷风后疼痛，但无自发痛病史。疼痛不能定位，即患者无法明确指出疼痛的患牙，疼痛可向耳颞部放射。部分患者可有近期洁牙史或修复治疗史。

在临床检查中可找到能引起牙髓病变的牙体病损或牙周组织损害等病因。对牙髓活力测验的反应阈值降低，相同的刺激，患牙常可出现一过性敏感。

鉴别诊断 应与以下疾病相鉴别。

不可复性牙髓炎 可复性牙髓炎与不可复性牙髓炎区别的关键在于前者绝无自发痛病史，而后者常有自发痛史，即在没有明显的外界刺激作用下，患牙也可有尖锐的剧痛；温度刺激下，可复性牙髓炎的痛感在刺激去除后即刻消失，而不可复性牙髓炎由温度刺激引发的疼痛反应更重，且去除刺激后，疼痛往往还会持续一段时间，有时还可出现轻度叩痛。

临床上若难以明确是可复性牙髓炎还是不可复性牙髓炎时，可以先采用诊断性治疗的方法，即用氧化锌丁香酚粘固剂先进行安抚治疗，在观察期内视其是否出现自发痛症状再明确诊断。

牙本质敏感症 患有牙本质敏感症的患牙往往对探、触等机械刺激和酸、甜等化学刺激更敏感。而可复性牙髓炎主要是对冷、热温度刺激一过性敏感。

治疗 治疗原则为去除刺激，消除炎症，安抚牙髓，使其尽早恢复到正常生理状态。常规治疗流程为去除龋损组织，以氧化锌丁香酚粘固粉暂时封闭，保护牙髓不再受强的温度刺激，一般可迅速缓解炎症反应，观察两周左右后无症状者去除暂封物，垫底后行永久充填。

（梁景平）

bùkěfùxìng yásuǐyán
不可复性牙髓炎（irreversible pulpitis）
若外界刺激持续存在，可复性牙髓炎的炎症持续发展，炎症状态的患牙牙髓不可以恢复到自然状态的炎性病变。病变发生于牙髓的某一局部，也可能涉及全部牙髓，甚至在炎症的中心部位已发生了程度不同的化脓或坏死。

发病机制 牙髓组织为疏松结缔组织，被包裹在坚硬的牙本质中，仅借狭窄的根尖孔与外界相通，一旦发生炎症，其组织解剖特点决定了髓腔内的炎性渗出物无法得到彻底引流，而局部组织压增高，使感染容易很快扩散到全部牙髓，并压迫神经产生剧烈的疼痛。

转归 牙髓因受到的刺激强度不同以及机体抵抗力的差异，出现不同的病理变化，临床表现为不同的症状和体征。可有 3 种转归趋势：①牙髓受到刺激后，最初始的病理表现是血管扩张，血液充盈。当外界刺激因素被及时清除后，牙髓的这种单纯的充血状态可以得到缓解，机体修复能力得以充分发挥，牙髓组织逐渐恢复正常。此种情况多见于患牙根尖孔较为粗大，牙髓炎症较轻微，全身健康状况良好时。②若牙髓充血状况持续时间较长，可转化为急性牙髓炎症。若外界刺激长期存在，且刺激强度并不很强或刺激减弱，或牙髓炎症渗出物得到某种程度的引流时，牙髓病变则呈慢性炎症表现，或成为局限性化脓灶。若机体抵抗力减低，或局部引流不畅，慢性牙髓炎又会转化为急性牙髓炎，即慢性牙髓炎急性发作。③若外界刺激较强且持续存在，致使牙髓的炎症进一步发展，局部组织发生严重缺氧、化脓、坏死，以至全部牙髓坏死，炎症扩散到根尖周组织。

临床表现 不可复性牙髓炎，多由牙髓的初期炎症未经及时控制和治疗，炎症在牙髓组织中继续向纵深方向发展，导致全部牙髓炎症。按临床发病的特点和病程经过，不可复性牙髓炎又可分为急性牙髓炎（包括慢性牙髓炎急性发作）、慢性牙髓炎、残髓炎和逆行性牙髓炎。

诊断与治疗 其临床表现与组织学变化不甚一致，一般急性牙髓炎表现为有明显的自觉症状，而慢性牙髓炎多无自觉症状。疾病的自然发展最终均致全部牙髓坏死，因此，需摘除牙髓以消除

感染。

（梁景平）

jíxìng yásuǐyán

急性牙髓炎（acute pulpitis）

牙髓的急性炎性病变。通常也包括了慢性牙髓炎的急性发作。

这类疾病往往发病较急，疼痛程度剧烈，牙髓炎症无法自愈，对这类患牙的治疗也无法保存全部活髓。必须指出的是临床表现的急性症状与组织病理学的急性炎症是有区别的。真正意义上的急性牙髓炎很少引起疼痛，因为从组织病理学的角度来看，所谓的急性炎症过程极其短暂，它很快就能转为慢性炎症或因得到引流而使炎症消退，但是由于炎症使组织压升高而对髓内压力感受器造成刺激从而引起的急性症状却可持续较长时间。因此临床表现的急性症状往往是慢性牙髓炎的急性发作。

病理 急性牙髓炎可由牙髓充血发展而来，也可由慢性牙髓炎急性发作而来。依炎症发展过程分为浆液期和化脓期。浆液期，常为牙髓充血的继续发展，血浆由扩张的血管壁渗出，使组织水肿。随后，中性粒细胞亦由血管壁漏出，形成炎症细胞浸润、成牙本质细胞坏死。在牙髓炎短暂的浆液期中，渗出的白细胞不断坏死、液化，形成脓肿，即转化为急性化脓性牙髓炎。

临床表现 急性牙髓炎患者的主要症状是剧烈牙痛，疼痛表现为以下特征。

激发痛 遇冷、热刺激后可以激发患牙的剧烈疼痛，刺激去除后疼痛也不能立刻缓解。如果牙髓已有化脓或部分坏死，患牙可以表现出所谓的"热痛冷缓解"，这可能是因为牙髓的病变产物中有气体出现，受热膨胀后使

髓腔内压力进一步增高，产生剧痛。反之，冷刺激可使气体体积收缩，减少压力而缓解症状，临床上甚至可见患者随时含漱冷水进行暂时镇痛的情况。

自发痛、阵发痛 在未受到任何外界刺激的情况下，患牙部位也可突发剧烈的自发性尖锐性疼痛。初起时疼痛时间短暂而间歇时间较长，发展至后期疼痛持续时间长而间歇时间短，甚至无间歇期，即所谓的"阵发性发作"或"阵发性加重"。牙髓出现化脓时，患者可主诉有搏动样疼痛。

夜间痛 疼痛往往在夜间发作，或夜间疼痛较白天剧烈。患者常因牙痛难以入眠或从睡眠中痛醒。

疼痛不能自行定位 疼痛发作时，患者大多不能明确指出患牙所在，且疼痛呈放射状或牵涉痛，疼痛常放射至患牙同侧的上、下颌牙或头、颞、面部。但放射痛绝不会发生在对侧。

临床检查可以发现患牙往往伴有近髓腔的深龋或其他牙体硬组织疾病，也可见有充填体存在，或可查到患牙有深牙周袋。探诊可以引起疼痛，有时可探及微小穿髓孔，或可见有少量血性物自穿髓孔处渗出。牙髓温度测验时，患牙反应极其敏感或表现为激发痛，刺激去除后疼痛症状仍持续一段时间。进行牙髓电活力测验时，患牙的牙髓若处于早期炎症阶段，其反应可以表现为敏感；若处于晚期炎症阶段，则可能表现为迟钝。牙髓炎症若处于早期阶段时，患牙对叩诊无明显不适；而处于晚期炎症的患牙，因牙髓炎症可能已波及根尖部的牙周膜，有时可出现垂直方向的轻度叩痛。

诊断 确定患牙是诊断急性牙髓炎的关键。诊断时，可根据

以下因素确诊：疼痛症状，典型的牙髓炎疼痛表现为自发痛、阵发痛、夜间痛以及温度刺激后的激发痛；患牙应能查到有引起牙髓感染的牙体损害或其他病因；牙髓活力测验，尤其是温度测验结果以及叩诊反应可以帮助定位患牙。

鉴别诊断　急性牙髓炎的主要症状是剧烈的牙痛，因此要与那些可引起牙痛症状的其他疾病进行鉴别。

三叉神经痛　三叉神经痛的发作一般有疼痛的"扳机点"，患者每触及该点即诱发疼痛，再者三叉神经痛较少在夜间发作，冷、热等温度刺激也不会引发疼痛。

龈乳头炎　牙龈乳头的急慢性炎症也可表现为剧烈的自发性疼痛，但疼痛性质为持续性胀痛，程度也相对较轻，对温度刺激比较敏感。患者对疼痛多可定位。检查时可见龈乳头有充血、水肿等现象，触痛比较明显。邻牙间可见有食物嵌塞的迹象或有食物嵌塞史，一般没有明显的可引起牙髓炎的牙体硬组织损害或其他疾病。

急性上颌窦炎　患有急性上颌窦炎时，患侧的上颌后牙区可出现类似牙髓炎的疼痛症状，这是因为上颌后牙根尖区的解剖部位恰与上颌窦底相邻接，且分布于该区域牙髓的神经是先经过上颌窦侧壁或窦底后再进入根尖孔内的。但上颌窦炎的疼痛多为持续性胀痛，可涉及多颗牙而致多颗牙均有叩痛，但未能查及可引起牙髓炎的牙体组织疾病。扪诊上颌窦前壁可出现压痛，同时患者还可能伴有头痛、鼻塞、流脓涕等上呼吸道感染症状。

治疗　由于缺乏充分的侧支循环，牙髓一旦发炎，是不能自

行消除的，必须摘除牙髓才能缓解症状，并且需要去除牙髓腔内的感染，再用生物相容性材料充填密封根管杜绝再感染。临床应用最广的方法是根管治疗术，也称现代根管治疗术。通过及时有效的治疗，患牙一般都可以保存。但若治疗不及时，感染会进一步扩散，引起根尖周炎症，甚至最终导致牙的丧失。

急性牙髓炎由于发病比较急，疼痛比较剧烈，因此临床工作中应注意应急处理，即及时降低牙髓腔的压力以镇痛。具体方法是采取局部麻醉下开髓引流，引流后放置丁香油棉球于髓腔，然后以氧化锌丁香酚水门汀轻封窝洞。为防止细菌进一步感染，不可使髓腔暴露于口腔中。

（梁景平）

mànxìng yásuǐyán
慢性牙髓炎（chronic pulpitis）

牙髓发生慢性炎症的炎性病变。牙髓炎多为龋病发展而来，而龋病的发展呈慢性过程，对牙髓有长期持续的刺激，可使牙髓发生慢性炎症。部分慢性牙髓炎可由急性牙髓炎转变而来。在慢性牙髓炎发展过程中，如病原体毒力增强或机体抵抗力降低则使炎症加剧，即可出现急性发作的症状。

临床表现　患者有较长时间的牙痛史，疼痛的性质为自发性钝痛，受刺激后加重，去除刺激后疼痛会持续较长时间。患者一般可定位患牙。因遇冷、热刺激发生激发痛而使患者不敢用患牙咀嚼食物，以至患牙有大量软垢、牙石堆积。病程长，炎症容易波及全部牙髓和根尖周牙周膜，因而患牙常有轻度的咬合痛或叩痛。由于牙髓长期处于慢性炎症状态，牙髓神经退变，对温度及一般刺激反应性降低，电活力测验刺激

阈增高，这与急性牙髓炎相反。

诊断　疼痛可定位的患牙有长期冷、热刺激痛病史和（或）自发痛史；可以查到引起牙髓炎的牙体硬组织疾病或其他病因；患牙对温度测验有异常表现；叩诊反应可作为重要的参考指标。

鉴别诊断　应与以下疾病相鉴别。

深龋　无典型自发痛症状的慢性牙髓炎有时与深龋不易鉴别。可参考温度测验结果进行判断。深龋患牙对温度测验的反应与对照牙是相同，只是当温度刺激进入洞内才出现敏感症状，刺激去除后症状立刻消失；而慢性牙髓炎对温度刺激引起的疼痛反应会持续较长时间。另外，慢性牙髓炎可出现轻度叩痛，而深龋患牙对叩诊的反应与正常对照牙相同。

可复性牙髓炎　见可复性牙髓炎的鉴别诊断。

干槽症　患侧近期有拔牙史。检查可见拔牙窝空虚，骨面暴露，出现臭味。拔牙窝邻牙虽也可有冷、热刺激痛及叩痛，但无明确的牙髓疾病指征。

治疗　去除病髓，保存牙体，以局部麻醉下行牙髓摘除术为首选。对年老体弱、不能较长时间张口的患者可酌情采用干髓术。

（梁景平）

mànxìng bìsuǒxìng yásuǐyán
慢性闭锁性牙髓炎（chronic closed pulpitis）

在髓腔闭锁条件下发生的牙髓炎症。

病理　在未穿髓的情况下，炎症常局限在龋损相对应的牙髓。这部分牙髓在缓慢、低毒性的刺激作用下表现为慢性的炎症过程，血管扩张充血，淋巴细胞、浆细胞、巨噬细胞、中性粒细胞浸润，常伴有毛细血管增生，成纤维细胞增生活跃，肉芽组织形成，而

浆液渗出不明显。有时有成束的胶原纤维将炎症区和健康的牙髓隔开。有的病例可见小范围的牙髓坏死，周围有肉芽组织包绕的小脓肿形成，而其余牙髓正常。病程长者，可见到修复性牙本质形成。此时若能及时治疗，则有可能保存尚有活力的部分牙髓。

临床表现 患者常无明显的自发痛，但由急性牙髓炎转化而来的病例可有剧烈自发痛的病史。几乎所有患者均有长期的冷、热刺激痛病史。

临床检查多数可查及深龋洞、冠部充填体或其他近髓的牙体硬组织疾病；洞内探诊患牙感觉较为迟钝，去净腐质后无肉眼可见的穿髓孔；患牙对温度测验和电活力测验的反应多为迟缓反应，或表现为迟钝；多有轻度叩痛或叩诊不适感。

诊断 多可根据病史与临床表现得出明确的诊断。

鉴别诊断 需要与以下疾病相鉴别。

深龋 患牙对冷热酸甜均感疼痛，无自发痛。深龋洞探诊敏感，无叩痛。温度测验敏感，电活力测验正常。

牙髓充血 患牙对冷、热刺激敏感，尤其是对冷刺激敏感，无自发痛，疼痛性质为锐痛。无叩痛，电活力测验低于正常。

治疗 由于炎症反应常局限于龋损相对应的部位，从而提供了保留部分健康活髓的可能。因此在临床工作中，对于牙髓修复潜力较强的患者，如年轻恒牙等，一般可以在彻底去净腐质后采取活髓切断的方法，试行保留健康的根髓。但值得注意的是临床对洞底是否与髓腔穿通的检查结果与实际的组织学表现常有出入。

（梁景平）

mànxìng kuìyángxìng yásuǐyán

慢性溃疡性牙髓炎 （chronic ulcerative pulpitis） 慢性炎症的牙髓于穿髓孔处形成溃疡的炎性病变。属于慢性牙髓炎的一种。

病理 发生在有较大穿髓孔的病例，其主要病理改变为有较大的龋洞，镜下观察溃疡表面为炎性渗出物、食物残渣及坏死组织覆盖，有时可见不规则的钙化物沉积或有修复性牙本质形成，其深层为炎性肉芽组织和新生的胶原纤维。深部存活的牙髓组织中有散在的淋巴细胞、浆细胞、巨噬细胞浸润。慢性溃疡性牙髓炎病变发展过程虽然缓慢，但多数情况下炎症终会累及整个牙髓而致牙髓坏死。

临床表现 典型临床特征是遇冷、热刺激痛或食物碎片嵌入龋洞时会引起剧烈疼痛。

临床检查可以查及深龋洞或其他近髓的牙体损害。患者由于怕痛而长期不用患牙，致其表面有大量软垢、牙石堆积，洞内食物残渣嵌入较多。去除腐质，可见有穿髓孔。用探针检查穿髓孔时，深探剧痛，且见有少量血性渗出。温度测验表现为敏感。一般没有叩痛，或仅有轻微的叩诊不适。

诊断 常可根据病史与临床表现得出明确的诊断，临床诊断可以不再细分为闭锁性、溃疡性或增生性，仅需对患牙诊断出"慢性牙髓炎"即可。但应注意的是当无典型临床表现的深龋患牙，在去净腐质时发现有露髓孔，甚或在去腐质未净时已经露髓，亦诊断为慢性牙髓炎。

治疗 对于已有明显牙髓症状的患牙，牙髓已无法自身修复，需要尽早采取根管治疗的方法，摘除感染牙髓，防止炎症扩散。

（梁景平）

mànxìng zēngshēngxìng yásuǐyán

慢性增生性牙髓炎 （chronic hyperplastic pulpitis） 慢性炎症的牙髓组织过度增生的炎性病变。属于慢性牙髓炎的一种。增生物又称牙髓息肉。它的发生条件有两个，即患牙根尖孔粗大、血运丰富以及穿髓孔较大，足以允许炎症牙髓增生呈息肉状并自髓腔突出。因此，慢性增生性牙髓炎多见于青少年患者，发生在有大的穿髓孔的乳磨牙或第一恒磨牙。

病理 增生的肉芽组织经穿髓孔向外突出，呈红色或粉红色外观。牙髓息肉内含神经纤维很少，对刺激不敏感。镜下观察，早期为炎性肉芽组织，即由新生毛细血管、成纤维细胞和散在的淋巴细胞、浆细胞、巨噬细胞、中性粒细胞构成。病程长者，则以纤维成分为主。

牙髓息肉病理：①溃疡性息肉：表面为炎性渗出物和坏死组织覆盖，深层为肉芽组织，肉芽表面血管内皮细胞增生活跃。肉眼观察，呈红色或暗红色，探之易出血。②上皮性息肉：表面有复层鳞状上皮覆盖，较坚实，粉红色，不易出血。其鳞状上皮可能由口腔黏膜上皮深层脱落细胞移植而来，或由龋洞邻近的牙龈上皮增生而来。

临床表现 一般无自发痛，可有进食时患牙感觉疼痛或出血现象，因此长期不敢使用患侧咀嚼食物。

临床检查可发现患牙大而深的龋洞中有红色的肉芽组织——牙髓息肉，它可充满整个洞内并达咬合面，探之无痛但极易出血；由于患侧的长期失用，常可见患牙及其邻牙有牙石堆积。

诊断与鉴别诊断 慢性增生性牙髓炎，由于有特征性的牙髓息肉形成，因此易于根据病史与临床表现得出明确的诊断，但需要与其他来源的息肉相鉴别。

牙龈息肉　牙龈息肉多是在患牙邻面出现龋洞时，由于食物长期嵌塞加之患牙龋损处粗糙边缘的刺激，牙龈乳头向龋洞所形成的空间增生，形成息肉样改变。探查可见息肉蒂源自于邻间龈乳头，自蒂部将其切除后，可见出血部位位于患牙邻面龋洞外侧的龈乳头位置即可确诊。

牙周膜息肉　牙周膜息肉系于多根牙的龋损发展过程中，不但髓腔被穿通，髓室底亦遭到了破坏，外界刺激使根分叉处的牙周膜反应性增生，息肉状肉芽组织穿过髓底穿孔处进入髓室，外观极像牙髓息肉。在鉴别时应仔细探查髓室底的完整性，X线检查根分叉区是否有病变的存在即可辅助诊断。

治疗　对于增生性牙髓炎的患牙，炎症多已扩散至全部牙髓，牙髓无法自身修复，此时也需要尽早采取根管治疗的方法，摘除感染牙髓，防止炎症扩散。

（梁景平）

cánsuǐyán

残髓炎（residual pulpitis）　经牙髓治疗后的患牙，由于残留少量炎症根髓或多根牙治疗时所遗漏的未做处理的根管而发生的炎性病变。属于慢性牙髓炎的一种。

病因　产生残髓炎的病因一般如下：干髓术后，根髓没有完全失活，导致牙根内残余的牙髓处于炎症状态而产生疼痛；多根管牙行根管治疗或塑化治疗时，遗漏了根管，或者因根管弯曲变细未能获得彻底的清洁与严密充填而导致残髓炎的发生。

临床表现　临床症状常表现为自发性钝痛，对冷、热、酸性食物敏感，不敢用患牙咀嚼，疼痛可放射至头、面部，并于夜间疼痛加剧。因炎症是发生于近根尖孔处的根髓组织，所以患牙多有咬合不适感或轻微咬合痛。

临床检查可以发现患牙牙冠有做过牙髓治疗的充填体或修复材料；冷热刺激反应可为迟发性痛或仅诉有所感觉；叩诊有轻度疼痛或不适感；去除充填物，用根管器械探查根管深部时有感觉或疼痛。

诊断　患牙有牙髓治疗史；有牙髓炎表现；冷、热刺激患牙有迟发性痛，有叩痛；有深探痛。

鉴别诊断　应与难治性根尖周炎或根管治疗的术后反应相鉴别。两者的鉴别主要通过根管充填的质量、疼痛的性质来进行。残髓炎先前所采取的根管治疗必然是有着明显的缺陷如根管充填不全或遗漏根管；难治性根尖周炎多数是由于根尖区以外的持续感染或根尖区高毒力滞留菌的持续感染而引发，在X线片上多数不能找到明显的治疗缺陷。残髓炎多表现为牙髓炎的自发性钝痛，而难治性根尖周炎往往表现为根尖瘘管的不愈、患牙长期存有咬合不适感。

治疗　一旦患牙确诊为残髓炎，则必须尽快进行彻底的根管治疗，防止病变继续扩展。

（梁景平）

nìxíngxìng yásuǐyán

逆行性牙髓炎（retrograde pulpitis）　通过牙周途径导致牙髓感染的炎性病变。属于不可复性牙髓炎的一种。

病因　感染来源于患牙的深牙周袋。袋内的细菌及毒素通过根尖孔或侧、副根管逆行进入牙髓，引起根部牙髓的慢性炎症。逆行性牙髓炎是牙周牙髓联合病变。

临床表现　患牙可表现为自发痛、阵发痛、冷热刺激痛、放射痛、夜间痛等典型的急性牙髓炎症状，也可呈慢性牙髓炎的表现，即冷热刺激敏感或激发痛，以及不典型的自发性钝痛或胀痛。患牙均有长时间的牙周炎病史，可诉有口臭、牙松动、咬合无力或咬合疼痛等不适症状。

临床检查可以发现患牙有深达根尖区的牙周袋或较为严重的根分叉病变，牙龈水肿、充血、牙周袋溢脓，患牙常有不同程度的松动；患牙一般无牙体硬组织疾病，或者患牙的牙体疾病不足以引发牙髓炎症；温度测验可引起疼痛。有的多根牙，不同根管内的牙髓病理状态不同，牙周袋最深的一侧牙根的根髓可能已经坏死。这种情况下进行温度测验时，可能在深牙周袋一侧的牙面表现为感觉迟钝，或反应微弱，而非近深牙周袋侧则反应明显；患牙对叩诊的反应为轻、中度疼痛；X线片显示患牙有广泛的牙周组织破坏或根分叉病变。

诊断　近期出现牙髓炎症状；患牙未查及引发牙髓病变的牙体硬组织疾病；患牙有严重的牙周炎表现。

治疗　最有效的治疗办法是将牙髓腔打开，使炎症的产物和脓液流出，髓腔内压力减少，疼痛才可能得以迅速缓解。由于感染的途径特殊，治疗时应综合牙周与牙髓的情况判断疗效与预后，一般需要同时进行牙髓和牙周的治疗才有可能保存患牙。

（梁景平）

yásuǐ huàisǐ

牙髓坏死（pulp necrosis）　由各种原因导致的牙髓组织死亡。常由各型牙髓炎发展而来，或因外伤导致牙髓血供突然中断而发生，修复材料等的刺激有时也可能引起牙髓坏死。坏死的牙髓组织有利于细菌的定植，即所谓的引菌作用，因此它比健康牙髓更易于被细菌所感染。牙髓坏死如不及时进行治疗，病变可向根尖周组织发展，导致根尖周炎。

临床表现 患者一般没有自觉症状，仅以牙冠变色为主诉前来就诊。变色的原因是牙髓组织坏死后红细胞破裂致使血红蛋白分解产物进入牙本质小管。患者可有自发痛史、外伤史、正畸治疗史或充填、修复史。

临床检查可以发现患牙牙冠存在深龋洞或其他牙体硬组织疾病，或是有充填体、深牙周袋等，或是牙冠有着重度的磨耗；牙冠变色，呈暗黄色或灰色，失去光泽；有穿髓孔的患牙，探查穿髓孔无反应；牙髓活力测验无反应；叩诊同正常对照牙，或有轻度叩诊不适。

诊断 无自觉症状；牙冠变色，牙髓活力测验结果无反应；牙体情况及病史可作为参考。

鉴别诊断 主要应与无症状的慢性根尖周炎做鉴别，患有慢性根尖周炎的病牙也可无明显的临床自觉症状。有瘘型的慢性根尖周炎患牙牙龈近根尖处可及瘘管口。通过 X 线检查，可以发现慢性根尖周炎患牙的根尖周骨质影像密度减低或根周膜影像模糊、增宽，即可据此鉴别。

治疗 牙髓坏死一旦确诊，必须通过完善的根管治疗彻底去除坏死的牙髓，以免发生感染或感染向根尖周组织扩散。对于变色严重的患牙，可通过牙体修复的方法进行遮色处理。

（梁景平）

yásuǐ gàihuà

牙髓钙化（pulp calcification）

牙髓的血液循环发生障碍时，牙髓组织因营养不良而出现细胞变性、钙盐沉积，形成微小或大片钙化物质的病变。

牙髓钙化有 2 种形式：①结节性钙化：又称髓石，髓石或是游离于牙髓组织中，或是附着在髓腔壁上。②弥漫性钙化：甚至可以造成整个髓腔闭锁。后者多发生在外伤后的牙，也可见于经氢氧化钙盖髓治疗或活髓切断术后的病例。

临床表现 附在髓壁上的髓石一般并不引起临床症状。而游离在髓腔中的髓石往往因压迫牙髓组织而引起牙痛，个别情况下出现与体位有关的自发痛，也可沿三叉神经分布区域放射，一般与温度刺激无关。

临床检查可以发现患牙对牙髓活力测验的反应可异常，表现为迟钝或敏感；X 线片显示髓腔内有阻射的钙化物（髓石）或呈弥漫性阻射影像而致使髓腔的透射影像消失。

诊断 需要以 X 线检查结果作为重要的诊断依据，询问病史有外伤或氢氧化钙治疗史者可作为参考。

应提请注意的是，当临床检查结果表明患牙病变是以其他可引起较严重临床症状的牙髓疾病（如牙髓炎、根尖周炎等）为主，同时合并有牙髓钙化性病变时，则以引起牙髓症状的牙髓疾病作为临床诊断。

鉴别诊断 有时需与三叉神经痛做鉴别，髓石引起的疼痛虽也可沿三叉神经分布区放射，但无"扳机点"，主要与体位有关。X 线检查的结果可作为鉴别诊断的参考，经诊断性治疗（牙髓治疗）后，视疼痛是否消失得以鉴别两者。

治疗 对于无症状的牙髓钙化，无需特殊治疗，但应注意随访观察，一旦发现有牙髓炎的症状即应行彻底的牙髓治疗——根管治疗术。

（梁景平）

yánèi xīshōu

牙内吸收（internal resorption of teeth）

由于多种原因引起的牙髓组织肉芽性变并导致牙髓及根管壁硬组织的吸收。

病因 尚不明确，但多发生于受过外伤的牙、再植牙及做过活髓切断术或盖髓术的牙。

临床表现 一般无自觉症状，多于 X 线检查时偶然发现。少数病例可出现自发性阵发痛、放射痛和温度刺激痛等牙髓炎症状。牙内吸收发生在髓室时，肉芽组织的颜色可透过已被吸收成很薄的牙体硬组织层而使牙冠呈粉红色，有时见有牙冠出现小范围的暗黑色区域。内吸收发生在根管内时牙冠颜色没有改变。患牙对牙髓活力测验的反应可以正常也可以表现为迟钝。叩诊检查同正常对照牙或有轻度叩诊不适感。X线片显示髓腔内有局限性不规则的膨大透射阴影区，严重者可见内吸收处的髓腔壁被穿通，甚至出现牙根折断线。

诊断 主要以 X 线片的表现作为主要依据，以病史和临床表现作为参考。

治疗 内吸收程度轻者，可酌情行根管治疗，彻底去净根管内的肉芽组织以保存患牙；内吸收程度重者需要拔牙。

（梁景平）

gēnjiānzhōuyán

根尖周炎（apical periodontitis）

发生在牙根尖周围组织的疾病。又称根尖周病。多为龋病、牙髓病的继发病，其大多数为炎症性疾病。

根据临床症状的缓急，根尖周病（炎）可分为急性和慢性两大类。急性根尖周炎根据发展过程，分为急性浆液性根尖周炎和急性化脓性根尖周炎。前者是急性根尖周炎的早期阶段，如未及时恰当治疗，炎症继续发展进入下一个阶段；后者又称为急性牙槽脓肿或急性根尖周脓肿，多由前者发展而来，也有由慢性化脓性根尖周炎急性发作引起，根据脓液所在部位，可分为3个阶段：急性根尖周脓肿、骨膜下脓肿和黏膜下脓肿。慢性根尖周炎多继发于慢性牙髓炎，也可由急性根尖周炎转化而来。根据其病理和临床表现，可分为4型：根尖周肉芽肿、慢性根尖周脓肿、根尖周囊肿、根尖周致密性骨炎。

根据病因，根尖周炎可分为牙髓源性根尖周炎和非牙髓源性根尖周炎。前者占绝大多数，后者如咬合创伤所致的殆创伤性根尖周炎、由根管内化学刺激造成的化学性根尖周炎等。

病因与发病机制　凡能引起牙髓病的因素，都能直接或间接地引起根尖周病。

细菌因素　是引发根尖周炎的主要因素。细菌入侵根尖周组织的途径包括通过感染根管（主根管和侧支根管）、通过牙周组织或邻牙根尖周感染、血源性感染等。根尖周炎常为多种细菌混合感染，研究表明，急性感染通常由高毒力的细菌群落引起，且细菌多呈浮游状态；慢性感染经常与低毒力的细菌群落相关，且细菌多呈生物膜状态。密闭根管以专性厌氧菌占优势，开放根管则以兼性厌氧菌和一些需氧菌为主。越靠近根尖取样培养，专性厌氧菌比例越大，多为革兰阴性杆菌，如产黑素拟杆菌、梭杆菌、消化

链球菌、放线菌、卟啉菌、普氏菌等，这些细菌细胞壁中的内毒素是致病的主要物质。一些革兰阳性菌的细胞壁成分可刺激多重细胞因子的释放共同参与根尖周组织的降解和吸收，细菌可产生各种酶降解破坏根尖周组织的间质和胶原纤维，其代谢产物可直接损伤根尖周组织。

创伤因素　包括急性牙外伤和慢性咬合创伤。前者可引起根尖血管的挫伤或断裂及根尖周组织的损伤；根管治疗时根管器械或根管充填材料超过根尖孔，也可直接损伤根尖周组织。后者由于先天牙列不齐、各种原因所致牙不均匀磨耗、充填体或修复体过高等原因，影响牙髓血液循环，导致牙髓病变，进而引起根尖周组织损伤；创伤性殆力也可直接加于根尖周组织引起病变。

化学因素　常因在牙髓炎和根尖周病的治疗过程中，药物使用不当造成。年轻恒牙根尖孔粗大或乳牙根尖部已发生吸收的患牙，如行上述根管封药，更易造成根尖周组织的化学性炎症。

免疫因素　根管内的抗原物质，如细菌及其毒素、感染变性的牙髓组织、牙髓治疗所使用的药物中的半抗原物质与体内蛋白结合形成抗原，通过根尖孔进入根尖周组织，产生变态反应。

病理与临床表现　见急性根尖周炎和慢性根尖周炎。

诊断与鉴别诊断　根据根尖周病各种类型及各个阶段的典型症状和体征及影像学辅助检查，可以诊断。注意与以下口腔常见疾病鉴别。

急性牙髓炎　急性根尖周炎与急性牙髓炎都有剧烈的自发痛，但性质不同。牙髓炎为夜间痛、阵发痛、放射痛，冷、热刺激痛

或加重。行温度测验时，去除冷、热刺激后，疼痛仍持续一段时间。

急性龈乳头炎　疼痛有时为明显的自发痛（持续性胀痛）和中等的冷热刺激痛，一般不会导致激发痛。临床检查可见牙乳头发红肿胀，探诊易出血，有时局部可查到刺激物。一般未查及可引起根尖周炎的牙体硬组织损害及其他疾病。

创伤性牙周膜炎　也有咬合痛，能指明患牙部位，但无自发性持续性疼痛，有外伤或殆创伤史，牙髓电活力测验基本正常。经调殆治疗，大部分患牙症状不久即可消失。

慢性牙髓炎后期　晚期牙髓炎，因牙髓炎症已波及根尖部牙周膜，可出现垂直方向的轻度叩痛。X线检查可鉴别。

残髓炎　牙髓治疗残留了少量炎症根髓或多根牙遗漏了未处理的根管，而发生残髓炎。患牙多有咬合不适感或轻微咬合痛。鉴别要点是患牙有牙髓治疗史，有牙髓炎症表现，探查根管有疼痛感可确诊。

颌骨骨髓炎　急性骨髓炎相对于急性根尖周炎，全身情况更重。X线片显示骨小梁溶解，多个牙松动、叩痛。

治疗　根尖周病的治疗较牙髓病有更大难度。因为细菌感染不仅在牙髓组织内，还扩散到根管壁及根尖周组织。但是，根尖周组织血运丰富，修复再生能力极强，如能清除根管内刺激物，严密封闭根管，根尖周病变可以修复愈合。

急症处理　急性根尖周炎的急症处理是开通髓腔，使渗出物或脓液通过根管得以引流，同时，急性根尖周脓肿通过骨膜下至黏膜下时应在脓肿波动最明显部位

切开排脓。若全身症状明显，可采用使用抗生素。急性症状缓解后，再行进一步治疗。

根管治疗 是治疗根尖周病的有效方法。通过机械和化学的方法预备根管，将存在于牙髓腔中的根尖周病的刺激物全部清除，以消除感染并使根管清洁成形，再经过药物消毒和严密充填根管以达到防止再感染的目的，从而为根尖周组织修复再生提供有利条件。多数根尖周病的治愈，可以通过非手术疗法即根管治疗得以实现。

根管手术 将根管治疗和手术结合起来治疗牙髓病、根尖周病的方法，可提高患牙保存率。其适应证包括广泛的根尖周骨质破坏，经保守治疗难以治愈者；根管治疗反复失败、症状不消者；根管严重钙化、根管严重弯曲或已做桩冠而不能行根管治疗者；根尖周囊肿经非手术治疗后仍不愈等。

转归 病原微生物毒力和机体抵抗力之间强弱对比的不同，可使根尖周病以急性炎症表现为始终，或由慢性炎症急性发作，或由急性炎症转变为慢性炎症。见急性根尖周炎。

（李继遥 周学东）

jíxìng gēnjiānzhōuyán
急性根尖周炎 （acute apical periodontitis，AAP）

根尖部牙周膜出现浆液性反应到根尖周组织形成化脓性反应的根尖周炎。其病程高峰是牙槽骨的局限性骨髓炎，严重时还将发展为颌骨骨髓炎。

根据发展过程，可分为急性浆液性根尖周炎和急性化脓性根尖周炎。前者是急性根尖周炎的早期阶段；后者也称急性牙槽脓肿或急性根尖周脓肿，多由前者发展而来，也有由慢性化脓性根尖周炎急性发作引起，根据脓液所在部位的不同，可分为急性根尖周脓肿、骨膜下脓肿和黏膜下脓肿3个阶段。

病因与发病机制 急性根尖周炎多数由于牙髓炎或牙髓坏死向根尖周扩散，也可来自根管治疗时的机械、化学性刺激，或是慢性根尖周炎的急性发作，少数由外伤或咬合创伤引起。乳牙和年轻恒牙患牙髓炎时，由于患牙根尖孔较粗大，感染较易扩散，在牙髓炎早期便可能合并急性根尖周炎的发生。

急性根尖周感染通常由高毒力的细菌群落引起，高毒力可能来自于某种高毒力细菌，也可能是菌群间相互作用的结果。急性感染通常与浮游状态的细菌相关，它们数量多、侵袭力强，对宿主的免疫耐受。

炎症早期（浆液期）根尖周牙周膜血管扩张充血、浆液渗出、组织水肿。进一步发展时，在炎症介质趋化作用下，大量中性粒细胞游出，浸润至根尖周牙周膜中，形成小脓肿。脓肿周围伴大量中性粒细胞围绕，边缘可见淋巴细胞、浆细胞、巨噬细胞等。细菌及其产物进一步损害牙周膜，中性粒细胞大量聚集吞噬细菌及其产物，同时释放溶酶体酶等，使根尖周牙周膜坏死、液化形成脓肿，其周围的牙槽骨骨髓腔中有较多中性粒细胞浸润。若炎症继续发展，迅速向周围牙槽骨扩散蔓延，形成局限性牙槽骨骨髓炎，此时也称急性牙槽脓肿。脓液通过骨髓腔达骨外板，并通过密质骨达骨膜下形成骨膜下脓肿。若此时脓肿得不到引流治疗，则炎症向更广泛区域扩散，并从组织结构薄弱处突破。突破口的位置常靠近患牙唇颊侧牙龈。此外，根管粗大及根尖孔也较大的牙可经龋洞排脓，有牙周炎的患者也可经深牙周袋排脓，此两种情况少见。

临床表现 由于渗出、水肿造成的局部压力的积聚和释放出的炎症介质的化学作用，以患牙疼痛以及周围组织肿痛为主要表现。急性根尖周炎浆液期初期，患者一般无自发痛或只有轻微疼痛，患牙紧咬时疼痛有所缓解。症状很快进展为持续性钝痛，患牙有浮出感、早接触及咀嚼痛。若未及时治疗，进入化脓期，患牙有自发痛、持续性跳痛，咬合痛逐渐加剧，伸长感加重，甚至自觉松动。疼痛不受温度变化影响，能准确定位。此时可能伴全身不适、发热、白细胞增多、相应淋巴结肿大、疼痛等全身反应。若根尖脓液穿破骨膜，症状缓解；脓液穿破黏膜或皮肤，在黏膜或皮肤上留下窦口。部分患者可出现蜂窝织炎。检查时常可发现患牙有深龋洞或近髓非龋性疾病或修复体，在炎症发展的不同阶段患牙可有不同程度的叩痛和松动，若脓肿达到骨膜下或黏膜下扪诊波动感明显，牙髓温度测验及电活力测验均无反应。

影像学检查表现为急性期早期X线检查一般无明显根尖周骨质变化，有时牙周膜间隙增宽；若为慢性根尖周炎急性发作，则可见根尖周牙槽骨和牙骨质破坏的透射影。

诊断与鉴别诊断 结合患者病史（如牙体硬组织疾病、牙髓炎病史）、症状（自发性持续性剧烈疼痛，咬合痛，疼痛能够定位）、临床检查（不同程度的叩痛、松动度，牙髓温度测验、电活力测验阴性，出现局部肿胀、全身症状等）等，急性根尖周炎可以诊断。注意与急性牙周脓肿（表）、创伤性牙周膜炎、急性牙髓炎等鉴别。

创伤性牙周膜炎 患者无自发性持续性疼痛，有外伤或殆创伤史，牙髓电活力测验基本正常或稍敏感。

急性牙髓炎 疼痛特点为夜间痛、阵发痛、放射痛，冷、热刺激痛或加重，咬合痛很轻。检查时，牙髓温度测验可诱发疼痛。除去刺激物，疼痛仍可持续一段时间。

治疗 首先需要应急处理，建立引流通道。急性症状缓解后，再行进一步治疗（根管治疗或根尖外科手术）。

急症处理：开通髓腔，疏通根管，使根尖周渗出物或脓液通过根管得以引流，缓解根尖部压力和疼痛。若根管内持续有脓液流出，则需开放髓腔数日（3～5天），同时，若已经达骨膜或黏膜下脓肿阶段时，需切开脓肿。切开引流需要注意：①把握切开时机，黏膜下脓肿切开的时机应该是在急性炎症的第4～5天，局部有较明显波动感。②在脓肿波动最明显处切开。③切透软组织达脓腔，确保引流通畅。④脓肿位置较深，可适当加大切口，放置橡皮引流条。若全身症状明显，可采用使用抗生素。

转归 急性浆液性根尖周炎未予治疗，可很快进入化脓期，成为急性化脓性根尖周炎，后者未予治疗，任其自然发展，脓液通过各种途径引流出体外则炎症由急性变为慢性。当机体抵抗力降低或局部引流不畅时，又可急性发作（图）。

（李继遥 周学东）

急性浆液性根尖周炎 （acute serous apical periodontitis） 根尖部牙周膜内的渗出物以血浆为主，有中性粒细胞浸润的初期的急性根尖周炎。又称为急性根尖周炎浆液期。临床过程较短。此刻的根尖部牙骨质及其周围的牙槽骨尚无明显变化。

病因与发病机制 见急性根尖周炎。

临床表现 主要为患牙咬合痛（根尖周充血、水肿）。患者能够指明患牙，疼痛范围局限于患牙根部，不引起放散。

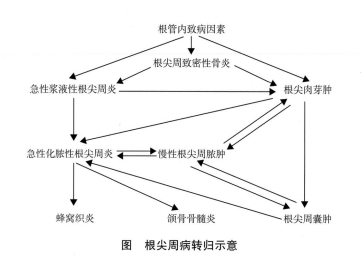

图 根尖周病转归示意

表 急性根尖周脓肿与急性牙周脓肿鉴别要点

鉴别点	急性根尖周脓肿	急性牙周脓肿
感染来源	感染根管	牙周袋
病史	较长期的牙体缺损史、牙痛史、牙髓治疗史	长期牙周炎病史
牙体情况	深龋洞或近髓非龋性疾病或修复体	一般无牙体疾病
牙髓活力	多无	多有
牙周袋	一般无	深，迂回曲折
脓肿部位	靠近根尖部，中心位于龈颊沟附近	靠近牙龈缘
脓肿范围	较弥散	局限于牙周袋壁
疼痛程度	较重	相对较轻
牙松动度	松动不很明显，治愈后牙恢复稳固	松动明显，消肿后仍松动
叩痛	很重	相对较轻
X线检查	根尖周可有骨质破坏，也可无	牙槽骨嵴有破坏，可有骨下袋
病程	相对较长，脓液从根尖周向黏膜排出需5～6天	相对较短，一般3～4天可自溃

注：摘自岳林. 牙体牙髓病学. 2012

初期患者一般无自发痛或只有轻微钝痛，患牙有浮起、发胀感，咬合时与对殆牙早接触，有时患者还可诉咬紧患牙反而稍感舒服的症状（咬合的压力可暂时缓解局部血管的充血状态，使根尖区牙周膜因组织水肿所形成的压力得到减轻。）

中后期患者出现自发痛、持续性钝痛（根尖周膜内渗出物淤积，牙周间隙内压力升高，患牙伸长的感觉逐渐加重），咬合痛明显（咬合压力增加了根尖部组织的负担，刺激神经，引起更为剧烈的疼痛）。

临床检查可见患牙有龋损、充填体或其他牙体硬组织疾病，或可查到深牙周袋。牙冠变色，牙髓电活力测验无反应，但乳牙或年轻恒牙对活力检测可能有反应。叩痛（+）～（++），扪压牙根尖部出现不适或疼痛。患牙可有Ⅰ度松动。

X线检查一般看不出根尖周骨质变化，有时牙周膜间隙稍微增宽；若为慢性根尖周炎急性发作，则可见根尖周牙槽骨和牙骨质受破坏的透射影。

诊断与鉴别诊断 患牙典型的咬合疼痛症状，对叩诊和扪诊的反应，对牙髓电活力测验的反应并结合患者的年龄，患牙所具有的牙髓病史、外伤史以及不完善的牙髓治疗史均可作为参考。注意与急性牙髓炎、急性龈乳头炎、创伤性根周膜炎、颌骨骨髓炎等鉴别诊断。

治疗 见急性根尖周炎。

转归 临床过程较短，如果细菌毒力强，机体抵抗力弱，局部引流不畅，则很快发展为化脓性炎症；反之，则可转为慢性根尖周炎。

（李继遥 周学东）

jíxìng huànóngxìng gēnjiānzhōuyán

急性化脓性根尖周炎 （acute suppurative apical periodontitis）

脓肿形成的根尖周炎。又称急性根尖周炎化脓期，或急性牙槽脓肿或急性根尖周脓肿。

病因与发病机制 急性化脓性根尖周炎多由急性根尖周炎浆液期发展而来，也可由慢性根尖周炎转化而来，是以厌氧菌为主导的多种细菌感染。根尖周组织的浆液性炎症继续发展，进入脓肿期。大量中性粒细胞游出，浸润至根尖周牙周膜中，形成小脓肿。细菌及其产物进一步损害牙周膜，中性粒细胞大量聚集吞噬细菌及其产物的同时，释放溶酶体酶等，使根尖周牙周膜坏死，液化形成脓肿。

临床表现 急性化脓性根尖周炎依其脓液相对集聚于不同区域的病理过程，可分为3个阶段：根尖周脓肿、骨膜下脓肿和黏膜下脓肿（表1）。

急性期早期X线检查一般看不出根尖周骨质变化，有时牙周膜间隙稍微增宽；若为慢性根尖周炎急性发作，则可见根尖周牙槽骨和牙骨质受破坏的透射影。

诊断与鉴别诊断 在根尖周脓肿阶段，其持续性的跳痛可以作为与浆液期鉴别的要点。骨膜下脓肿疼痛极为剧烈，根尖部红肿明显，叩诊能引起最剧烈的疼痛，且可以伴有全身症状。发展到黏膜下脓肿时疼痛缓解，黏膜下肿胀明显且局限。注意与急性牙周脓肿、急性牙髓炎、急性龈乳头炎、创伤性牙周膜炎和急性颌骨骨髓炎等鉴别诊断。

治疗 见急性根尖周炎。

转归 急性化脓性根尖周炎未予治疗，任其自然发展，脓液通过各种途径得以引流，炎症由急性变为慢性。当机体抵抗力降低或局部引流不畅时，又可急性发作（表2）。

（李继遥 周学东）

mànxìng gēnjiānzhōuyán

慢性根尖周炎 （chronic apical periodontitis，CAP）

根尖周组织以增生为主的慢性炎症。病损常常波及根尖周牙槽骨和根尖牙骨质。

患慢性根尖周炎时根尖周组织的破坏与修复反复进行。当机体抵抗力下降或病原体毒力增强时，可急性发作，当机体抵抗力增强或病原体毒力减弱时，急性炎症向慢性炎症转化，受损的根尖周组织可不同程度地增生修复。

表1 急性化脓性根尖周炎主要症状和体征

阶段	主要症状	局部主要体征	全身症状
根尖周脓肿	患牙自发性痛剧烈、持续跳痛，伸长感加重，咬合痛明显	患牙叩痛（++）～（+++），松动Ⅱ～Ⅲ度。根尖部牙龈潮红，无明显肿胀。扪诊感轻微疼痛	相应的下颌下淋巴结或颏下淋巴结可以有肿大或压痛
骨膜下脓肿	患牙跳痛加剧，更觉浮起、松动，咬合痛加重	患牙叩痛（+++），松动Ⅲ度。牙龈红肿，移行沟变平，明显压痛，扪诊深部波动，相应颌面部出现蜂窝织炎	体温可升高，白细胞计数升高，相应淋巴结肿大或扪痛
黏膜下脓肿	疼痛减轻	患牙叩痛（+）～（++），松动Ⅰ度。根尖区黏膜肿胀局限，扪诊波动感明显，脓肿较表浅且易破溃	缓解

表2 急性化脓性根尖周炎的转归

排脓途径	条件	预后
通过骨髓腔突破骨膜、黏膜或皮肤向外排脓 　穿通骨壁突破黏膜 　穿通骨壁突破皮肤 　突破上颌窦壁 　突破鼻底黏膜	脓液突破的方向及位置与根尖周组织学关系密切	最常见的自然发展过程，常伴颌面部蜂窝织炎，形成龈窦或皮窦
通过根尖孔经根管从冠部缺损处排脓	根尖孔粗大，根管通畅，冠部缺损呈开放状	对根尖周组织破坏最小
通过牙周膜从龈沟或牙周袋排脓	同时患有牙周病	形成牙周窦道，加重牙周病病变，预后很差

慢性根尖周炎病变类型一般有根尖周肉芽肿、慢性根尖周脓肿、根尖周囊肿和根尖周致密性骨炎。

病因与发病机制 慢性根尖周炎常继发于牙髓炎或急性根尖周炎未治疗或未彻底治疗转化而来。从细菌学角度，慢性感染经常与低毒力的细菌群落相关，但是这些细菌通常表现出对组织的持续侵犯。慢性感染的持续经常与细菌的生物膜状态相关，也因为感染解剖位置的特殊性使宿主的防御难以达到。

临床表现 慢性根尖周炎病程较长，反复发作，一般无明显的自觉症状。有的患牙根部牙龈肿胀、溢脓，有的患牙可在咀嚼时有不适或无力感。临床检查可见：①患牙可查及深龋洞或充填体及其他牙体硬组织疾病。②牙冠变色，失去光泽。深洞内探诊无反应，牙髓电活力测验无反应。③患牙对叩诊反应无明显异常或仅有不适感，一般不松动。④有窦型慢性根尖周炎者可查及窦道开口，挤压窦道口有时可有脓液流出，也有窦道口呈假性闭合的状态。影像学检查见根尖周肉芽肿、慢性根尖周脓肿、根尖周囊肿、根尖周致密骨炎。

诊断与鉴别诊断 结合病史（牙体硬组织疾病史、牙髓病史、急性根尖周炎发作史）、症状（牙龈肿胀、溢脓，咀嚼时有不适或无力感）、临床检查（叩诊不适，温度测验和牙髓活力测验阴性，有窦道），并以根尖X片作为辅助检查（根尖暗影），慢性根尖周炎可以诊断。但是慢性根尖周炎各种类型单纯依靠临床表现很难区分，即使借助X线检查，也不容易准确分辨。注意与慢性牙髓炎、龈乳头炎、创伤性根周膜炎、残髓炎、颌骨骨髓炎等鉴别。同时，注意与非牙源性的根尖区病损相鉴别，如非牙源性的颌骨内囊肿和其他肿物，在X线片上的表现与各型慢性根尖周炎的影像，尤其是较大的根尖周囊肿的影像极为相似。这些疾病与慢性根尖周炎的主要鉴别点是病变所涉及患牙的牙髓活力多为正常，必要时行CT检查协助诊断。

治疗 根尖周肉芽肿、慢性根尖周脓肿和根尖周囊肿所采用的治疗原则和方法基本相同。

多数根尖周病的治愈，可以通过牙髓非手术疗法——根管治疗得以实现。广泛的根尖周骨质破坏，保守治疗难以治愈者；根管治疗反复失败，症状不消者；根管严重钙化、弯曲或已做桩冠而未能行根管治疗者；根尖周囊肿经非手术治疗后仍不愈者等需要进一步采用根管手术进行治疗。

在根管治疗完善的基础上慢性根尖周炎的瘘管一般会愈合，如果不能愈合，则可以用碘酚烧灼以清除长入瘘道的上皮。

转归 根尖周肉芽肿在机体抵抗力和病原体毒力相对力量变化的时候，可向其他几种类型的慢性根尖周炎转化。

当机体抵抗力增强而病原体毒力较弱时，肉芽组织中纤维成分增多，牙槽骨和根尖周牙骨质吸收暂停或出现修复，病变缩小。当机体抵抗力下降而病原体毒力增强时，炎症细胞浸润增多，破骨细胞被激活，牙槽骨和根尖周牙骨质出现吸收、破坏，病变范围增大。

根尖周肉芽肿体积增大，血液循环难以抵达肉芽肿中心时，肉芽肿中央组织可因缺血而坏死、液化，形成脓肿，可急性发作出现急性牙槽脓肿的症状。脓液可自行穿破骨壁得以引流或经不彻底的治疗，则可迁移为慢性根尖周脓肿，这时，在相应牙龈上出现瘘口，时有脓液流出。

慢性根尖周肉芽肿和慢性根尖周脓肿，可通过以下方式，转变成根尖周囊肿：增生的上皮团中心部分由于营养障碍，液化变性，渗透压增高吸引周围组织液发展成囊肿；增生的上皮被覆脓腔，当炎症缓解后转变成囊肿；

被增生的上皮包裹的炎性肉芽组织也可以发生坏死液化。

部分年轻患者，抵抗力强，在低毒力刺激下，肉芽组织中纤维成分增加，病变范围缩小，吸收的牙槽骨重新沉积，骨小梁增粗增密，髓腔缩小，骨密度增大，形成致密性骨炎。

（李继遥　周学东）

gēnjiānzhōu ròuyázhǒng

根尖周肉芽肿（periadicular granuloma）

根尖周牙周膜表现出的以增生为主的、以肉芽组织取代正常根尖周组织的炎症。是慢性根尖周炎最常见的类型。

病因与发病机制　根尖周肉芽肿早期，根尖周牙周膜出现血管扩张、组织水肿、毛细血管和成纤维细胞增生，慢性炎症细胞浸润，病变范围较小。病原刺激继续存在，炎症范围逐渐扩大，根尖周炎症性肉芽组织形成，牙槽骨破坏。肉芽组织内有大量的炎症细胞浸润，毛细血管和成纤维细胞增生，中性粒细胞、淋巴细胞、浆细胞和巨噬细胞等散在浸润。炎性肉芽组织周围纤维组织增生，限制炎症向周围扩展。根尖周肉芽肿内可见增生上皮团或上皮条索相互交织成网状。这些上皮可能来源于马瑟尔上皮剩余、经瘘道口长入的口腔黏膜上皮或皮肤上皮、牙周袋壁上皮、呼吸道上皮（病变与上颌窦或鼻腔相通的病例）。

临床表现　根尖周肉芽肿患者，通常无明显的自觉症状，仅觉咀嚼无力或轻微咀嚼痛。来源于慢性牙髓炎者，特别是多根牙，若有的根管尚有活髓，则伴有慢性牙髓炎症状；来源于急性根尖周炎者，曾有急性牙痛不敢咬合病史。机体抵抗力下降时，患牙有伸长感及咬合痛，预示将要急

性发作。检查见患牙有深龋洞或近髓非龋性疾病或修复体，或牙冠变色；叩诊不适；温度测验和牙髓电活力测验常无反应。

影像学检查表现为在患牙的根尖、根侧方或根分叉有圆形或卵圆形的密度减低区，病变范围较小，直径一般不超过1cm，周界清楚，无致密的骨硬板。病变周围的骨质正常或稍变致密。

诊断与鉴别诊断　结合病史（牙体硬组织疾病史、牙髓病史、急性根尖周炎病史）、症状（咀嚼时有不适或无力感）、临床检查（叩诊不适，牙髓温度测验和牙髓电活力测验阴性，有窦道）及根尖X线片表现（根尖暗影）可以诊断。注意与慢性牙髓炎、龈乳头炎、创伤性根周膜炎、残髓炎、颌骨骨髓炎等鉴别。

治疗　多数患牙可以通过根管治疗得以治愈。广泛的根尖周骨质破坏，根管治疗反复失败，根管严重钙化、严重弯曲等可进一步采用根管外科手术进行治疗。

转归　当机体抵抗力较强或入侵细菌毒力较弱时，被破坏的牙槽骨和牙骨质得以修复，病变区缩小。当机体抵抗力较弱或入侵细菌毒力较强时，破骨细胞增多造成更大范围的骨破坏，病变范围扩大。当肉芽肿体积增大到一定程度，血运营养难以达到中心部位时，肉芽组织开始发生液化、坏死，形成脓腔，成为根尖周脓肿。根尖周肉芽肿内上皮团若缺乏营养，发生退行性变、坏死、液化，可形成根尖周囊肿。

（李继遥　周学东）

mànxìng gēnjiānzhōu nóngzhǒng

慢性根尖周脓肿（chronic apical abscess，CAA）

局限于根尖周区的慢性化脓性炎症。也称慢性牙槽脓肿。属于慢性根尖周

炎的一种。

病因与发病机制　可由根尖周肉芽肿转化而来，也可由急性牙槽脓肿在脓液得到引流之后，未经彻底治疗发展而来。

慢性根尖周脓肿中央为坏死液化组织和脓细胞，脓肿周围为炎性肉芽组织，其中散在中性粒细胞、淋巴细胞、浆细胞、巨噬细胞和新生毛细血管。肉芽组织外围包绕着纤维结缔组织，根尖牙骨质和牙槽骨有不同程度的吸收。破骨细胞位于吸收陷窝内，胞质红染，为单核或多核细胞。有研究证实，炎性介质中的白细胞介素1、肿瘤坏死因子、前列腺素等均能刺激破骨细胞的前体细胞向破骨细胞分化而增强其活性，促进根尖周牙槽骨和牙骨质吸收。

慢性根尖周脓肿可表现为有瘘和无瘘两种情况，有瘘者可见脓液穿透骨壁与口腔黏膜或颌面部皮肤相通，窦道壁被覆复层鳞状上皮。这些上皮可来自马瑟尔上皮剩余，也可来自肉芽组织内，也可有口腔黏膜上皮或皮肤上皮经窦道口长入。窦道壁上皮下毛细血管增生扩张，结缔组织水肿，其中有大量中性粒细胞、淋巴细胞、浆细胞等浸润。

临床表现　慢性根尖周脓肿，根据是否有窦道开口，将其分成有窦型和无窦型两种。有窦型在口腔黏膜或颌面部皮肤上可见到窦道开口。位于黏膜上的称龈窦，位于皮肤上的称皮窦，皮窦的名称依其所在的解剖位置而定，如在颏部称为颏窦，在眶下部称为眶下窦等。窦道是急性牙槽脓肿时，脓液排出体外的通道。有窦型慢性根尖周脓肿，自觉症状与根尖周肉芽肿相似，其不同点是在牙床上经常起小脓疱。口腔检

查可见在牙龈黏膜或颌面部皮肤上有窦道口，挤压可见有少许稀薄脓液自窦道口流出。有时无脓液排出，窦道暂时闭合，此型因脓液随时可从窦道排出，不易急性发作。无窦型慢性根尖周脓肿临床上很难与根尖周肉芽肿区别。在机体抵抗力降低时，易急性发作，转化为急性牙槽脓肿。

影像学检查表现为在根尖区有边缘不光滑的小范围骨质破坏的低密度区，骨硬板消失，病变一般较局限，外周可有骨质增生反应。

诊断与鉴别诊断 结合患者病史（牙体硬组织疾病史、牙髓病史、急性根尖周炎病史）、症状（牙龈肿胀、溢脓，咀嚼时有不适或无力感）、临床检查（叩诊不适，温度测验和牙髓电活力测验阴性，有窦道）及根尖 X 线片表现（根尖暗影特点）可以诊断。注意与慢性牙髓炎、龈乳头炎、创伤性根周膜炎、残髓炎、颌骨骨髓炎等鉴别。

治疗 多数可以通过根管治疗得以治愈。广泛的根尖周骨质破坏，根管治疗反复失败，根管严重钙化、弯曲等可进一步采用根管外科手术进行治疗。在根管治疗完善的基础上窦道一般会愈合，如果仍不能愈合，则可以用碘酚烧灼以清除长入瘘道的上皮。

转归 当机体抵抗力增强，或入侵细菌的毒力较低时，脓腔中的脓液被吸收，脓腔周围的肉芽组织增生，脓肿则转化为肉芽肿，黏膜或皮肤上可不留任何痕迹。当机体抵抗力降低，或脓液引流不畅，可反复急性发作。

若在脓腔周围有上皮剩余，受炎症刺激后上皮增生，沿脓腔表面生长，将脓腔包绕。脓液被吸收，组织液渗入，脓肿则转化为囊肿。

(李继遥　周学东)

gēnjiānzhōu nángzhǒng

根尖周囊肿（periradicular cyst）

增生的上皮被覆包裹根尖炎性组织时形成的牙源性囊肿。属于慢性根尖周炎的一种。

病因与发病机制 可由慢性根尖周肉芽肿或慢性根尖周脓肿等发展而来。通过以下方式转化：增生的上皮团中心部分营养障碍，液化变性，渗透压增高吸引周围组织液，进而发展成囊肿；增生的上皮被覆脓腔，当炎症缓解后转变成囊肿；被增生的上皮包裹的炎性肉芽组织也可以发生坏死液化。

根尖周囊肿由囊壁和囊腔构成。囊壁内层有上皮衬里，外层为致密的纤维结缔组织，两层中间有慢性炎症细胞浸润。囊腔内有囊液，其性状为清亮、透明的浅黄褐色液体，且有闪耀光泽，略黏稠，其中有含铁血黄素而成黄褐色，并有变性、坏死和脱落的上皮细胞，使囊内渗透压增高，周围组织液渗入其内，使囊肿不断增大。因囊液内含有胆固醇结晶而有闪耀光泽。胆固醇结晶由上皮细胞变性分解而来。

临床表现 根尖周囊肿生长缓慢，多无自觉症状。口腔检查可见患牙有龋损或其他非龋性牙体病，或牙冠变色失去光泽。叩诊可有不适感，温度测验患牙无反应。囊肿大小不等，由豌豆大至鸡蛋大。小囊肿不易被发现。囊肿发展较大时，根尖部牙龈呈半球形隆起，牙龈不红，扪诊时有乒乓球感，这是由于囊肿外围只有一层极薄的骨板存在。大囊肿还可压迫牙根，使邻牙移位。

影像学表现为以病原牙根尖为中心，形状较规则，大小不等的圆形或卵圆形骨质破坏低密度病变区，边缘清晰锐利。囊肿边缘有一致密的线条影。当囊肿继发感染，致密线条影可消失。囊肿增大到一定程度时，可造成骨质膨胀畸形，骨密质变薄。有的由于骨阻力的不同而形成分叶状。

诊断与鉴别诊断 结合患者病史（牙体硬组织疾病史、牙髓病史、急性根尖周炎发作史）、症状（牙龈肿胀、溢脓，咀嚼时有不适或无力感）、临床检查（叩诊不适，温度测验和牙髓电活力测验阴性，有窦道）及根尖 X 线片表现（根尖暗影特点）可以诊断。注意与慢性牙髓炎、龈乳头炎、创伤性根周膜炎、残髓炎、颌骨骨髓炎等鉴别。

治疗 传统的方法是对患牙行根管治疗，配合根尖手术，将囊肿摘除。一些研究发现，不需根尖手术，单纯进行根管治疗，绝大多数根尖周囊肿也可被治愈。

转归 根尖周囊肿一旦形成，其上皮衬里不会自行消失，通常情况下，囊肿逐渐生长、增大。当机体抵抗力降低时，可继发感染，形成根尖周脓肿。而机体抵抗力增强时，脓液被吸收，又转化成囊肿。

(李继遥　周学东)

gēnjiānzhōu zhìmìxìng gǔyán

根尖周致密性骨炎（periradicular condensing osteitis）

根尖周组织受到轻微、缓和的慢性刺激后产生的以骨质增生反应为主的炎症。又称硬化性骨炎、根尖周骨硬化症及慢性局灶性硬化性骨髓炎。

病因与发病机制 当根尖周组织受到长期的轻微、缓和的刺激，而患者的机体抵抗力又很强时，根尖部的牙槽骨并不发生吸收性破坏，反而表现为骨质的增生，形成围绕根尖周围的一团致密骨，其骨小梁结构比周围骨组织更为致密而不规则，与周围骨质没有界限，骨小梁处有活跃的成骨细胞。骨髓组织较少，有少量的慢性炎症细胞及纤维性组织。

临床表现　多见于青年人。多发生在死髓牙、残根或咬合创伤牙的根尖周围。以下颌第一磨牙多见，常有较大面积的龋损，一般无自觉症状，也没有反复肿痛史，只是在进行 X 线检查时偶然被发现。根尖原发病的不同，其叩诊、扪诊、电活力测验和温度测验等反应不一。

影像学检查显示患牙根尖区骨小梁增多、增粗，骨质密度增高，骨髓腔变窄甚至消失，与正常骨组织无明显分界。根尖部牙周膜间隙可增宽，根尖无增粗膨大。

诊断与鉴别诊断　结合病史和年龄及 X 线片表现可以诊断。

治疗　如果患牙有牙髓炎或牙髓坏死，经完善的根管治疗后，X 线片的影像可恢复正常。

转归　一般处于稳定状态，当机体抵抗力降低时可以转化为急性根尖周炎或根尖周肉芽肿。

（李继遥　周学东）

yásuǐbìng yǔ gēnjiānzhōuyán zhìliáo

牙髓病与根尖周炎治疗

（treatment of pulp diseases and apical periodontitis）　针对牙髓病和根尖周炎而采用的治疗方法。亦称牙内疗法。主要目的是消除炎症，缓解疼痛，清除感染，促进牙髓或根尖周组织愈合，修复牙体缺损并恢复其咀嚼功能。包括开髓引流术、间接盖髓术、直接盖髓术、牙髓切断术、根尖诱导成形术、干髓术、牙髓塑化治疗、去髓术、根管治疗术、根管外科等。

20 世纪 50 年代以来，学者们一直致力于牙髓病治疗的基础和临床研究，保存活髓始终是临床工作者追求的目标。然而，由于牙髓所处的特殊解剖环境和组织学特点，现在还没有理想的办法既可让病变的牙髓自行修复、恢复功能，又不至于对正常的组织产生损伤和破坏。早期的牙髓炎治疗采用盖髓术，部分牙髓炎治疗采用活髓切断术，随着盖髓剂的改进，效果虽有所提高，但远期效果仍有待研究。对于不能保存活髓的患牙，即感染根管患牙的治疗，历史曾沿着根管内病源的"彻底清除"和"无害化"两条思路发展。干髓术、牙髓塑化治疗是以"无害化"思路治疗牙髓病的早期代表。干髓术、塑化治疗临床远期疗效欠佳的事实，"干髓剂""塑化剂"中甲醛毒性问题的提出，使得这些方法在临床已逐渐被淘汰。去除全部炎症、坏疽的牙髓，去髓术、根管治疗术是牙髓病治疗的主要方法。根管治疗从 19 世纪开始到技术成熟，已经历了大约 200 年的历史，根管器械、根充材料从非标准化时期发展到标准化时期。从 20 世纪 80 年代至今，新材料、新器械、新技术的发展变革，如手术显微镜、根尖定位仪、数字化牙片技术、超声根管预备冲洗技术、牙科锥形束 CT 等的问世，使根管治疗术不断向微创化、精细化、可视化发展。牙髓病治疗已发展成为重要的口腔医学分支领域——现代牙髓病学。

牙髓病和根尖周炎的临床治疗较为复杂，明确治疗原则，拟订完善的治疗计划是必不可少的。

治疗原则　应尽可能地保存具有正常生理功能的牙髓和保存患牙。

保存活髓　牙髓组织具有营养牙体硬组织和形成牙本质的功能，对外来刺激能产生一系列防御反应，对牙髓病变还处于早期阶段的恒牙和根尖孔尚未形成的年轻恒牙，应注意尽可能保存全部或部分活髓，维护牙髓的功能。

保存患牙　由于牙髓的增龄性变化和血液循环的特殊性，其修复再生能力有限，牙髓炎常常不易自愈。对患有牙髓病而不能保存活髓的牙，应去除病变牙髓，保存患牙，以维护牙列完整，维持咀嚼功能。失去活髓后，牙体硬组织的营养代谢大部分丧失，仅由牙周组织供给，牙体硬组织变脆并容易折裂。因此，牙髓治疗后患牙应选用不同类型的冠部修复体以保护牙体硬组织。

治疗计划　应根据患牙病变程度、位置与解剖特点，患者的全身健康状况、依从性和就诊时机，以及医护人员的经验、医疗器械等来制订。

治疗程序　首先应缓解疼痛并去除感染，控制患牙的急性症状后，再进行全面的检查和治疗。遵循以下治疗程序：①控制急性肿痛症状。②完成主诉患牙的牙髓治疗。③拔除无保留价值的患牙。④治疗其他牙髓病患牙，再处理根管治疗失败患牙。⑤进行必要的牙周治疗。⑥进行完善的修复治疗。

术前医患交流　治疗前医师和患者进行良好而有效的交流是非常重要的，可以提高患者的依从性，规避治疗风险和医患纠纷。术前谈话要告知患者：①术后可能出现短暂不适或轻度疼痛，偶有剧痛。必要时可服用消炎、镇痛药物以缓解症状。②保存活髓治疗后，如出现自发痛、夜间痛等急性牙髓炎症状应立即复诊，以调整治疗计划和治疗方法。

③牙髓病治疗通常成功率较高，但也存在失败的可能性，其预后与患者的个体差异有关。

（吴补领）

kāisuǐ yǐnliúshù

开髓引流术 （opening pulp for drainage） 采用人工的方法钻通髓腔，将髓腔内的炎症渗出物或根尖渗出液及脓液引流至牙外的方法。是急性牙髓炎及急性根尖周炎的应急处理方式，以缓解髓腔内或根尖部的压力，达到减轻疼痛的目的。由髓腔内压力增高所引起的疼痛常常难以忍受，严重影响患者生活和学习，开髓引流是最有效的镇痛方法。

适应证 急性牙髓炎、慢性牙髓炎急性发作、急性根尖周炎、慢性根尖周炎急性发作。

操作步骤 ①麻醉患牙。②选择锐利球钻置于高速手机上。③以左手固定患牙，在喷水的状态下按照牙解剖标志穿通髓腔。④看到有新鲜血液或渗出液溢出时表明髓腔已打开，在髓腔内放置一丁香油棉球以便安抚镇痛，3天后复诊。

注意事项 ①局部浸润麻醉要避开肿胀部位，否则将引起疼痛和感染扩散，麻醉效果较差，最好行阻滞麻醉。②正确开髓并尽量减少钻磨震动，可用手或印模胶固定患牙减轻疼痛。③可在髓室内置一无菌棉球开放髓腔，待急性炎症消退后再做其他治疗。一般在开放引流3天后复诊。

（吴补领）

gàisuǐshù

盖髓术 （pulp capping） 在接近牙髓的牙本质表面或已暴露的牙髓创面上，覆盖能使牙髓组织恢复健康的制剂的方法。以保护牙髓，消除病变，保存活髓。包括直接盖髓术与间接盖髓术。

有关盖髓剂的最早介绍是在1756年报道的用金箔直接覆盖在暴露的牙髓表面。此后，大量的直接盖髓剂应运而生。直至19世纪末，所用的各种盖髓材料依然是凭借经验及理论上的作用而生产，结果导致牙髓被酸蚀或腐蚀。后来，人们把更多的注意力转移到了消毒剂上，因为微生物才是导致牙髓炎症的罪魁祸首，但是大部分消毒剂具有细胞毒性。而首次具有科学意义的临床研究是在1921年对不同的盖髓剂做比较，发现氧化锌是最好的盖髓材料。1年后进行了首次动物实验，结果以失败而告终。1920年学者发现作为根充材料的氢氧化钙，在1928~1930年间做了大量的研究发现，氢氧化钙作为盖髓材料具有非常良好的生物相容性。直至21世纪，氢氧化钙仍然被作为盖髓材料的经典。

盖髓剂性质 能促进牙髓组织修复再生、对牙髓组织具有较好的生物相容性、有较强的杀菌或抑菌作用、有较强的渗透作用、有消炎作用、药效稳定持久、便于操作。

常用盖髓剂 包括以下几种。

氢氧化钙 氢氧化钙的制剂较多，共同特点是呈碱性，pH值为9~12，可中和炎症所产生的酸性产物，有利于消除炎症和减轻疼痛。氢氧化钙可激活成牙本质细胞碱性磷酸酶而促进硬组织的形成。此外，氢氧化钙还具有一定的抗菌作用。氢氧化钙直接接触牙髓后，牙髓组织可发生凝固性坏死，坏死下方出现炎性反应，并在此界面上形成牙本质桥。牙髓组织中的未分化间充质细胞在氢氧化钙诱导下可分化为成牙本质样细胞，分泌牙本质基质，由牙髓血运供给的钙离子进入牙本

质基质，其钙化后形成修复性牙本质。

无机三氧聚合物 无机三氧聚合物是一种牙髓治疗材料，由多种亲水氧化矿物质混合形成，主要成分为硅酸三钙、硅酸二钙、铝酸三钙、铝酸四钙以及少量的氧化物如三氧化二铋等。无机三氧聚合物具有良好的密闭性、生物相容性、诱导成骨性和X线阻射性，此外还有与氢氧化钙类似的强碱性及一定的抑菌功能。使用时将粉状无机三氧聚合物和蒸馏水以一定比例混合，混合初期为碱性凝胶，pH值10.2，3小时后固化，pH值升至12.5。临床上作为盖髓剂用于直接盖髓术和活髓切断术。研究表明，与氢氧化钙相比，无机三氧聚合物直接盖髓后牙髓炎症反应轻，产生的牙本质桥厚且均一，与正常的牙本质相似。除盖髓外，无机三氧聚合物还广泛用于髓室底穿孔修补、根管侧穿修补、根尖诱导成形和根尖倒充填等，具有良好的临床疗效。

（吴补领）

jiànjiē gàisuǐshù

间接盖髓术 （indirect pulp capping） 用具有消炎和促进牙髓-牙本质修复反应的盖髓制剂覆盖于洞底的方法。可促进软化牙本质再矿化和修复性牙本质形成，从而保存全部生活牙髓。

通过间接盖髓治疗，去除外层感染的牙本质和龋损中大部分细菌，且盖髓剂覆盖并隔绝了细菌生长所需的底物，使残留在脱矿区和硬化层中的细菌明显减少。氢氧化钙等盖髓剂作为一种温和的刺激物或诱导剂，维持局部的碱性环境，有利于成牙本质细胞样细胞分化并形成修复性牙本质。硬化层的保留和修复性牙本质的

形成，避免了牙髓暴露，因而间接盖髓术已被证明是保存活髓的有效治疗方法。

适应证 ①深龋、外伤等造成近髓的患牙。②深龋引起的可复性牙髓炎，牙髓活力正常，X线片显示根尖周组织健康的恒牙。③无明显自发痛，去净腐质未见穿髓却难以判断是慢性牙髓炎或可复性牙髓炎时，可采用间接盖髓术作为诊断性治疗。

禁忌证 ①有明显牙髓炎症状的患牙。②深龋洞底尚有较多龋损组织未能去除而露髓的患牙。

操作步骤 ①去龋：局麻下用大球钻低速去龋，再以挖匙去除近髓处的软龋，尽可能去除所有龋损组织或仅保留少许近髓软龋，应注意避免穿髓。②放置盖髓剂：用消毒棉球拭干窝洞后，于近髓处放置氢氧化钙盖髓剂，用氧化锌丁香酚粘固剂暂封窝洞，或直接于近髓处放置氧化锌丁香酚粘固剂封闭窝洞。③充填：观察1~2周，如无任何症状且牙髓活力正常，保留部分氧化锌丁香酚粘固剂垫底，进行永久充填。④对曾保留有少许软龋的窝洞，可在6~8周后去尽软龋，行垫底充填。若患牙经盖髓治疗后对温度刺激仍敏感，可除去盖髓剂及暂封物，更换新的盖髓剂暂封，直到症状消失后再进行永久充填。

并发症及防治 术后疼痛原因及防治方法：①诊断错误：临床上将慢性牙髓炎、牙髓坏死或慢性根尖周炎误诊为可复性牙髓炎，可在术后出现疼痛，甚至使疼痛加剧。其防治措施是重新判断患牙牙髓状况并选择适当的治疗方法。②未除净腐质：腐质未完全除净，不但妨碍临床医生对牙髓状况的判断，还可能造成牙髓的继发感染，在盖髓术后出现

疼痛症状。X线检查可见充填体与窝洞间有透射影像即可确诊。一旦确诊应改行其他治疗如根管治疗术，对于根尖尚未发育完成的年轻恒牙，则可重新去除腐质，施行保存活髓治疗。

（吴补领）

zhíjiē gàisuǐshù

直接盖髓术（direct pulp capping） 用药物覆盖牙髓暴露处的方法。以保护牙髓、保存牙髓活力。从组织病理学角度来看，许多龋源性露髓的患牙经盖髓治疗后，牙髓呈慢性炎症状态。因此，直接盖髓术多用于外伤性和机械性露髓患牙的保髓治疗。

牙髓细胞在受到刺激后可能分化为成牙本质细胞样细胞，促进受损的牙髓愈合。将盖髓剂覆盖在暴露的牙髓创面上可以消除感染和炎症，保护牙髓组织，使其恢复健康。对牙髓暴露、牙根未发育完成的年轻恒牙，可进行直接盖髓术保存活髓。对成熟恒牙尤其是龋源性露髓患牙进行直接盖髓，往往由于残留在牙髓内的细菌及其毒性产物可能引起牙髓持续炎症，而长期存在的炎症或循环障碍常会导致盖髓剂紧邻的部位发生牙髓钙化和牙内吸收，影响后期的桩钉固位修复，导致治疗失败。因此，为避免牙髓继续钙化或发生内吸收，直接盖髓治疗后，只要根尖孔发育完成，随即进行根管治疗。

适应证 ①根尖孔尚未发育完全，因机械性或外伤性露髓的年轻恒牙。②根尖已发育完全，机械性或外伤性露髓，穿髓孔直径不超过0.5mm的恒牙。

禁忌证 ①因龋露髓的乳牙。②临床检查有不可复性牙髓炎或根尖周炎表现的患牙。

操作步骤 包括以下步骤。

制备洞形，清除龋损组织 ①对于机械性或外伤性因素引起牙髓暴露的患牙，应在局麻下制备洞形。操作过程中，要求动作准确到位，避开穿髓孔，及时清除洞内牙体组织碎屑，尽量做到无菌操作，以防止牙髓再感染。②对于深龋近髓患牙，可在局麻下以球钻或挖匙依次去除洞壁和洞底的龋损组织，最后清除近牙髓处的软龋，一旦牙髓意外暴露即刻清洗窝洞，置盖髓剂并封闭洞口，尽量减少细菌污染牙髓的机会。

放置盖髓剂 ①用生理盐水缓慢地冲洗窝洞，严密隔湿下用消毒棉球拭干窝洞。②用氢氧化钙或其他直接盖髓剂覆盖于暴露的牙髓上，用氧化锌丁香酚粘固剂封闭窝洞。

疗效观察 ①患牙盖髓治疗1~2周后无任何症状且牙髓活力正常，可去除大部分暂封剂，保留厚约1mm的氧化锌丁香酚粘固剂垫底，再选用聚羧酸锌粘固剂或磷酸锌粘固剂做第二层垫底，银汞合金或复合树脂永久充填。②患牙盖髓治疗1~2周后，若对温度刺激仍敏感，可继续观察1~2周，也可去除暂封物及盖髓剂，更换盖髓剂后暂封观察1~2周，症状消失后行永久充填。更换药物时，应注意无菌操作，避免再感染。②患牙盖髓治疗后出现自发痛、夜间痛等症状，表明病情已向不可复性牙髓炎发展，应去除充填物，改行根管治疗。

并发症及防治 主要包括以下方面。

温度刺激敏感 嘱患者不能食用过冷或过热食物，并继续观察1~2周，也可去除暂封物及盖髓剂，更换盖髓剂后暂封观察1~2周，症状消失后行永久充填。

疼痛 患牙盖髓治疗后，冷、热刺激痛逐渐加重，甚至出现自发痛、夜间痛等症状，表明病情已向不可复性牙髓炎发展，应去除充填物，改行根管治疗。

（吴补领）

yásuǐ qiēduànshù

牙髓切断术 （pulpotomy）

局麻下切除髓室内已感染或炎性牙髓组织，用盖髓剂覆盖牙髓断面或用其他药物处理牙髓创面的方法。可保留正常牙髓组织并维持其状态和功能，也可以作为暂时缓解症状的紧急操作。牙髓切断术多应用于乳牙和根尖未发育完成的年轻恒牙。

牙髓切断术所用的药物主要分型：①固定剂：如甲醛甲酚与戊二醛，用此类药物处理创面对牙髓组织起固定、防腐作用。②凝结剂：如硫酸铁与氯化铝，用此类药物处理创面可促进形成铁离子蛋白复合物而导致蛋白凝集，达到机械性封闭毛细血管断端的目的。③矿化剂和抑菌剂：如氢氧化钙，此类药物促进硬组织形成的同时具有一定的抑菌作用。④封闭剂：如无机三氧聚合物，此类药物有良好的封闭能力，生物相容性好，有促进矿化及抑菌作用。除此以外，还包括抗生素、组织愈合剂，如胶原、骨形成蛋白及糖皮质激素等。

除药物治疗以外，也可用电刀或激光处理创面使得创面发生凝固坏死，以将健康组织与垫底材料隔绝。

乳牙牙髓切断术 包括以下方面。

适应证与禁忌证 适用于龋源、外伤或医源性髓腔穿孔所导致的牙髓暴露，且感染或炎症仅局限于乳牙冠髓者。如患牙有明确的自发痛病史，有根尖周与根分叉病变、病理性根吸收，有浆液性或脓性渗出液排出，在切断冠髓后肉眼未见明显出血（牙髓坏死）或见难以控制的根髓出血的情况下，要考虑行牙髓摘除术或拔牙治疗；如患牙因牙体硬组织缺损较大而无法保证术后充填材料密封或牙根吸收长度超过根长 1/3，也不宜行牙髓切断术。

操作步骤 在整个治疗过程中应严格遵循无菌操作原则，采用橡皮障隔湿或在患者良好的配合下直接用棉卷隔湿并及时更换。冠髓切断：①对患牙行局部麻醉后，用橡皮障隔离手术区域。②去除所有的龋损组织，观察露髓点处出血情况，判断牙髓活性和状况。③在保证充分冷却的情况下，采用锐利金刚砂车针或小球钻用高速手机揭开髓室顶。④用新的 6 或 8 号慢速球钻或锐利挖匙去除冠髓，若有少许牙髓组织纤维残余，出血可能也难以控制。⑤用生理盐水冲洗髓室，用棉球拭干。⑥用稍微湿润的棉球轻压在根管口，然后用干燥棉球压于其上，以免干燥棉丝缠绕在血凝块中，在移除时引起出血。出血应在 3 分钟内被控制，其间可以更换棉球。⑦如果持续出血，应检查是否在髓室内有牙髓组织纤维残留，可以用小球钻去除可疑组织，重复上述操作。⑧如果出血仍然持续 2~3 分钟，炎症可能已累及根髓，这时不再适宜行牙髓切断术，而应考虑牙髓摘除术或拔牙。⑨一旦出血停止，可根据具体情况选择 1∶5 稀释的甲醛甲酚、15%硫酸铁、无机三氧聚合物、电刀或激光等处理创面。

甲醛甲酚断髓术 ①冠髓切断并止血后，即可用棉球蘸 1∶5 稀释的甲醛甲酚并拭去多余的药液直接置于断髓面，使之接触

3~5 分钟。因甲醛甲酚具有腐蚀性，此时应注意液体勿接触到牙龈。②移除棉球后，牙髓断面呈棕褐色，并再无出血现象。③若有小部分牙髓组织未接触到甲醛甲酚，可重复上述操作，选用更小的棉球，保证紧密接触。④氧化锌丁香酚粘固剂封闭窝洞后，行永久充填。由于甲醛甲酚具有细胞毒性，并潜在致突变、致癌与致敏的可能性，所以其应用一直备受争议。术后失败的依据往往是通过影像学检查发现的，主要表现为在稀释的甲醛甲酚接触区发生根管内吸收现象，乳磨牙可出现在根分叉区。如果病变持续发展，可以导致患牙松动及窦道形成，相比之下，疼痛症状并不多见。

硫酸铁断髓术 冠髓切断并止血后，用蘸有 15%硫酸铁的小棉球置于根髓处断面 10~15 秒。移除棉球后，断面呈棕褐色，如发现仍有少许出血，可重复此步骤。随后的充填与修复操作及注意事项同前。

无机三氧聚合物断髓术 冠髓切断并止血后，将无机三氧聚合物粉末与无菌水混合至黏稠状，用纸尖吸出多余的水分。用挖匙器械协助将无机三氧聚合物置于断髓面，并保证有足够的厚度（3~4mm）后用银汞合金充填器轻压，再用氧化锌丁香酚粘固剂或玻璃离子覆盖。随后的充填与修复操作及注意事项同前。

相比于药物的应用，电刀和激光在冠髓被切断并止血后，处理断端创面具有可视性好、止血迅速等优点。其缺点是，在操作中产热会引起组织损伤从而导致持续性炎症。文献对操作时间与所用强度的报道有极大的差异。激光在乳牙断髓术中的成功应用有一些相关报道，但还无法给出

结论性的评价。

年轻恒牙牙髓切断术 传统的牙髓切断术是将冠髓从相当于颈缘处全部切除，然而对于年轻恒牙切髓深度的掌握应建立在临床症状与体征的基础上。

适应证与禁忌证 根尖未发育完成的年轻恒牙，无论龋源、外伤或医源性髓腔穿孔所导致的牙髓暴露，且没有或近期仅有短暂的疼痛史，无肿胀、松动、叩痛等症状，无根管内、外吸收与根管钙化等异常影像学表现，并被诊断为活髓或可逆性牙髓炎者均可行牙髓切断术，以保存健康活髓，直到牙根发育完成。因外伤导致的牙髓暴露者，如果炎症牙髓切除后，仍有健康活髓存在，那么露髓时间与露髓孔大小并不是决定是否行此操作的最关键因素。在操作中，如果髓腔内出血在几分钟难以控制，则要考虑进行根尖诱导成形术。

操作步骤 ①遵循无菌操作原则，对患牙行局部麻醉后，用橡皮障或棉卷隔离术区。②用高速手机和适宜的金刚砂车针在水雾冷却下在露髓处备洞至1~2mm深度。③如果出血过多，可逐渐增加切髓深度，用无菌生理盐水或5%的次氯酸钠冲洗，并用小棉球拭干，观察出血情况。④待出血停止后，用无菌生理盐水与氢氧化钙调和的盖髓剂或无机三氧聚合物小心轻敷于断面，再用氧化锌丁香酚粘固剂或玻璃离子封闭窝洞后，行永久充填。

（吴补领）

gēnjiān yòudǎo chéngxíngshù
根尖诱导成形术 （apexifica-tion）
对牙根未完全形成之前发生牙髓坏死的年轻恒牙，在控制感染的基础上，用药物诱导形成钙化屏障以封闭开放的根尖孔或

者人工形成根尖屏障的方法。而根尖成形术与其区别在于通过活髓保存治疗（如间接盖髓术、直接盖髓术和牙髓切断术）以促进牙根生理发育并形成根尖。

适应证 适用于根尖孔未发育完全的死髓恒牙。

治疗药物 应用于根尖诱导成形术的药物有氢氧化钙或者氢氧化钙与其他药物（如樟脑单氯苯酚、醋酸间甲酚酯、硫酸钡等）的混合剂、胶原磷酸钙以及无机三氧聚合物等。

操作步骤 整个治疗过程中应严格遵循无菌操作原则，采用橡皮障隔湿。髓腔开通，根管清理及消毒见根管治疗术。根管长度主要依照影像学确定，并可用吸潮纸尖辅助测量作为参考。在整个过程中，根管冲洗是根管清理的核心并且需要小心操作。次氯酸钠作为抗微生物及组织溶解剂可以作为首选根管冲洗药物，且在超声或者其他震荡工具的激活下可以增加冲洗效果。牙间刷或者小号毛刷可以辅助清理根管。

氢氧化钙诱导形成钙化屏障 ①彻底清理根管并干燥，用螺旋输送器或注射器将氢氧化钙送入根管后，严密封闭冠方。②每隔3个月复诊，复诊时先冲净根管内氢氧化钙，再用牙胶尖或吸潮纸尖或显微镜检查是否已形成钙化屏障，并用影像学作为辅助检查。③持续治疗9~24个月直到根尖形成钙化屏障。期间谨防患牙冠折及根折。④虽然根尖孔被部分或者全部封闭，但根管与根尖周组织仍有交通，所以术后需行根管充填。

无机三氧聚合物屏障 ①彻底清理根管并干燥，用螺旋输送器或注射器将氢氧化钙送入根管，封闭1周以碱化根尖组织，从而

改善无机三氧聚合物在根管内的物理特性。②在患牙无任何症状、体征的前提下，冲净根管内氢氧化钙并干燥根管，用器械将无机三氧聚合物小心输送至距根尖1~3mm处。在无机三氧聚合物输送之前，也可先将硫酸钙输送出根尖孔，以作为屏障保证无机三氧聚合物能够填充至4~5mm厚度。③用小毛刷或者湿润纸尖清除残余的无机三氧聚合物，以保证根管上端在行树脂类修复时有良好的粘结条件。④将湿润的小棉球放入根管内以提供湿度环境来保证无机三氧聚合物结固，但此时切勿接触无机三氧聚合物，以免棉纤维进入无机三氧聚合物中。⑤用干棉球去除髓腔内多余的水分后用暂封材料封闭。⑥复诊时用根管预备器械或吸潮纸尖检查无机三氧聚合物结固情况，必要时需重新清理根管后行再次充填。

根尖诱导成形术后的修复 有报道表明在行根尖诱导成形术的治疗期间与根管治疗之后有超过30%的患牙发生折裂，所以许多学者建议用无机三氧聚合物形成根尖屏障后立即在根管内利用粘结技术进行树脂充填，以防止折裂。此外，各种石英和玻璃纤维桩也能应用于术后修复。

（吴补领）

gānsuǐshù
干髓术 （pulp mummification）
通过除去感染的冠髓，保留干尸化的根髓来保存患牙的方法。又称坏死牙髓切断术或失活牙髓切断术。

干髓剂中的主要成分多聚甲醛，遇水或湿气时，放出甲醛，使根髓干尸化，即保持无菌状态，成为无害物质保留于根管中，并防止感染扩散到根尖周组织，因

此可达到保留患牙的目的。

适应证 ①牙髓早期病变,不能行保存活髓治疗,根尖孔已发育完成的后牙。②上颌第三磨牙行根管治疗操作困难,或老年人后牙因开口受限,难以行根管治疗时,可选用干髓术。③乳磨牙牙髓炎,其牙根已形成,尚未发生吸收时,亦可行干髓治疗。

禁忌证 ①如果肉眼可见到有部分冠髓坏死时,则不宜行干髓治疗。②前牙不宜行干髓治疗,因治疗后牙体变色,影响美观。

操作步骤 包括失活干髓法和麻醉干髓法。后者在麻醉下除去冠髓后置干髓剂,充填窝洞。麻醉干髓法适用于不便复诊的患者。其干髓剂中多聚甲醛的含量较多,能使根髓失活并同时干尸化。失活干髓法是临床常规使用的方法,具体操作如下:①失活牙髓:除去腐质使牙髓暴露,暴露0.5~1mm即可。置小米粒大小的失活剂紧贴于暴露的牙髓组织上,用较软的氧化锌丁香酚粘固剂密封窝洞。②揭髓室顶和除冠髓,在根管口内深入约1mm处用锐利挖匙或球钻切断牙髓。③放置干髓剂:干髓剂多为含甲醛的制剂,如三聚甲醛、多聚甲醛等。隔湿、擦干窝洞后,将浸湿甲醛甲酚合剂的小棉球置于根髓断面上,并停留片刻。取出小棉球,将少量干髓剂置于根髓断面上。④充填窝洞:用磷酸锌粘固剂垫底,至牙本质浅层,然后用充填材料充填窝洞。

干髓术是1899年学者根据古埃及以木乃伊方式成功地保存尸体的原理,应用多聚甲醛创立的牙髓治疗方法。由于其操作简便,对器械要求不高,有镇痛作用,以及一定的近期疗效,在一段时期内得到了较为普遍的应用。但由于干髓术的疗效是否可靠,大多报道疗效不一,差异较大;干髓剂中的成分对机体有无危害,存在较大争议;且适应范围局限,临床上不易判断牙髓的病变程度,治疗过程中易发生失误等在中国,临床上已慎用或以根管治疗术完全取代干髓术,干髓术已逐步被淘汰。

(吴补领)

yásuǐ sùhuà zhìliáo

牙髓塑化治疗 (pulp resinifying therapy)

利用塑化剂本身的特性使得根髓无害化并达到封闭根管系统的目的的治疗牙髓病和根尖周病的方法。其不需要用机械切削的方法扩大根管。

牙髓塑化治疗是在20世纪50年代后期,由中国学者王满恩等提出。将处于液态的塑化剂导入牙髓已基本拔除的根管中,塑化剂可渗透进入侧、副根管、根管壁的牙本质小管以及根管系统里残存的病变牙髓组织和感染物质中。塑化剂聚合固化时将病源刺激物包埋、塑化为一体,并保持无菌状态,成为对人体无害的物质,从而达到消除病原体,封闭根尖孔及侧、副根管,防治根尖周病的目的。

适应证 在选择适应证时,应考虑患牙根尖孔的状态、患牙根管情况、患牙位置以及患牙下一步治疗计划等几个方面。①根尖孔已完全形成的恒后牙的牙髓病,包括不可复性牙髓炎,如急、慢性牙髓炎、残髓炎、牙髓坏死、牙髓钙化,根管可疏通至根尖1/3区域者;或根尖周病,包括急性根尖周炎,在经急症处理使急性症状消除后及慢性根尖周炎,除外根尖周囊肿和根尖病变过大的患牙。②在治疗过程中,根管器械断离于根管内,尚未超出根尖孔,又不能取出者,在断离器械旁做出细窄旁路,可以采用塑化治疗。③患牙根管细窄、弯曲,包括老年人的前牙。

禁忌证 ①乳牙和年轻恒牙。②前牙。③根尖狭窄区已被破坏的患牙。④完全钙化、不通的患牙。⑤准备进行桩、核修复的患牙,多根管患牙将被选作桩道的根管。⑥准备进行牙内漂白的变色患牙。

操作步骤 ①根管准备:以无痛技术进行开髓,揭尽髓室顶,拔除牙髓。若为活髓,可在麻醉状态下直接摘除牙髓或行牙髓失活后再行拔髓。拔髓后,无需扩大根管,操作中尤忌扩通根尖孔。如果该次就诊时患牙有叩痛症状,可于髓腔内根管口处封以甲醛甲酚棉球,消除感染,缓解症状,5~7天后再复诊。如无上述临床表现,可直接进行下一步骤。②塑化:常用塑化剂是以甲醛和间苯二酚为主要成分的酚醛树脂。塑化剂为两种或三种液体,在应用时,将其按一定比例混合后使用。隔湿、干燥髓腔,用根管器械蘸新鲜配置的塑化剂,使之附于器械上呈串珠状,将器械插入根管将其带入根管内,进入深度至根尖1/3或1/4处。用棉球吸出髓腔内的塑化剂。重复上述操作3、4次,最后一次导入塑化剂后不要再吸出。③封闭根管口,充填窝洞:取适量氧化锌丁香酚粘固剂置于根管口处,以磷酸锌水门汀垫底后做永久充填。如需术后观察,也可暂封髓腔,下次就诊无症状后,再行垫底及永久充填。

应用塑化治疗术的问题主要有:塑化不完全,发生残髓炎;操作不规范或适应证选择不当,引起根尖周炎;再治疗存在困难;

牙拔除困难；临床疗效监控困难；适应证扩大（已用于乳牙和前牙）等。

在中国塑化治疗术曾盛行于20世纪60~70年代，当时器械供应稀少，根管治疗方法要求在细菌培养阴性后方可进行根管充填，步骤繁琐。在无法消除根管内感染物时，采用一种方法使之无害化，或许是保存患牙的一种途径。但其治疗效果的报道不规范、不完整，由于采用方法、适应证选择和判断指标的不统一，疗效报道的可比性较差；对其治疗作用的最终评价尚存在一定分歧；缺少使用现代分子生物学手段对毒性的研究；缺少有关安全性的长期临床流行病学研究。因此，在选择牙髓病治疗方法时，应将根管治疗术作为首选。

（吴补领）

qùsuǐshù

去髓术（pulpectomy） 局麻下将全部牙髓摘除后行药物充填根管治疗而保留患牙的方法。临床上牙髓摘除术多适用于乳牙与根尖孔闭合的恒牙，而针对后者，牙髓摘除术已等同于常规的根管治疗术。

适应证 适用于乳牙的不可逆性牙髓炎，牙髓坏死，或在行乳牙牙髓切断术时根髓出现大量出血或溢脓现象，未出现乳牙根吸收或者轻微吸收的情况。

禁忌证 患牙牙体硬组织缺损较大，髓室底穿通，病理性牙槽骨丧失伴随牙周附着丧失，影像学检查出现根管内吸收，牙根吸收超过根长1/3以上，根尖周、根分叉病变累及恒牙胚等情况不宜行牙髓摘除术。

根管充填材料 所用的药物应满足如下条件：其吸收速度与乳牙根的吸收速度相近，对根尖周组织及恒牙胚无不良反应，超出根尖孔的材料易于吸收，易于操作且不收缩，易于去除，呈不透射影像，抗菌且生物相容性好，不致牙变色。这些材料主要分为3种类型：①氧化锌丁香酚糊剂：其抗菌活性强于碘仿糊剂，而细胞毒性弱于碘仿糊剂。②碘仿糊剂：其吸收迅速，即使被挤压出根尖也能迅速被正常组织替换。③氢氧化钙糊剂：生物相容性好，其经常与碘仿混合使用，优点是易于操作，吸收速度略快于根吸收速度，对替换恒牙无任何不良反应，并呈不透射影像。

操作步骤 在整个治疗过程中应严格遵循无菌操作原则，采用橡皮障隔湿或在患者配合的情况下直接用棉卷隔湿并注意及时更换。①依患牙具体情况而行局部麻醉后，用橡皮障隔离手术区域。②去除所有龋损组织，观察露髓点及出血情况，判断牙髓活性和状况。如果未出现穿髓，则从龋洞底部区域开髓。③在保证充足水雾冷却情况下，采用锐利金刚砂车针或小球钻用高速手机揭开髓室顶后切去冠髓。④依照术前通过平行投照技术所摄的X线片来确定初步工作长度，即距根尖2~3 mm。⑤1%次氯酸钠或氯己定反复冲洗根管，并用预先标记的手用根管器械达到初步工作长度并进行少许预备，此过程也可使用根管长度测量仪，但测量结果通常偏短。⑥术中X线片确定工作长度后，进行根管预备至30~35号锉。在整个预备的过程成中不要使用G钻、P钻及超声冲洗器械。镍钛根管器械相比不锈钢器械有着明显的优点。手动器械与机动器械，或两者配合都适用于根管预备。如果仅使用不锈钢器械，应依照X线片进行预弯。⑦用标记好的吸潮纸尖干燥根管，如果根管内仍有渗出液，则选用氢氧化钙糊剂充填根管并暂时封固。如果根管内没有渗出液，则视具体情况可以选用氧化锌丁香酚糊剂、碘仿糊剂、氢氧化钙糊剂，或配比好的商业成品糊剂充填根管。⑧垫底、充填窝洞，并建议行冠修复，以防止微渗漏及冠折。

（吴补领）

gēnguǎn zhìliáoshù

根管治疗术（root canal therapy，RCT） 行根管预备、消毒、充填的方法。彻底清理根管内炎症牙髓和坏死物质、扩大成形根管，并对根管进行适当消毒、最后严密充填根管，以去除根管内感染性内容物对根尖周组织的不良刺激，防止发生根尖周病或促进根尖周病变愈合。是牙髓病及根尖周病首选的治疗方法。

根管治疗术源于19世纪中期，经过100多年不断地改进和完善，已建立了较系统的理论体系。根管治疗术最初只是应用简单的器械去除根管的内容物和用一些药物消毒、安抚，直到19世纪后期，才逐步形成根管预备、根管消毒和根管充填等一整套操作方法。20世纪初期，由于牙源性病灶学说的影响，根管治疗术的发展受到阻碍，直至20世纪40年代，牙源性病灶学说的片面认识得到纠正，重新确立了根管治疗术的重要地位。特别是60年代以后，对内毒素、厌氧菌致病作用的认识，加上新技术、新药物的使用，明显提高了根管治疗术的效果。

适应证 各型牙髓炎、牙髓坏死、坏疽及各型根尖周炎；牙外伤不能保活髓以及牙美容修复需要根管治疗者。

禁忌证 患者患有较严重的全身系统性疾病，一般情况差，无法耐受治疗过程；患牙可疑为病灶感染源；患者张口受限，无法实施治疗操作；患牙根管不通以及患者不接受根管治疗等。

操作步骤 包括根管预备、根管消毒、根管充填。

疗效影响因素 患者的全身状况、患牙本身的情况、患者的经济条件、患者对患牙保留的态度，以及医师的诊治技术、相关的基本理论知识掌握情况、现代根管治疗技术的设备及其应用情况等都有可能影响根管治疗的疗效。纵观根管治疗技术发展的历史，由于判定的标准、观察的时间、选择的病例数等不同，根管治疗成功率的报道也不尽相同。

并发症 ①急性炎症反应：在根管治疗过程中或充填后，少数患者会出现局部肿胀、咬合痛、自发痛等症状。②器械断离于根管内：一般由器械疲劳或医生操作不当造成。③髓腔穿孔。④器械落入消化道及呼吸道。⑤皮下气肿：在根管治疗过程中，由于使用压缩空气吹干根管，或使用过氧化氢时因分解出的氧气超出根尖孔，进入面颈部皮下疏松结缔组织内而发生皮下气肿。⑥出现牙折。

（吴补领）

gēnguǎn yùbèi

根管预备 （root canal preparation）

清理根管内的感染牙髓、细菌及代谢产物、感染的根管表层牙本质，形成由根管口至根尖最狭窄处的连续锥度，并保持根管原有的解剖形态和根尖孔的位置及形态，便于生物材料充填的方法。它是根管治疗的关键步骤之一，包括根管清理和根管成形两个方面。

目标 一是生物学目标，即通过机械性方法清除根管系统内感染的牙髓组织、病原微生物及其代谢产物，即根管清理；二是机械力学目标，即将根管系统预备成一定的形态，以利于根管冲洗和充填的进行，即根管成形。

原则 ①根尖 1/3 预备之前一定要有准确的工作长度。②根管预备时需保持根管湿润。③预备过程中每退出或换用一次器械需用根管冲洗液冲洗根管，防止碎屑阻塞。④根管锉不可跳号。⑤对弯曲根管，根管锉应预弯。⑥为便于根管充填，根尖最少扩大到 25 号。⑦主尖锉一般比初尖锉大 2~3 号。

质控标准 ①选择的侧压器能自如地到达距工作长度 1~2mm 处。②主牙胶尖易于进入到根尖。③尽可能保持根尖狭窄区的原始位置和大小。④根尖狭窄区明显，有明显的根尖止点。⑤根管壁光滑无台阶。⑥预备后的根管形态为冠方大根方小的连续锥形、无偏移。

操作方法 ①标准法：亦称常规法，开髓后清理髓腔，先测得根管工作长度，预备时要求器械从小号到大号逐号依次使用，每号钻或锉均要在根管内完全达到工作长度。此法适用于较直的根管。②逐步后退法：指从根尖往冠方预备的方法，适用于直根管和中度弯曲的根管。③逐步深入法：先预备根管的冠方再预备根方，适用于预备弯曲根管。④平衡力法：使用物理作用力与反作用力的原理来预备明显弯曲的根管，手法为顺时针方向旋转 90°~180° 使器械进入根管，逆时针旋转 360°（至少应大于 120°）并向下加压切削牙本质，当根管弯曲度较大时可适当减少转动角

度，接着顺时针 360° 并向外提拉退出器械。

如机动根管预备设备、大锥度镍钛根管预备器械、超声根管预备器械等大量而迅速推广于临床，大大提高了根管预备的速度和清除根管内感染物质的能力，对钙化、变异和弯曲等根管的治疗有了很大的进步。

现代根管预备开始形成"三维预备"的概念，即准确测量根管工作长度、形成合适的工作宽度、连续光滑的预备锥度。

根管预备还存在 3 个方面的争议和挑战：①多根牙主根管的正确定位、进路和根管扩大，以及侧副根管在根管治疗中的地位问题。②准确测得根管的工作长度及如何在根管预备过程中保持根管原有的走向。③确定适宜的根管预备号数及预备锥度以利于根管消毒、根管充填及牙体修复。

（吴补领）

gēnguǎn chōngxǐ

根管冲洗 （root canal irrigation）

清除根管内残余组织、碎片和病原微生物的有效方法。是根管治疗的重要环节之一。

由于根管系统的复杂性，单纯的根管预备难以达到理想的清洁效果，所以，为使根管内环境处于清洁状态，适当的根管冲洗是十分必要的。根管冲洗不但可以消毒灭菌，溶解坏死组织，清除根管内残余组织、牙本质碎屑和病原微生物，并且可以起到润滑根管，减少器械折断的机会；软化根管壁牙本质，有助于根管化学预备的作用。

适应证 因牙髓病、根尖周病、外伤牙、牙髓牙周联合病变等行根管治疗的患牙。

操作步骤 较为常用的冲洗方法为注射器法和超声冲洗法。

注射器法 临床上常用 27 号针头配以 2～5ml 的注射器使用，针头弯曲成钝角以便进入根管，冲洗时将针头松松地插入根管深部，然后注入冲洗液，侧方开口的专用冲洗针头可增大冲洗面积，且便于液体自根管口溢出，冲洗效果更佳。

超声冲洗法 超声冲洗仪是利用高频震荡活化根管内的冲洗液，产生声流效应、空穴效应、热效应和化学效应从而杀灭根管内的细菌，清除根管内的有机物。超声冲洗有两个主要优点：一是可以减少根管预备后急性发作的疼痛反应；二是减少就诊次数，为一次性根管充填提供可能性。

其他 包括声波冲洗法、棉捻蘸洗法和微型毛刷刷洗等。

影响因素 药物种类；根管直径，粗大的根管容易清洁干净；冲洗液的量，量大效果好；根尖的病变情况；根管内的玷污层。

并发症及其防治 包括以下方面。

急性炎症反应 少数患者在根管冲洗术中或术后可出现急性疼痛，可能由于根管冲洗剂的药物刺激性过强造成。疼痛轻微者可暂时不处理，观察 1～3 天。如有持续胀痛，可行适当冲洗引流，消炎后重新行根管治疗术。

皮下气肿 根管冲洗过程中，因为使用过氧化氢液，分解出的氧气溢出根尖孔，进入皮下疏松结缔组织内而发生皮下气肿。病程急骤，肿胀明显，有捻发音，一般无疼痛。皮下气肿一般无需特殊处理，可给予抗生素防止感染。

（吴补领）

gēnguǎn xiāodú

根管消毒 （intracanal antisepsis）
用物理或化学消毒的方法进一步消除病原体、缓解疼痛、减少根尖周组织的炎症渗出，从而巩固和加强根管预备的效果的方法。常用消毒方法有药物消毒、超声消毒、微波消毒及激光消毒。

（吴补领）

gēnguǎn chōngtián

根管充填 （root canal obturation）
利用生物相容性好的材料填塞、封闭经过清理和成形的根管的方法。以隔绝根管和根尖周组织来源的感染，从而为防治根尖周病创造有利的生物学环境，防止根管及根尖周再感染。是根管治疗最终步骤。

适应证 一般认为根管预备和消毒后患牙无自觉症状，无明显叩痛，棉捻无异常气味，无渗出物即可充填。

禁忌证 患者有全身系统性疾病、患牙为可疑感染源、患牙根管不通、患者张口受限等。

材料特点 根管充填后有持续消毒作用；充填后不收缩，与根管壁密合；易于消毒、使用和去除；不使牙变色；对机体无害；X 线阻射，便于检查。

手术方法 现代根管充填技术是以充填材料为主，辅以根管封闭剂的加压充填。根管充填技术根据加压方向可分为侧方加压技术和垂直加压技术；按照牙胶的温度不同可分为冷牙胶充填技术和热牙胶充填技术。

冷牙胶侧方加压技术 是传统的根管充填技术，其操作要点如下：①彻底干燥根管。②根据工作长度和所预备根管的大小选择合适的主尖。③导入根管封闭剂。④插入主尖后侧方加压，以挤压出空隙来进一步加入牙胶尖填塞根管。其优点在于不需特殊器械，操作简便，充填过程易于控制充填材料的量和操作长度，不易发生超填。

热牙胶垂直加压技术 临床上常用垂直加压技术充填根管的根尖部，用注射式热牙胶充填根管的冠方。其操作要点如下：①试主牙胶尖。②选择垂直加压器和加热装置。③涂布封闭剂并用携热装置和垂直加压器完成根尖 1/3 充填。④用注射式牙胶充填系统完成冠方充填。其优点在于牙胶可在根管内形成均质的团块，能更好地与根管的形态相适合，根管三维充填效果好，尤其对复杂的根管解剖结构优于冷侧压技术。

并发症及其防治 包括以下方面。

急性炎症反应 根管充填术后，少数患者可能会出现局部肿胀、咬合痛、自发痛等症状，原因包括根管治疗器械穿出根尖孔而损伤根尖周组织、根管预备方法不当、根管充填时机不合适或根管超填、根管内细菌毒力增强、暂时性或永久性修复体过高造成的早接触。一旦出现炎症反应，应该先仔细检查，确定原因后做针对性处理：①轻微疼痛可以暂不处理，可适当给予镇痛药物，观察 1～3 天。②如果有咬合高点，应及时消除。③如 3 天后患者仍然出现持续肿痛，X 线片显示根管超填，可以考虑根管再治疗或行根尖手术。④严重者如果出现局部肿胀明显、脓肿形成并且伴有全身症状者，需进行脓肿切开引流，并且给予抗生素及全身支持治疗。

牙折 根管充填术后可出现牙折，一般包括冠折、根折、冠根折。表现为咬合不适甚至持续疼痛、牙周损害等症状。牙折的处理原则应遵循保存的原则，根据牙折类型选择不同的处理方法。

（吴补领）

gēnguǎn zàizhìliáo

根管再治疗 （ root canal retreatment）

对初次根管治疗不完善或治疗后出现症状的患牙，去除根管内原有充填材料，并再次对根管进行彻底清理、成形和严密充填的方法。以去除根管内感染，防止再感染，以达到保存患牙目的。

适应证 ①根管再治疗一般只对根管内感染病例有效。②根管治疗质量差，遗漏根管，存在欠充、超充。③根管内折断器械导致根管欠充；冠部修复体脱落或缺损，根管内有微渗漏发生的患牙。

禁忌证 严重的根管治疗并发症如折断器械超出根尖孔且邻近重要解剖结构时，可拔除患牙。患牙存在持续性根管外感染、异体反应或真性囊肿，则须采用根管外科手术的方法。

围术期准备 ①知情同意：告知患者病情，说明治疗过程、并发症、预后以及相关费用等。让患者参与治疗的决策，签署知情同意书。②回顾病史：治疗前应回顾患者病史，包括牙科病史及系统病史，特别是过敏史、用药史、传染病史等。任何可疑的不健康身体情况应由医生在治疗前排除。③术前 X 线检查：治疗前要拍摄不同角度的根尖 X 线片。对于后牙区的治疗最好拍摄全景 X 线片。观察 X 线片对医生了解牙情况有重要作用。④清洁口腔卫生，告知患者刷牙及使用牙线，使用抗菌漱口液减少菌斑形成。手术前如有需要，应针对患者的病情和焦虑状况给予术前用药。

手术步骤 包括以下步骤。

根管充填材料去除　手用根管 K 锉或 H 锉辅以溶剂是去除根管内牙胶的常用方法。现有专为根管再治疗而设计的机用镍钛锉面世。与手动根管锉相比，机动镍钛锉取出牙胶更为省时省力，无须使用溶剂。

折断器械取出　根管内折断器械取出的成功率从 55% ~ 79% 不等，根管再治疗时取出分离的器械需要的器械和设备包括牙科显微镜、GG 钻、压电超声仪、超声工作尖、套管系统等。

穿孔修补　无机三氧聚合物是新型的生物相容性材料，可在潮湿环境中操作而性能不受影响，解决了穿孔修补无法隔湿的技术难题，其是根管穿孔修补的首选材料。

遗漏根管处理　术前 X 线检查、手术显微镜定位和牙 CT 等方法可诊断遗漏根管。探查遗漏根管的器械有长颈球钻、超声工作尖、牙髓探针 DG-16 和显微根管锉等，建立正确的髓腔入口是探查遗漏根管的关键。

台阶处理　在弯曲根管内，原有根充材料偏离根管走向，多提示有台阶形成。处理根管内台阶，首先敞开根管冠端；将挫预弯，轻微的旋转运动联合轻巧的探击使器械滑入根管通道。一旦锉尖越过台阶，要保持锉尖位于台阶的根方，采用短促锉动、小幅度上下提拉的方式来消除台阶，同时进行大量的冲洗防止根管阻塞。逐渐使用大号器械保持通路，直到锉在根管内滑动自由。

并发症及其防治 包括以下方面。

急性炎症反应　在根管治疗术中或充填后，少数患者会出现局部肿胀、咬合痛、自发痛等症状，其原因是未能正确确定根管工作长度致器械损伤根尖周组织，根管预备时将坏死物质推出根尖孔，根管内用药刺激性过强，充填时机不合适或超充填，根管内细菌未清除等。出现轻微肿痛者暂不处理。3 天后仍持续肿痛且 X 线片显示有超充者可考虑行根管再治疗或根尖手术。严重者如出现前庭沟处肿胀、出现全身症状者行局部切开引流，并给予抗生素治疗或全身治疗。

器械分离　根管再治疗过程中，仍然会由于器械分离造成根管堵塞。为了避免器械分离的发生，在使用前要检查器械有无损伤，避免器械反复使用，在治疗过程中正确使用器械。分离于根管内的器械要尽可能取出。

髓腔壁穿孔　髓腔壁穿孔易发生于髓腔狭窄部分和根管弯曲处。预防髓腔壁穿孔的措施包括操作时注意力高度集中、熟悉髓腔解剖、操作过程要有 X 线监控、规范操作、合理使用器械等。

皮下气肿　治疗过程中由于使用压缩空气吹干根管，或使用过氧化氢液时因氧气分解逸出根尖孔进入颈部皮下疏松结缔组织而发生皮下气肿。皮下气肿一般不需要特殊治疗，可给予抗生素预防感染，如扩展至纵隔应住院观察。

牙折　根管再治疗术中及术后均可发生牙折。其发生原因包括制备窝洞及根管预备时过度切削牙本质，降低了牙的抗折力；根管充填及根管螺纹钉和桩施力过大，术后未降低咬合等。牙折的预防首先是尽量保留牙体组织，其次是降低咬合，治疗过程中合理施加压力，还要进行预防性冠修复。

器械落入消化道及呼吸道　原因是操作过程中未安置橡皮障及采取安全措施；术者注意力不集中，未握紧器械或器械滑脱；患者体位不当等。落入消化道应立即做 X 线透射检查，请消化科会诊争取取出器械或使器械自行排出。如遇肠道狭窄不能排出甚至造成消化道穿孔时应开腹取出。落入呼吸道后应立即使患者平卧，请呼吸科和耳鼻咽喉科会诊，拍摄 X 线片明确位置，争取用纤维气管镜取出器械，若不能取出须行开胸手术取出器械。防止器械落入消化道及呼吸道的措施：使用橡皮障，患者保持正确的体位，术者要精力集中，采取安全措施防止器械滑落。

（吴补领）

xiǎnwēi gēnguǎn zhìliáoshù

显微根管治疗术（microscopic root canal therapy）

在牙科显微镜下，采用显微器械、超声工作尖等行根管治疗的方法。

牙科显微镜基本原理 与普通手术显微镜相似，主要由支架、光学放大系统、照明系统、影像系统及附件 5 个部分组成。牙科显微镜的物镜焦距通常为 200mm 或 250mm，高端显微镜焦距范围 200~400mm、且可连续变焦和变倍。当放大倍率为 2~8 倍时，所见视野较广，通常用于术区定位；10~16 倍则是最适宜根管治疗操作的倍率；20 倍以上的高倍放大倍率，则用于观察髓腔、根管内的细微结构。在显微镜下，因为常规器械体积太大而遮挡视线，

应使用相应的显微器械，如显微口镜、显微吸引器、显微冲洗器、显微根管口锉、显微充填器和无机三氧聚合物输送器等。许多情况下还需要使用超声工作仪以及不同类型的超声工作尖进行操作。

优势 ①看清根管系统，避免根管遗漏：根管系统变异较大，同名牙的根管形态也不尽一致。由于增龄性变化以及龋病等的影响，根管系统会有较大变化。显微镜下可以清楚看到髓室底、根管口及根管壁的情况。②疏通钙化根管：显微镜下可见修复性和继发性牙本质的颜色较暗，呈黑色或褐色，高倍放大时，可见修复性牙本质中央处的根管。显微镜下引导机动器械、超声工作尖等可以精确切削修复性或继发性牙本质，避免根管偏移和根管壁穿孔的发生。③预备和充填 C 形根管：在显微镜的直视下，使用小号锉及 5.25% 次氯酸钠结合超声冲洗彻底清理 C 形根管峡区，并通过垂直加压充填技术完成 C 形根管系统的充填。④取出根管内分离器械：分离器械定位后，首先在显微镜下采用超声工作尖或 GG 钻等建立直线通路，暴露折断器械断端，采用超声工作尖建立旁路，震松后随水流取出（图）。⑤修补髓室底穿通和根管

侧穿：使用显微镜精确定位穿孔及穿孔周围组织，将具有生物相容性的不可吸收性材料（如无机三氧聚合物等）修复穿孔。⑥根管再治疗：在根管显微镜的辅助下，可以有效清除根管充填物和（或）阻塞物，发现弯曲根管的台阶并修整，完成根管预备。⑦制备根尖屏障：根尖狭窄破坏时不能建立根尖止点，常规方法难以完成根管充填。需要采用无机三氧聚合物等材料在显微镜下完成根尖段屏障制备，以有效封闭根尖孔。

牙科显微镜能提供非常充足的光源进入根管，并可以将根管系统放大，使术者能看清根管内部的结构，并在直视下进行根管预备、根管消毒和根管充填。因此，显微根管治疗术具有微创、精确、疗效高等优点。

（余擎）

gēnguǎn wàikē

根管外科（periapical surgery）

在根管治疗术的基础上，通过手术治疗牙髓、根尖周病的方法。包括根尖周刮治术、根尖切除术、根管逆行充填术和折断根尖摘除术。学者认为根尖周刮治、根尖切除、根管逆行预备和充填是连续、完整的手术过程，不宜单独应用。

适应证 经多次根管治疗术

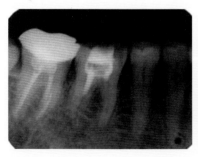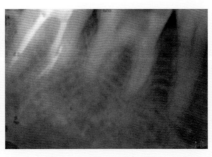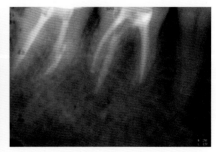

图 下颌第一磨牙远舌根管内分离器械取出

注：空军军医大学口腔医院王捍国医师提供病例

后仍不愈合的根尖周炎患牙，由于解剖性或医源性因素而不能完成根管治疗术的患牙，器械或根管充填材料超出根尖的患牙。

手术步骤 ①患者取平卧位，麻醉消毒后切开翻瓣：瓣膜多由水平切口和垂直切口组成。瓣膜的水平切口分龈沟内切口和膜龈切口两种。临床上多选择龈沟内切口；而膜龈切口则适合于已行全冠修复的患牙，可避免龈沟内切口带来的美观问题。前牙一般采用矩形瓣，而后牙多采用三角形瓣。采用尖刀片连续地切开黏骨膜，直达骨面。然后用骨膜分离器循切口进入，翻起黏骨膜瓣，用龈瓣牵引器牵开黏骨膜瓣。②翻瓣后，如果患牙尖周病变已将唇、颊侧骨板破坏，即可看到根尖，否则要根据 X 线片所示和视诊所见的根尖部骨板外形来估计根尖的位置，用骨凿或球钻将根尖周区骨板开窗，暴露根尖周区。然后用挖匙仔细刮除根尖周病变组织，仔细检查根面和牙根走向，找出引起根尖周病变的可能因素，如多根尖孔、超充材料、折断器械、根裂和侧支根管等。为了使牙稳固，至少要保留牙根的 2/3 长度，一般情况下切除 3mm 即可。用骨凿凿断根尖 3mm，或用细裂钻将距根尖 3mm 处切割出一个横槽，再用骨凿凿断，也可直接用裂钻将根尖切断。为了获得良好的手术视野和进路，需行斜向切除，斜切角度应该尽量小。③采用超声预备法进行根管逆预备，使用专门的超声根管逆预备器械平行于牙长轴去除根管内牙胶 3mm，止血良好后，以小纱布垫在骨腔内，将逆行充填材料（如无机三氧聚合物等）填入根管内，加压使之与根管壁紧密接触，去除根面上多余的充填材料，磨

平并抛光充填物，清除充填料碎屑。④用生理盐水冲洗术区后，用刮匙轻轻搔刮骨腔壁，使新鲜血液充满骨腔，可加少许止血粉，然后用湿纱布在唇颊面由根方滑向冠方挤压数分钟，使瓣与骨面紧密贴合，将瓣膜复位。用间断、连续褥式或悬吊等缝合法进行缝合。术后用浸湿的生理盐水纱布轻压术区，有助于减少出血。术后第 1 天冷敷、次日热敷。术后 5~7 天拆线。术后第 6 个月进行第 1 次复查，术后第 12 个月和第 24 个月进行第 2 次和第 3 次复查。

并发症及处理 根尖周外科手术后可能会出现许多并发症，如肿胀、疼痛、淤斑、麻木、出血、窦腔穿孔、邻牙损伤、切口愈合不良等。其中，诸如麻木、窦腔穿孔、邻牙损伤、切口愈合不良等并发症的原因多是由于术者不熟悉相应的解剖结构、术者未能掌握瓣膜的设计原则，或患者发生了解剖变异等。术者可以通过有效的措施来避免此类并发症的发生。如果已经发生，可针对具体的原因和症状做相应的处理。而肿胀、疼痛、淤斑、出血等并发症在根尖周手术后发生率较高，但症状通常不严重，可做相应的对症处理甚至不予处理而待其自然恢复。术者可以在手术过程中采取一些方法来降低此类并发症的发生率，如在去骨和根尖切除时避免产热，翻瓣等操作时应轻柔、避免软组织撕裂等。

(余 擎)

yázhōubìngxué

牙周病学（periodontolgoy, periodontics）

研究牙支持组织即牙周组织及牙周病的诊断、治疗和预防疾病的学科。牙周病学的英文名有二个，periodontology 主要指牙周领域的基础研究，而

periodontics 则偏重于研究牙周病的诊断、治疗和预防等。

简史 人类古代文明时期就有关于牙周疾病的记载，而牙周病学的形成则是在 20 世纪初期。牙周病学的形成经历了一个演变、发展的过程。在欧洲和日本，早期的牙周病学多包含在保存齿科学或口腔治疗学中。至 20 世纪 70~80 年代，开始将牙周病学和牙髓病学分开，牙周病学正式列为一门独立学科。20 世纪上半叶，牙周病学的发展中心在欧洲，此时有学者从组织病理学基础上研究了牙龈上皮与牙面附着、炎症和退行性变、牙骨质生物学、咬合创伤等，并开展了动物实验研究。此后有学者将牙周组织归纳为牙骨质、牙龈、牙周膜和牙槽骨，规范了牙周病学的研究范围。20 世纪 50 年代，学者们对牙周袋病理、发病机制、实验牙周病病理等方面进行了深入研究。1947 年美国牙医学会正式将牙周病学列为牙科学的一个专科。20 世纪 70 年代后，由于微生物学、分子免疫学、分子生物学、电镜技术的发展，促进了牙周病学的研究，研究者在疾病诊断和预防等方面观念发生了根本改变，加深了对疾病病因中病原微生物和龈下菌斑作用、宿主抵抗力、组织再生能力等诸方面的认识，研究发现牙周病与全身健康有密切关系，因此进一步推动了牙周病学的发展。

研究范围 涉及牙周组织的应用解剖与病理生理，牙周病的病因、发生、分类和流行病学，牙周病的诊断、治疗与预后，牙周病与口腔医学各学科的关系以及牙周病与全身系统疾病的关系。

研究方法 运用微生物学、免疫学、分子生物学、分子流行

病学、生物物理、生物化学等学科的技术，研究牙周病的致病因素、宿主的易感因素、致病机制及疾病的自然进程特点与转归；运用不断发展的新设备、新技术促进牙周病的诊断，从控制疾病到牙周组织再生，从保持功能到美观要求，推动牙周病的治疗不断提高并趋于完善。

与邻近学科的关系 健康的牙周组织是保持牙列完整的基础，良好的牙周状况是牙体牙髓、种植修复、正畸治疗的前提条件。牙周病可继发或并发牙髓病，牙体修复或牙列修复不当可诱发牙周病。因此牙周病学与牙体牙髓病学、种植学、修复学、正畸学等学科均有密切关系。

正畸过程是牙槽骨改建过程，牙周病可继发𬌗创伤，𬌗创伤可引起牙体损伤、牙周破坏、咀嚼肌不适以及颞下颌关节紊乱，故牙周病学与𬌗学等学科也有很密切的联系。

牙周病与全身健康有着密切关系，一方面某些全身疾病如糖尿病对牙周病的发生、发展和治疗反应有影响，另一方面牙周病对全身健康和疾病有影响，二者互为危险因素。牙周病与内科学的关系也值得关注。

（樊明文）

yázhōu zǔzhī

牙周组织（periodontium） 包绕牙周围的组织结构。又称牙周附着。其包括牙龈和牙周膜等软组织，以及牙槽骨和牙骨质等硬组织。

结构组成 牙周组织从外向内分别是牙龈、牙槽骨、牙周膜、牙骨质，最主要的特征是通过结合上皮、牙槽嵴顶纤维、牙周膜纤维使牙龈、牙槽骨、牙这些软硬组织之间形成了特异性的有机

结合，既使牙能承受咀嚼等功能性咬合力作用，又有一定的微动度以避免组织损伤。正常状态下，只有最外层的牙龈可以被看到，其他结构只有通过 X 线或 CT 等检查间接观察。但当发生各种病损如牙槽骨吸收及牙龈退缩等后可能直接看见牙根。

牙龈 牙龈是牙周组织的最外围，直接暴露于口腔内，由上皮和结缔组织组成，可分为游离龈和附着龈、龈乳头 3 部分。健康者的牙龈呈粉红色，面向口腔的外层上皮属角化的咀嚼黏膜，可抵抗机械性、温度、化学及感染的侵害。①游离龈：是围绕牙颈部的边缘部分，质地较软，与牙面间无连接附着关系；游离龈的边缘位置并非恒定，在炎症早期时多表现为肿胀甚至增生，而当炎症或𬌗创伤发展到一定程度及到了一定年龄时，则多表现为龈缘向根尖方向退缩，使得牙根暴露。游离龈与牙之间形成的间隙称为龈沟，龈沟内层表面的上部为龈沟内上皮，向下至龈沟底时则变为结合上皮而与牙相附着连接。结合上皮无角化、无上皮钉突等结构，随年龄增长及牙萌出其位置向根方移动；与牙面是通过半桥粒相结合，外界病源刺激物与机体的防御细胞等在此具有双向渗透作用；是牙周病发生发展及组织修复的关键所在。②附着龈：是固定于牙槽骨上的牙龈部分，质地较韧，其上方与游离龈相连续，下方与牙槽黏膜相延续并形成膜龈联合。附着龈对于稳定牙龈、抵御机械和炎症等各种刺激至关重要，其表面有因上皮钉突而形成的点状凹陷称为点彩；其宽度随个体而变异较大，越宽则稳定性越强，应尽量保持附着龈的宽度在 2mm 以上。

③龈乳头：是在相邻两牙接触点下方间隙中的部分，由颊、舌侧两部分所构成，在中间的龈谷部分相结合；但是由于龈谷处上皮薄且无角化，而牙邻面又是菌斑容易积聚和自洁清理效果较差之处，因此是牙周病发生的常见部位以及牙周病程度较重部位，应引起临床高度重视和及时的预防治疗。

牙周膜 是一组致密的纤维结缔组织，以胶原纤维为主，包绕在牙根周围，因所处位置和功能的不同，从牙槽嵴顶至牙根尖形成不同方向的几种主要纤维束，即牙槽嵴纤维、横行纤维、斜行纤维、根尖纤维、根间纤维等，以斜行纤维为主，连接着牙槽骨和牙骨质，既有使牙悬吊固定于牙槽窝内的作用，又有承受咬合力时的缓冲作用。

牙周膜中的细胞成分除了主要的成纤维细胞外，还有马瑟尔上皮剩余、血管和神经相关细胞及未分化的间充质细胞。未分化的间充质细胞有多向分化能力，在牙周膜的修复中起主要作用。牙周膜的主纤维束和细胞之间还有基质成分，主要为透明质酸和糖蛋白等，这些细胞、基质、血管、神经等共同维持牙周膜组织的正常营养、代谢、结构、形态、力学感受、修复重建。

临床上需借助 X 线片显示牙根及周围硬骨板间的狭窄透射间隙判断牙周膜状况，其宽度一般约 0.2mm（0.15～0.38mm）；当牙周有炎症或受到过大咬合创伤时，因牙槽骨破坏使得牙周膜间隙明显增宽。

牙槽骨 牙槽骨为颌骨的终末部分，包绕在牙根周围，包括最外层的皮质骨、包绕于牙槽窝内壁的固有牙槽骨、内外二层之

间的松质骨。松质骨由骨小梁和骨髓腔所构成。内层固有牙槽骨较为致密，在 X 线片上呈环绕牙根的白线状，故又称为硬骨板。临床上多是应用 X 线技术，通过观察牙槽骨高度、密度等变化来判断病变程度和可能病因。当发生炎症或创伤等病变时，牙槽骨主要的变化是发生吸收，表现为骨高度降低、硬骨板消失、牙周膜间隙增宽、骨小梁排列紊乱和骨质密度降低等。

与全身骨骼一样，牙槽骨兼有成骨和破骨的双重转化特性，始终处于不断的变化改建中，以达到骨吸收和骨形成之间的平衡状态，既有随牙生长发育、乳恒牙正常生理替换的骨增长，也有因炎症、创伤、牙脱落等导致的牙槽骨吸收，这些变化也影响着其表面所覆盖的牙龈形态。

牙骨质　牙骨质实际是牙根的一部分，位于牙根最表层，牙周膜纤维穿入其内形成牙周附着，使牙与牙槽骨相连接，起着支持稳定的功能。

牙骨质的结构呈层板状，包含分布于牙根上的无细胞牙骨质及分布于牙根尖的有细胞牙骨质。无细胞牙骨质内有大量的穿通纤维，以支持牙稳定来发挥咀嚼功能；有细胞牙骨质中含有牙骨质细胞及陷窝。牙骨质的内端与牙本质相连接，其间有小管样结构保持通透性；牙骨质的上端与釉质相连接，其连接方式有 3 种：牙骨质覆盖釉质、牙骨质与釉质相连接、牙骨质与釉质不相连接。

牙骨质终生在持续形成并增厚，以弥补咬合面磨损；如果牙骨质过度增厚则表现为牙骨质增生。牙骨质本身修复再生能力有限，其营养维持、修复重建或再生主要是来自于牙周膜中的未分

化干细胞，未分化干细胞形成新的牙骨质沉积，其内有新生牙周膜纤维埋入。如果因炎症、创伤等而使牙根发生吸收，则牙槽骨与牙骨质可发生融合，称为牙固连，此时两种硬组织之间无牙周膜存在。

牙周组织主要作用在于封闭了口腔黏膜与牙之间的结合部位，支持牙承受咬合力和咀嚼活动；并且使牙有一定的微动度保持平衡，减少和防止功能及结构受损。当牙周组织丧失时，则牙的支持作用明显减弱，并且发生松动、移位等体征，难以保持正常的咀嚼活动。

（王勤涛）

yázhōu shēngwùxué kuāndù
牙周生物学宽度（periodontal biological width）

龈沟底至其下方牙槽嵴顶间的距离。由结合上皮和结缔组织附着两部分共同组成（图）。

结构组成　人类牙槽嵴顶上方平均的结缔组织附着约为 1.07mm，在龈沟底下方和结缔组织附着上方的结合上皮附着约为 0.97mm。一般可以认为结合上皮和结缔组织两部分各约 1mm，合计的牙周生物学宽度约为 2mm。

临床检查　牙周生物学宽度

是一个组织学概念，在临床上难以准确测量。X 线片虽然可以反映硬组织状况，但也只能作为辅助性的参考指标。临床上还是以牙周探诊来参考判别。当用牙周探针探查修复体边缘时，如患者感到有明显不适，则提示修复体边缘很可能已经深入结缔组织附着，并使牙周生物学宽度受损。可以在局麻下，用牙周探针探入龈沟底下的结缔组织内，直至牙槽嵴顶，如果任一位点或整个区域探查距离均小于 2mm，则可以基本判定已经损伤到牙周生物学宽度。

有少数报道牙周生物学宽度的范围可从 0.75mm 至 4.3mm 不等，但这些只是极少数人的牙周生物学宽度变异情况，对临床参考价值不大。

牙周生物学宽度是一种基本的机体保护性结构，以抵御龈沟局部病原微生物和机械性刺激等，健康状态下，人体会本能地维持这一结构和必要宽度。当各种原因需要制作不同的修复体时，如果边缘过于深入龈下而刺激或损伤了生物学宽度，则会产生两种结果，早期表现为牙龈炎症，晚期则表现为牙槽骨丧失，并且可伴有牙龈退缩，这与牙龈外形、

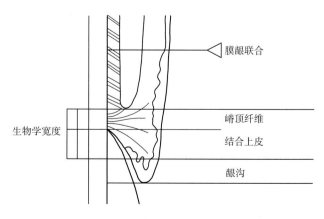

图　牙周生物学宽度示意

厚薄、纤维质地等均有关。因此，其临床指导意义在于，制作义齿时至少要保证牙槽嵴顶至修复体边缘的距离在 2mm 以上，一般多控制在 4mm 以上。同时还应注意修复体边缘伸入龈沟内的深度不超过 0.5mm，如果超过 1mm 则很可能会损伤到牙周生物学宽度。

（王勤涛）

yíngōuyè

龈沟液 （gingival cervical fluid）

由血清而来、再从牙龈结缔组织通过基底膜及龈沟上皮和结合上皮的细胞间隙而进入龈沟中的渗出液。

早在 19 世纪就已发现龈沟液的存在，通过给狗肌内注射荧光素，再将滤纸插入狗的牙龈沟内，几分钟后即可从滤纸条上发现有荧光物质的存在，从而证明了龈沟中的液体来自于血液。随后，进一步证明了人体也同样如此。但当时认为龈沟液仅是漏出液，以后才证明它实际上是炎性渗出液，因为在健康的龈沟中几乎收集不到或无法检测出液体。对龈沟液认识的深入首先是得益于龈沟液收集技术的不断发展，通过染色、称重、专用电子仪器定量等，对龈沟液中所含各种成分变化进行定量和定性比较分析。

龈沟液是炎性渗出液，因此其成分十分复杂，包含有结缔组织、脱落上皮、炎症细胞、菌群、酶类、糖类和蛋白质、电解质等，它们可通过基底膜、结合上皮的细胞间隙扩散进入龈沟内。龈沟液中的蛋白总量水平远低于血清。

健康者龈沟中的龈沟液含量极少，仅 1μl 左右，不易察觉，也难以检测；而当牙周组织处于炎症状态时，龈沟液量会显著增加，同时其成分也发生明显变化。

龈沟液可以部分清除龈沟内局部细菌或异物等有害物质，是自我局部防御机制之一。其含有的血浆蛋白有助于上皮与牙的贴附，其中的生物活性因子具有抗菌特性，能提升抗体活性，从而保护牙龈及抵御有害物质对深层牙周组织的侵害。

龈沟液量一般与牙周炎症程度成正相关，而龉创伤一般并不引起龈沟液量的明显变化。龈沟液检查包含细胞免疫和体液免疫两大部分，细胞免疫检查主要是对炎性细胞因子（如前列腺素和白介素等）水平等的检测；体液免疫则主要是针对牙周致病菌的抗体水平、部分蛋白酶的含量和活性等进行检测；结果的一般规律均是在炎症活跃期升高，而在有效的牙周治疗后又明显降低，可作为辅助性判断牙周病活跃性、机体的免疫反应状态及预后的参考指标。

另外，龈沟和龈沟液对于牙周治疗也有帮助。表现为全身性用药时可通过龈沟液进入牙周病局部病灶，部分药物（如甲硝唑、四环素等）在龈沟液中的药物浓度甚至超过血清浓度，可以选择应用；局部应用时药物可渗透入局部牙周组织，直接作用于病损局部，也有助于减少药物用量和降低不良反应。

需要注意的是，虽然最常见的龈沟液量及成分变化多数是炎症所致。但其他一些少见情况下如刷牙和义齿等局部的机械性刺激、不同时期或不同生理病理状态下的化学或内分泌刺激（如激素分泌变化、药物使用等）、咀嚼粗糙食物、吸烟、牙周治疗等也可能会影响龈沟液的变化，这时需要仔细询问病史和行必要的检查以鉴别。

（王勤涛）

yázhōubìng bìngyīnxué

牙周病病因学 （paradentosis etiology）

研究影响牙周疾病发生发展因素的理论。牙周病是由菌斑微生物等因素引起的慢性感染性疾病，可造成牙支持组织的破坏，表现为牙周袋形成、附着丧失和牙槽骨吸收，最终导致牙松动、移位甚至脱落。牙周病是一种多因素疾病，牙菌斑生物膜中的细菌及其产物是牙周病的始动因子，同时牙周病的发生发展还受其他局部刺激因素（如牙石、龉创伤、食物嵌塞、不良修复体、口呼吸等）和全身因素（如遗传因素、性激素、系统性疾病、吸烟、精神压力、营养不良等）的影响。牙周病病因学的内容就是研究上述各种因素对牙周疾病发生发展的影响。

始动因子 大量流行病学资料、实验性研究和临床观察表明牙周病是由牙菌斑引起的感染性疾病，细菌是造成牙周组织破坏的始动因子。牙菌斑是一种细菌性生物膜，为被基质包裹的、黏附于牙面或修复体表面的软而未矿化的细菌性群体，不能被水冲去或漱掉。牙菌斑一方面可通过其中的细菌及其毒性产物侵入牙周组织，造成牙周组织的破坏；另一方面细菌及其代谢产物引发的宿主免疫应答和炎症反应也间接造成对牙周组织的损伤和破坏。

牙周病的细菌病因学说经历了非特异性菌斑学说、特异性菌斑学说和菌群失调学说的发展过程。众多学者的观点认为牙周炎是由口腔中的正常菌群在龈下定居所致，其中某些毒力较大的细菌出现的频率高，所占的比例和绝对数也高，并具有干扰宿主防御系统的能力，因此在牙周病的发生中发挥的作用较另一些细菌大，也就是说牙周炎是一种机会性感染。尽管如此，牙菌斑生物膜致病学说尚无定论。

局部促进因素 在牙周病的发生过程中，有些因素会促进或加速疾病的发生发展，这些因素称为牙周病的促进因素。牙周病的促进因素包括局部促进因素和全身促进因素。局部促进因素是指口腔局部存在的有利于牙菌斑堆积，或造成牙周组织损伤、使之更容易受到细菌的感染，或对已存在的牙周病起到加重或加速破坏作用的因素，如牙石、𬌗创伤、食物嵌塞、不良修复体、口腔不良习惯等。

牙石 牙石是牙周病发生、发展的重要局部促进因素（参见牙石）。

𬌗创伤 临床上对于牙周炎患者，如存在𬌗创伤，创伤性𬌗力与牙周炎症则会起协同作用，加重和加速牙周组织的破坏，进一步导致牙周袋的加深和牙槽骨吸收（见𬌗创伤）。

食物嵌塞 是牙周组织炎症和破坏最常见的局部促进因素之一（见食物嵌塞）。

口腔不良习惯及其他 此外，一些口腔不良习惯（如口呼吸、吐舌习惯、用力刷牙、磨牙症等）、错𬌗畸形、牙发育畸形等，以及不良修复体等也是促进牙周炎发生发展的常见局部因素。

全身促进因素 大量临床事实和流行病学调查发现口腔卫生不良的人群也可以不发生牙周病或是仅局限于牙龈炎的阶段，而有的患者菌斑量少，却可能快速进展为牙周炎。这一现象表明宿主反应在牙周病的发生、发展过程中起着十分重要的作用。全身因素可以降低或改变牙周组织对外来刺激的抵抗力，它可影响牙周病的发生、发展及对治疗的反应。这些因素主要包括遗传因素、内分泌因素、系统性疾病、吸烟、精神压力和营养不良等。

遗传因素 牙周病不是遗传性疾病，但某些遗传因素可增加宿主对牙周病的易感性，是某些早发性或重度牙周炎的主要决定因素之一。对双生子牙周炎发病情况、特异性遗传疾病及家族性早发性牙周炎患者的研究都证实遗传因素在牙周病的发病机制中扮演重要角色。增加牙周病易感性的遗传性疾病有周期性或永久性白细胞减少症、白细胞黏附缺陷症、掌跖角化-牙周破坏综合征等。上述疾病均具有中性粒细胞数目或功能的异常，因而大大增加了牙周炎的易感性，且均具有发病早、病情严重及对治疗反应差的特点。

内分泌因素 内分泌失调，如性激素、肾上腺皮质激素、甲状腺素等分泌异常影响牙周组织对牙菌斑微生物的抵抗力，进而影响牙周病的发生发展。许多研究表明，妊娠期妇女牙龈炎症的发生率和严重程度相对妊娠前要大大增加，提示性激素的变化对牙周病发生发展的影响。

系统性疾病 众多研究表明全身系统性疾病与牙周损害的关系极为密切。系统性疾病常伴发牙周组织损伤或是以牙周组织破坏为重要的临床表现。对糖尿病患者牙周炎发病情况的研究结果表明，糖尿病患者发生重度或难治性牙周炎的风险比非糖尿病患者高2~3倍，积极治疗牙周病，对糖尿病患者糖化血红蛋白水平的控制具有明显效果。另外，与牙周病相关的全身系统性疾病还包括白血病、HIV感染、骨质疏松等。

吸烟 流行病学调查证实吸烟是牙周病的危险因素，它不仅增加附着丧失和牙槽骨吸收的危险性，而且使牙周新附着形成和修复能力降低。同时越来越多的研究证明，吸烟对牙周炎患者，特别是重度牙周炎的发生、发展有着至关重要的影响。吸烟人群牙周破坏会更加严重的可能机制如下：①影响局部血液循环，降低局部氧张力。②削弱口腔中性粒细胞的趋化和吞噬功能，降低体液免疫、细胞免疫。③不利于口腔卫生的维护。④不利于牙周组织修复再生等。

精神压力 即机体对来自精神和心理压力或不幸事件的心理和生理反应。精神因素亦是影响牙周病发生、发展的重要因素。如精神压力过大，一方面可增加激素和免疫介质的释放，影响宿主免疫系统的功能，降低机体对牙周致病菌的抵抗力；另一方面由于精神压力可改变生活方式，如不能很好地维持口腔卫生，或是吸烟、酗酒等，这都不利于牙周健康的维护。

此外，营养也是不容忽略的因素，如维生素C和维生素D缺乏和钙、磷缺乏或不平衡等均可影响牙周组织的健康。

（吴亚菲）

yázhōubìng zhìbìng wēishēngwù

牙周病致病微生物（periodontal pathogenic microorganisms） 牙菌斑生物膜中与牙周疾病发生、发展关系密切的一群微生物。这些微生物具有显著的毒力或致病性，能干扰宿主防御机制，具有引发牙周组织破坏的潜能。传统观点认为，确定致病的病原微生物需要符合经典的科赫（Koch）法则。

致病机制 尽管牙菌斑生物膜是牙周病的始动因子，但牙周致病微生物引发的宿主过度炎症和免疫反应也是造成牙周组织破坏的重要原因。牙周致病微生物的致病机制主要包括致病菌本身及其代谢产物对牙周组织的直接破坏作用及致病菌及其代谢产物激发的宿主炎症反应的间接破坏作用。牙周致病微生物的直接致病作用：①致病微生物在牙周微生境中的定植、存活和繁殖。②附着于龈下菌斑生物膜的细菌及其代谢产物通过上皮屏障侵入深部牙周结缔组织。③致病菌逃避和抑制宿主的免疫防御功能，有利于自身存活和繁殖。④致病微生物的菌体表面成分（如内毒素、纤毛、膜泡、外膜蛋白等）、各种致病酶类（如胶原酶、明胶酶、透明质酸酶、胰蛋白酶样酶等）、毒素（如白细胞毒素、细胞膨胀致死毒素等）及代谢终末产物（如挥发性短链脂肪酸、吲哚、氨、硫化氢等）直接破坏牙周组织，或引发病变位点的免疫反应，造成组织损伤。

可疑致病菌 1992 年学者提出牙周可疑致病菌的概念，用以代表那些与牙周病发生、发展关系更为密切的细菌。牙周可疑致病菌应具备以下特点：①在病变部位的检出率及检出量高于健康部位。②消除可疑致病菌或减少其数目，可使治疗成功。③能激发宿主的特异性免疫反应，如血清抗体水平升高。④可在实验动物身上造成牙周组织破坏。确定牙周致病微生物还需要符合以下条件：①必须是毒力克隆株。②必须具有引起疾病的染色体和染色体外遗传因子。③宿主必须对致病菌易感。④致病菌的数量必须超过宿主阈值。⑤寄居于适当部位。⑥其他菌群须促进或至少不抑制其致病过程。⑦局部环

境必须有助于致病菌毒力因子的表达。

大量研究根据科赫法则和牙周可疑致病菌应具备的条件，对从口腔中分离获得的微生物进行分析，发现约有 30 余种微生物与牙周炎具有相关性。在 1996 年世界牙周病学研讨会上，与会专家一致认为 11 种微生物与牙周病的发生发展密切相关，是重要的牙周病致病微生物。其中，证据充分的致病微生物包括牙龈卟啉单胞菌（*Porphyromonas gingivalis*）、伴放线聚集杆菌（*A. actinomyce-temcomitans*）、福赛斯坦纳菌（*T. forsythia*）。中等证据的致病菌包括直肠弯曲杆菌（*Campylobacter recta*）、缠结真杆菌（*Eubacterium nodatum*）、具核梭杆菌（*Fusobacterium nucleatum.*）、中间普氏菌（*Prevotella intermedia.*）、变黑普氏菌（*Prevotella nigrescens.*）、微小微单胞菌（*Micromonas micro*）、中间链球菌（*Streptococcus intermedius*）和齿垢密螺旋体（*Treponema denticola*）。

下面介绍其生物学特性和临床意义。

牙龈卟啉单胞菌 曾称牙龈紫质单胞菌，是革兰阴性、球杆状、不解糖、能够产生黑色素的专性厌氧菌。生长条件严格，且需要特殊的生长因子，如氯化血红素、维生素 K_1 等。牙龈卟啉单胞菌在血琼脂平皿表面形成直径 1~2mm、光滑、凸起的黑色菌落。

在正常的口腔环境中，牙龈卟啉单胞菌的主要定植部位为龈沟，健康的牙周部位很少被检出，细菌也未显示明显的致病性。牙龈卟啉单胞菌在唾液及其他口腔部位偶可检测到，可能是唾液及龈沟液流动导致的细菌易位所致。然而，牙龈卟啉单胞菌是牙周病、

尤其是慢性牙周炎病变区或活动部位最主要的优势菌。牙龈卟啉单胞菌在牙周炎病变位点的检出率和检出量明显高于牙龈炎和牙周健康位点；且细菌数量在牙周炎活动位点明显增多；慢性牙周炎患者血清及龈沟液中可发现与该菌相应的特异性抗体水平升高；牙龈卟啉单胞菌的存在与牙周炎治疗后复发或病情继续加重密切相关。牙龈卟啉单胞菌的主要毒性成分包括内毒素、主要或次要菌毛、牙龈素、外膜囊泡、挥发性短链脂肪酸等。

福赛斯坦纳菌 曾称福赛斯拟杆菌。该菌最早从活动性重度牙周炎患者的口腔中分离获得。随后研究发现，福赛斯坦纳菌不属于拟杆菌属，而是一种新的细菌种属，因此更名为福赛斯坦纳菌。福赛斯坦纳菌为革兰阴性、无芽胞、无动力、不解糖、厌氧的梭形球杆菌；其培养条件非常严苛，需要海明、维生素 K、L-半胱氨酸和 N-乙酰胞壁酸的营养支持，培养 7~14 天方能形成小的菌落。

福赛斯坦纳菌常分离自牙周炎患者病变活动位点的龈下菌斑，在 BOP（+）的位点福赛斯坦纳菌的水平显著升高，且随着牙周袋深度的增加而数量明显增多。福赛斯坦纳菌常与牙龈卟啉单胞菌、齿垢密螺旋体等牙周致病菌共聚结合，通过共生关系有利于相互的定植和生存。福赛斯坦纳菌的主要毒性成分包括表面蛋白、脂蛋白、脂多糖等多种毒素和多种酶类。

伴放线放线杆菌 是革兰阴性、嗜二氧化碳、解糖、无动力、末端圆形的微需氧菌，菌体形态多为小杆状。根据生化反应，伴放线放线杆菌可分为 10 个生物

型；根据其表面抗原和热稳定性，可以分为a、b、c、d、e 5个血清亚型。

1976年首次报道伴放线聚集杆菌在牙周病患者，特别是局限性青少年牙周炎患者的病灶有较高的检出率和检出量。随后研究显示，在局限性侵袭性牙周炎患者中，检出率和检出量明显高于牙周健康个体及其他类型的牙周炎患者，特异性抗体水平明显升高，而正常个体及其他类型牙周炎患者的抗体水平相对较低。已公认伴放线聚集杆菌与侵袭性牙周炎关系密切。伴放线聚集杆菌的主要毒性成分包括脂多糖、白细胞毒素和细胞膨胀致死毒素等。

齿垢密螺旋体　属于口腔密螺旋体属，为具有细长螺旋结构、运动活泼的革兰阴性厌氧微生物。表面存在轴丝样的鞭毛结构，与细菌的螺旋形态和运动性密切相关。最早发现急性坏死溃疡性龈炎患者病灶部位活检组织中存在大量增生的螺旋体，随后研究显示，齿垢密螺旋体的分布和检出量在牙周健康者少见，而随着牙周炎症的加重显著增加；龈下齿垢密螺旋体的检出率与牙周探诊深度、探诊出血、牙周附着丧失等具有显著相关性，而牙周治疗可显著降低齿垢密螺旋体的数量。齿垢密螺旋体的存在可作为观察牙周炎严重程度或监测治疗效果的一项指标。齿垢密螺旋体的主要毒性成分包括外膜表面蛋白、糜蛋白酶样蛋白酶等。

(吴亚菲)

yázhōu wēishēngwù fùhétǐ

牙周微生物复合体（periodontal microbial complexes）　根据龈下菌斑中不同微生物的定植和分布状态、聚集特征及其与牙周病损的密切程度，将40余种常见的龈下微生物进行归类和整理，分为6个主要的复合体。分别以蓝、紫、绿、黄、橙、红色来表示。是1998年提出的牙周微生物学新概念。

复合体分类如下：①蓝色复合体（第六复合体）：主要为放线菌属。②紫色复合体（第五复合体）：包括溶齿放线菌（Actinomyces odontolyticus）和小韦荣菌（Veillonella parvula）。③绿色复合体（第四复合体）：包括二氧化碳噬纤维菌属（Capnocytophaga spp.）、简明弯曲菌（Campylobacter concisus）、齿蚀艾肯菌（Eikenella corrodens）和伴放线聚集杆菌（A. actinomycetemcomitans）。④黄色复合体（第三复合体）：由链球菌属组成，包括血链球菌（Streptococcus sanguis）、口腔链球菌（Streptococcus oralis）、轻链球菌（Streptococcus mitis）、格登链球菌（Streptococcus gordonii）等。黄色复合体在龈下牙菌斑生物膜形成初期较为重要，其功能主要涉及与宿主表面结构和配体相黏附，是早期定植的微生物群落。⑤橙色复合体（第二复合体）：包括具核梭杆菌属（Fusobacterium spp.）、普氏菌属（Prevotella spp.）、微小消化链球菌（Peptostreptococcus micros）、弯曲菌属（Campylobacter spp.）、优杆菌属（Eubacterium spp.）和星群链球菌（Streptococcus constellatus）。橙色复合体是与牙周炎紧密相关的核心群，这群微生物一方面可释放自身合成的小分子片段来"营养"菌斑中的其他微生物；同时还能通过细菌表面结构与早期定植的细菌以及后期定植的红色复合体相结合，因此被认为在龈下菌斑生物膜的成熟过程中发挥了"桥梁"作用。另有研究显示，橙色复合体微生物检出的种类和数量与牙周袋深度成正比。⑥红色复合体（第一复合体）：与牙周病发生发展最为密切的细菌群落，包括牙龈卟啉单胞菌（P. gingivalis）、福赛斯坦纳菌（T. forsythia）和齿垢密螺旋体（Treponema denticola）。红色复合体的细菌常聚集存在，并且分布于整个龈下菌斑生物膜中与牙周袋上皮相毗邻的结构松散的最外层。红色复合体细菌数量的增加常与牙周病相关临床指标的增加密切相关。研究数据显示，没有红色复合体定植的位点的牙周探诊深度值相对较小，而3种细菌均可检出的位点其探诊深度值最大。

牙周微生物复合体的变化常与牙周病的发生发展、治疗和转归密切相关，其在牙周病诊断和疗效检测方面具有重要意义。

(吴亚菲)

yázhōuyán gètǐ yìgǎnxìng

牙周炎个体易感性（individual susceptibility of periodontitis）　个体由遗传背景所决定的罹患牙周炎的可能性。易感性是指由遗传基础所决定的个体患某种疾病的可能性，个体或群体是否发生疾病并不完全由其基因型所决定，基因的表达同时受到环境致病因素的影响。普遍认为，基因背景和遗传因素是影响牙周病，特别是侵袭性牙周炎和重度牙周炎的重要牙周炎个体易感性因素。

牙周致病微生物是牙周病发生的始动因子，但仅有微生物的存在尚不足以引起疾病的发生，宿主对牙周致病菌的免疫反应，即宿主的易感性是另一个必要条件。易感的宿主以及某些能增加宿主易感性的危险因素是影响牙周病发生和发展、预后和转归的重要因素。总之，牙周炎是一种受多因素影响的发病原因复杂的疾病，致病微生物和个体易感性的存在是其必要条件。

基因单核苷酸多态性是牙周病学界研究基因背景与牙周病相关性的主要方向。可能与牙周病宿主易感性有关的候选基因主要分为细胞因子、人白细胞抗原、免疫受体、蛋白酶、结构分子等。

细胞因子 细胞因子网络的稳态在牙周炎组织破坏的过程中扮演重要角色。许多研究显示，白介素家族（如 IL-1α、IL-1β、IL-4、IL-6、IL-10 等）、肿瘤坏死因子、干扰素 γ 等细胞因子的特殊基因型与牙周炎的宿主易感性存在关联，宿主应对微生物感染的免疫反应中表现出细胞因子表达量的个体差异性，但结论仍有一定争议。相关细胞因子特殊基因型包括 IL-1A+4845/IL-1B+3953 双等位基因型、TNFα-238 和 TNFα-308、TGF-β-988、IL-10-592 A/C、IL-10-819C/T、IL-10-1082 G/A 基因型等。

人白细胞抗原 人白细胞抗原复合体是人类主要的组织相容性复合体，其作用为以组织相容性复合体产物提呈抗原肽进而激活 T 淋巴细胞，与 B 淋巴细胞的相互作用而促进产生高效的 IgG 抗体。HLA 在免疫反应中扮演着重要的角色。学者们研究发现许多 HLA DRB1 的等位基因多态性都与牙周炎相关。人白细胞抗原-DRB1+1501 和人白细胞抗原-DRB1+0503 等位基因可能与中国汉族人群重度慢性牙周炎的易感性相关。人白细胞抗原-A9 和 B15 基因多态性与侵袭性牙周炎相关，特殊等位基因的表达使侵袭性牙周炎发生的风险增加。

免疫受体 FCγ 受体是表达在淋巴细胞表面的一个受体家族，可与 IgG 抗体和免疫复合物结合，从而激活一系列免疫效应，包括吞噬及调理作用、抗体依赖的细胞毒性作用、释放炎症介质、提高抗体存在等。Toll 样受体是涉及先天性免疫的重要宿主细胞表面受体，是识别病原微生物共同、保守的非特异性结构。研究认为 FCγRIIA R/H131、FCγRIIIB、TLR4 Asp299Gly、TLR4 Thr399Ile 基因多态性与慢性和侵袭性牙周炎可能存在相关性。

其他 维生素 D 和雌激素是两种重要的骨代谢调节因子，分别与维生素 D 受体和雌激素受体结合，发挥调控骨代谢及骨密度的作用。研究显示编码这两种受体的基因多态性可能分别与侵袭性牙周炎和慢性牙周炎相关。维生素 D 受体基因与侵袭性牙周炎相关，具有 t 等位基因的女性个体更易发生侵袭性牙周炎。雌激素受体 XX ER-α 基因型的存在可能增加了女性发生慢性牙周炎的风险。

N 乙酰基转移酶 2 是人体内重要的 II 相代谢酶，可催化芳香胺类和杂环胺类物质的乙酰化过程，在一些致癌物质的灭活过程中非常重要。N 乙酰基转移酶 2 是烟草的主要代谢酶，研究发现，重度慢性牙周炎患者主要表现为慢乙酰化酶的表现型，这种表现型的出现与牙周炎相关联。

除基因背景之外，某些遗传性疾病也增加了牙周炎的易感性，如淋巴细胞或中性粒细胞的结构或功能异常、某些特异性酶或防御蛋白缺乏或功能缺陷、胶原合成或降解异常等，从而导致患者发生牙周组织形态异常、重度牙周炎或乳/恒牙早期松动脱落。相关疾病包括周期性或永久性白细胞减少症、白细胞黏附缺陷症、掌跖角化-牙周破坏综合征、遗传性牙龈纤维瘤病、先天性白细胞颗粒异常综合征、低磷酸酶血症、过氧化氢酶缺乏症等。

（吴亚菲）

yáshí

牙石（dental calculus） 附着于牙面或修复体表面的已钙化或正在钙化的菌斑及沉积物。又称牙结石。

分类 牙石根据沉积部位不同，可分为龈上牙石和龈下牙石。

龈上牙石 指位于龈缘的冠方，肉眼可以直接看到的牙石（图）。相对于龈下牙石而言，龈上牙石一般颜色较浅，呈灰黄色或黄白色，体积较大，尤其在唾液腺导管开口处相对应的牙面沉积更多；龈上牙石的质地较松软，附着也不如龈下牙石紧密。唾液中的钙、磷等矿物盐是龈上牙石中矿物质的主要来源，故龈上牙石又称唾液性牙石。

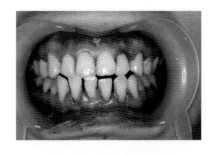

图　龈上牙石

龈下牙石 指位于龈缘的根方、肉眼不能看到，需要医生用牙科探针才能检查到的牙石。相对于龈上牙石而言，龈下牙石一般颜色较深，呈褐色或黑色，体积较小，质地较坚硬，与牙根表面的附着也较龈上牙石更牢固。龈下牙石在根面的分布较均匀，但一般以邻面较多。龈下牙石的矿物质成分主要来源于龈沟渗出液中的矿物盐，故龈下牙石又称血清性牙石。

形成与矿化　牙石的形成包括 3 个步骤，首先是获得性膜的形成，然后形成成熟的牙菌斑，牙菌斑在形成后的 1～14 天内开始矿化，以此为核心，逐渐有矿物质沉积，最终形成牙石。

成分与结构　牙石的主要成分为钙、磷等无机盐，占总含量的 70%～80%，其余为有机成分和水。其无机成分与骨、牙本质和牙骨质相似。牙石的无机盐成分多以结晶形式存在，主要为羟磷灰、磷酸盐的三斜晶系、八钙磷酸盐等。

致病作用　牙石与牙周病的发生关系密切。研究表明，牙石的量与牙周疾病成正相关。由于牙石的粗糙表面有利于菌斑附着，在牙石的表面常有大量的菌斑聚积，牙石本身又是矿化和正在矿化的菌斑，所以牙石和菌斑是密不可分的。牙石对牙周组织的危害主要来自于其中的菌斑成分，包括已矿化的和正在矿化的菌斑；其次，由于牙石的结构具有多孔性，也容易吸附大量的细菌毒素，刺激牙周组织；另外，由于牙石的存在，妨碍了口腔卫生措施的实施，促进了牙周疾病的发生。牙石本身对牙龈组织也有一定的机械性刺激，是牙周病发生的重要的局部促进因素。

（吴亚菲）

ruǎngòu

软垢（materia alba）　疏松地附着在牙面、修复体表面、牙石表面的软而黏的沉积物。又称白垢。软垢的附着不像菌斑那样紧密，它通常沉积在牙冠的颈 1/3 区域，或在牙邻面及错位牙不易清洁的区域，不需涂布菌斑显示液，肉眼便可直接观察到。

软垢由食物碎屑和细菌组成，多附着在牙颈部，呈白色、浅黄色或浅灰色（图），质软而易在刷牙、漱口时被去除。软垢常在菌斑表面形成，由死或活的微生物团块、脱落的上皮细胞、白细胞、唾液中的黏液素和涎蛋白、脂类及少量食物碎屑等混合物不规则地堆积而成，其中细菌在软垢的组成中比例较高，但明显低于在牙菌斑中的比例，活的细菌数量也较少。软垢较菌斑更容易清除，有力的漱口或用水冲洗即可去除软垢。

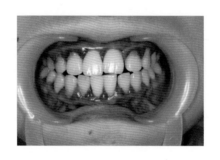

图　软垢

软垢是细菌生长的良好培养基，为细菌提供代谢所需的营养，会导致口腔异味且影响美观。软垢缺乏类似菌斑的规则结构，软垢内接触牙龈表面的细菌会引起牙龈或牙周炎症，一般较轻微。在软垢覆盖下的牙面常见龋损和脱矿，实际上是软垢下菌斑中的细菌起到主要作用。

软垢与牙菌斑已经不再严格区分，因其主要致病成分都是细菌及其产物。

（吴亚菲）

shíwùqiànsè

食物嵌塞（food impaction）　在咀嚼过程中，由于咬合力量及唇、颊、舌肌的运动导致食物在相邻两牙牙间隙内的楔入。食物嵌塞是导致和加重局部牙周组织炎症和破坏的常见原因之一。正常情况下，牙周组织健康，邻牙之间良好的接触关系及正常的牙形态可以防止食物嵌塞。嵌塞的食物对局部牙周组织造成刺激，同时有利于细菌的定植，除可引起牙周组织的炎症不适外，还能造成牙龈退缩、龈乳头炎、牙槽骨吸收、邻面龋、口腔异味等一系列问题。

分类及原因　根据食物嵌塞的方式不同，可将食物嵌塞分为以下 3 类。

垂直型嵌塞　受咬合力量的作用食物从咬合面方向嵌入牙间隙内。常见原因如下。①两邻牙之间失去正常的接触关系。邻面的龋齿破坏了正常的牙结构，造成两牙间正常的接触关系破坏，出现缝隙；充填体或者修复体未恢复正常的接触关系；牙因各种原因错位或扭转造成了牙之间失去正常的接触关系；缺失牙之后没有及时修复造成两侧邻牙向缺失牙间隙倾斜，使两侧多个牙之间的正常接触关系被破坏；过度松动的牙与邻牙接触不良，造成缝隙；倾斜的第三磨牙与邻牙间也是食物易嵌塞的部位。②来自对𬌗牙的异常咬合力或楔力将食物压向两牙之间。牙形态异常，某个牙尖过高或者位置异常，可将食物楔入对颌牙的牙间隙，这种牙尖称为充填式牙尖；不均匀的磨耗所形成的尖锐牙尖或边缘嵴可将食物压入对颌牙之间；不均匀的磨耗或牙的倾斜使相邻两牙边缘嵴高度不一致，咬合时可使食物嵌入两牙之间；上、下牙对咬时发生的水平分力可使牙间暂时出现缝隙。③食物外溢道消失。正常的牙接触区域周围有外展隙，𬌗面的沟裂延长至边缘嵴或颊舌面，形成食物溢出的通道，食物可顺此通道溢出而不会嵌入两牙之间。当食物溢出不畅时，就容易造成两牙之间的食物嵌塞。

水平型嵌塞 由于唇、颊和舌肌的运动将食物由水平向压入牙间隙。常见的原因是由于牙周组织病变造成两牙之间牙槽骨吸收，牙间龈乳头退缩，使牙间隙增大。

混合型嵌塞 有上述两种食物嵌塞的表现，临床上大多数中老年患者多为此型。

治疗 应先明确病因，有针对性地治疗。①因牙尖过锐及食物溢出道不佳造成的食物嵌塞可进行调磨，将牙尖打磨圆钝以减轻对食物的楔力，调整外展隙形态利于食物的排溢，防止食物嵌塞。包括重建或调整边缘嵴、重建食物溢出沟、恢复牙尖生理形态、加大外展隙等。②因两牙邻接区之间的缝隙引起食物嵌塞的患者，要根据具体情况选择相应的充填或修复方法，恢复正常的邻面接触关系。③错位或扭转的牙造成的食物嵌塞可根据具体情况选择拔牙、正畸等治疗，引起食物嵌塞的第三磨牙应在局部无急性炎症时拔除。④因全口多牙广泛的间隙或者牙列不齐造成的食物嵌塞多可选择正畸治疗。⑤牙缺失后应尽早进行修复治疗，以免两侧牙向缺隙倾斜或对颌牙向缺隙伸长增加治疗难度。⑥水平型食物嵌塞多涉及牙龈乳头的退缩，对其没有特别好的治疗方法，主要在于及时清除嵌塞的食物，保持邻间隙清洁，防止炎症。

（吴亚菲）

hé chuāng shāng
𬌗创伤（trauma of occlusion）
造成咀嚼系统各组织（包括神经、肌肉、关节及牙周组织）的病理性损害或适应性变化的不正常咬合关系或过大的咬合力。又称咬合创伤。这里是指对牙周组织的损害。造成牙周创伤的咬合关系称为创伤𬌗，如咬合时牙的过早接触、过高的修复体、牙尖干扰、夜磨牙等。𬌗力是进食时咀嚼肌群收缩而产生的力，正常情况下的𬌗力对牙周组织是一种功能性刺激，对于保持牙周组织的正常代谢和结构状态是必要的；而异常的𬌗力则会造成牙周组织的病理性损伤。

分类 从咬合力量与牙周组织两方面考虑，𬌗创伤主要分为3种类型：①原发性𬌗创伤：异常的咬合力作用于健康的牙周组织，即牙周组织正常，但咬合力量过大或咬合力量方向异常，超过了正常牙周组织所能承受的负荷。②继发性𬌗创伤：咬合力作用于病变的牙周组织，或虽经过治疗但支持组织已减少的牙。由于牙周炎等原因，使牙周组织本身支持力不足，不能胜任正常或过大的咬合力，使牙周组织进一步损伤。③原发性和继发性𬌗创伤并存：在临床上，牙周炎患者常常两者并存，难以区别是原发或继发性的𬌗创伤。

临床指征 包括持续性咬合不适、牙松动（多根牙可能不明显）、移位、咬合时牙震颤；X线片见牙颈部的牙周膜间隙增宽，硬骨板模糊或消失，牙槽骨可出现垂直型吸收，而受牵拉侧可显示硬骨板增厚。一般来讲，𬌗创伤并无特异性表现。牙松动程度往往与骨吸收程度、牙周探诊深度不成比例，特别是单根牙。较多学者认为牙松动度持续增加及咬合时检查出牙震颤为相对可靠且常见的临床指征。

与牙周炎的关系 𬌗创伤本身一般不引起正常的牙周组织的破坏，也不会造成牙周袋的形成，不会使牙龈炎发展成为牙周炎。有学者认为牙周炎症状态下𬌗创伤的存在可能会加速和加重牙周组织的破坏，故应加以控制。但是𬌗创伤与牙周炎并非是一种简单的关系，临床上需要综合考虑，关于𬌗创伤对牙周组织作用的认识如下：①单纯、短暂的𬌗创伤不会造成牙周袋的形成，也不会引起或加重牙龈的炎症。②𬌗创伤会增加牙的动度，但动度增加并不一定是诊断𬌗创伤的唯一指征。③当长期的𬌗创伤伴随严重的牙周炎或明显的局部刺激因素时，会加重牙周袋的形成和牙槽骨吸收，具体机制尚不清楚。④自限性的牙松动在没有牙龈炎症的情况下不造成牙周组织破坏。

治疗 通过多种手段建立平衡的功能性咬合关系，有利于牙周组织的修复和健康，也是牙周炎治疗的重要手段之一。常用的方法包括选磨法、牙体及牙列修复、正颌外科手术、咬合板、正畸治疗和牙周夹板等。①选磨法是采用砂石轮等磨改牙外形以消除创伤性𬌗的方法，又称牙冠成形术。在准确定位后，磨改以消除早接触点与𬌗干扰为主，对于不均匀或过度磨损牙也可进行磨改，以恢复平衡的咬合关系和牙的生理外形。②通过修复缺失牙，使𬌗力较均匀地分散于各个牙，减轻牙周组织的负荷。③还可通过正畸治疗，使牙列排齐、调整咬合，消除创伤性𬌗，有利于牙周组织的修复与健康。④松动牙固定也是𬌗创伤治疗的方法之一，松动牙固定后可形成新的咀嚼单位，以分散𬌗力，使牙周组织得到生理性休息，有利于愈合。

（吴亚菲）

牙龈炎症 yáyín yánzhèng

牙龈炎症（gingival inflammation）发生于最表层牙周组织即牙龈部分的炎症。是牙周病最早和主要症状之一。

发生机制 牙龈是直接暴露于口腔中的表层牙周组织，它覆盖于牙颈部和牙槽嵴表面，移行于口腔黏膜，可分为游离龈、附着龈和龈乳头3部分。当牙龈受到牙颈部和龈沟内的牙菌斑微生物及其产物长期刺激作用后，引起机体的炎症和免疫反应，就会导致牙龈炎的发生。从健康牙龈到牙周炎的牙龈炎症发展过程可分为初期病损、早期病损、确立期病损、晚期病损4个阶段，但这4个阶段之间并无明显界限，而是移行过程。①初期病损：牙龈炎症的起始。组织学可见牙龈血管丛的扩张，随后，在菌斑微生物和宿主细胞产生和分泌的趋化物质作用下，少量白细胞穿过结缔组织到达结合上皮和龈沟区积聚。②早期病损：龈炎的初期阶段。组织学可见炎症细胞浸润达到结缔组织体积约15%，病损内成纤维细胞有退行性变，可见较多的白细胞浸润。此期病损在临床上已有所表现，如牙龈发红、水肿等。③确立期病损：龈炎程度已加重。随着时间推移，组织和龈沟内的液体渗出和白细胞移出增加，临床表现更为明显，常有牙龈出血等。④晚期病损：也称牙周破坏期，随着炎症的扩展，除牙龈肿胀加重外，炎症细胞浸润向深部和根方的结缔组织延伸，沟内上皮发生糜烂并开始向根方增生，可演变为牙周袋和附着丧失，X线片可见牙槽骨的吸收。

临床表现 主要表现为牙龈颜色、外形、质地的改变，并有牙龈出血、探诊深度增加、龈沟液量增加等。

外观 由于牙龈组织内血管增生、充血，牙龈色泽加深，随着炎症加重，充血、水肿范围可涉及游离龈、龈乳头和附着龈全部，并且呈深红或暗红色。牙龈组织外形发生肿胀，龈缘变得肥厚，牙龈乳头圆钝，附着龈上的点彩消失；晚期牙龈可呈球状增生，覆盖部分甚至全部牙面，严重增生的牙龈还可将牙挤压移位。炎症早期的牙龈松软、脆弱，压之可有轻度凹陷，而当慢性炎症长时间持续时，因牙龈上皮和胶原纤维增生呈坚韧的实质性肥大。

探查 牙龈有炎症时，轻探龈沟即有出血，这是牙周炎症表现的临床标志之一，也是牙周病患者最常见的主诉症状之一，程度重时还可自发性出血。由于牙龈肿胀和增生，龈沟深度可超过3mm。晚期如结合上皮冠方与牙面分离则可形成牙周袋。因炎性渗出增多，龈沟液量会增加，如果龈沟内壁存在化脓性炎症，有些患者会出现龈沟溢脓现象，加重时甚至出现牙周脓肿。

若炎症仅局限于牙龈组织，则称为牙龈炎，若炎症扩延到深部牙周组织如牙周膜、牙槽骨和牙骨质的损伤，则发展为牙周炎。

诊断与鉴别诊断 龈缘附近可见牙面堆积有明显的菌斑、牙石和存在其他局部刺激因素等，患者有牙龈出血、牙龈痒胀不适、口腔异味等自觉症状，即可进行诊断，并结合病史和特殊检查进行分类。

临床上需要考虑对可能存在的系统性疾病进行鉴别，如血液病、获得性免疫缺陷综合征、药物性牙龈肥大、病毒感染等。

处理原则 针对不同病因和牙龈形态改变的程度而选择机械性治疗、化学性治疗、手术治疗、维护治疗等不同干预方法；更关键的是指导并督促患者树立良好的口腔健康意识和自我菌斑控制习惯，并定期复查和牙周维护。

（王勤涛）

牙周袋 yázhōudài

牙周袋（periodontal pocket）龈沟病理性加深后在牙根与牙龈之间形成的开口于冠方的盲袋。它是由牙周组织炎症引起牙周膜胶原纤维破坏和结合上皮根向增生所致，是牙周炎最重要的病理改变之一和临床特征。

发生机制 炎症牙龈的结合上皮根方结缔组织中有较多的炎症细胞及渗出，中性粒细胞、巨噬细胞及成纤维细胞所释放的溶酶体酶和胶原酶等，及细菌所产生的胶原酶和透明质酸酶等，均可使龈沟底附近结缔组织中的胶原纤维变性和基质溶解破坏，使结合上皮向根方增生，并出现钉突，伴有大量中性粒细胞侵入结合上皮，影响上皮细胞的连接和营养，靠近冠方的结合上皮即从牙面剥离，使龈沟底移向根方而形成牙周袋。随着牙周袋的加深和牙龈炎症肿胀的加剧，更有利于牙菌斑的堆积和滞留，加重炎症，使牙周袋进一步加深，形成一个进行性破坏的恶性循环。

病理 牙周袋底部为结合上皮冠方，内壁为牙根面，外壁为有上皮衬里的软组织壁，其间有袋内容物。①根面壁：暴露于牙周袋内的牙根面，未经治疗的根面上常有龈下牙石沉积，其上覆有龈下菌斑，使感染滞留，且龈下牙石下方的根面牙骨质可发生结构、化学性质等改变。②软组织壁：表层的袋上皮构成细菌生物膜和结缔组织间的唯一结构屏障；炎症状态下袋内壁上皮显著增生，上皮钉突呈网状突起伸入结缔组织内并向根方延伸，伴有白细胞密集浸润，上皮细胞发生空泡性变，持续退行性变和坏死后易导致袋内壁糜烂或溃疡，使细菌易于进入结缔组织和血管。细菌最初侵入表浅上皮的细胞间隙，并可进入上皮较深处积聚在基底膜上，有些细菌还可穿过基底膜侵入上皮下方的结缔组织，使之发生水肿及退行性变，浆细胞和淋巴细胞密集浸润，血管扩张、充血，进而导致循环阻滞。浸润的白细胞坏死后可形成脓液。

临床表现　牙周袋内容物成分复杂，含有菌斑、软垢、龈沟液、食物残渣、唾液黏蛋白、脱落上皮和白细胞等，具有较大的毒性。白细胞坏死分解后可形成脓液。袋壁软组织可受根面龈下牙石的机械刺激和炎性反应的多重影响，引起袋内出血。因为牙周袋是无法肉眼直视的，需通过牙周探诊来进行牙周袋的检查和测量。牙周探诊是牙周炎诊断中最重要的检查方法，检查中得到的龈缘到袋底的距离，即为探诊深度，需用有计量刻度的牙周探针进行检查。为了反映牙周袋在牙面的位置和形态，牙周探针应沿着牙长轴在各个面进行探查，一般分别在牙的颊（唇）舌（腭）面之远中、中央、近中分别测量，每个牙记录这 6 个点的探诊深度，可以较全面地反映牙周袋的分布及严重程度。

根据牙周袋形态以及袋底位置与相邻组织的关系，可分为骨上袋和骨下袋两类。骨上袋是牙周支持组织发生破坏后所形成的真性牙周袋，袋底位于釉牙骨质界的根方、牙槽骨嵴的冠方，牙槽骨一般呈水平型吸收。骨下袋的袋底位于牙槽嵴顶的根方，袋壁软组织位于牙根面和牙槽骨之间，牙槽骨构成了牙周袋壁的一部分（图）。根据其累及牙面的情况分为 3 种类型：单面袋、复合袋、复杂袋。单面袋指仅累及一个牙面；复合袋指累及两个以上的牙面；复杂袋是一种螺旋形袋，起源于一个牙面，但扭曲回旋于一个以上的牙面或根分叉区。

牙周袋内的细菌及内毒素均可进入牙骨质，甚至深达牙骨质牙本质界，可对牙周膜和牙龈成纤维细胞产生细胞毒性作用，而不利于纤维与根面的新附着。由于菌斑内细菌产酸以及蛋白溶解使沙比（Sharpey）纤维破坏，袋内根面的牙骨质钙、磷含量降低，导致牙骨质表面脱矿、软化，易发生根面龋。在探诊或刮治时，软化的牙骨质易被刮除，而引起根面敏感；当牙龈退缩、牙根暴露于口腔时更为明显。同时，暴露于口腔中脱矿的牙根面也可发生唾液源性的再矿化。

鉴别诊断　牙龈炎时，龈缘位置因牙龈的肿胀和增生向牙冠方向移动，此时结合上皮的位置并未向根方迁移，这时的龈沟加深称为龈袋，也称为假性牙周袋。牙周炎时，龈沟底部的结合上皮向根方增生，其冠方与牙面分离，形成真性牙周袋。是否形成真性牙周袋是区别牙龈炎和牙周炎的最重要临床特征之一。

治疗　经积极的基础性牙周治疗如洁治、刮治、局部药物应用、咬合调整等处理后，因为牙龈炎性水肿减轻或消退，牙周胶原纤维与牙根面之间重新紧密附着，结合上皮附着重新建立，临床探诊牙周袋深度多会降低。如果复诊时经评估后仍有深牙周袋时，也可考虑用牙周手术的办法更彻底地消除深部感染和炎症，并纠正解剖形态，促进牙周组织的修复和再生。应强调的是，定期维护治疗非常必要，一旦放松维护治疗，则牙周袋可能长期存在或又复发形成。

（王勤涛）

yácáogǔ xīshōu

牙槽骨吸收（alveolar bone resorption）　炎症或创伤等原因导致牙槽骨成分丧失后所表现出的牙槽骨高度和密度降低的体征。是牙周炎的主要病理变化之一，也是导致牙周支持组织丧失、牙逐渐松动、最终脱落或被拔除的主要原因。

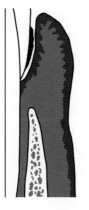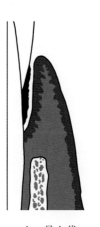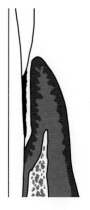

a　龈袋（假牙周袋）　　　b　骨上袋　　　c　骨下袋

图　牙周袋分类示意

发生机制 牙槽骨是人体骨骼系统中代谢和改建最活跃的部分，在生理情况下，牙槽骨的吸收与新生是平衡的，牙槽骨高度与密度保持不变，当骨吸收增加或骨新生减少或二者并存时，即发生骨丧失，表现为牙槽骨高度与密度降低。牙周炎时牙槽骨吸收主要是由局部因素引起，全身因素也参与其中。菌斑中细菌释放脂多糖和其他产物到龈沟，刺激局部的免疫细胞及成骨细胞释放炎症介质，激活的巨噬细胞和成纤维细胞分泌细胞因子（如IL-1β、TNFα、IL-6、PGE2等），诱导大量的破骨细胞形成并进而造成牙槽骨吸收，使骨小梁变细，骨髓腔增大。在距炎症中心较远处，即病变缓和处，可有牙槽骨的修复性再生，在被吸收的骨小梁另一侧，也可见有类骨质和新骨的沉积。在牙周炎过程中，骨吸收和修复性再生常在不同时期、不同部位出现，新骨的形成可部分缓解牙槽骨的丧失速度。另外，牙周炎时常伴有𬌗创伤，在受压迫侧的牙槽骨发生吸收，在受牵引侧可发生骨质新生，炎症和创伤可单独作用，也可联合作用，进而决定骨吸收的程度和类型。

检查方法 牙槽骨吸收的检查方式包括根尖平行投照片、曲面体层片、锥形束CT等。

类型和方式 水平型吸收是最常见的牙槽骨吸收方式，X线片影像学表现为牙槽间隔、唇颊侧或舌腭侧牙槽骨从嵴顶往根尖方向呈横向的高度减低，即水平型吸收，吸收程度比较均匀一致，形成骨上袋。垂直型吸收也称角形吸收，表现为局部牙槽骨或牙槽间隔的一侧，沿牙体长轴自冠方斜向根端吸收，与牙根面之间形成一定角度的骨缺损（图）。弧形吸收是同一牙的近远中均有垂直吸收，并可能相连续。垂直型吸收大多形成骨下袋，即牙周袋底位于骨嵴的根方。

骨下袋根据骨质破坏后剩余的骨壁数目，可分为以下几种：一壁骨袋系牙槽骨破坏严重，仅存一侧骨壁；二壁骨袋由剩余的2个骨壁构成；三壁骨袋的一个壁是牙根面，其他3个壁均为骨质，即颊、舌、邻面皆有骨壁；四壁骨袋指牙根四周均为垂直型吸收所形成的骨下袋，牙根孤立地位于骨下袋中央；混合壁袋表明牙根周围同时存在垂直型吸收和水平型吸收两种方式，使各个骨壁的高度不同。

凹坑状吸收指牙槽间隔的骨嵴顶吸收，其中央与龈谷相应部分破坏迅速，而颊舌侧骨质仍保留，形成弹坑状或火山口状缺损。

其他形式的骨吸收形态：由于各部位牙槽骨吸收不均匀，可使原来整齐而呈薄刃状的骨缘参差不齐。正常情况下牙间隔骨嵴较高，而颊舌面骨嵴较低，呈波浪形，而当牙间隔骨嵴破坏下凹，而颊舌面骨嵴未吸收或吸收较少时，骨嵴则呈反波浪形的缺损。

由于外生骨疣或扶壁骨形成、适应性修复等而使唇、颊面的骨增生，其外侧牙槽嵴可明显增厚成各种骨架状。

唇颊侧骨壁较薄时，当伴有咬合创伤时，常易发生自牙槽嵴顶向根方的"V"形骨裂；如仅在根方中下部局限性骨缺损而暴露根面，则为骨开窗。

程度 牙槽骨吸收的方式和程度，可通过X线片来观察。正常情况下，牙槽嵴顶到釉牙骨质界的距离一般为1~2mm，若超过2mm则可视为有牙槽骨吸收。牙槽骨吸收的程度一般可按吸收区占牙根长度的比例来描述，通常分为3度：Ⅰ度指牙槽骨吸收在牙根的颈1/3以内；Ⅱ度指牙槽骨吸收超过根长1/3，但在根长2/3以内，或吸收达根长的1/2；Ⅲ度指牙槽骨吸收已超过根长2/3以上。

需要注意的是，牙周炎时，同一颗牙的不同部位和牙面，不同形式和不同程度的牙槽骨吸收可以并存。

处理原则 首要的是尽早尽快控制牙周炎症，以停止牙槽骨吸收的继续进展；在此基础上再考虑对已经形成的骨缺损进行修复性治疗。因为牙槽骨吸收均在深部，所以对其治疗以手术为主，

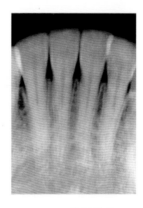
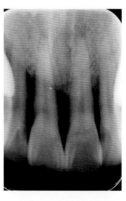
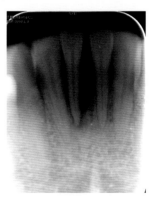

a 正常牙槽骨　　　b 水平型吸收　　　c 垂直型吸收

图 牙槽骨吸收类型

包括骨成形、骨移植及骨组织再生术等。

（王勤涛）

yásōngdòng yíwèi

牙松动移位（tooth migration）

牙活动程度超过了生理动度范围，继而发生位置改变的体征。是牙周炎的重要临床表现之一。

原因 ①牙槽骨吸收：是牙松动移位最主要的原因。牙槽骨吸收最常见于牙周病的炎症性破坏，当牙周炎使牙槽骨吸收、支持组织减少后，牙很容易受各种力的影响发生松动；一般在牙槽骨吸收达到根长的 1/2 以上时，特别是牙各个面的牙槽骨均有吸收时，将导致冠根比例失调，使牙松动度逐渐增大。②𬌗创伤：包括夜磨牙、紧咬牙、早接触、𬌗干扰、过高的修复体及正畸力过大等。如果没有明显的牙周炎症，消除𬌗创伤后，牙动度多可逐渐减轻或恢复正常。如果有明显的牙周炎症且同时伴有𬌗创伤时，牙松动明显加重并且恢复困难。当松动没有及时得到治疗和纠正时，患牙会因为受力不均衡而发生倾斜甚至移位。甚至病理性增生的肉芽组织也会推移患牙。正常的接触区、良好的牙形态及牙尖斜度、牙列的完整性、𬌗力与唇颊舌肌力的平衡等都是保持牙正常位置的重要因素。若有上述因素的异常，如继发性𬌗创伤时，牙随力的作用方向发生移位，前牙易受舌肌的力量推动向唇侧移位。病理性移位好发于前牙，也可发生于后牙。侵袭性牙周炎患者常在患病早期即可发生上下前牙的唇向移位，出现较大的牙间隙，称为扇形移位。③牙周膜的急性炎症如急性根尖周炎或牙周脓肿等时，可能有患牙明显松动，这是由于牙周膜充血水肿及渗出所致。牙周翻瓣手术后，由于手术的创伤及部分骨质的去除，组织水肿，牙可有暂时性动度增加。④女性激素水平的变化：妊娠期、月经期及长期口服激素类避孕药的妇女可能短期牙动度增加。

发生机制 牙在牙弓中的稳定位置有赖于足够高度的牙周支持组织及其健康程度。正常情况下由于牙周膜的存在，牙具有一定的微小生理性动度，主要是水平方向，也有极微小的轴向动度，这种动度均不超过 0.02mm，临床上是难以察觉的。在病理情况下，当牙松动超过生理范围时，则称为牙松动；晚期还可出现牙病理性移位。引起牙病理性松动和移位的主要因素有两点：一方面是牙周支持组织的破坏，另一方面是咬合力量的改变。

分度 检查牙松动度时，前牙用牙科镊夹持切缘，做唇舌方向摇动；后牙则闭合镊喙，用镊子尖端抵住𬌗面窝，向颊舌方向或近远中方向摇动。

牙松动的分度有 2 种方法。①评估牙松动的幅度：Ⅰ度指松动超过生理动度，但幅度在 1mm 以内；Ⅱ度指松动幅度在 1～2mm；Ⅲ度指松动幅度在 2mm 以上。②根据松动方向确定松动度：Ⅰ度指仅有颊（唇）舌方向松动；Ⅱ度指颊（唇）舌方向和近远中方向均有松动；Ⅲ度指颊（唇）舌方向、近远中方向和垂直方向均有松动。

一般来说，单根牙比多根牙容易松动，牙根短小或锥形根者比粗而长的牙容易松动。

处理原则 对于𬌗创伤引起的松动，当纠正创伤因素后患牙多能逐渐自行恢复稳固。对于炎症为主引起的松动，则在积极的基础性治疗和手术治疗控制或消除炎症后，多数患牙也能逐渐恢复稳固。对于因为骨吸收过多、松动较大的患牙，可考虑用不同的夹板或联冠修复方式来进行暂时或永久性固定治疗，恢复咀嚼功能。对于已经发生病理性移位的患牙，则需要通过正畸治疗的方式来纠正咬合关系。

（王勤涛）

yáyínbìng

牙龈病（gingival diseases）

在多种因素作用下牙龈组织发生多种病变的疾病。是牙周病中病变仅限于牙龈组织的一组疾病，包括发生在牙龈组织的炎症或非炎症性病理变化及全身疾病在牙龈的表现。

病因 牙龈在口腔的解剖位置和其所处的环境特点决定了牙龈病的致病因素众多，不同因素引起不同的牙龈病，有的则是多因素协同致病。牙龈病的致病因素可分为两大类，即非机体因素和机体因素。来自口腔内外环境的非机体因素：①牙菌斑：靠近龈缘的菌斑对牙龈的刺激，是导致牙龈炎症的主要原因，如菌斑性牙龈病。牙菌斑也是其他因素引发牙龈病的基础原因和始发因素。②非菌斑性的微生物感染：如特殊细菌引起的牙龈病、真菌性牙龈病、病毒性牙龈病。③理化因素：如牙龈创伤性病损等。机体因素：①生理状态：如激素变化导致的青春期龈炎。②营养不良：如维生素 C 缺乏性龈炎。③药物影响：如药物性牙龈肥大。④遗传因素：如遗传性牙龈纤维瘤病。⑤疾病作用：如伴白血病的龈炎。

分类 牙龈病依据有无牙菌斑的作用分为两大类：菌斑性牙龈病和非菌斑性牙龈病变。每类又因病因不同而包括多种疾病（表）。

临床表现 由菌斑引起的慢性龈炎是牙龈病最常见的形式，临床表现主要是牙龈红肿，刷牙时牙龈出血。其他牙龈病主要表现：①伴白血病的龈炎：口腔卫生状况尚好，有不明原因的牙龈出血，伴有牙龈苍白肿胀、溃疡、淤点或红斑。②维生素C缺乏性龈炎：表现为牙龈紫红色肿大、质松软、易出血，在口腔黏膜和皮肤表面可见淤点、淤斑。③药物性牙龈肥大：牙龈增生肥大，不同程度地覆盖牙面甚至全部牙冠，增生牙龈与正常牙龈界限清楚，有服药史。④淋菌性口炎：患者有泌尿生殖系统感染表现，牙龈及舌、腭、咽等部位发生糜烂或浅表溃疡。⑤口腔结核性溃疡：在牙龈表现为慢性深层溃疡，患者有结核病史。⑥急性疱疹性龈口炎：由Ⅰ型单纯疱疹病毒感染所致，以儿童多见，口腔表现包括牙龈在内的口腔黏膜出现成簇的水疱，水疱破溃后形成周围有红晕的浅表溃疡和大面积糜烂，表面覆黄色假膜，可有全身不适、发热。⑦念珠菌性口炎：由真菌感染所致，以慢性红斑型多见，又称义齿性口炎，表现为义齿承托区红斑或黄白色条索状或斑点状假膜。⑧梅毒性口炎：由苍白螺旋体感染所致，在不同疾病期，于牙龈及颊、舌等处口腔黏膜可出现溃疡，表面覆假膜或圆形、卵圆形梅毒黏膜斑。⑨遗传性牙龈纤维瘤病：牙龈广泛增生覆盖部分牙面或整个牙冠，多有家族史。⑩全身疾病引起的牙龈病损：不同疾病可以有着相同的牙龈病损，通常表现为肿胀、斑、丘疹、溃疡、糜烂、假膜、出血等。

不同牙龈病病程长短不一，危害各不相同，疗效预后也不尽一致。全面认识牙龈病有助于正确诊断和防治牙龈病。牙龈病依据致病情况、临床表现结合全身状况来加以诊断。对不同牙龈病需进行专业的对症对因治疗。良好的个人口腔卫生和定期的专业口腔护理以及积极治疗全身疾病、保持机体健康，对牙龈病的预防和辅助治疗有重要作用。

（李成章）

mànxìng yínyán

慢性龈炎（chronic gingivitis）由菌斑引起的局限于牙龈的慢性感染性疾病。又称边缘性龈炎或单纯性龈炎。患病率高，可见于任何年龄，几乎每个人在一生中的某个时段都可发生慢性龈炎，但以儿童和青少年多见。

病因与发病机制 牙颈部及龈沟内的牙菌斑刺激是引起慢性龈炎的直接原因。此时菌斑微生物不同于口腔正常菌群，球/杆菌比例发生改变，革兰阴性杆菌明显增多，菌斑微生物及其产物作用于牙龈，导致牙龈的慢性、非

表 牙龈病分类

分类		常见代表牙龈病
菌斑性牙龈病		
仅与菌斑相关*	慢性龈炎	
菌斑合并机体因素	与性激素有关	青春期牙龈炎
		月经周期龈炎
		妊娠期龈炎
		妊娠期龈瘤
	与全身疾病有关	伴糖尿病的龈炎
		伴白血病的龈炎
	与营养不良有关	维生素C缺乏性龈炎
	与药物有关	药物性牙龈肥大
		口服避孕药相关的龈炎
非菌斑性牙龈病变		
感染性牙龈病	特殊细菌感染	淋菌性口炎
		口腔结核性溃疡
	病毒感染	急性疱疹性龈口炎
	真菌感染	念珠菌性口炎
	其他微生物感染	梅毒性口炎
遗传性牙龈病损		遗传性牙龈纤维瘤病
全身疾病引起的牙龈病损		口腔扁平苔藓
		良性黏膜类天疱疮
		寻常型天疱疮
		多形性红斑
		红斑狼疮
创伤性病损		创伤性溃疡
		牙龈灼伤或创伤
变态反应	牙科材料引发变态反应	
异物反应		
原因不明的病损		

注：*可以伴有或不伴有其他局部促进因素存在

特异性炎症反应。局部牙石、食物嵌塞、龋损、不良修复体、不良充填体、牙错位拥挤等致菌斑滞留因素，口呼吸等不良习惯，是牙龈炎症的促进因素。

临床表现 病理表现涉及牙龈肿大和纤维化，不涉及深部的牙周膜和其他牙周组织。肿大的炎症以游离龈和龈乳头红肿，刷牙时出血为特征；纤维化以牙龈肿胀增生为主。主要为刷牙或咬硬物时牙龈出血，可有龈沟溢脓，偶有牙龈局部痒、胀等不适感或有口腔异味。以红肿出血为主的牙龈炎症，表现为牙龈颜色、形态、质地的改变及探诊龈沟深度增加和牙龈出血（图）。牙龈颜色可呈鲜红或暗红色，表面光亮；形态上龈缘变厚，龈乳头圆钝肥大，不再紧贴牙面，表面点彩消失；质地变得松软脆弱，缺乏弹性。上述病变一般局限于游离龈和龈乳头，以前牙为重，严重时可波及附着龈。临床探诊龈沟可加深达 3mm 或更多，但结合上皮附着（即龈沟底）位于釉牙骨质界的冠方，称假性牙周袋。探针轻触即出血但易止血。以纤维化为主的慢性龈炎，早期表现为牙龈肿大，病程较长后龈缘和龈乳头增生呈实质性增生肥大，质地较硬且有弹性，色泽变浅，出血减轻，曾被称增生性龈炎。

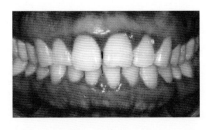

图 慢性龈炎
注：龈缘附近牙面可见菌斑，游离龈红肿光亮，龈缘变厚，龈乳头圆钝肥大

诊断 依据牙龈红肿，探诊出血，龈缘附近牙面有菌斑、牙石等刺激物，无临床附着丧失，影像学无牙槽骨吸收可诊断。

鉴别诊断 ①早期的牙周炎：牙周炎有临床附着丧失和牙槽骨吸收影像。②伴白血病的龈炎：询问病史，观察出血特征，血液病患者出血倾向明显，有自发性出血，不易止血，牙龈多苍白肿胀伴溃疡、淤点或红斑，而慢性龈炎很少有自发性出血，受刺激出血后一般能正常自行止血，实验室血液学检查有助于鉴别诊断。③药物性牙龈增生：药物性牙龈增生质地坚韧，除唇颊侧外，同时涉及舌腭侧牙龈，在增生与正常组织间界限清楚，有服药史。而以增生反应为主要表现的慢性龈炎牙龈肥大程度较轻，好发于前牙唇侧和龈乳头，有明显炎症和局部刺激因素存在，无服药史。

治疗 ①首要原则是去除病因。通过洁治术彻底去除牙菌斑和牙石，去除其他致菌斑滞留及刺激因素。②酌情考虑配合局部用药。③对有全身性或环境性危险因素者，考虑采取针对性的措施，如治疗全身疾病、减轻精神压力、控烟等。④对牙龈炎症消退后牙龈形态不能恢复正常，影响健康、美观者，可行牙龈成形术恢复牙龈生理外形。⑤治疗后需定期复查和维护，保持疗效，防止复发。

预后 慢性龈炎是一种可复性疾病，及时适当的治疗可以治愈，牙龈的颜色、形态、质地及功能可完全恢复正常。尽管疗效理想，但维护不力，容易复发。若忽略治疗或治疗不当，可能会发展成为牙周炎。

预防 普及口腔卫生与口腔健康知识，学会正确的刷牙及牙线使用方法并坚持有效地实施以控制菌斑，是自我预防的最好方式，结合定期进行口腔检查和专业牙周护理，尤其在萌牙期、替牙期、正畸过程中的自我护理和专业护理，能有效预防牙龈炎。

（李成章）

qīngchūnqī yínyán

青春期龈炎（puberty gingivitis） 发生于青春期受内分泌因素影响的菌斑感染性牙龈炎性疾病。多以前牙唇侧牙龈红肿和龈乳头球状突起为临床特征，其炎症程度超过局部刺激的程度。

病因与发病机制 牙菌斑对牙龈的刺激是引起青春期龈炎的基础原因。青春期时，体内激素水平增高，使得牙龈对菌斑等局部刺激的反应性增强，炎症易感性增加，以致牙龈组织对微量的局部刺激物也会产生明显的炎症反应，或使原有的慢性龈炎加重，故而表现出炎症程度超过局部菌斑的刺激量，是青春期龈炎的促发因素。菌斑滞留因素或不利口腔清洁的因素如牙排列不齐、口呼吸、戴正畸矫治器、不注意刷牙等，都是引起青春期龈炎的局部促进因素。

临床表现 青春期患者，口腔卫生情况尚可或较差；牙龈肿胀明显，龈沟加深形成龈袋（假性牙周袋）；牙龈颜色暗红或鲜红，好发于前牙唇侧的边缘龈和龈乳头，龈乳头常呈球状突起，光亮、质软；刷牙或轻刺激易出血，可有口腔异味；但无附着丧失，无牙槽骨吸收（图）。

诊断 处于青春期的患者，牙龈红肿、刷牙时易出血，其炎症的程度超过局部菌斑的刺激程度（也有口腔卫生较差者），无附着丧失，无牙槽骨吸收即可确诊。

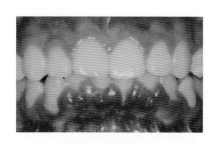

图 青春期龈炎

注：患者15岁。上前牙牙龈红肿，下前牙牙龈明显肿胀，龈乳头呈球状突起、光亮，炎症程度超过了局部菌斑的刺激量

治疗 彻底去除菌斑刺激物并行口腔卫生指导，必要时可配合局部药物辅助治疗。对于治疗后长期牙龈肥大增生，牙龈形态不佳，不利菌斑控制者，可酌情采取牙龈切除术。治疗后需做好维护防止复发。

预防 针对青少年进行口腔卫生和口腔健康知识普及，学会自我控制菌斑的方法，养成良好的口腔卫生习惯，减轻或消除局部促进因素，定期口腔专业护理，有利减少疾病的发生。

预后 青春期过后，病情有自然的缓解，炎症有所减轻，但原有炎症不会自然消退。适当治疗，多数可以消除炎症，恢复健康。治疗后若不注意维护，容易复发，故恢复后仍然需要定期复查，以防复发。若忽略治疗或治疗不当，有可能发展成为牙周炎。

(李成章)

rènshēnqī yínyán

妊娠期龈炎（pregnancy gingivitis） 妊娠期妇女受性激素影响发生的菌斑感染性牙龈炎性疾病。临床特点是高水平的孕激素（黄体酮）促发妊娠妇女的牙龈炎症或使原有的牙龈炎症加重，妊娠妇女牙龈红肿，触之易出血或在龈乳头形成瘤样肿大，称为妊娠期龈瘤，又称孕瘤。此瘤非真性

肿瘤，而是一种炎性血管性肉芽肿，因瘤体表现与化脓性肉芽肿十分相似，也称妊娠期化脓性肉芽肿。

病因与发病机制 牙菌斑对牙龈的刺激是引起妊娠期龈炎的直接病因。妊娠期时，菌斑组成有所改变，菌斑内中间普氏菌的比例增高，菌斑毒力增强，这可能是由于牙龈局部增多的黄体酮，为中间普氏菌的生长提供了营养物质所致。妊娠本身不会引起牙龈炎症，但妊娠状态增加了牙龈对外界刺激的易感性。妊娠期性激素水平发生改变，特别是黄体酮水平增高可达平时10倍，牙龈受高水平激素作用，影响牙龈上皮的角化，降低上皮的屏障作用，使得牙龈对外界刺激敏感，毛细血管扩张、淤血，炎症细胞浸润和渗出增多、间质水肿，导致牙龈炎症变化或形成高度血管化的肉芽组织肿块。牙列不齐、牙石、食物嵌塞等局部促进因素的存在及孕期不注意口腔卫生的护理，都可促进其发生。

临床表现 患者一般在妊娠前即有不同程度的牙龈炎，妊娠后牙龈的炎症逐渐加重，牙龈肿大呈鲜红或暗红色、质地松软光亮，轻触牙龈极易出血，可探及假性牙周袋，一般无疼痛。严重时龈缘可有溃疡和假膜形成，有轻度疼痛。炎症以前牙区为重。有些患者因害怕出血而放弃刷牙，使得症状进一步加重，至妊娠8个月时达到高峰（图1）。分娩后2个月左右，龈炎可减轻至妊娠前水平。也可表现为一个或多个牙龈乳头呈瘤样肥大，一般在妊娠第3个月出现，以下前牙唇侧和牙列不齐的牙龈乳头处多见。瘤体随孕期迅速增大，色鲜红或暗紫，形态不规则，可有分叶，

有蒂或无蒂，质松软，易出血，一般直径不超过2cm，也有瘤体巨大远高于牙冠妨碍进食者（图2）。分娩后，大多能逐渐自行缩小，但必须除去局部刺激物才能使病变彻底消失。

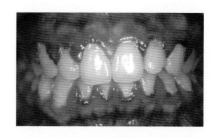

图1 妊娠期龈炎

注：龈缘红肿，龈乳头肿胀突起、光亮

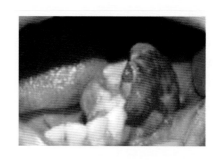

图2 妊娠期龈瘤

注：妊娠8个月，牙龈乳头瘤样肥大，高过牙冠

诊断 妊娠期妇女牙龈红肿、出血倾向明显，或龈乳头处有瘤样肿物即可诊断。

鉴别诊断 ①长期服用激素类避孕药者可有类似妊娠期龈炎的临床表现，称为口服避孕药相关龈炎，其发生在非孕期，且有服药史即可鉴别。②化脓性肉芽肿是皮肤黏膜毛细血管和小静脉分叶状增生而形成息肉状病损的疾病，其临床表现与妊娠期龈瘤十分相似，但发生于非妊娠的妇女和男性患者。

治疗 ①轻柔细致地去除菌斑、牙石等局部刺激因素，尽量

减少出血和疼痛，可配合局部冲洗，避免全身用药。②对妨碍进食的妊娠期龈瘤可行手术切除，手术时机应在妊娠 4~6 个月间，以避免引起早产或流产。③术前需行洁治术，消除炎症，以减少术中出血，尽量将手术对孕妇的影响控制在最小。④术中注意止血，术后注意菌斑控制，以防止复发。

预防 加强口腔卫生宣教，普及口腔防病知识。在妊娠前检查口腔状况，接受牙周洁治，治疗牙龈炎和牙周炎，并且在整个妊娠期严格做好自我菌斑控制是预防妊娠期龈炎的有效方法。

（李成章）

jíxìng huàisǐ kuìyángxìng yínyán

急性坏死溃疡性龈炎 （acute necrotizing ulcerative gingivitis, ANUG）

发生在龈缘和龈乳头的急性坏死性炎症疾病。又称奋森（Vincent）龈炎（1898 年首次由奋森报道）、"梭杆菌螺旋体性龈炎"（早期病原检查发现大量的梭形杆菌和螺旋体）、"战壕口"（第一次世界大战期间，此病在前线战士中流行）。多见于不发达国家或贫困地区。好发于青壮年，男性吸烟者多见。忽视口腔卫生、精神紧张、过度疲劳、睡眠不足、极度营养不良者以及患麻疹和黑热病等传染病的儿童和患有严重疾病者也易患本病。

病因与发病机制 由菌斑中多种厌氧菌侵入到牙龈组织感染所致。菌斑中厌氧的梭形杆菌、螺旋体和中间普氏菌是优势致病菌。这些细菌也广泛存在于慢性龈炎和牙周炎患者的菌斑中，但由于一般很少侵入到牙龈组织，因此并没有引起急性坏死的发生。而在急性坏死溃疡性龈炎的牙龈组织中发现有大量的梭形杆菌和螺旋体等微生物侵入，大量微生物及毒素直接对牙龈组织的作用和由此引起的免疫反应可能是造成急性坏死性炎症的原因。当局部组织出现创伤性溃疡并宿主抵抗力降低时，易导致牙龈坏死性炎症发生。

临床表现 起病急，坏死始于龈乳头，并从龈乳头扩展至边缘龈，多见于下前牙。龈乳头顶端坏死产生凹陷呈火山口状，龈缘坏死呈虫蚀状，坏死部位上覆假膜，擦去假膜可见下方鲜红触痛的溃疡面，在坏死区和病变相对未累及的牙龈区常有一狭窄的红边为界，病损一般不波及附着龈（图）。病损区疼痛，出血倾向明显，可有自发性出血，常自述口内有血腥味，张口时散发出特殊的腐败性臭味。重症患者可有下颌下淋巴结肿大和触痛，唾液增多，全身乏力和低热等全身症状。多数患者病程 7~14 天。

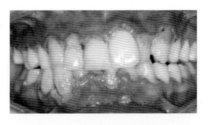

图　急性坏死溃疡性龈炎

注：龈乳头坏死低平，龈缘呈虫蚀状，坏死部位上覆假膜，坏死区和病变相对未累及的牙龈区有一狭窄的红边为界，可见多个出血点

诊断 起病急、龈乳头和龈缘区有特征性坏死，结合牙龈疼痛明显、有自发性出血和有腐败性口臭可诊断。

鉴别诊断 ①急性多发性龈脓肿在发病年龄、起病情况、病程、牙龈疼痛、口臭等症状及全身表现等诸多方面与该病相似，但以龈乳头内小脓肿形成为主要表现，不出现龈乳头火山口状坏死的特征表现，治愈后牙龈可恢复正常。②疱疹性龈口炎、糜烂型扁平苔藓、天疱疮等疾病都可有发生在牙龈上的糜烂假膜病损，但病史、病程不同，没有该病特征性坏死，病损常侵犯游离龈以外的口腔黏膜。③急性白血病的临床局部表现可与该病相似，根据病史、临床表现和血液检查可以鉴别。

治疗 首要原则是局部清创辅以药物治疗。首先除去大块龈上牙石，清除坏死组织。轻症者辅以局部用药，重症者服用甲硝唑类抗厌氧菌药物并给予全身支持治疗。控烟戒烟，加强个人口腔护理。急性症状控制后，对全口牙周状况综合评估并给予相应的治疗。

预后 若治疗及时得当，病损较快愈合。若急性期治疗不彻底或反复发作可转为慢性坏死性龈炎，此时龈乳头因破坏消失，甚至低于龈缘高度，呈反波浪状，龈乳头处颊舌侧牙龈分离，甚至可从牙面翻开。急性期未能及时治疗且患者抵抗力低时，坏死可扩展，若波及唇、颊黏膜，成为坏死性龈口炎；若扩展至深层牙周组织，引起牙槽骨吸收、附着丧失等，则称为坏死溃疡性牙周炎。伴有免疫缺陷、低下患者，若合并产气荚膜杆菌的感染，可导致面颊部组织坏死，甚至穿孔，称为走马牙疳，严重者可致死亡。现走马牙疳在中国已绝迹。

（李成章）

jíxìng yínrǔtóuyán

急性龈乳头炎 （acute inflammation in gingival papilla）

发生在个别龈乳头的急性非特异性炎性疾病。该病是较常见的牙龈急性病损。

病因 食物嵌塞、不正确的剔牙、过硬过锐食物的刺伤、邻面龋尖锐边缘或医源性因素如不良修复体或不良充填物、义齿卡环等机械或化学因素对龈乳头的直接刺激是引发急性龈乳头炎的原因。

临床表现 局部个别龈乳头红肿胀痛、触痛，吸吮或探触易出血。相对应的牙可伴有冷、热刺激痛和轻度叩痛。

诊断 结合因局部因素刺激或创伤引起的个别龈乳头炎症可诊断。

鉴别诊断 若有冷、热刺激痛和叩痛需与牙本质敏感症、根面龋、牙髓炎和根尖周炎鉴别，这些疾病没有创伤史和龈乳头的炎症，但有各自相应的龋损、根尖暗影、自发痛和夜间痛表现。而急性龈乳头炎的叩痛是因龈乳头下方的牙周膜有炎症和水肿所致，没有上述疾病的相应症状及体征。

治疗 去除局部刺激因素如嵌塞的食物、细小鱼刺、充填物悬突等，去除牙菌斑、牙石并用药物局部冲洗，消炎镇痛。炎症消除后彻底去除存在的潜在病因。

预防 正确使用牙签，防止饮食中坚硬物对牙龈的损伤，及时处理邻面龋等潜在病因。

（李成章）

jíxìng duōfāxìng yínnóngzhǒng

急性多发性龈脓肿（acute multiple gingival abscess）

同时累及多牙位龈缘和龈乳头的急性化脓性疾病。是一种临床症状较重的牙龈急性炎症，比较少见。该病主要发生于原已患有全口慢性牙龈炎症的青壮年男性，多见于春秋季节。

病因 当机体抵抗力下降时，菌斑毒力增强，菌斑作用于炎症牙龈，易患该病。

临床表现 起病急，发病前多有乏力、发热等前驱症状。初始龈乳头红肿，唾液黏稠，随即发生多个龈乳头的肿胀和跳痛，龈乳头内形成小脓肿，此时感觉剧痛，伴口臭，牙龈以外的口腔黏膜也会出现充血、水肿。数日后脓肿可自行破溃，但常此起彼伏。患牙可有轻度叩痛。治愈后牙龈可恢复正常，无牙周组织破坏。病程常迁延1～2周，甚至更长，伴有全身症状，如发热、全身不适、局部淋巴结肿大、大便秘结等症状。

诊断 根据多个龈乳头的化脓灶、临床表现可诊断。

鉴别诊断 根据脓肿部位和数量与牙周脓肿鉴别：牙周脓肿多位于牙周袋壁，通常单发，病程较短。急性多发性龈脓肿病脓肿位于龈乳头，多发，病程长。与急性坏死溃疡性龈炎鉴别见急性坏死溃疡性龈炎。

治疗 ①局部治疗：去除大块牙石，局部用药消除炎症，脓肿形成后应及时切开引流，并给予漱口液含漱。②全身治疗：应用抗生素结合中医清热、泻火和通便治疗，同时给予支持和镇痛治疗。有全身危险因素如糖尿病者，应给予相应治疗。③急性症状控制后，应进行彻底的牙周治疗，防止复发。

（李成章）

yàowùxìng yáyín féidà

药物性牙龈肥大（drug-induced gingival hyperplasia）

长期服用某些药物引发的牙龈纤维性增生和体积增大的疾病。

病因与发病机制 长期使用某些药物是引发牙龈增生肥大的原发因素。与牙龈肥大有关的药物有3类：抗惊厥药中用于治疗癫痫病的苯妥英钠；用于器官移植后避免宿主排异反应的免疫抑制剂环孢素A；用于治疗高血压的钙通道阻断药硝苯地平、维拉帕米等。服用上述药物引起牙龈增生肥大的真正机制尚不十分清楚，但总的机制是影响了牙龈组织代谢，使其合成增强，降解减弱，导致牙龈增生，体积增大。不同种类的药物影响牙龈组织代谢的机制不尽相同。苯妥英钠能刺激成纤维细胞分裂，合成蛋白质和胶原的能力增强，且胶原降解的能力降低，致使纤维组织增生，所以苯妥英钠不仅可使原有炎症的牙龈组织发生纤维性增生，而且可使无局部刺激物的牙龈增生。环孢素A可能通过降低胶原酶活性，使胶原的分解减少，胶原聚集引起牙龈的过度增生。硝苯地平通过影响牙龈成纤维细胞钙离子通道改变其细胞膜上的钙离子流动而影响细胞的功能，使胶原的合成大于分解，从而使胶原聚集引起牙龈增生。需要环孢素A和钙通道阻断药联合应用的某些肾移植患者，会增加牙龈增生的发生率和严重程度。口腔卫生不良和已存在的牙龈炎症与药物有着明显的协同关系，炎症介质可能激活牙龈成纤维细胞增加对上述药物的反应性，促进药物性牙龈肥大的程度。虽然药物引起牙龈增生肥大的发生率很高（服用苯妥英钠、环孢素A和钙通道阻断药的患者牙龈增生的发生率分别为40%～50%、30%～50%和20%），但不是所有服用上述药物者都发病，提示该病的发生存在个体易感性差异。

临床表现 牙龈增生肥大初始于唇颊侧、舌腭侧龈乳头，呈小球状突起于牙龈表面，随后增生的龈乳头继续增大，呈球状或结节状向两侧龈缘扩展，相邻增生肥大的龈乳头互相靠近并相连，向冠方不同程度地覆盖牙面甚至全部牙冠，向根方可波及附着龈，牙龈外观可呈桑葚样或分叶状，增生牙龈与正常牙龈界限清楚，两者之间可见明显的沟状界线。牙受挤压可发生移位，影响美观，妨碍进食。增生肥大可发生于全口牙龈，但前牙区多见，且只发生于有牙区。拔牙后，增生的牙龈可自行消退。增生牙龈常合并炎症，表现为牙龈红肿，易于出血甚或溢脓，可伴有口臭（图）。

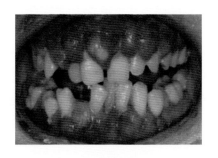

图　药物性牙龈肥大

注：增生的牙龈向冠方不同程度地覆盖牙面

诊断　结合长期服药史和牙龈实质性增生表现可以诊断。

鉴别诊断　①遗传性牙龈纤维瘤病：无长期服药史，可有家族史，牙龈增生范围广泛、以上颌后牙腭侧最为严重。②增生反应为主要表现的慢性龈炎，见慢性龈炎。

治疗　①减轻药物对牙龈的影响：根据病情，可以考虑更换其他同类药物或与其他药物交替使用。②消除协同促进因素：去除菌斑、牙石等局部刺激因素，尽可能消除导致菌斑滞留的因素，指导患者切实做到自我菌斑的控制并适当辅以局部药物治疗。

③对于虽经上述治疗但增生的牙龈仍消退不佳者，可行牙龈切除术和牙龈成形术治疗。手术时机应在全身病情稳定、牙龈炎症控制后进行，要尽量保护角化龈，避免角化龈切除过多。

预后　治疗后多数患者的牙龈增生可明显好转甚至消退。坚持有效的菌斑控制，有利于巩固疗效和避免手术后的复发。术后若不更换药和忽略口腔卫生，则易复发。

（李成章）

yíchuánxìng yáyín xiānwéiliúbìng

遗传性牙龈纤维瘤病（hereditary gingival fibromatosis）　与遗传有关的牙龈组织弥漫性纤维结缔组织增生性疾病。又称先天性牙龈纤维瘤病、家族性牙龈纤维瘤病或特发性牙龈纤维瘤病。较为罕见，国外统计发病率为1/750000。

病因　以常染色体显性遗传为主，也有少数隐性遗传或散发病例。致病基因尚不明确。已发现4个位于不同染色体的基因座与其有关，分别命名为 GINGF 1（2p21-p22）、GINGF 2（5q13-q22）、GINGF 3（2p22.3-p23.3）和 GINGF 4（11p15）。在 GINGF 1 位点，发现一个巴西家系中因 *SOS1* 基因发生单碱基插入，产生移码突变而致病。遗传性牙龈纤维瘤病具有明显的遗传异质性，尚未发现在临床表型与候选基因座方面存在明显相关性。

临床表现　以全口牙龈纤维结缔组织广泛性、渐进性增生为临床特征。萌牙后发病，可见于乳牙萌出后，但多数为恒牙萌出后发生。牙龈广泛的渐进性的增生，累及全口的游离龈、龈乳头和附着龈直至膜龈联合处。牙龈增生覆盖部分牙面或整个牙冠，

以上颌磨牙腭侧最为严重，影响美观和妨碍咀嚼功能。增生的牙龈颜色粉红，质地坚韧，表面光滑，偶有结节或小颗粒，可见点彩，无痛，不易出血。牙受牙龈挤压可出现松动和移位。萌牙期受增生牙龈阻扰，出现萌牙困难（图）。

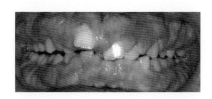

a　父亲（46岁）

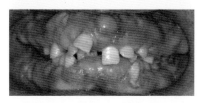

b　儿子（20岁）

图　遗传性牙龈纤维瘤病

注：累及全口的牙龈增生覆盖部分牙面或整个牙冠

诊断　根据典型的牙龈增生表现，结合发病年龄，有家族史可诊断，但没有家族史也不能排除诊断。

鉴别诊断　药物性牙龈肥大：有长期服药史，无家族史，牙龈增生较轻但炎症较重。

治疗　切除增生牙龈，修整牙龈外形，恢复功能和外观。手术切除增生牙龈时，注意保护附着龈。

预后　术后易复发。其为良性病变，复发后可再次手术。保持良好口腔卫生有助于防止或延缓复发。

（李成章）

yázhōuyán

牙周炎（periodontitis）　多因素参与的导致牙支持组织（牙龈、

牙周膜、牙槽骨、牙骨质）发生破坏的炎性疾病。牙周炎多见于成年人，但可始于青春期或青春前期，其患病率和严重度随年龄增长而增加。牙周炎虽然是口腔疾病，但也与一些全身疾病密切相关。

病因 牙菌斑是牙周炎的始动因素，牙石、食物嵌塞、拾创伤、解剖因素、口腔不良习惯、医源性因素是牙周炎的促进因素；且不良的生活方式与环境、不健康的机体状态、个体遗传特征是牙周炎的危险因素（见牙周病病因学）。

分类与临床表现 牙周炎分类尚不成熟。主要包括慢性牙周炎、侵袭性牙周炎和伴有全身疾病的牙周炎。各种牙周炎的基本病理变化和临床表现相似，常见症状有牙龈红肿、刷牙时易出血、牙龈退缩、口腔异味、咬合不适或疼痛、牙松动等。凡发生临床附着丧失和牙槽骨吸收即可诊断，并以此与牙龈炎鉴别。

特点与危害 牙周炎的自然病程为活跃-静止-活跃间歇性的表现。活跃期牙周炎症明显，出现牙周组织破坏；静止期则炎症、破坏和症状都不明显。慢性牙周炎是牙周疾病的一种缓慢形式，但可以不定时地进入活跃期，疾病进展引起附着丧失和牙槽骨吸收。侵袭性牙周炎通常是牙周炎的严重表现，以发病年龄轻、疾病进展快、快速发生附着丧失和骨破坏为特点。伴有全身疾病的牙周炎伴全身疾病而发生，牙周表现与其他牙周炎存在共性，同时具有相应全身疾病表现并互为危险因素，相互影响着疾病状况和疗效。

牙周炎对健康的危害是多方面的：影响美观；存在咀嚼障碍，不利消化吸收；影响语言功能；牙周病灶可作为全身疾病的内源性感染源，引起脏器炎症或参与影响一些全身疾病和机体状态，如与糖尿病、心脑血管疾病及早产、低体重儿等的发生有关。

防治原则与预后 牙周炎的病程特点要求牙周治疗是一个长期的、系统的综合治疗，包括基础治疗（亦称病因治疗）、牙周手术治疗、修复及松牙固定治疗和牙周支持治疗（亦称维护期治疗）。对有危险因素者，应予控制。治疗期间应定期检查评估，调整治疗计划，制订合适的治疗间隔时间，治疗期后需要长期维护。早期坚持系统治疗，可控制或减缓疾病进展，延长牙的寿命，减少功能障碍的发生并保持一定的美观。也有少数对治疗无反应，效果不好者，称为难治性牙周炎。如不能适当治疗，牙周支持组织将渐进丧失，最终导致牙脱落。影响预后的因素包括患者疾病程度及遗传背景及年龄，是否合并危险因素，是否存在难以纠正的局部促进因素，患者对疾病认识和依从性的高低，能否及时地进行规范有效治疗，能否坚持自我菌斑控制和自觉克服不良环境因素等。

防治包括针对致病因素和危险因素。普及牙周健康知识，从小定期进行包括牙周检查的健康体检，有助于对牙周炎的监控和采取防治措施。牙周医护人员的专业培训，是开展常规防治的基础。个人有效刷牙，配合使用牙线结合定期口腔健康检查和专业口腔卫生护理及积极治疗牙龈炎，可预防或减少人群中牙周炎新病例的发生。对牙周炎患者，在进行有效治疗重建功能后，做好个人护理结合坚持随访是维持疗效、防止复发的重要保障。

（李成章）

mà_nxìng yázhōuyán

慢性牙周炎（chronic periodontitis） 导致牙支持组织炎症、进行性附着丧失和牙槽骨吸收的慢性感染性疾病。曾称成人牙周炎。多见于成年人，但也可以发生在任何年龄。由慢性龈炎发展而来，自然病程长，缓慢渐进发展间有快速进展破坏。牙周破坏可以发生在乳牙和恒牙的牙列，但不同牙位罹患机会、进展速度和病损程度不一致，患者可同时存在牙周健康和牙周不同程度损伤的牙。是最常见的一种牙周炎，约占牙周炎患者的95%。

病因 见牙周病病因学。

临床表现 早期表现同慢性龈炎，往往被患者忽视，而牙槽骨的吸收也往往不被患者感知，等到症状明显时，也往往已到晚期。该病起病缓慢，进展速度亦缓慢，早期主要表现为牙龈的慢性炎症如牙龈红肿、刷牙时易出血等，但受到某些因素影响可不定时地进入活跃期，导致牙周组织破坏，形成牙周袋，造成附着丧失和牙槽骨吸收。晚期当牙周组织破坏到一定程度，牙发生松动移位甚至脱落。其间可因牙周膜炎症出现咬合无力、不适或疼痛。常出现一系列伴发病变，如牙龈退缩、牙根暴露、根分叉病变、食物嵌塞、牙根面敏感、根面龋、牙周脓肿、逆行性牙髓炎；拾创伤还可引起其他相关表现，如釉质过度磨耗缺损、牙折、牙隐裂、咀嚼肌压痛或颞下颌关节紊乱等（图）。

诊断 凡发生临床附着丧失和牙槽骨吸收即可诊断。可同时伴有牙龈炎症、探诊出血和（或）溢脓、牙松动移位等症状。

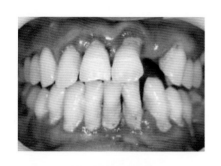

图　慢性牙周炎

注：牙面不洁，牙龈红肿、退缩，牙松动移位、脱落

根据患牙病损范围分为局限型和广泛型，全口牙中附着丧失和牙槽骨吸收位点≤30%者为局限型，>30%者为广泛型。

根据牙周组织破坏的程度分为轻、中、重度。①轻度：牙周袋探诊深度≤4mm，临床附着丧失1～2mm，牙槽骨吸收不超过根长的1/3。②中度：牙周袋探诊深度≤6mm，临床附着丧失3～4mm，牙槽骨吸收不超过根长的1/2。③重度：牙周袋探诊深度>6mm，临床附着丧失≥5mm，牙槽骨吸收超过根长的1/2。

鉴别诊断　牙周炎早期应与慢性龈炎鉴别，慢性龈炎的牙周袋为假性牙周袋，没有临床附着丧失发生，影像学检查没有牙槽骨吸收表现。

治疗　治疗的目标是去除病因，阻止牙周炎的进展，尽可能地保留牙列，维护牙列的健康、舒适和功能以及适当的美观，防止复发并尝试促进牙周组织的再生。在全面检查和诊断的基础上，针对不同病情的患牙制订有针对性的全面治疗计划。进行规范有效的治疗，一般可达到期望的疗效：牙龈炎症消退或明显减轻；无明显牙菌斑和牙石存在；探诊深度减少；临床附着稳定或增加；影像学可见骨密度稳定或有增加；咬合关系改善并逐渐稳定；牙松

动度有所降低。

预防及预后　见牙周炎。在常规积极治疗结束后，在无明显因素存在时，仍然会有一些临床附着丧失的情况发生，称为难治性牙周炎。

（李成章）

qīnxíxìng yázhōuyán
侵袭性牙周炎（aggressive periodontitis，AgP）

发生在年轻人以牙支持组织快速破坏、牙周组织的破坏程度与菌斑沉积的量不相称、有一定家族聚集倾向为主要特征的疾病。侵袭性牙周炎包括了1989年分类中早发性牙周炎的3种类型：青春前期牙周炎、青少年牙周炎和快速进展性牙周炎。也分为局限型侵袭性牙周炎（曾称局限型青少年牙周炎）和广泛型侵袭性牙周炎（曾称广泛型青少年牙周炎）2种。

病因　某些高毒力的细菌感染和宿主易感性背景是其发生的重要因素。伴放线聚集杆菌和牙龈卟啉单胞菌及福赛斯坦纳菌、齿垢密螺旋体被认为是与之相关的病原菌。机体防御能力的缺陷、某些基因的多态性可能是宿主易感的全身背景。

临床表现　多见于青春期前后至30岁之间的年轻人，具有慢性牙周炎的牙龈炎症、牙周袋形成、附着丧失、牙槽骨吸收、牙松动移位的共性表现，其特点是：①症状表现严重程度与年龄不相符，早年即可出现牙松动和移位，前牙可呈扇形散开排列、出现牙间隙并逐渐增宽，后牙可出现不同程度的食物嵌塞、咀嚼功能降低，此时炎症可并不明显，患者常在20岁左右牙松动即已达需拔除程度或牙自行脱落。②牙周组织的破坏程度与年龄不成正比，附着丧失和牙槽骨吸收严重且进

展快；影像学可见第一磨牙的邻面有垂直型骨吸收，若近、远中均有垂直型骨吸收则形成弧形吸收，在切牙区多为水平型骨吸收（图）。③通常牙周组织的破坏程度与牙石、牙菌斑等局部刺激的量不相称（图），但也有患者牙面有大量的牙菌斑和牙石。④有的表现出家族聚集倾向，有的家族聚集倾向并不明显。

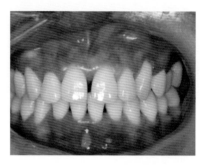

a　牙面无明显不洁，前牙呈扇形散开排列，牙间隙增宽，牙龈退缩，牙松动

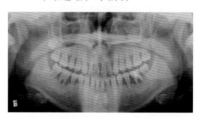

b　牙槽骨吸收严重，切牙区呈水平型骨吸收，第一磨牙呈"弧形吸收"

图　侵袭性牙周炎（女，20岁）

诊断　诊断并非需要具备所有的特征，主要根据临床表现、病史、影像学表现。结合年纪轻，附着丧失和牙槽骨吸收发生早、进展快，病情严重，牙周组织的破坏程度与牙菌斑沉积的量不一定成比例或有家族聚集倾向等特点，排除局部促进因素即可诊断。局限型和广泛型侵袭性牙周炎须依据累及牙位来诊断。局限型侵袭性牙周炎的牙周病变局限于第一恒磨牙和中切牙，广泛型侵袭

性牙周炎的牙周病变至少累及除第一恒磨牙和中切牙以外的其他3颗恒牙。

微生物学检查和中性粒细胞及单核细胞趋化和吞噬功能检查有助于诊断，但不是必需的。

鉴别诊断 ①慢性牙周炎：也可因局部促进因素的参与而出现快速的牙周组织破坏，因此要排除同时存在创伤龢、食物嵌塞、解剖缺陷、邻面龋、根面龋、牙髓病及根尖周病、不良修复体等局部促进因素，或接受过不当的正畸治疗。②伴有全身疾病的牙周炎：排除全身危险因素对促进牙周组织破坏的影响。

治疗 根据侵袭性牙周炎破坏严重、进展迅速和有宿主因素背景的特点，基本治疗目标是控制或延缓疾病的进展，尽可能保留牙列的完整性，以维持功能和适当的美观。治疗上的考虑与慢性牙周炎总体相似，在治疗前尤要加强沟通，告知患者病情及危害性，有助于增强依从性。在治疗中应注意严密监控病情，适时调整治疗计划。在基础治疗阶段，应早期联合服用抗生素，注意咬合治疗。可适当对机体免疫加以调节。鉴于侵袭性牙周炎具有家族聚集性，可对家庭其他成员宣教和评估、治疗。

预防 见牙周炎。

预后 如未接受适当治疗，20~30岁就会失去牙列的完整性。早期积极治疗，可以达到基本治疗目标，减少复发并有可能尝试促进牙周组织的再生。侵袭性牙周炎涉及未知因素复杂，治疗难度大，治疗中会有失败。远期疗效取决于患者的依从性和定期的复查和维护治疗，复查的间隔时间应适当缩短，不宜长。

(李成章)

huàisǐ kuìyángxìng yázhōuyán

坏死溃疡性牙周炎（necrotizing ulcerative periodontitis，NUP）以牙龈和龈乳头坏死、溃疡、牙周附着及牙槽骨丧失为特征的疾病。1989年世界临床牙周病学研讨会上首次提出坏死溃疡性牙周炎这一概念，强调坏死溃疡性牙周炎是一个相对独立的疾病。但是随后也有观点认为这种疾病可能是由坏死溃疡性龈炎向牙周组织发展所致，即病变进一步发展导致牙周附着和牙槽骨的丧失。然而，没有明确的证据支持两者之间存在因果关系。因此1999年又将这两种疾病归为坏死溃疡性牙周疾病的亚分类，认为二者是严重牙周疾病的两种不同状态。NUP患者多数存在免疫功能损坏，即NUP患者多存HIV检测阳性或罹患获得性免疫缺陷综合征。HIV阳性患者的NUP进展速度要比未感染HIV者快，破坏更加严重，更易出现并发症。

病因与发病机制 病因不明确。其并不单独由病原菌引起，一些宿主的易感因素在疾病的发生过程中也可能起着重要作用，包括口腔卫生条件较差、罹患牙周疾病、吸烟、病毒感染、免疫破坏、心理压力和营养不良等。坏死溃疡性龈炎和坏死溃疡性牙周炎之间有许多相似之处。

微生物作用 坏死溃疡性牙周炎经常伴随着获得性免疫缺陷综合征的诊断，因此对坏死溃疡性牙周炎致病菌的研究多局限于HIV阳性和获得性免疫缺陷综合征患者。研究发现，与HIV阴性患者相比，阳性者病变处可见较多的念珠菌、伴放线聚集杆菌、中间普氏菌、牙龈卟啉单胞菌、具核梭杆菌和弯曲肠杆菌。因此认为坏死溃疡性牙周炎的病变并

不同于坏死溃疡性龈炎，而是慢性牙周炎在免疫破坏患者中恶化的表现。然而也有研究认为HIV阳性的坏死溃疡性牙周炎患者的微生物组成与坏死溃疡性龈炎相似，都可发现大量的螺旋体和梭杆菌。研究认为螺旋体、疱疹病毒、念珠菌和HIV是HIV血清阳性患者坏死溃疡性牙周炎的潜在致病因素。

机体免疫功能不全 免疫功能遭受破坏或抑制的患者更易发生坏死溃疡性牙周炎，特别是HIV阳性和获得性免疫缺陷综合征患者。也有研究发现，中性粒细胞功能不全也是该病的易感因素。

心理压力 有许多研究评价了坏死溃疡性龈炎与心理压力的关系。患者可能有严重的焦虑、抑郁以及近期出现生活或工作的重大变故等。其机制仍不明确，可能是由于上述各种因素通过上调皮质醇激素水平，对免疫系统产生抑制作用而致病。

营养不良 两者关系的直接证据是来自对营养不良儿童和坏死性疾病的描述。在不发达国家或贫困地区，严重营养不良的儿童，可出现类似于坏死溃疡性龈炎但又向坏疽性口炎发展的病变。可能的解释是，严重营养不良导致宿主对感染和坏死性疾病的抵抗力下降。已有研究表明，营养不良患者宿主防御功能受损，这其中包括吞噬作用、细胞介导的免疫功能下降，补体、抗体和细胞因子的产生减少等。细胞和组织营养物质的消耗，引起免疫抑制和疾病的易感性增加。由此推断，营养不良可以使机体的机会性感染增加或加重已存在的口腔感染。

临床表现 坏死溃疡性牙周

炎的临床表现与坏死溃疡性龈炎相似，表现为龈缘和牙龈乳头的坏死和溃疡，上覆有黄白色的坏死物或假膜，龈缘呈鲜红色，通常在没有刺激的情况下，即可出现明显的疼痛和出血。坏死溃疡性牙周炎最显著的临床特征是牙周附着及牙槽骨丧失，牙槽间隔中央凹陷，呈火山口样破坏。重度的坏死溃疡性牙周炎引起严重的牙槽骨丧失、牙松动，最终导致牙脱落。除此之外，患者还可能出现口臭、发热、全身不适或者淋巴结肿大等症状。

辅助检查 牙周袋内的细菌培养可见大量的具核梭杆菌和螺旋体。由于坏死溃疡性牙周炎通常伴有获得性免疫缺陷综合征的诊断，患者的血清 HIV 阳性也可以协助诊断。影像学检查见严重的牙槽骨破坏。

诊断与鉴别诊断 依据患者龈缘和龈乳头的坏死和溃疡、牙龈疼痛、极易出血、牙周附着丧失和牙槽骨破坏等特征，即可诊断为坏死溃疡性牙周炎。血清 HIV 阳性可协助诊断。HIV 阳性的坏死溃疡性牙周炎患者还可能出现牙龈线形红斑。另外，病变区的活组织检查可见表层坏死物下螺旋体大量聚集的细菌区，其下为中性粒细胞浸润区，还可能观察到酵母菌和疱疹样病毒。活检有助于与其他伴有牙龈坏死溃疡的黏膜疾病进行鉴别。

治疗 包括局部治疗、全身治疗及行为治疗。

局部治疗 ①机械治疗：可按常规进行牙周治疗，如清除牙石和牙菌斑；急性期应首先轻轻去除牙龈乳头和龈缘的坏死组织，并初步去除大块的龈上牙石。②药物治疗：1%～3%过氧化氢溶液局部擦拭、冲洗和反复含漱，有助于去除残余的坏死组织；还可使用 0.12%～0.2% 的氯己定含漱液；也可以在局部清洁后，使用抗菌制剂。

全身治疗 ①给予维生素 C、蛋白质等支持治疗。②重症者全身给予抗菌药物，首选甲硝唑。也可结合药敏试验，选择合适的抗菌药物。③对全身促进因素进行纠正和治疗，如免疫功能调节治疗、纠正营养不良等。

行为治疗 ①吸烟可能是坏死溃疡性牙周炎的危险因素，因此戒烟应是疾病防治的重要方面。②加强口腔卫生，保持口腔清洁。

（闫福华）

fǎnyìng quánshēn jíbìng de yázhōuyán

反映全身疾病的牙周炎（periodontitis as a manifestation of systemic diseasees）

伴有全身疾病的、有严重而迅速的牙周破坏的牙周炎。是牙周炎中特殊的类型，即由于全身疾病的存在，导致了病程及预后改变的牙周炎。同时，它强调牙周炎是全身疾病的突出表征之一，而不仅仅是"相伴"。在 1989 年制订的牙周炎分类中，有一项伴有全身疾病的牙周炎，该名称强调了全身疾病导致了牙周炎病程的改变，仅仅强调了相伴。1999 年的分类法基本保留了此分类法，但将名称改为反映全身疾病的牙周炎，这个改动不仅说明了全身疾病对牙周炎的影响，同时也更强调了牙周炎是某些全身疾病的临床表现的一部分。该疾病分类包括 1989 年分类中的青春前期牙周炎。

病因与发病机制 主要由于全身疾病的改变降低了对牙周致病菌的抵抗，从而导致了牙周炎易感性的增加。包括以下几点：①免疫缺陷或者免疫功能降低：某些全身疾病导致机体免疫功能缺陷，或者免疫力降低，从而影响了机体对牙周致病菌的抵抗力，导致牙周炎的易感性增加，牙周炎进展迅速、病情严重。这些全身疾病包括白细胞黏附功能缺陷、先天性原发性免疫缺陷、周期性白细胞减少症、慢性中性粒细胞缺陷、掌跖角化-牙周破坏综合征、低磷酸酯血症等。②糖尿病：见糖尿病性牙周炎。③药物影响：某些药物也会影响牙周炎的进程。如粒细胞缺乏症中，50% 发病者有用药史。与粒细胞减少有关的药物有镇痛药、吩噻嗪类、磺胺类、抗甲状腺素药、抗癫痫药、抗菌药物、咪唑类等。这些药物可以导致粒细胞在骨髓的产生减少或者外周中性粒细胞的破坏增加，从而导致机体免疫功能降低，加速牙周破坏。

临床表现 通常表现为迅速且严重的牙周破坏，同时伴有全身系统疾病。主要表现：①与年龄和菌斑刺激物的量不相称的迅速且严重的牙周破坏。掌跖角化-牙周破坏综合征的患者，可出现乳牙列和恒牙列的严重牙周破坏，如不控制，患者可在 10 岁时恒牙自动脱落。伴有糖尿病的牙周炎患者更易出现牙周炎的并发症，尤其是血糖控制不佳的患者，易发生牙周脓肿。伴有获得性免疫缺陷综合征的牙周炎患者所发生的坏死溃疡性牙周炎骨吸收和牙周附着丧失特别重，有时甚至有死骨成形，但牙龈指数和菌斑指数并不一定相应地增高。因此，当牙周破坏的程度与患者年龄和菌斑刺激物的量明显不相称时，应考虑反映全身疾病的牙周炎，寻找其全身背景。②伴有全身疾病的特征性表现：反映全身疾病的牙周炎，同时应伴有全身疾病的特征性表现。如掌跖角化-牙周破坏综合征的患者，通常伴有手掌、脚掌等部位皮肤的过度角化、皲裂和脱屑等。21-三体综合征患者伴发育迟缓和智力低下。家族性和周期性白细胞缺乏症的患者在婴幼儿期就开始反复出现发热、食欲缺乏、咽炎、细菌感染等症状。获得性免疫缺陷综合征患者还存在免疫力低下的其他症状。③辅助检查：可显示较为严重的牙槽骨破坏。实验室检查不同的全身疾病结果不同。如白细胞的数目和功能异常提示相应血液系统疾病的存在，血糖的异常提示糖尿病的存在，HIV抗体阳性提示获得性免疫缺陷综合征的存在。

诊断与鉴别诊断　根据病史、临床表现及检查可做出诊断。尤其是患者的牙周破坏程度与口腔卫生状况和年龄极度不相称时，应警惕其存在。另外，应根据各类全身疾病的特征性临床表现及实验室检查进一步排查。

治疗　根据患者的全身情况和易感程度制订合理的牙周治疗计划。在全身情况允许的条件下，对已存在的牙周病应积极治疗，尽量消除牙周感染，并教会患者认真控制菌斑。对于可疑为病灶的牙治疗不宜过于保守，必要时可拔除患牙。对一些高危患者（如有风湿性心脏病、糖尿病、肾病等）在做复杂的牙科检查和治疗前，应预防性应用抗生素，以防暂时性菌血症，手术操作应轻柔以减少创面和创伤等。同时，应该积极治疗存在的全身疾病，及时请其他相关专科医师会诊，如糖尿病患者要积极控制血糖，粒细胞缺乏症应请血液病专家提出治疗方案等。

（闫福华）

tángniàobìngxìng yázhōuyán

糖尿病性牙周炎（periodontitis with diabetes mellitus）

糖尿病是一组以高血糖为特征的代谢性疾病。糖尿病是牙周破坏的促进因素，但不是始动因素，也就是说，单纯的糖尿病不会导致牙周炎。在原有牙周破坏的基础上，由于患糖尿病时小血管和大血管病变、免疫力低下、中性粒细胞功能低下、胶原分解增多而合成减少，使牙周组织对局部致病因子的抵抗力下降，从而出现牙周组织破坏加重、加速。

糖尿病和牙周病有着密切的双向关系，即糖尿病会加速牙周病的进展，牙周病也会影响糖尿病的血糖控制。临床对照研究结果表明，2型糖尿病是仅次于年龄、牙石的第3位牙周炎危险因素。在局部刺激因素相似的情况下，糖尿病患者的牙周病发生率及严重程度均高于无糖尿病者，鉴于糖尿病患者牙周病发生的普遍性，有学者提出将牙周病列为糖尿病的第6种并发症。血糖控制后，牙周炎的情况会有所好转，这说明糖尿病对牙周病有影响。另一方面，彻底有效的牙周治疗不仅使牙周病病变减轻，还可使糖尿病患者的糖化血红蛋白水平显著降低，胰岛素用量可减少，这也证实了牙周病对糖尿病的影响。因此，牙周病和糖尿病是相互影响的双向关系。

病因与发病机制　炎症在2型糖尿病中的作用已经得到广泛研究和认同。一方面，牙周炎可致局部炎症因子的产生，局部炎症可导致胰岛素抵抗，而胰岛素抵抗是2型糖尿病的主要原因；另一方面，糖尿病患者的高血糖状态使机体炎症介质表达和分泌增强，提高了机体对细菌感染的

敏感性，导致更严重的炎性反应。

临床表现　伴有糖尿病的牙周炎患者易出现牙龈缘红肿呈肉芽状增生（如牙龈肥大、无蒂或有蒂的牙龈息肉），深牙周袋，牙槽骨快速破坏，反复发生的急性多发性牙周脓肿，甚至牙脱落。

诊断　根据糖尿病病史和牙周临床检查结果即可诊断。

治疗　血糖水平与其牙龈炎症的程度和牙周破坏的程度相关，对于伴糖尿病的牙周病患者必须有效地控制血糖才能消除或减少糖尿病对牙周病的影响。如果已知患者患有糖尿病，在开始牙周治疗前必须了解其血糖水平，可通过测量餐前血糖、餐后血糖和糖化血红蛋白（HbA$_1$C）来了解血糖的控制情况。HbA$_1$C反映的是测量前6~8周的血糖水平，如果HbA$_1$C<8%，说明血糖控制良好，可按常规施以牙周治疗，但应给患者饮食建议，以使牙周治疗前后及治疗过程中维持血糖平稳。就诊尽量安排在上午（早餐及服药后1.5小时），治疗过程中要观察有无低血糖出现，还应减轻其疼痛及紧张心情，因为内源性肾上腺素的分泌可能增加对胰岛素的需求。如果血糖控制差，又必须进行手术治疗，应预防性给予抗感染药。对于糖代谢控制不佳或有严重并发症（如肾病）的患者，一般只进行应急的牙周治疗，同时给予抗生素以控制感染。使用胰岛素的糖尿病患者牙周治疗过程中可能发生低血糖。若出现低血糖症，可采取以下措施：轻度到中度患者口服果汁或蔗糖，或进食糖果等；重度患者静脉注射50%葡萄糖，继以5%~10%葡萄糖静脉注射，与糖尿病专科医生一起拟订治疗计划。对此类患者应强调牙菌斑控制及

定期复查，以维持疗效。

（闫福华）

huòdéxìng miǎnyìquēxiàn
zōnghézhēngxìng yázhōuyán

获得性免疫缺陷综合征性牙周炎（periodontitis with acquired immunodeficiency syndrome diseases）

获得性免疫缺陷综合征（aquired immunodeficiency syndrome，AIDS），即艾滋病，是一种危害性极大的传染病，由感染 HIV 病毒引起。患者免疫功能低下，易发生各种感染。约 30% 的获得性免疫缺陷综合征患者首先在口腔出现症状，但是，其牙周病变的发生率尚缺乏一致的报道。与 HIV 有关的牙周病损有 3 种：线形牙龈红斑、坏死溃疡性龈炎、坏死溃疡性牙周炎。

病因与发病机制 HIV 感染者由于全身免疫功能降低，容易发生口腔内的机会性感染。HIV 感染导致的免疫低下加速了牙周破坏，但是微生物仍然是主要病源，因为牙周刮治和使用抗菌药物都有一定效果。HIV 阳性者的龈炎或牙周炎病变部位的微生物与 HIV 阴性者无明显差别，主要为伴放线聚集杆菌、牙龈卟啉单胞菌、中间普氏菌和具核梭杆菌等常见的牙周可疑致病菌。龈下菌斑中白念珠菌的检出率显著高于非 HIV 感染的牙周炎患者。坏死溃疡性牙周炎与机体免疫功能的极度降低有关，AIDS 合并坏死溃疡性牙周炎的患者 CD4$^+$ 计数明显降低。

临床表现 ①线形牙龈红斑：在牙龈缘处牙龈呈明显的鲜红色线形，宽一般为 2~3mm，在附着龈上可呈淤斑状，极易出血。红斑状龈炎可局限于边缘龈，也可扩展到附着龈甚至牙槽黏膜。该病变是由于白念珠菌感染所致，

对常规治疗反应不佳。线形牙龈红斑的发生率报道不一，可能为坏死溃疡性牙周炎的前驱，具有较高的诊断价值。此种病损也偶见于非 HIV 感染者，需仔细鉴别。②坏死溃疡性龈炎：获得性免疫缺陷综合征患者所发生的坏死溃疡性龈炎临床表现与非 HIV 感染者非常相似，但病情更重，病势更凶。③坏死溃疡性牙周炎：HIV 感染带来的抵抗力降低可使患者迅速从坏死溃疡性龈炎发展为坏死溃疡性牙周炎。另外，坏死溃疡性牙周炎也可能是在原有的慢性牙周炎基础上，坏死溃疡性龈炎加速和加重了病变。HIV 患者中坏死溃疡性牙周炎的发生率一般在 4%~10%。坏死溃疡性牙周炎通常进展很快，在短时间内迅速发生严重而广泛的牙周软组织的坏死和溃疡，重度附着丧失，多数病例可以出现牙槽骨暴露。若软、硬组织同时受到破坏，则形成明显的牙龈退缩和浅牙周袋，多数患者出现剧痛，表现为局限性颌骨内深在性针刺样疼痛，可伴有自发性出血。全口均可出现病损，磨牙和切牙区最常见，如果不及时治疗，可以发展成坏死溃疡性口炎，其表现与走马牙疳相似，可危及生命。坏死溃疡性牙周炎患者的牙槽骨吸收和附着丧失特别严重，有时甚至有死骨形成，但牙龈指数和菌斑指数并不一定相应增高。换言之，局部因素和牙龈炎症并不太重，而牙周组织破坏迅速，且有坏死溃疡性龈炎病损的特征，应引起警惕。

实验室检查 HIV 阳性牙周病患者的龈下致病菌与 HIV 阴性患者无明显差别。牙龈组织检测的结果不一致，有的报道牙龈组织内无 T 淋巴细胞，而有的报告

可检出 T 淋巴细胞，但在牙龈组织内的 CD4/CD8 的比率要比外周血高。宿主外周血 T 辅助淋巴细胞下降，龈沟液中 IgG 水平、IL-1β 水平明显增高。可观察到龈下念珠菌增多。

诊断 HIV 体积极为微小，现有的检测方法不能准确检出病毒存在，但身体会自然产生抗体对抗病毒，抗体增长在两星期（最快）至 3 个月将达至可被检出的水平，也有报道需要 6 个月方可检出，因此必须等待怀疑受感染日起计最少 3 个月后接受测试，才可得出较准确结果。凡有实验室检查 HIV 抗体阳性，短时间内出现迅速发生的进展性的严重而广泛的牙周软组织的坏死、溃疡、自发性出血和剧痛、重度附着丧失、牙槽骨暴露等特点者可诊断为获得性免疫缺陷性牙周炎。

鉴别诊断 ①不伴有 HIV 感染的牙周炎：获得性免疫缺陷性牙周炎的局部组织破坏相当严重，发病时间短，进展迅速，1~3 个月内患牙松动甚至脱落，而慢性牙周炎多为慢性损害。②急性坏死溃疡性龈炎：主要限于软组织的破坏，牙槽骨缺损少见，只有多年反复发作的急性坏死溃疡性龈炎才出现骨的破坏；而获得性免疫缺陷性牙周炎患者通常没有急性坏死溃疡性龈炎病史，短时间内即迅速导致软、硬组织同时被破坏。

治疗 对伴有 AIDS 的牙周炎患者进行治疗时，必须在保证全身治疗措施的前提下，严格执行感染控制措施。HIV 相关性牙周炎的治疗可分为急性期和维持期 2 个阶段。急性期主要是缓解疼痛，并控制牙龈出血等急性炎症症状。维持期则是消除可疑致病菌，防止进一步的组织破坏，促进愈合。

初诊患者如有可疑的临床表现，即应检查是否有 HIV 感染，一旦确诊为 HIV 相关牙周病就应采取积极的治疗措施，去除病损区的菌斑和坏死组织是治疗的关键，要求最大限度地去除坏死的软、硬组织。坏死溃疡性龈炎和坏死溃疡性牙周炎患者均可按常规进行牙周基础治疗，如龈上洁治术、龈下刮治和根面平整术，全身及局部给予抗菌药物。全身抗菌药物首选甲硝唑。局部抗菌药物首选 0.12%~0.2% 的氯己定含漱液，因其对细菌、真菌和病毒都有杀灭作用。治疗后 24~36 小时，疼痛常常消失。线形牙龈红斑对常规牙周治疗的反应较差，难以消除，常需全身使用抗生素。

（闫福华）

zhǎngzhí jiǎohuà-yázhōu
pòhuài zōnghézhēng

掌跖角化–牙周破坏综合征

（syndrome of palmarplantar hyperkeratosis and premature periodontal destruction）　以手掌和脚掌部位的皮肤过度角化和早发性严重牙周炎为特点的常染色体隐性遗传病。又称帕皮永–勒菲弗（Papillon-Lefèvre）综合征。常导致患者在青春期前牙缺失。患者一般无明显的全身疾病。较罕见，患病率一般为百万分之一至百万分之四。

病因与发病机制　属常染色体隐性遗传病，位于 11 号染色体长臂上的蛋白酶 C（CTSC）基因发生突变。因此，父母可不患病，但可能为血缘婚姻（约占 23%），双亲必须均携带常染色体基因才可使其子女患病。患者的同胞中也有该疾病患者，男女患病概率均等。

病理　与慢性牙周炎无明显区别。牙周袋壁有明显的慢性炎症，主要为浆细胞浸润，袋壁上皮内几乎见不到中性粒细胞。破骨活动明显，成骨活动很少。患牙根部的牙骨质非常薄，有时仅在根尖区存在较厚的有细胞牙骨质。

临床表现　典型的临床表现有：①严重的早发性牙周炎，累及乳恒牙，有深牙周袋，牙龈红肿溢脓，口臭，牙槽骨迅速吸收，短期内牙松动脱落，脱落后牙周炎性反应消失，一般 6 岁前乳牙全部脱落，恒牙萌出后一般全部受累，13~15 岁恒牙全部脱落。②手掌和脚掌皮肤发红、脱屑、过度角化皲裂，皮肤病损还可能累及膝盖、肘部、臀部、胫骨粗隆等部位，多左右对称。此外，还报道有多种该病的伴发病变：儿童时期容易发生反复感染（扁桃体炎等呼吸道感染、脓皮病、肝脓肿）、Ⅰ型眼皮肤白化病、指甲钩弯症、硬脑膜异位钙化、眼角膜细胞过度角化、棘皮症、皮肤颗粒层增厚等。

辅助检查　X 线片见牙根细而尖，表明牙骨质发育不佳。部分患者的头颅正侧位片可发现硬脑膜钙化影像。对患者的龈下菌斑进行培养发现菌群类似于慢性牙周炎的龈下菌群。

诊断与鉴别诊断　根据病史、临床表现及检查可做出诊断。需与海姆–芒克（Haim-Munk）综合征相鉴别，HMS 是一种极罕见的常染色体隐性遗传性疾病，亦与 CTSC 基因突变有关，临床表现除有掌跖过度角化和牙周组织破坏外，还有肢端骨质溶解症及蜘蛛样细长指（趾），有时也有特征性的甲弯曲和扁平足。

治疗　发病率虽低，但发病年龄早，牙周病损往往于乳牙萌出不久后即发生，乳恒牙相继脱落将严重影响患儿的咀嚼和身心健康，而且患者往往先就诊于皮肤科而延误了牙周治疗时机，因此必须早期发现、高度重视、规范治疗。常规的牙周治疗效果反应不佳，患牙的病情继续加重，直至全口拔牙。有人报道对幼儿可将其全部乳牙拔除，当恒切牙和第一恒磨牙萌出时，再口服 10~14 天抗生素，可防止恒牙发生牙周破坏。若患儿就诊时恒牙已经萌出或受累，则将严重患牙拔除，重复多疗程的口服抗生素，同时进行彻底的局部牙周治疗，每 2 周复查和洁治 1 次，保持良好的口腔卫生。在此情况下，有些患儿新萌出的恒牙可免于患病。在关键时期（如恒牙萌出前）消灭一切患牙，形成不利于致病菌生存的环境，以防止新病变的发生。患者在牙周病控制或拔牙后，皮肤病损虽仍不能痊愈，但可略减轻。乳牙拔除后，需及时制作间隙保持器或进行活动修复，以恢复颌间距离和部分咀嚼功能。对于全口乳牙拔除的患儿，可以使用全口义齿修复。对成年患者可以考虑进行种植修复。另外，在进行综合治疗且牙周情况得到良好控制的前提下，也可针对错𬌗畸形进行适当的正畸治疗，以恢复良好的咬合关系，但必须控制正畸加力的程度。

（闫福华）

21-sāntǐ zōnghézhēngxìng yázhōuyán

21-三体综合征性牙周炎

（periodontitis with Down syndrome）　21-三体综合征是由 21 号染色体异常所引起的先天性疾病。又称 Down 综合征、先天愚型。其在新生儿中发病率约为 1/750，有标准型、易位型及嵌合型 3 种类型，可有家族性。几乎 100% 的患者均患有重度牙周炎。

发病机制　形成 21-三体的直

接原因是生殖细胞形成时，第21号染色体没有分离，导致子代第21号染色体比正常人多一条。发病率随母亲生育年龄的过高（大于35岁）或过小（小于20岁）而增高。21-三体综合征患者产生牙周炎机制：①全身情况不佳，常伴有多发畸形。②末梢血液循环障碍。③患者龈下菌斑的细菌组成与一般牙周炎无明显区别。④细胞成熟障碍和中性粒细胞趋化功能低下：牙周病情的快速恶化可能与细胞介导的免疫缺陷和体液免疫缺陷及吞噬系统缺陷有关，如中性粒细胞的趋化功能低下，也有报道白细胞的吞噬功能和细胞内杀菌作用也降低。

临床表现 患者发育迟缓，智力低下；约一半患者伴有先天性心脏病；约15%患儿于1岁前去世；其面貌特征为：面部扁平，眼距加宽，鼻背低宽，颈部粗短；多数患者上颌发育不足，牙萌出较迟，错𬌗畸形，牙间隙较大，系带附着位置过高等；几乎100%患者均患有重度牙周炎，且牙周组织的破坏程度远远超过牙菌斑、牙石等局部刺激的程度；全口牙龈发红、肿胀，有深牙周袋及牙松动，以下颌前牙较重，可有牙龈退缩，病情发展迅速，有时可伴有坏死性龈炎；乳牙和恒牙均可受累。

实验室检查 细胞遗传学检查：对可疑患儿应用细胞遗传学方法对患儿进行染色体核型分析。正常者的核型为46，XX（或XY）。若患儿的核型为47，XX（或XY）+21，即为标准型（此型占全部病例的95%）；核型为46，XX（或XY）-14，+t（14q；21q）或46，XX（或XY）-21，+t（21q；21q），是易位型（占2.5%~5%）；核型为46，XX

（或XY）/47，XX（或XY）+21者，是嵌合型（占2%~4%）。产前则可通过羊水细胞染色体检查或血清标志物检查来筛选Down综合征患儿。由于患者龈下菌斑的细菌组成与一般牙周炎无明显区别，所以牙周检查上无明显特殊。

诊断 根据典型的面容体征、口腔内表现，结合智力低下及常伴有先天性心脏病和消化道畸形等，典型病例即可确定诊断。对于临床不能确定、怀疑为21-三体综合征的患者，此时应进行染色体检查来确诊。

治疗 尚无有效的治疗方法。彻底的常规牙周治疗和严格牙菌斑控制，可减缓牙周破坏。但由于患儿多智力低下，常难以坚持治疗，导致治疗效果不佳。

（闫福华）

jiāzúxìng hé zhōuqīxìng báixìbāo quēfázhèngxìng yázhōuyán

家族性和周期性白细胞缺乏症性牙周炎（periodontitis with familial and cyclic neutropenia）

家族性和周期性白细胞缺乏症是中性粒细胞周期性减少的罕见的血液系统疾病。几乎所有患者都伴有口腔症状。

病因与发病机制 病因不明，有学者报道其具有家族性，为常染色体显性遗传，但只有1/3病例有家族史；也有学者认为是常染色体隐性遗传，这两种遗传方式均可能与基因缺陷有关。大多数患者在婴幼儿期发病，但也有成年期发病的报道。与性别无关，男女发病的概率无明显差别。

临床表现 婴幼儿时期反复出现不明原因的发热、食欲缺乏、咽炎、细菌感染等症状，且几乎所有患者都伴有唇、舌、颊黏膜和牙龈的反复溃疡，皮肤、胃肠道和泌尿生殖系统也会出现溃疡，

症状的出现与粒细胞减少的时间相一致。典型病例表现为牙周组织破坏迅速，可累及乳牙列和恒牙列，牙龈红肿、出血，深牙周袋形成、牙槽骨广泛吸收，最终导致牙松动、脱落。患者牙周组织破坏的程度远高于因口腔卫生不良而导致组织破坏的慢性牙周炎患者，有时伴有乳牙和年轻恒牙牙龈的重度退缩。有些患者还可发生不典型的溃疡性龈炎，并伴有牙龈淤斑。在两个粒细胞缺乏期之间，牙龈炎症减轻。

实验室检查 ①血常规：粒细胞计数呈慢性周期性波动，计数低谷为零至低于正常，且持续3~10天；在粒细胞减少期常伴有单核细胞、网织红细胞的数目增高和血小板计数低下。②骨髓细胞学检查：粒细胞减少前，骨髓晚幼粒细胞减少，不但表现为粒细胞增生低下，且有成熟停滞，但骨髓变化有时与外周血不一致。

治疗 包括以下方面。

牙周治疗 ①口腔卫生宣教：指导使用软毛牙刷和牙线清洁牙；在粒细胞减少期，由于口腔溃疡和牙龈肿痛，可使用0.12%~0.2%氯己定含漱液漱口代替机械性菌斑控制。②牙周基础治疗和定期维护：在粒细胞恢复期进行龈上洁治和龈下刮治等牙周基础治疗；同时可在牙周袋内应用米诺环素作为辅助治疗，尤其是在粒细胞减少期能取得较好的效果。③由于易发生术后感染，一般不建议手术。

全身治疗 ①给予抗生素控制全身感染。②请血液病专科医师提出治疗方案，如注射粒细胞集落刺激因子促进粒细胞的生产或者行脾切除减少粒细胞在脾的滞留。

（闫福华）

lìxìbāo quēfázhèngxìng yázhōuyán

粒细胞缺乏症性牙周炎（periodontitis with agranulocytosis）

粒细胞缺乏症是由于血液循环中的粒细胞突然减少引起的继发性粒细胞减少症，又称恶性中性粒细胞减少症。主要见于 25 岁以上成人，少见于儿童。牙周炎是粒细胞缺乏症的重要表现之一。

病因与发病机制 发病前 50% 的患者有某种药物接触史，亦可病因不明，也可能为先天性发生。骨髓损伤所致的中性粒细胞生成减少，白细胞凝集引起的周围中性粒细胞的破坏增加，或细菌、病毒等感染所致的血管外组织内的粒细胞需求增加均可能诱发中性粒细胞减少。

临床表现 口腔病损是粒细胞缺乏症的重要临床表现。患者牙龈可出现多处溃疡或坏死。与坏死溃疡性龈炎不同，粒细胞缺乏症患者的口腔病损并不仅局限于龈乳头尖或附着龈，还可见于扁桃体和腭等口腔其他部位。口腔病损常常伴有剧烈疼痛，坏死组织存在时呼吸常有恶臭。非特异性的全身反应包括寒战、全身不适、高热、咽喉痛和头痛。粒细胞缺乏症也常见于各种血液病，特别是恶性血液病化疗后。患者发生感染时，感染灶不易局限，临床表现不典型，难以早期诊断，如不及时治疗可导致患者死亡。

实验室检查 白细胞计数是最主要的实验诊断依据。白细胞总数 $<2\times10^9/L$，而中性粒细胞极度缺乏或完全消失。红细胞和血小板计数在正常范围。骨髓检查显示缺乏粒细胞和浆细胞，但淋巴细胞和网织红细胞可增加。

诊断与鉴别诊断 口腔表现结合实验室检查可明确诊断。主要与坏死溃疡性龈炎相鉴别。坏死溃疡性龈炎的口内表现以龈乳头和龈缘的坏死为特征性损害，但病损一般不波及附着龈。而粒细胞缺乏症性牙周炎的病损并不仅仅局限于龈乳头尖或附着龈，还可见于口腔其他部位，如扁桃体和腭。

治疗 ①停用可能引起粒细胞缺乏症的各种药物。由药物引起的粒细胞缺乏症性牙周炎虽然表现为急症，但预后较好，停药后大部分可恢复。②由于多数粒细胞缺乏症患者免疫力极度低下，极易发生感染，因此尽早使用广谱抗生素。③请血液病专科医师会诊提出治疗方案。④牙周治疗和全身治疗见家族性和周期性白细胞缺乏症性牙周炎。

（闫福华）

báixìbāo niánfùquēxiànbìngxìng yázhōuyán

白细胞黏附缺陷病性牙周炎（periodontitis with leukocyte adhesion deficiency）

白细胞黏附缺陷病是罕见的白细胞功能受损的常染色体隐性遗传性疾病，属于原发性免疫缺陷性疾病的一种，患者常有近亲结婚的家族史。牙周炎是白细胞黏附缺陷病在口腔的表现之一。

病因与发病机制 主要病因为白细胞黏附功能和趋化功能缺陷，在此基础上合并微生物感染。中性粒细胞是机体抵御细菌感染的第一道防线，白细胞在机体防御中所行使的功能如下：白细胞黏附于血管壁，移出管壁并趋化至感染部位，识别并吞噬细菌，最后在细胞内将细菌杀死和消化。在白细胞黏附缺陷病性牙周炎患者的结缔组织、结合上皮、袋内壁上皮和牙周袋内，由于中性粒细胞上述功能的严重削弱，妨碍机体对牙菌斑微生物的抵抗能力，从而增加了牙周炎的发生率及严重程度。

临床表现 临床常表现为反复性的皮肤、黏膜的细菌性感染，组织愈合差，但无脓肿形成，病变的严重程度取决于白细胞黏附分子的表达水平，表达越低，病变往往越严重。白细胞黏附缺陷病分为 3 型：Ⅰ型、Ⅱ型和Ⅲ型。①Ⅰ型为常染色体疾病（位于 21q22.3），其特征性的表现为脐带脱落延迟、反复严重的感染、牙周炎和伤口愈合延迟。患者明显缺乏白细胞整合素、白细胞功能相关抗原-1 和 pl50/95 的 β2 亚单位（CD18），患者的白细胞整合素水平不足正常值的 6%。纯合子表现为青春前期出现弥漫型侵袭型牙周炎，影响整个乳牙列，但是并不一定累及恒牙列，而杂合子则青春前期的牙周状况正常。有报道，部分 LAD Ⅰ型患者接种卡介苗之后可以出现播散性卡介苗感染，所以患者严禁接种卡介苗。②Ⅱ型为选择素-配体缺陷，临床表现类似于Ⅰ型，患儿表现为出生后不久即发生反复的细菌感染，主要为受累局部的非化脓性感染，但感染的程度往往不如Ⅰ型严重，也无脐带脱落延迟；患儿常伴有智力发育和生长发育的落后。患者易患复发性细菌感染、中性粒细胞增多症和重度牙周炎。③Ⅲ型是由于整合素活化缺陷所致，其临床表现亦与Ⅰ型相似，最主要的特征是除了反复的软组织感染外，还表现为严重的出血倾向。

辅助检查 外周血中性粒细胞显著增高，感染时尤为明显，可高达正常人的 5～20 倍。T 淋巴细胞和 B 淋巴细胞的增生反应下降，血清免疫球蛋白水平在正常范围。中性粒细胞表面 CD18 分子表达下降。*ITGB2* 基因分析可发现各种基因突变类型，从而有助于明确诊断、进行产前诊断和发现疾病携带者。

诊断 确诊的白细胞黏附缺陷病患者，如果牙周专科检查有牙周炎的表现，即可诊断。

治疗 主要是抗感染、对症治疗，应当请血液病专科医师会诊提出治疗方案。根治则需选择造血干细胞移植。早期进行造血干细胞移植可以提高患者的存活率，如果不及时进行造血干细胞移植，重者多于 2 岁前死于感染，轻者可长期存活，但常伴随反复的感染。患者的牙周治疗和全身治疗见家族性和周期性白细胞缺乏症性牙周炎。

（闫福华）

báixuèbìngxìng yázhōuyán

白血病性牙周炎

（periodontitis with leukemia） 白血病是造血系统的恶性克隆性疾病。发热、进行性贫血、显著的出血倾向，尤其是牙龈出血或骨关节疼痛等为白血病常见的首发症状，易被误诊为其他系统疾病。白血病常伴牙周病损，是白血病患者的主要口腔表现。

病因与发病机制 白血病病理表现为大量增生的不成熟血细胞充斥骨髓腔并取代正常的骨髓组织；血液中不成熟的血细胞数量和形态出现异常，并可浸润至全身各器官和组织；当病变累及牙龈时称为白血病性牙龈病损。急性单核细胞白血病和急性粒细胞白血病最易引起牙龈肿大，其次为急性淋巴细胞白血病。白血病患者末梢血中的幼稚血细胞，在牙龈组织内大量浸润积聚，致使牙龈肿大。由于牙龈肿胀、出血，口内自洁作用差，使牙菌斑大量堆积，加重了牙龈炎症，最后导致牙周炎发生。

临床表现 约有 3.6% 的白血病患者可出现牙龈肿胀和出血。白血病患者的牙龈病损可波及牙龈乳头、龈缘和附着龈。主要表现：①牙龈肿大、颜色暗红、发绀或苍白，组织松软脆弱或中等硬度，表面光亮。全口牙龈肿胀时可覆盖部分牙面。②出现坏死溃疡性龈炎：龈缘处组织坏死、溃疡和假膜形成，严重者坏死范围广泛，并伴有口臭。③牙龈有明显的自发出血倾向，牙龈缘常有渗血，且不易止住，牙龈和口腔黏膜上可见出血点和淤斑；多数白血病患者在尚未出现其他全身明显的症状时，常因牙龈肿胀、出血不止或坏死、疼痛而首先到口腔科就诊。④重症患者还可出现口腔黏膜坏死和剧烈牙痛（牙髓腔内出现大量幼稚血细胞浸润引起）、发热、局部淋巴结肿大以及疲乏、贫血等症状。

实验室检查 血常规及血涂片检查，发现血细胞数目及形态的异常。

诊断 根据上述典型的口腔表现，及时做血常规及血涂片检查，发现血细胞数目及形态异常，可做出初步诊断。

治疗 包括牙周治疗和全身治疗。

牙周治疗 ①以保守治疗为主，切忌进行手术或活组织检查，以免发生出血不止或牙周组织感染、坏死。②如遇牙龈出血不止时，可采用局部压迫方法或药物止血，也可放牙周塞治剂观察数天，确实止血后拆除塞治剂。③在无出血情况下，可用 3% H_2O_2 液轻轻清洗坏死龈缘，然后敷以抗生素或碘制剂，用 0.12% ~ 0.2% 氯己定溶液含漱有助于减少牙菌斑，消除炎症。④对急性白血病患者一般不做洁治，若全身情况允许，可进行简单的洁治术，但应特别注意动作轻柔，避免引起出血和组织创伤。⑤对患者进行口腔卫生指导，加强口腔护理，防止菌斑堆积，减轻炎症。

全身治疗 在可疑或已确诊为白血病时，应及时与血液病专科医师配合进行诊治。

（闫福华）

dīlínsuānzhǐméixuèzhèngxìng yázhōuyán

低磷酸酯酶血症性牙周炎

（periodontitis with hypophosphatasia） 低磷酸酯酶血症是罕见的以骨和牙矿化不全、血清和骨的碱性磷酸酶活性降低为特征的遗传性疾病，多为常染色体隐性遗传，但也有显性遗传，分为围生期型、婴儿型、儿童型和成人型 4 型。围生期型和婴儿型较为严重，通常是致死性的，后两型的表现通常较轻，疾病的变异性较大。低磷酸酯酶血症引起早发性快速破坏的牙周炎。

病因与发病机制 低磷酸酯酶血症患者碱性磷酸酶活性降低，导致骨和牙中钙和磷沉积不足，因此引起牙及牙周组织的改变。

临床表现 患牙牙髓腔增大、牙本质矿化低，出现球间沉积、牙骨质完全缺如或发育不全，同时伴有牙槽骨的改变。由于患牙无法通过牙周韧带中的沙比（Sharpy）纤维将牙很好地固定在牙槽窝内。因此患者可表现为乳牙过早脱落，以及恒牙列发生严重的牙周破坏。

辅助检查 血清碱性磷酸酶水平低于正常值，尿中碱性磷酸酶水平升高。影像学检查：患牙的髓腔增大，牙槽骨的破坏形式与局限型侵袭性牙周炎相似，典型的特征是牙"漂浮"着的影像。

诊断与鉴别诊断 根据临床表现，结合实验室和影像学检查即可确诊。应与局限型侵袭性牙周炎相鉴别，后者无牙体组织的变化。

治疗 包括牙周治疗和全身治疗。

局部治疗 乳牙受累时，通常拔除松动的乳牙；恒牙受累时，进行彻底的牙周治疗。

全身治疗 依据低磷酸酯酶血症所处的阶段及分类，进行多系统的治疗，控制高钙血症及补充维生素 D 可以改善临床表现。

(闫福华)

quēchùméixuèzhèngxìng yázhōuyán

缺触酶血症性牙周炎 （periodontitis with acatalasemia）

缺触酶血症是因过氧化氢酶缺陷引起的常染色隐性遗传病，具有多种变异型。又称无过氧化氢酶血症。由日本耳鼻咽喉学家高原滋夫（Takahara）于 1947 年在日本首次报道。除在日本外极少见，患病率约为 8/10000。由于患者红细胞中仍存留少量的过氧化氢酶活性，也可称为低过氧化氢酶血症。无过氧化氢酶血症可伴有严重的进行性坏死性龈炎和牙槽骨坏死等牙周破坏。

病因与发病机制 过氧化氢酶可催化过氧化氢分解成水和氧气。致病机制可能是口腔卫生差导致牙菌斑堆积，患者组织和（或）红细胞中缺乏过氧化氢酶，无法将口腔中的细菌，如肺炎链球菌、β-链球菌及中性粒细胞产生的 H_2O_2 分解，以致积聚的 H_2O_2 破坏血液中的血红蛋白，出现局部营养障碍、溃疡形成，进而发展为组织坏疽。

临床表现 特征是牙龈和牙槽骨的进行性坏死，最终导致牙

脱落。日本型无过氧化氢酶血症患者中有 20%～50% 的患者最初表现为口腔溃疡和坏疽，这一临床体征也称为高原滋夫（Takahara）病。

辅助检查 可抽取患者的血液行体外过氧化氢酶活性筛查试验，可见过氧化氢酶活性下降或缺如。影像学检查可见患者的牙槽骨出现不同程度的破坏。

诊断 据患者牙龈和牙槽骨进行性坏死伴有过氧化氢酶活性下降或缺如可诊断。

治疗 尚未见到根治性的治疗方法。可以进行牙周常规治疗。强化正确刷牙及菌斑控制，可通过控制菌斑从而减少因 H_2O_2 聚集所致的牙周组织的破坏。

(闫福华)

Lǎnggéhànsīxìbāo zǔzhīxìbāo zēngduōzhèngxìng yázhōuyán

朗格汉斯细胞组织细胞增多症性牙周炎 （periodontitis with Langerhanscell histiocytosis）

朗格汉斯细胞组织细胞增多症是由一种形态及免疫表型与朗格汉斯细胞相似的细胞广泛增生所引发的疾病。曾称组织细胞增多症 X，包括嗜酸性肉芽肿、勒-雪病和韩-薛-柯病 3 个亚类，各亚类间临床表现相互重叠，组织病理特征相似，因此认为其是同一种疾病。特异的骨髓源性朗格汉斯细胞过度增生是该类疾病的主要特征。发病率男性多于女性。

病因与发病机制 病因仍不清楚。部分患者表现为先天性病变。可能与组织细胞异常增生、浸润导致局部组织破坏有关。

临床表现 患者可能最先就诊于口腔科。朗格汉斯细胞组织细胞增多症伴发的牙周炎，主要表现为伴有大量类朗格汉斯细胞增生的牙周骨破坏。患者可出现

牙龈肿胀、疼痛、口臭、牙周溢脓、牙松动、恒牙早期脱落和拔牙创愈合迟缓等。下颌更易受累，多位于后部。患者可出现持续的头痛不适。

辅助检查 影像学检查：X 线片可见颌骨内出现单个或多个圆形或椭圆形的透射影像，无皮质骨边缘。牙槽骨破坏严重，硬骨板消失，牙呈"漂浮"征。组织病理学检查：牙周组织内见大量类朗格汉斯细胞浸润。

诊断 该病并没有统一的诊断标准。可通过对患者的牙周组织活检，行组织病理和免疫组织化学分析，了解是否有大量的类朗格汉斯细胞在牙周组织内部浸润。同时，结合牙周组织破坏的临床表现以及特异性影像学特征予以综合诊断。

治疗 治疗方法取决于疾病的炎症程度和范围。针对牙周病变的治疗方法包括手术刮除病变的牙周组织，全身药物治疗如长春新碱、环磷酰胺等。对于口内孤立的病变也可采用放射治疗。几种方法可以单独应用，也可以联合应用。该病可出现无时间规律的连续病变，因此应强调临床随访的重要性。

(闫福华)

Āilèsī-Dāngluòsī zōnghézhēngxìng yázhōuyán

埃勒斯-当洛斯综合征性牙周炎 （periodontitis with Ehlers-Danlos syndrome）

埃勒斯-当洛斯综合征是一组因结缔组织异常而导致皮肤和血管脆性增加、皮肤过度伸展和关节动度异常为特征的家族遗传性疾病。有文献报道其为常染色体显性遗传病。该病具有多种亚型和变异，其中Ⅷ型最具特征的表现是牙的症状。美国内科医生和遗传学家麦库克

西（McKusick）于 1972 年首次报道该病的牙周炎类型，1977 年美国遗传学家斯图尔特（Stewart）等将其列入埃勒斯-当洛斯综合征的亚型。该病有家族聚集性。

病因与发病机制 病因包括局部牙菌斑微生物、全身健康情况不佳及遗传倾向。发病机制仍未知，可能与口腔黏膜和血管的脆性增加以及胶原代谢紊乱有关。

临床表现 患者表现为皮肤过度伸展、触诊柔软、脆性增加，轻微创伤即可导致淤斑的形成，以及伤口愈合差，常形成"烟纸样"的萎缩性瘢痕。关节超动度、关节移位。也可出现止血功能异常。患者有严重的牙龈退缩，反复刷牙出血。可出现重度牙周炎，牙槽骨严重吸收，导致恒牙早期脱落，且其牙周破坏程度与局部刺激因素不成正比。

影像学检查 见牙槽骨破坏严重，但无明显特异性。

诊断 还没有统一的诊断方法。诊断首先基于患者存在严重的牙周组织破坏，且牙周破坏与局部刺激因素不成正比。同时患者合并特异性的皮肤和关节病损。牙周和皮肤组织的活检有助于进一步确定诊断。

治疗 没有针对该病的有效治疗，主要是进行对症治疗。也有研究表明营养治疗有效。

（闫福华）

Qiē-Dōngzōnghézhēngxìng yázhōuyán

切-东综合征性牙周炎（periodontitis with Chediak-Higashi syndrome）Chediak-Higashi 综合征是罕见的常染色体隐性遗传疾病，可能位于染色体 1q43，45% 的患者有家族史。多数患者早年死于重度感染，50% 以上在 10 岁之前死亡。切-东

（Chediak-Higashi）综合征易引起早发性快速破坏的牙周炎。

病因与发病机制 患者中性粒细胞结构、功能和数量出现异常，导致患者抗感染能力极差。

临床表现 患者出现眼睑白化病伴畏光、周围神经病变症状，对细菌和病毒异常易感，常有慢性反复感染伴严重的急性炎症等。患者口腔表现为急性牙龈炎、牙龈出血及疼痛较明显，伴有溃疡，或者表现为早发性快速破坏性牙周炎，常出现全口多数牙明显松动或早期脱落现象。

辅助检查 ①实验室检查：中性粒细胞内出现大量巨大的溶酶体包涵体。大包涵体由嗜天青颗粒和特异性颗粒融合而成。中性粒细胞的趋化、脱颗粒和杀菌功能下降。细胞有正常的吞噬功能，但不能脱颗粒，细胞内杀菌能力降低，也可出现中性粒细胞减少症。②患者的龈下菌斑中可发现与牙周炎相关的细菌，包括具核梭杆菌、直肠弯曲杆菌等。③影像学检查：牙周膜间隙增宽，硬骨板模糊，牙槽骨吸收广泛，吸收类型和程度与牙龈炎位置及程度一致。乳牙和恒牙均可受累。

治疗 ①牙周治疗包括口腔卫生指导、牙周基础治疗和定期维护。②全身治疗：有报道幼年时期确诊的患者可进行骨髓移植以消除牙周疾病的易感性；请血液病专科医师会诊。

（闫福华）

yázhōuyán bànfā bìngbiàn

牙周炎伴发病变（secondary lesions of periodontitis）当牙周炎发展到重度阶段，病变累及某些特殊的部位，如根分叉区、根管侧支区等，牙周病变的临床表现会有一些独有和特殊的改变。牙周炎的主要伴发病变包括牙周

牙髓联合病变、根分叉病变、牙龈退缩、牙周脓肿等。

牙根敏感 牙龈退缩后，或在牙周刮治过程中将根面的牙骨质刮除，会使牙本质直接暴露于牙周袋内或口腔内，温度、机械或化学刺激等直接通过牙本质小管传入牙髓，产生酸痛或冷热不适等敏感症状。

根面龋 牙槽骨吸收，牙龈退缩导致牙根暴露，当伴有牙龈乳头的退缩时，牙间隙增大，常导致水平型食物嵌塞，如果不及时取出食物或患者未进行适当的邻面菌斑控制，则暴露的牙根面容易发生根面龋损，有时候甚至是环状龋，多发生于口腔卫生不良的老年牙周炎患者。根面龋发展到后期还伴发牙髓炎和根折等表现。

（闫福华）

yázhōu-yásuǐ liánhé bìngbiàn

牙周牙髓联合病变（combined periodontal-endodontic lesion）一颗牙同时存在牙周病损和牙髓病损，并且病变互相融合连通的疾病。感染可来源于牙髓，也可来源于牙周，或二者独立发生，但是，二者是融合连通的。

发病机制 牙周炎和牙髓根尖周病的发病因素和病理过程虽不完全相同，但都是以厌氧菌为主的混合感染，再加上两者存在许多交通，因此两者的感染和病变可以相互影响和扩散，导致联合病变的发生。牙周组织与牙髓组织之间存在的交通途径有：①根尖孔：是牙周组织和牙髓组织的重要通道，血管、神经和淋巴管通过根尖孔相互通连，是炎症互相扩散的重要途径。②根管侧支：部分牙存在根管侧支，即牙根侧壁上的交通支，其中在近根尖 1/3 处最多，故当牙周袋深

达根尖 1/3 处时，牙髓受影响的机会就大大增加。另外，20%～60%的多根牙在根分叉区也有侧支（或称副根管），所以感染牙髓也可以通过髓室底处的侧支根管扩散到根分叉区。③牙本质小管：正常情况下牙根表面有牙骨质覆盖牙本质，但有 10%～18%的牙在牙颈部无牙骨质覆盖，牙本质直接暴露，在前牙更可高达 25%。此外，牙颈部的牙骨质通常很薄，在牙周刮治时很容易被刮除，或由于牙龈退缩，薄层的牙骨质被磨除，使下方的牙本质暴露。菌斑生物膜中细菌的毒性产物、感染或坏死的牙髓组织、牙周和牙髓治疗中使用的药物等可通过上述暴露的小管双向渗透，互相影响。④其他：如上颌前牙的腭侧畸形沟、牙骨质发育不良、牙根外吸收、根折裂等。

临床类型　包括以下情况。

牙髓根尖周病变引起的牙周病变　①最常见的影响是根尖周感染急性发作形成脓肿，脓液沿阻力较小的途径向牙周组织排出，如沿牙周膜间隙向龈沟排脓，迅速形成单一的、窄而深达根尖的牙周袋；或穿通牙槽骨到达骨膜下，掀起软组织向龈沟排脓。其临床特点：患牙多为死髓牙，根尖周病引起的急性炎症在短期内形成深牙周袋排脓；患牙无明显的牙槽嵴吸收；邻牙一般无严重的牙周炎。②牙髓治疗过程中或治疗后造成牙周病变，如根管治疗过程中根管壁侧穿或髓室底穿通、髓腔或根管内封入烈性药物或充填材料超出根尖孔等，均可导致牙周组织损伤；根管治疗后，有些牙可能发生牙根纵裂。牙根纵裂有不少发生在活髓牙。临床特点：患牙有钝痛、咬合痛、局限的深牙周袋，活髓牙的根纵裂

可见到典型的根管影像增宽，还可反复发生牙周脓肿，出现窦道。

共同特点是：①牙髓无活力，或活力异常。②牙周破坏较为局限，邻牙的牙周基本正常或病变轻微。③与根尖病变相连的牙周骨质破坏，X 线片显示根尖周骨质稀疏、破坏，在根尖方向吸收较为严重，而向冠方则较轻，呈烧瓶形。

牙周病变引起的牙髓病变　①逆行性牙髓炎在临床较常见。由于深牙周袋内的细菌、毒素通过根尖孔或根尖 1/3 处的根管侧支进入牙髓，先引起根尖孔附近的牙髓充血和发炎，此后，若机体免疫力下降或受到激惹，局限的慢性牙髓炎可急性发作，表现为典型的急性牙髓炎。检查时可见患牙有深达根尖区的牙周袋或严重的牙龈退缩，牙一般松动度达Ⅱ度以上。牙髓有明显的激发痛等。②长期存在的牙周病变，袋内的毒素可对牙髓造成慢性、小量的刺激，轻者可导致修复性牙本质的形成，重者或持久后可引起牙髓的慢性炎症、变性、钙化甚至坏死。这些牙可能一时尚未表现出牙髓症状，但实际上已经发生病变。③牙周治疗对牙髓也有一定的影响。刮治和根面平整时，将牙根表面的牙骨质刮去，常使牙本质暴露，造成根面敏感和牙髓的反应性改变。牙周袋内的细菌及坏死组织或根面的用药均可通过根管侧支或牙本质小管刺激牙髓，但一般情况下，牙髓的反应常较局限且为慢性，常无明显症状。

牙周病变与牙髓病变并存　发生于同一牙上各自独立的牙髓和牙周病变。当病变发展到严重阶段时，二者可相互融合和影响。

诊断　正确诊断牙周牙髓联

合病变须依据病史及临床检查，不同类型具有不同的临床特点，还可结合特殊检查如 X 线片、牙髓电活力测验、激光多普勒流量计、脉冲血氧计、磁共振成像等。其中牙髓电活力测验的结果只能作为参考，不一定能真实反映牙髓的活力状态，激光多普勒流量计、脉冲血氧计、磁共振成像虽能较准确地判断牙髓的状态，但是费用较贵且费时，难以在临床上推广。

治疗及预后　治疗原则是查清病源，确定治疗的主次。治疗的顺序和侧重点视其原发病及因果关系而定，需先后或同时治疗。在不能确定主次的情况下，死髓牙先做根管治疗，配合牙周治疗；活髓牙则先做系统的牙周治疗和调𬌗，若疗效不佳，再视情况行牙髓治疗。预后多取决于牙周组织破坏的程度。

牙髓根尖周病变引起的牙周病变　先清除感染牙髓，再清除牙周袋内的感染，最后完善根管充填，观察数月，一般不需要进行牙周手术。该型预后较好。

牙周病变引起的牙髓病变　对逆行性牙髓炎的患牙，在先解决急性症状后，可在根管治疗的同时进行牙周治疗；若患牙就诊时有深牙周袋，但牙髓尚有活力，可先行牙周治疗观察疗效，必要时可进行牙周手术；对那些经过彻底的牙周治疗仍然效果不佳者，需再次明确牙髓的活力，从而确定是否需要进行牙髓治疗。对于牙周袋深而牙髓活力迟钝的患牙，宜先做牙髓治疗，再做牙周治疗，这有利于牙周病变的愈合。

牙周病变与牙髓病变并存　此型病变的预后取决于牙周附着丧失的程度，如牙周已破坏严重，炎症无法控制，则需拔除，对尚

有保留价值的患牙，则需行根管治疗、牙周基础治疗，必要时手术治疗。

（闫福华）

gēnfēnchà bìngbiàn

根分叉病变 （furcation involvement）

牙周炎发展到较重的程度后，病变波及多根牙的根分叉区，在该处出现牙周袋、牙周附着丧失和牙槽骨破坏的疾病（图）。是牙周炎的伴发病变之一。任何类型的牙周炎都有可能发生根分差病变。根分叉病变在下颌第一磨牙的发生率最高，上颌前磨牙最低。发生率随年龄增长而上升。

病因 有以下几方面。

牙菌斑 是根分叉病变的主要病因。根分叉区病变一旦形成而使根分叉暴露时，该处的牙菌斑和牙石则难以清除，将使病变加速或加重。

𬌗创伤 根分叉区对𬌗力比较敏感，是咬合应力集中的部位。当牙龈处于炎症状态时，𬌗创伤作为协同破坏因素会加速组织的破坏，常造成凹坑状或垂直型骨吸收。尤其是病变只局限于一颗牙或单一牙根时，更应考虑𬌗创伤的因素。

牙根的解剖形态 ①根柱：根柱比较短的牙，根分叉的分叉口离牙颈部近，一旦发生牙周炎，较易发生根分叉病变；而根柱长者则不易发生根分叉病变，但一旦发生则治疗较困难。②根分叉分叉口处的宽度及分叉角度：根分叉角度和分叉口处的宽度越小，刮治器越难以进入分叉区内，病变就越难控制。③根面的外形：上颌磨牙的近中颊根和下颌磨牙的近中根均为扁根，近根分叉的一面常有犁沟状的凹陷，此凹陷利于菌斑滞留，容易诱发根分叉病变。且一旦发生根分叉病变，凹陷处较难治疗和清洁。

牙颈部的釉质突起 釉质突起在多根牙中多见于磨牙的颊面，釉质突起伸进分叉区甚至到达根分叉顶部，该处无牙周膜附着，仅有结合上皮，故在牙龈有炎症时，易形成牙周袋。

磨牙牙髓的感染和炎症 当磨牙存在牙髓感染时，炎症可通过髓室底处的副根管扩散到根分叉区，造成该处骨吸收和牙周袋。

临床表现 根分叉发生病变后，根分叉区可直接暴露于口腔中，也可被牙周袋袋壁遮盖，需凭探诊和X线片来确定。除了用牙周探针探查该处的牙周袋深度外，还需从水平方向探查根分叉区病变的程度，根分叉病变分为以下4度。

Ⅰ度 属于病变早期。分叉区内的骨质吸收很轻微，在X线片上看不到改变。虽然从牙周袋内已能探到根分叉的外形，但尚不能水平探入分叉内，牙周袋属于骨上袋。由于骨质吸收轻微，通常主要靠临床探诊发现。

Ⅱ度 在多根牙的一个或一个以上的根分叉区内已有骨吸收，但因为分叉区内尚有未吸收的牙槽骨和牙周膜，使病变没有与对侧相通。用牙周探针可从水平方向部分地进入分叉区内。X线片一般仅显示分叉区局限的牙周膜间隙增宽，或骨质密度有小范围的降低。

Ⅲ度 根分叉区内的牙槽骨全部吸收，形成"贯通性"病变，探针能水平探入分叉区与另一侧相通，但它仍被牙龈组织（牙周袋袋壁）覆盖而未直接暴露于口腔。X线片中下颌磨牙的Ⅲ度病变可见完全的透影区，但有时也会因牙根互相靠近或与外斜线的重叠而使病变不明显，上颌磨牙的病变则易与腭根影像重叠而不明显。

Ⅳ度 最严重的一型，根间骨隔完全破坏，牙龈退缩使病变的根分叉区完全暴露于口腔中。X线片所见类似Ⅲ度病变。

下颌磨牙的颊、舌侧根分叉及上颌磨牙的颊侧根分叉一般较易探查，但上颌磨牙邻面的根分叉病变较难探测，可用弯探针从腭侧进入，分别探测近中及远中根分叉。由于邻牙的干扰以及上颌磨牙腭根影像重叠的影响，X线片只能用来辅助判断。由于投照角度、组织影像重叠以及骨质破坏形态的复杂性，通常X线片所见的病变总是比实际要轻。

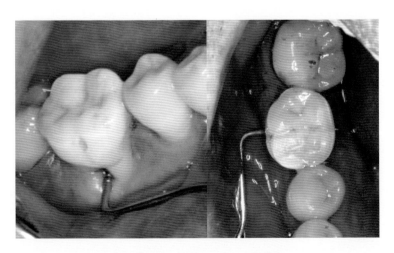

图 右下第一磨牙根分叉Ⅲ度病变

根分叉区容易存积菌斑，故该处的牙周袋常有明显的炎症或溢脓，但有时表面似乎正常，而袋内壁却有炎症，探诊后出血，提示深部存在炎症。早期病变的牙不松动，晚期则可出现牙松动。当治疗不彻底或其他原因使袋内渗出物引流不畅时，易发生急性牙周脓肿。

治疗　包括以下方面。

Ⅰ度　若牙周袋较浅，根分叉处牙槽骨的外形尚佳，则仅做龈下刮治即可。若牙周袋较深，牙槽骨不符合生理外形，应在牙周基础治疗后，行翻瓣手术以消除牙周袋和修整骨外形，从而有利于菌斑控制。

Ⅱ度　根据牙槽骨破坏的程度、牙周袋的深度以及有无牙龈退缩等，选用如下治疗方法：①对骨质破坏较轻，根柱较长，牙龈能充分覆盖根分叉分叉口处的下颌磨牙Ⅱ度病变，可行翻瓣术+植骨术，或引导性组织再生术，以期获得根分叉处的牙周组织完全再生或部分再生，形成新的附着。②对于骨质破坏较多，牙龈有退缩，术后难以完全覆盖根分叉区者，可行根向复位瓣手术和骨成形术，使根分叉区充分暴露，有利于患者控制菌斑。

Ⅲ度和Ⅳ度　使根分叉区充分暴露，以利菌斑控制。颊侧的深牙周袋若有足够的附着龈可行袋壁切除术；若附着龈较窄，则应行根向复位瓣术。下颌牙舌侧一般可直接切除袋壁。

若多根牙仅有一个根病变较重，有深牙周袋和骨吸收，另外的根病情较轻，牙尚不松动，可做截根术。截根术对于上颌磨牙颊根的病变效果甚佳；下颌磨牙当根分叉区病变较重而近、远中根分别还有一定的支持组织时，

可行分根术，将患牙分割为近中和远中两个"单根牙"；若某一根病变已严重，另一根尚好，则可行牙半切除术。将严重的一半连冠带根一起摘除，保留另一半。在做截根术、分根术或牙半切除术前，均应先做完善的根管治疗并调𬌗，以减轻患牙的咬合负担。多数患牙在术后还要进行冠、桥等修复，这些修复体应根据牙的特点设计，以符合保护牙周组织的要求。

(闫福华)

yázhōu nóngzhǒng

牙周脓肿 (periodontal abscess)

牙周炎发展过程中，在牙周袋壁或深部牙周结缔组织中出现的局限性化脓性炎症。是牙周炎晚期较常见的伴发症状。

病因　①深牙周袋内壁的化脓性炎症向深部结缔组织扩展，但脓液无法向袋内排出，可形成袋壁软组织内的脓肿。②复杂性牙周袋使袋内脓液引流不畅，特别是累及根分叉区时。③洁治或刮治时，将牙石碎片和细菌推入牙周袋深部组织，或损伤牙龈组织。④深牙周袋时，根面刮治术不彻底，牙周袋袋壁炎症减轻，致使袋口紧缩，但牙周袋底处的炎症仍然存在，脓液得不到引流。⑤牙髓治疗时根管或髓室底侧穿、牙根纵裂等，有时也可引起牙周脓肿。⑥机体抵抗力下降或有严重的全身疾病，如糖尿病等，也容易发生牙周脓肿。

临床表现　急、慢性牙周脓肿临床表现不同。

急性牙周脓肿　①发病突然，患牙的牙龈上形成圆形突起，色红、水肿、表面光亮，脓肿早期疼痛明显，呈局限性、搏动性疼痛，患牙有浮起感、叩痛及松动。待脓液形成并局限后，表面形成

脓点，挤压时有脓液流出或从牙周袋溢出，疼痛减轻。②严重时可有发热、白细胞增多、淋巴结肿大等全身症状。

慢性牙周脓肿　①一般无明显自觉症状，可有咬合钝痛、轻叩痛或不适。②在牙龈表面可见窦道开口，按压后有脓性分泌物。

诊断与鉴别诊断　诊断应结合病史和临床表现，并参考X线片。主要应与牙龈脓肿及牙槽脓肿相鉴别。

牙龈脓肿　牙龈脓肿仅局限于龈缘及龈乳头，呈局限性肿胀；无牙周炎病史，无牙周袋和附着丧失，无牙槽骨吸收；一般有异物等刺入牙龈的病史。牙周脓肿有较深的牙周袋和附着丧失，X线片显示有牙槽骨吸收；慢性牙周脓肿，可见到根侧或根尖周围弥散的骨质破坏。

牙槽脓肿　二者的感染来源和炎症扩散途径不同，因此临床表现区别如下表。

治疗　①急性牙周脓肿的治疗原则是镇痛、防止感染扩散，同时使脓液得到引流。根据脓肿的成熟程度决定是否切排。脓肿初期，脓液尚未形成前，可清除大块牙石，冲洗牙周袋，将防腐收敛药或抗菌药置入牙周袋内，必要时全身给予抗生素或支持疗法。脓肿形成后，有明显波动感时，可根据脓肿的部位及表面黏膜的厚薄，选择从牙周袋内穿刺或从牙龈表面切开引流。切开后用生理盐水彻底冲洗脓腔，然后敷抗菌防腐药物，并用氯己定含漱。必要时将明显的早接触点调磨，使患牙获得迅速恢复的机会。②慢性牙周脓肿可在洁治的基础上直接进行牙周手术；脓肿切除术或翻瓣术。

(闫福华)

表　牙周脓肿与牙槽脓肿的鉴别

	牙周脓肿	牙槽脓肿
感染来源	牙周袋	牙髓病或根尖周病变
牙周袋	有	一般无
牙体情况	一般无龋	有龋病或非龋性疾病，或修复体
牙髓活力	有	无
脓肿部位	局限于牙周袋壁，较近龈缘	范围较弥散，中心位于龈颊沟附近
疼痛程度	相对较轻	较重
牙松动度	松动明显，消肿后仍松动	松动较轻，但也可十分松动。治愈后牙可恢复稳固
叩痛	相对较轻	很重
X 线片	牙槽骨嵴有破坏，可有骨下袋	根尖周围可有骨质破坏，也可无
病程	相对较短，一般 3~4 天可自溃	相对较长，脓液从根尖周围向黏膜排出需 5~6 天

yáyín tuìsuō

牙龈退缩（gingival recession）

牙龈缘向釉牙骨质界的根方退缩致使牙根暴露的疾病。

病因　包括以下方面。

牙周炎　由牙周炎引起牙槽骨吸收和附着丧失，引起牙龈退缩，是最常见的原因。

刷牙不当　使用过硬的牙刷、牙膏中摩擦剂颗粒过粗，或采用拉锯式刷牙。此外，不正确地使用牙签也会造成牙龈乳头退缩、牙缝变大。

不良修复体　当固定修复体边缘位于龈下过深、边缘不密合，或有明显的修复体悬突时，较易出现牙龈炎症和牙龈退缩；可摘义齿卡环过低或基托边缘压迫牙龈也易造成牙龈创伤和牙龈退缩。

解剖因素　牙错位使唇颊侧骨板很薄，或附着龈过窄和唇颊系带附着过高等都可能导致牙龈退缩。此外牙龈的厚度也是牙龈退缩的影响因素之一，较薄的牙龈较容易发生退缩。

正畸力和过大的殆力　正畸过程中使牙在牙槽骨范围内或向舌侧移动时，较少发生牙龈退缩，若向唇颊侧移动或倾斜超出了牙槽骨范围时，常易发生牙龈退缩。

牙周炎治疗后　牙周炎经过治疗后，炎症消退，牙周袋壁退缩，或牙周手术切除牙周袋后，致使牙龈退缩。

临床表现　牙龈退缩可以局限于单颗牙或多颗牙，也可以全口牙普遍发生；退缩的牙龈可以色粉、质韧、健康无炎症，也可以充血、红肿（图）；部分牙龈退缩的患者可伴有其他症状。

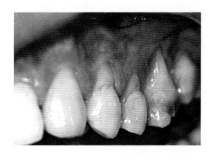

图　牙龈退缩

牙龈退缩造成的后果：①影响美观：牙龈退缩造成牙冠变长、牙根暴露、牙缝增大、牙龈高低不协调等，影响患者的美观，尤其在前牙区以及微笑或大笑时露龈患者。②牙根敏感：牙龈退缩后造成牙本质或牙骨质直接暴露在口腔环境中，冷热酸甜及机械刺激等均可以通过牙本质小管传到牙髓腔内，产生敏感症状。这种敏感主要表现为激发性的，时间较短，刺激去除后敏感症状即消失。在减少局部刺激的前提下，该症状大多都能逐渐消失，刮治后出现的牙根敏感可持续 2 周至 1 个月不等。③食物嵌塞和根面龋：当相邻牙间的牙龈出现退缩时，牙缝增大，进食时常导致食物水平嵌入牙缝中，单纯用牙刷清洁难以清除，长时间存留易导致牙根面脱矿形成根面龋，有时甚至是环绕牙根面的环状龋。

治疗　牙龈退缩一般是不可逆的，重点应放在预防上，治疗主要是防止其加重。①轻度、均匀的牙龈退缩一般无症状，不需处理或者可以使用氟保护漆来保护暴露的根面组织。②如牙龈退缩持续进展，应查明病因，消除致病因素，如改变刷牙习惯、调整正畸力量、去除不良修复体等。③对于个别牙或少数前牙的牙龈退缩而影响美观者，可用侧向转位瓣手术、游离龈瓣移植术、结缔组织瓣移植术等膜龈手术来覆盖暴露的根面。牙槽骨板太薄或骨开裂者，也可用引导组织再生术来治疗。

（闫福华）

yázhōu jíbìng zhìliáo

牙周疾病治疗（periodontal therapy）

牙周疾病需要采用多种方法进行多方面的治疗，比如去除病因，恢复牙周组织的生理形态，恢复牙周组织的功能，疗效保持、防止复发等。每种治疗内容都有多种方法和手段，因此，牙周治疗要分成不同的治疗阶段，按一定程序进行，并在实施中根据患者对治疗后的反应进行必要的调整。牙周治疗程序分为 4 个阶段，第一阶段为牙周基础治疗，第二阶段为手术治疗，第三阶段为修复治疗，第四阶段为牙周维护治疗。

(闫福华)

yázhōu jīchǔ zhìliáo

牙周基础治疗 （periodontal initial therapy）

针对牙周致病因素进行的治疗。又称牙周病因治疗。目的在于消除牙周疾病的致病因素，控制炎症，终止疾病的进展。是牙周疾病治疗的最初阶段，也是牙周治疗程序4个阶段中的第一阶段。

在所有牙周治疗中，首先应控制牙周疾病的始动因素牙菌斑，并消除各种刺激因素，使牙周局部炎症基本消除，之后才能进行后续的治疗。因此，针对病因的治疗是最基本的治疗，将其列为牙周治疗程序中的第一阶段。

所有牙周疾病的患者都需要接受牙周基础治疗，包括所有的牙龈疾病患者和各种类型的牙周炎患者。通过牙周基础治疗，消除或控制菌斑微生物的感染，控制牙周组织的炎症。经过对基础治疗效果的评估之后，才能决定是否进行其他进一步的治疗，如手术治疗、缺失牙的修复治疗等。

牙周疾病是多因素疾病，除始动因子牙菌斑外，还存在多种病因因素，因此，牙周基础治疗是针对不同病因因素的多种治疗。具体内容：①菌斑控制：指导患者建立正确的刷牙方法和习惯，并指导其使用牙线、牙签、间隙刷等辅助工具清除邻面菌斑，保持口腔卫生，改善和促进牙周健康。②拔除无保留价值或预后极差的患牙，对不利于将来修复治疗的患牙也应在适当时机拔除。③龈上洁治术：通过龈上洁治术清除龈上牙石和菌斑。④龈下刮

治术和根面平整：通过龈下刮治术和根面平整，彻底清除龈下牙石和菌斑，并清除根面表层的内毒素污染。又称根面清创。⑤消除各种牙菌斑滞留因素及其他局部刺激因素：通过充填龋洞、必要的牙髓治疗、改正不良修复体、治疗食物嵌塞、纠正口呼吸习惯等，从而消除这些局部因素。⑥咬合调整和松牙固定：在炎症控制后进行必要的咬合调整，对于松动的患牙必要时进行固定，从而消除咬合创伤，建立平衡的咬合关系。⑦局部和全身药物治疗：对于急性牙周炎症、侵袭性牙周炎及重度慢性牙周炎患者，可辅助进行局部药物治疗或全身药物治疗，以便更好地控制牙周病原微生物感染，提高疗效，减少复发。⑧在牙周基础治疗阶段还应进行消除或控制全身因素及环境因素的治疗，如消除不良习惯、戒烟、控制作为牙周病危险因素的全身疾病如糖尿病等。

在第一阶段治疗结束后的4～12周，应对患者的牙周病情进行再评估，评价治疗效果和患者对治疗的反应，并评价患者的依从性及患者局部和全身病因因素及危险因素的改变状况，确定进一步的治疗方案。有些患者需多次治疗和评估。牙周基础治疗效果的评估包括：①患者自身保健措施的实施情况，自我口腔卫生状况改善效果评价。②临床牙周指标改善情况，如牙龈炎症是否消退，牙周袋是否变浅或消除，评价时的探诊深度和附着水平情况，附着丧失程度、牙松动度是否减小及松动度是否改变等。

经过牙周基础治疗后，大多数牙周疾病患者可获得良好的治疗效果。慢性牙龈炎患者在经过基础治疗后，牙龈炎症可以消退，

牙龈组织可完全恢复正常。轻度牙周炎患者经过基础治疗后，牙周袋可变浅或消失，牙周组织可恢复健康。中、重度牙周炎患者经过基础治疗后，牙龈炎症可基本消退，牙周袋变浅，但在某些部位还可能存在不同深度的牙周袋和较深部位牙周组织炎症，这些部位需做进一步的治疗，如手术治疗等。

(欧阳翔英)

jūnbān kòngzhì

菌斑控制 （plaque control）

通过多种手段和措施清除牙面及邻近牙龈表面的牙菌斑，并防止其继续形成的方法。是预防和治疗牙周疾病、保持牙周组织终生健康必不可少的措施。

牙菌斑是牙周病的始动因子，要治疗和预防牙周疾病，就必须控制牙菌斑。然而，口腔为有菌环境，菌斑在被清除之后会很快再形成，一定时间后会成熟而具有致病性，因此，要采取措施及时清除菌斑，在其未成熟之前去除，使其不具有致病性。

适应证 ①牙龈疾病患者，包括慢性龈炎、青春期龈炎、妊娠期龈炎、药物性牙龈肥大、坏死溃疡性龈炎、龈乳头炎、牙龈纤维瘤病及牙龈瘤等。②牙周炎患者，包括慢性牙周炎、侵袭性牙周炎、坏死性牙周炎患者，还包括反映全身疾病的牙周炎患者，如掌跖角化-牙周破坏综合征、21-三体综合征、粒细胞缺乏症、家族性和周期性白细胞缺乏症、白细胞功能异常、糖尿病、获得性免疫缺陷综合征等疾病的患者。③牙周炎并发症患者，包括牙周牙髓联合病变、根分叉病变、牙周脓肿、牙龈退缩、牙根敏感等患者。④所有需预防牙周疾病的人群。

禁忌证 无。

方法 包括以下方面。

口腔卫生宣教和指导 对患者个体进行有针对性的宣教和指导，调动其进行菌斑控制的积极性，可配合使用菌斑显示剂进行菌斑染色和显示，医生与患者共同观察菌斑在口腔的分布，提高患者对菌斑的认识，并针对每一个患者的特点，教会其适合自己的菌斑控制的方法。

机械性菌斑控制 通过机械性手段清除牙菌斑。包括刷牙、使用牙线、牙签、牙间隙刷等。

刷牙 是使用设计合理的牙刷并采用正确的手法有效地将菌斑清除的方法，是自我清除菌斑的主要手段，可清除大部分牙面和龈缘附近的菌斑。①设计合理的牙刷：刷毛由细尼龙丝制作，光滑而有弹性，易于保持清洁，为软毛或中等硬度刷毛，毛尖对牙龈和牙无刺激或刺激很小；刷头的大小应方便在口腔内转动，可清洁到各个牙面的各个部位；牙刷柄应有足够长度，以利握持。电动牙刷或声波震动牙刷的刷头也同样要具有上述特点，形成不同方式的刷毛运动或声波震动，从而清除和控制菌斑。②正确的刷牙方法：水平颤动刷牙法是重点清除龈沟附近和邻间隙处菌斑的刷牙方法，它不仅能清除龈上菌斑，还能清除部分龈下菌斑，被认为是最适宜牙周疾病预防和治疗的刷牙方法。该方法于1948年由巴斯（Bass）提出，又称Bass刷牙法。应用该方法时一定要选用软毛牙刷，以避免损伤牙龈。但水平颤动法有可能引起牙龈生物型为薄型的患者发生牙龈退缩，因此，牙龈生物型为薄型的患者和牙龈退缩的患者更适宜使用竖转动刷牙法。也有人将水平颤动法与竖转动法结合起来，称为改良水平颤动法或改良Bass法。电动牙刷刷牙尤其适于不能很好掌握手用牙刷刷牙方法的人。研究显示各种刷牙法之间没有明显的优势区别，可根据个人的情况来选择刷牙方法，不论采用何种方法，重要的是在刷牙时要"面面俱到"，从而将所有部位的菌斑清除干净。③有效的刷牙方法比刷牙的次数更重要。牙膏可明显增加刷牙效果，牙膏中所含的摩擦剂和洁净剂可加强机械清洁作用，药物牙膏中的药物仅起辅助作用，仍主要靠机械清扫来达到清除菌斑的作用。

使用牙线、牙签、牙间隙刷 邻面在刷牙后往往余留菌斑，需要使用牙线、牙签、牙间隙刷等来补充清除。①牙线的使用：牙线由多股细尼龙丝组成，有的牙线表面涂蜡。用贴紧牙邻面的牙线将菌斑"刮除"，牙线还能少量进入龈缘的下方，将邻面龈沟内的部分菌斑刮除。牙线适用于无龈乳头退缩的邻间隙处，是最常推荐使用的清除邻面菌斑的方法。但若邻面有龈退缩且根面有凹陷，牙线无法清除凹陷处的菌斑。②牙签的使用：牙签多为硬质木制，也有塑料制的，应光滑无毛刺。用牙签的侧面将牙邻面和根分叉区的菌斑"刮蹭"掉，适用于龈乳头退缩或牙间隙增大者。若无龈乳头退缩，不可使用牙签。③牙间隙刷的使用：牙间隙刷的刷头中央为金属丝，四周为柔软的刷毛，刷头有不同的直径，应根据邻面间隙或根分叉区的大小选用适宜直径的牙间隙刷。用牙间隙刷的刷头在牙间隙处或根分叉区将菌斑刷除。适用于龈乳头退缩导致邻面有间隙者，尤其适用于牙邻面外形不规则或根面为凹面者，还适用于根分叉处的菌斑清除，是清除根面菌斑的最佳方法。因刷毛末端不规则或过锐、刷毛过硬、刷牙力量过大、刷牙次数过多、不当的刷牙方法等造成牙龈表面的损伤、牙龈退缩、牙颈部磨损。牙颈部磨损常与牙龈退缩同时发生。

防治方法：①避免使用刷毛过硬、刷毛末端不规则的牙刷，换用软毛、刷毛末端磨圆处理的牙刷；避免刷牙力量过大；避免刷牙次数过多；采用正确的方法刷牙，并避免使用粗糙的牙膏。如牙龈为薄生物型，采用竖转动法刷牙。②牙龈退缩如导致牙敏感或影响美观，可采用手术方法治疗，如引导性组织再生术、冠向复位瓣术、结缔组织移植术等。③若牙颈部磨损较重，可选择充填治疗。

其他 锥形橡皮尖也可用于清洁邻面和按摩牙龈乳头。家用冲牙器是利用有一定压力的脉冲水流辅助冲洗来清除软垢、食物残渣和非附着菌斑，是刷牙的补充手段，有助于清除正畸装置、固定义齿等不易到达部位的软垢，冲牙器的应用不能替代刷牙。刮舌器是用来清除舌背菌斑的工具，舌背的乳头结构利于微生物的生长，是牙菌斑及口腔其他部位细菌的储库，因此清除舌背的菌斑有利于改善口气和防止牙菌斑的再定植。

化学性菌斑控制 又称化学药物菌斑控制，是通过化学药物来抑制菌斑的形成或杀灭菌斑中的细菌，从而控制菌斑。有多种用于菌斑控制的化学药物，如某些抗菌药物、植物挥发油或生物碱、某些中药等，其中最成熟的是0.12%~0.2%的氯己定溶液。氯己定又称洗必泰，是广谱抗菌剂，为二价阳离子表面活性剂，与细菌胞壁表面的阴离子结合后可改变细菌的表面结构，提高胞壁的通透性，氯己定进而进入细胞质，杀死细菌。其化学结构稳定，毒性小，不易形成耐药菌株，对人体无损害。通过含漱氯己定溶液，可有效抑制菌斑的形成。主要缺点是味苦、长期使用导致牙面和舌背等表面着色、味觉短时改变，对有些患者的口腔黏膜有轻度刺激等，但停药后可消退，牙面的着色可通过洁治和（或）抛光清除掉。

化学性菌斑控制只是菌斑控制的辅助性手段，不能替代日常的机械性菌斑控制，且须在机械性清除牙石和菌斑后持续使用，才能在一定程度上控制菌斑。

(欧阳翔英)

yínshàngjié zhìshù

龈上洁治术 (supragingival scaling)

用洁治器械除去龈上牙石、菌斑和牙面上沉积的色素，并抛光牙面的方法。龈上牙石是指位于龈缘以上、附着在光滑牙釉质表面或修复体表面或牙龈退缩后暴露出来的牙根面上的牙石，而牙石是由菌斑矿化而形成的，其表面总有一层尚未矿化的菌斑，牙石是导致牙周疾病最主要的局部刺激因素。龈上洁治术是去除龈上菌斑和牙石的最有效方法。如龈沟内有与龈上牙石相连的浅的龈下牙石，也应一并清除。

适应证 包括以下方面。

牙龈炎 龈上洁治术是牙龈炎最主要的治疗方法，若配合菌斑控制，大多数慢性龈炎可治愈。

牙周炎 龈上洁治术是所有牙周治疗的第一步，是各型牙周病最基本的治疗方法。在通过龈上洁治术清除龈上牙石和菌斑后，才进行后续的治疗，如龈下刮治术等。

牙周维护治疗 已接受过牙周治疗的牙龈炎或牙周炎患者需要进行牙周维护，即在完成主动的牙周治疗后，要定期复查，进行包括洁治在内的定期维护治疗（一般为 6 个月或 3 个月），是防止疾病复发的重要手段。

预防性治疗 大量研究证明，定期洁治（一般为 6 个月至 1 年），除去菌斑和牙石，是维持牙周健康、预防龈炎和牙周炎发生的重要措施。

口腔内其他治疗前的准备 在进行口腔内的治疗之前，应进行牙周检查和龈上洁治，如在修复缺失牙之前，通过龈上洁治术除去基牙及其他牙上的牙石，在取印模时才能获得准确的模型，据此制作出的义齿才能更为合适；在正畸治疗前和正畸治疗期间，在牙周检查的基础上，至少要做洁治术，以消除牙龈炎，预防正畸过程中牙龈炎的发生；口腔内进行肿瘤切除、颌骨切除术等手术之前，均需要先做洁治术，以保证手术区周围的清洁，消除感染隐患。

禁忌证 ①凝血异常的血液病患者：洁治时会有不同程度的牙龈出血，如凝血有问题，如血友病、急性白血病、再生障碍性贫血等患者，出血可能难以止住，应禁忌做洁治。当其病情得到一定程度的控制后，可以进行动作轻巧的洁治。②全身系统性疾病危重患者：因全身系统性疾病无法耐受局部操作治疗者。③处于活动期的亚急性心内膜炎患者：龈上洁治术会引起一过性菌血症。④戴用单极心脏起搏器的患者：禁忌接受超声洁治术，以避免因干扰起搏器的工作而导致患者眩晕及心律失常等症状。若为双极心脏起搏器，不会受到超声洁牙机工作的干扰，则不在禁忌之列。

方法 有手工洁治术和超声洁治术。在完成龈上洁治术后还应进行牙面抛光术。

手工洁治术 使用手用器械即洁治器来清除龈上牙石。这是最基本的清除牙石的方法，需要医生依靠手腕的力量，将力量传导到洁治器工作头从而去除牙石，比较费力和费时。

医生应根据洁治的部位正确地选择洁治器械，采用改良握笔法正确地握持器械，在操作中保持支点稳定，保持洁治器工作头刀刃与牙面的正确接触角度和位置，应用腕部的力量，保持正确的用力方向，从而将牙石整块从牙面刮下。采用正确的方法洁治，才能保证在洁治用力的过程中始终保持力的稳定，避免器械滑脱而导致牙龈或口腔黏膜的损伤；也才能自如地将牙石成块的刮除，并避免损伤牙龈和工作尖刺伤龈乳头。在洁治完成后要进行仔细的检查，尤其是邻面和龈缘处，确认没有遗漏的牙石和菌斑。

超声洁治术 使用超声洁牙机清除龈上的菌斑、牙石及牙面色素，具有省力、高效的特点。

超声洁牙机包括超声波发生器和换能器（手机）两个部分。发生器发出电磁振荡，并将功率放大；换能器则将高频电能转换为工作头的超声振动，振动频率达 2 万~4.5 万赫兹，通过工作头的高频震荡将附着于牙面上的牙石去除。超声洁牙机的换能器因工作原理不同分为磁伸缩式和压电式 2 种类型，所产生的工作头振动的轨迹不同，分别为椭圆形和线性；工作头也有尖圆形、扁平形等多种形状，可根据牙石的部位、厚薄、大小等来选择。超声洁牙机上带有喷水系统，在工作头超声振动时向工作头喷水，形成雾状，可冷却工作头，还可形成空穴作用，即在喷雾的水滴内有细微的真空泡迅速塌陷而产生能量，也起清除菌斑、牙石的作用，水流还可将震碎的牙石和血污冲走。

在使用超声洁牙机时，检查洁牙机工作头的超声振动是否正常，只有振动正常才能去除牙石。根据牙石的厚薄调节功率和水量，保证既有效去除牙石，又不会使患者感到不适、对牙面造成损害。操作时要注意支点、工作头与牙面接触的角度、向牙石施加力量的大小和方向、是否不停移动、击碎大块牙石的方式等。禁止将工作头的顶端停留在一点上振动，以避免损伤牙面。洁治后要仔细地检查有无遗漏的牙石，如有细小的牙石和邻面的牙石遗留，必要时需采用手工洁治来清除干净。

牙面抛光术 在洁治术后进行抛光处理，可将残留在牙面上的色素等细小的不洁物彻底清除，并抛光牙面，使牙面光洁，使菌斑、牙石不易再堆积。方法是通过安装在弯机头手机上的橡皮杯，配合使用抛光糊剂，将牙面抛光。操作时应注意橡皮杯向牙面上施加的力量和手机的转速要合适，橡皮杯的边缘可略进入龈缘下方，使龈缘处的牙面光洁。

并发症 ①牙龈退缩：是已有附着丧失的牙周炎患者，在牙龈炎所致的肿胀消退后，露出的牙周组织已经破坏的结果。②牙本质敏感症：牙龈炎症消退致牙颈部和部分牙根暴露，当釉质或牙骨质丧失时牙本质暴露及超声洁治术中操作不当均可致牙本质敏感。③牙龈肿胀或形成脓肿：未控制的糖尿病等全身抵抗力低的患者，洁治后出现局部感染。④交叉感染：对传染病患者如结核、乙肝病毒表面抗原阳性、HIV感染等，行超声洁牙术时产生带菌或带病毒的喷雾污染操作区及周围的环境，若防护和消毒不彻底，会导致交叉感染。⑤戴用单级心脏起搏器的患者，超声洁治时因电磁辐射的干扰，会造成眩晕及心律失常等症状。

防治 ①术前一定要全面问诊和检查，严格掌握适应证和禁忌证，戴用单级心脏起搏器的患者禁用超声洁牙机；糖尿病患者应在疾病控制在一定程度后再行洁治术。如正在服用较大剂量的抗凝血药物，需在内科医生的指导下将剂量减少到适当的范围内再进行洁治术。②正确掌握超声洁牙机的使用，可减少牙本质敏感的发生；也可于洁治术前和术后行牙脱敏处理。即使不处理，很多患者在洁治术后一段时间敏感症状也可消退。③做好严格的防护和彻底的消毒灭菌可防止交叉感染；对传染病患者尽量采用手工洁治，可避免超声洁牙产生的喷雾带来的污染；超声洁治术开始前需让患者用3%过氧化氢液或0.12%氯己定液含漱，以减少喷雾中细菌数量，并可防止菌血症的发生。

（欧阳翔英）

yínxià guāzhìshù

龈下刮治术（subgingival scaling） 用比较精细的龈下刮治器去除位于牙周袋内根面上的龈下牙石和菌斑的方法。牙周袋内牙根面上的牙石和菌斑是导致牙周炎的最主要的局部刺激因素，龈下刮治术是去除龈下菌斑和牙石的有效方法。

龈下刮治术常与根面平整同时进行。有学者建议，将龈下刮治与根面平整统称为龈下清创或龈下根面清创。通过龈下清创，可清除龈下的菌斑与牙石；破坏菌斑生物膜结构；减少牙周袋内龈下病原微生物数量；改变龈下菌斑构成，由以革兰阴性厌氧菌为主变为以革兰阳性菌为主，可疑牙周致病菌明显减少，球菌比例显著升高，形成与健康牙龈相一致的菌斑成分。伴随着这些改变，牙龈炎症会减轻或消失，探诊深度变浅，有临床附着获得，炎症得到控制。因此，龈下刮治术是针对牙周炎病因治疗的基本方法，每一位牙周炎患者都需要经过此阶段的治疗。

适应证 包括以下方面。

牙周炎 龈下刮治术是对各型牙周炎患者的基本治疗，在龈上洁治术后进行，对于病情较轻者也可与龈上洁治术同时进行。牙周袋深度≥4mm者，都须进行龈下刮治术治疗。

牙周炎治疗后的维护 对于已接受过牙周治疗的牙周炎患者，在复查中发现有≥4mm深的牙周袋，在牙周维护治疗中需进行龈下刮治术治疗。

禁忌证 见龈上洁治术。

方法 在龈下刮治前，要了解全口牙的牙龈炎症程度，牙周袋探诊深度、位置、形状，根面的解剖形态（异常形态、根面沟、开放的根分叉等）及牙石的分布和量。对深牙周袋的刮治，可在局部麻醉下进行。方法分为手工龈下刮治术和超声龈下刮治术。

手工龈下刮治术 使用手用刮治器械进行的龈下刮治治疗。①刮治器分为通用型和专用型，最常用的是专用型格雷西（Gracey）刮治器，其工作端只有一个工作刃，工作面有一定的倾斜角度，每一型号只适用于牙的某一特定区域，不同型号的设计适用于不同牙、不同牙面的形状。因此，在治疗中要根据所治疗的牙及部位来选择不同型号的器械。②正确地选择刮治器械的同时，还应注意器械的锐利度，如刃缘变钝会影响治疗效率和效果，应及时磨锐。③操作时用改良握笔法握持器械，注意建立稳固的支点，将刮治器的工作端以正确的角度轻放入袋内牙石的底部，借助前臂和腕部的转动发力，将力传至刮治器的工作端将牙石整体刮除。要注意用力方向和运动的幅度，不要损伤牙龈。④全口牙的龈下刮治术一般分多次完成，根据疾病的严重程度和操作者的技能可分2~6次完成。也有1次性或在24小时内分2次完成全口牙刮治的观点，其有效性仍待确认。

超声龈下刮治术　使用超声洁牙机的龈下工作头进行龈下刮治。基本方法与超声龈上洁治术相同，不同之处：①选取专门用于龈下超声刮治的工作头，其特点是细而长，也有的龈下工作头有一定弯曲度，左右成对。②行龈下刮治术时要设定小功率。③水量的设定要求是防止工作尖过热，以免对牙周组织造成损害。④工作头在龈下要适应根面的变化，与根面保持接触，形成快速有重叠的迂回动作，注意方向和力量，从而发挥最佳效率。⑤治疗过程中随时用探针检查根面，检查有无遗漏的龈下结石。⑥在龈下刮治完成后，一般还要用手用器械进行根面平整，并将袋内的肉芽组织清除。之后，再用3%过氧化氢液进行龈下冲洗，将残余在袋内的牙石碎片、肉芽组织彻底清除。

并发症及防治　参见龈上洁治术。

（欧阳翔英）

gēnmiàn píngzhěng

根面平整（root planning）　用龈下刮治器械清除附着在牙骨质表面和嵌入牙骨质内的牙石，并刮除牙根表面受到毒素污染的病变的软化的牙骨质，从而形成光滑、坚硬且清洁的根面的方法。常与龈下刮治术联合应用，在手工或超声清除龈下牙石后进行。在牙周翻瓣术中也常需进行根面平整。

适应证与禁忌证　参见龈下刮治术。

方法　使用手用刮治器械进行根面平整。最常用的是专用型Gracey刮治器，根面平整时选用的器械见龈下刮治术，根据所治疗牙及部位选择相应型号刮治器。根面平整是在龈下刮治术将牙石整块去除后，对根面进行连续的、不间断的、刮除部位与前次有部分重叠的刮治动作，将附着在牙骨质表面和嵌入牙骨质内的牙石刮除。由于牙骨质表面有细菌内毒素侵蚀，因此还要刮除牙根表面受到毒素污染的病变牙骨质，从而形成光滑、坚硬且清洁的根面。刮治动作完成后，要重新探查根面，检查龈下结石是否已去净、根面是否已光滑、坚硬。在刮治和根面平整的同时，工作端的另一侧刃会将袋内壁炎症肉芽组织及残存的袋内上皮刮掉。

并发症及防治　最主要的并发症是牙本质敏感症。因此，在进行根面平整时，应注意不要过多刮除根面致使牙本质暴露，尽可能防止根面敏感。

（欧阳翔英）

yínxià qīngchuāng

龈下清创（subgingival debridement）　从龈下牙周袋内的根面上去除菌斑和牙石，破坏菌斑生

物膜结构，不必将根面牙骨质完全去除的方法。也称龈下根面清创。龈下清创是龈下刮治术和根面平整的统称。见龈下刮治术和根面平整。

（欧阳翔英）

hézhìliáo

𬌗治疗（occlusal therapy）　通过各种手段建立平衡而稳定的功能性咬合关系，保持牙周状况的稳定从而发挥良好的口腔功能的方法。咬合创伤是牙周炎的病因因素之一，在有菌斑和炎症存在时，咬合创伤能加速牙周组织的破坏，因此，消除咬合创伤的𬌗治疗是牙周炎治疗的重要手段之一。通过𬌗治疗，消除咬合创伤，使𬌗力均衡分布，咬合关系协调，牙及其支持组织所承受的功能刺激均匀，从而促进牙周组织的修复，改善咀嚼功能。

适应证　𬌗治疗适合于因𬌗干扰或早接触引起了咬合创伤的病理改变，或因牙缺失导致存留牙的咬合负担过重而引起咬合创伤的病理改变，临床表现出咬合创伤的指征者。该指征如下：①持续性咬合不适。②牙松动度持续增加。③牙移位。④咬合时牙震颤。⑤X线片显示牙周膜间隙增宽及硬骨板模糊或消失。

禁忌证　无咬合创伤表现或无创伤性𬌗存在时，禁忌进行𬌗治疗。

方法　𬌗治疗实际上是一个很广泛的概念，正畸矫治、正颌外科手术、牙列修复、牙体修复、拔除影响咬合关系的牙、𬌗垫、选磨法调𬌗、牙周夹板都是𬌗治疗的手段，属于𬌗治疗的范畴。𬌗治疗时要根据患者的年龄、咬合关系和牙列情况采取不同的方法。一般情况下，对因牙缺失导致的𬌗关系问题，应采用牙列修

复的方法解决；对因牙体缺损导致的殆接触关系异常，应采用牙体修复的方法解决；对青少年患者的殆关系异常，应尽可能采用正畸矫治；因颌骨发育异常等导致的殆关系问题，应考虑采用正颌手术治疗；对于存在牙松动的咬合问题，可采用牙周夹板固定的方法；对于因小范围的牙位置或形态异常导致的殆关系异常者，可通过选磨法解决。当然，对于一种问题也可能有多个解决方案，应尽量选择简便、省时而又经济的方法。在经过咬合检查、确认有咬合创伤指征且找到导致咬合创伤的原因后需进行殆治疗。殆治疗的方法有多种。①选磨法调殆：又称牙冠成形术。在经过检查准确定位早接触或殆干扰点后，用金刚砂钻针或砂石轮等磨改早接触点或殆干扰点处的牙外形，从而消除咬合创伤。调殆时要兼顾正中殆与非正中殆关系。找出在正中殆有早接触而非正中殆协调、正中殆协调而非正中殆不协调及正中殆和非正中殆都存在早接触或不协调时应调磨的咬合干扰的位置和早接触点，然后依次进行磨改。调殆时还要兼顾前伸咬合时前牙和后牙的咬合接触关系、侧方咬合时工作侧和非工作侧牙的咬合接触关系，找到应选磨牙的部位，尽可能调磨非功能牙尖，如异常点在功能牙尖上，要注意避免降低牙尖高度和影响正中殆关系。对于不均匀磨损的磨牙，主要调磨高陡的非功能牙尖，减小殆面的颊舌径，将牙受到的侧向力转为垂直力。对于殆面已磨平的重度磨损牙，将殆面的颊舌径调磨小，尽量恢复牙尖及窝沟形态，恢复牙的球面外形。在磨改牙时尽可能避免产热刺激牙髓，可采取间断磨改、在有水

冷却的条件下调磨、分次调磨等方式。为了达到准确的调磨效果，对松动牙要先行固定再调磨，对因急性炎症存在而使牙松动、伸长时，应待炎症消退后再磨改，边检查边磨改。磨改结束后，对牙面进行抛光，使牙面光洁。②拔除影响咬合关系的牙。③正畸治疗：采用正畸治疗的方法，矫正因错殆畸形、牙移位而导致的咬合创伤。④缺失牙的修复治疗：通过修复缺失牙，解决因牙缺失导致的存留牙殆负担过重而引起的咬合创伤。修复治疗的方法有活动修复、固定修复、种植修复。⑤松动牙固定：用牙周夹板固定松动牙，使多个牙形成一个新的咀嚼单位，从而分散殆力。见松牙固定术。

并发症　有牙本质敏感症、牙髓症状、咬合效率降低、咬合不平衡。

防治　①磨改牙时避免一次磨改太多，分多次调磨，尽量避免牙本质暴露，或每次仅暴露少量，间隔一段时间，待修复性牙本质形成后再次调磨。如出现了敏感问题，则采用脱敏治疗。②调磨时使用水冷却，断续调磨，以避免引起牙髓症状。若出现牙髓症状，则给予处理。③调磨时注意避免降低功能牙尖的高度，从而避免降低垂直距离；并注意勿将牙尖和牙的殆面窝沟磨平，以免降低咬合效率。一旦出现上述情况可通过形成殆面的牙尖、窝、沟形态，恢复咬合效率；或通过修复方法恢复垂直距离，改善咬合效率。④若殆治疗不彻底，还存在咬合不平衡，可继续分次治疗，完成治疗后可改善；磨改时须仔细检查确认咬合高点或干扰点后再磨改，并按调殆的原则和方法调殆，避免降低功能牙尖

高度，以免引起新的咬合不平衡。⑤炎症尤其是急性炎症会使牙伸长或移位，应待控制炎症后再调殆，以免过多调磨引起新的咬合不平衡。

（欧阳翔英）

sōngyá gùdìngshù

松牙固定术（stabilization of loosen teeth）

用牙周夹板将松动的患牙连接在一起，并固定在健康稳固的邻牙上的方法。此方法可共同形成一个新的咀嚼单位，以减轻患牙的负担，延长患牙寿命，提高咀嚼效率。当松动牙被固定后，受力时不会再形成造成咬合创伤的摇晃力，而是将殆力传递到被连接固定为一个整体的一组牙的牙周组织上，分散殆力，减轻患牙的负担，调动牙周组织的代偿能力，为牙周组织的修复和行使正常的功能创造条件。

牙松动是牙周炎的临床症状之一，在控制炎症后牙的松动度会有所改善。如炎症控制后仍松动，影响咀嚼，或产生继发性咬合创伤，需要将这些松动牙固定，使之行使正常的咀嚼功能，因此松牙固定术也是牙周治疗的一个组成部分。

适应证　①牙的松动度持续性增加、牙周膜间隙不断增宽者，在控制炎症后和做到良好菌斑控制后可行松动牙固定术。②因牙松动影响咀嚼者。

禁忌证　牙周炎症未控制、口腔卫生差、菌斑未控制者。

方法　①丝线结扎固定：用丝线将松动牙结扎在邻近的稳固牙上。已不再使用。②不锈钢丝结扎固定：用细的、软的不锈钢丝将邻近的稳固的牙与松动的牙逐个结扎在一起。钢丝在牙上的位置要保证钢丝不会从殆面脱出，也不会滑向根方而影响牙周组织

的健康，且钢丝与对殆牙无咬合接触。临床上曾较多应用，现应用较少。③钢丝与复合树脂联合固定：在钢丝结扎后，用复合树脂在将牙面上的结扎钢丝覆盖，使其固化，起到加固、覆盖钢丝以增加美观的作用。临床上曾较多应用，现应用较少。④直接粘接固定：用强力粘接剂在松动牙与邻近的稳固牙之间的邻面将邻近的牙直接粘接在一起，起到固定的作用。随着具有强力效果粘接剂的出现，此应用已逐渐增多。⑤纤维带粘接固定：用超强纤维带或超强玻璃纤维条放在松动牙和相邻的稳固牙的舌侧或颊侧牙面上，用流动树脂将其粘接在牙面上，然后使树脂固化，从而将松动牙固定。此应用已逐渐增多。⑥固定式或可摘式修复体的永久性固定：如果有牙缺失，可采用固定桥联冠修复方式，达到固定松动牙的目的，也可在可摘活动义齿修复体上增加一些设计，起到将松动牙适当固定的作用。

并发症 ①新的咬合创伤甚至咬合疼痛。②固定的牙松脱，个别牙又出现松动。③结扎钢丝或结扎丝线滑向根方，导致牙周组织损伤。④牙颈部菌斑堆积，牙龈炎症加重。⑤牙出现自发痛症状或牙根裂或根折。⑥牙周组织破坏加重。

防治 ①在行松牙固定时保持牙在原来的位置，避免移位，以免带来新的咬合创伤和咬合痛。②调殆处理：在对松动牙固定后，要检查咬合关系，并进行调殆；对于出现的新的咬合创伤和咬合痛，也要仔细检查，找到咬合高点后进行调殆处理。③钢丝或丝线结扎一定按正确方法进行，防止其滑向根方，必要时予以拆除，重新结扎固定。④无论用何种方式进行松牙固定，都要注意留出龈外展隙，以便牙间隙刷或牙签等邻面清洁工具可以进入，以进行菌斑控制；如出现牙龈炎症，需进行龈上洁治，必要时进行龈下刮治和根面平整。⑤联冠固定式永久夹板在制作时，要进行备牙，如果备牙时磨除的牙体组织较多，可能出现牙髓问题，导致牙疼痛。因此，备牙时要尽可能减少磨除量，必要时进行牙髓治疗。若进行了牙髓治疗，牙变脆，易发生根折和根裂，一旦出现，则需截根或拔除。⑥松牙固定一定要在控制牙周炎症、获得良好的菌斑控制后再进行，否则牙周炎的病因未消除，疾病会继续发展。一旦发现牙周疾病进一步发展，须进行牙周治疗，必要时拔除患牙。

（欧阳翔英）

yázhōu shǒushù zhìliáo

牙周手术治疗

（periodontal surgical therapy） 在直视下进行清创以去除感染组织，同时纠正牙龈及牙槽骨外形，并通过植入促进牙周组织再生材料以期获得牙周组织再生的方法。通过手术处理牙周软、硬组织，解决牙周基础治疗后仍存在的问题，以达到消除牙周袋、修整不良牙龈组织和牙槽骨形态、改善临床冠根比例、改善膜龈关系、获得根面覆盖及获得牙周组织再生等多种目的。

牙周手术治疗是牙周病总体治疗计划的第二阶段，是牙周病治疗的重要组成部分。牙周炎发展到较严重阶段后，基础治疗不足以获得理想的临床疗效，需要通过手术方法对牙周软、硬组织进行处理，才能更好地控制炎症并重建软、硬组织的协调关系，从而促进牙周组织健康，延长患牙寿命，维持牙列的完整性，促进全身健康。

简史 牙周手术治疗始于19世纪末20世纪初，逐渐发展形成了牙周切除性手术、牙周重建性手术、牙周再生性手术以及牙周成形及美学手术等阶段。牙周切除性手术建立在早年对病变牙周组织的病理认识的基础上。当时认为，牙周病患牙的边缘牙槽骨为坏死组织，需要在术中暴露并彻底清除，因而其目的在于切除坏死感染的牙龈以及骨组织，并消除牙周袋，这类手术包括早期的牙龈切除术及牙周翻瓣术。牙周重建性手术出现在20世纪50年代，人们认识到患牙周炎时牙槽骨并非完全坏死，而机体的防御反应表现为牙龈的炎症状态，因而逐渐放弃了彻底切除牙周袋的原则，并提出使牙周袋变浅、重建有利于牙龈和牙槽骨生理外形的牙周手术治疗目标。一些医师改良了早期的牙周翻瓣术方法，在手术时仅切除病变的袋内壁组织，保留并翻起外侧健康的组织瓣，彻底清除感染的肉芽组织、根面牙石，再将软组织瓣原位复位，达到使牙周袋变浅、并促进骨修复的目的。牙周再生性手术以促进牙周附着组织再生，即在病变部位的牙根表面形成新的牙骨质，有功能性排列的牙周膜主纤维束附着其中，并与新生的牙槽骨相连，形成新的牙周附着为目的。牙周再生性手术可分为骨植入和非骨植入两种类型，骨植入的牙周再生性手术出现于20世纪70年代，非骨植入的牙周再生性手术理论基础建立在80年代对牙周组织再生过程观察的基础上，很多牙周组织再生手术将两者结合进行。20世纪后期，膜龈手术逐渐受到人们重视，其主要目的在于获得足够的功能性的角化牙龈，多用于前庭沟过浅、牙周袋底超过膜龈联合、附着龈过窄、系带附着异常以及部分牙龈退缩等情况。随着牙周手术技术的发展，这类以纠正口腔黏膜与牙龈关系为出发点的手术适用范围发生了改变。1993 年，米勒（Miller）提出牙周成形及美学手术，1996 年世界牙周病研讨会进一步讨论并界定了牙周成形及美学手术的范畴。

分类 随着牙周手术概念的更新与技术的发展，特别是不以消除牙周袋为目的的牙周成形及美学手术的界定与实践，现代牙周手术治疗的类别发生了一定的变化。现代牙周手术治疗主要分为牙周清创手术、牙周再生性手术、牙周成形及美学手术。牙周清创手术主要包括牙龈切除术、牙周翻瓣术以及由其衍生而来的磨牙远中楔形瓣切除术和根分叉病变的手术治疗；牙周再生性手术包括骨植入的牙周再生性手术和非骨植入的牙周再生性手术；修复前牙周手术、牙冠延长术、牙槽嵴增高术、牙根表面覆盖术、牙龈乳头重建术、种植体周围美学手术以及正畸治疗需要手术暴露未萌出牙等均被列为牙周成形及美学手术的范畴。

时机 牙周治疗程序中，第一阶段治疗即牙周基础治疗结束 1~3 个月后，牙龈的炎症大多有明显消退，此时对其牙周情况进行全面再评估。在患者菌斑控制良好的情况下，如果有 5mm 以上的深牙周袋，且有探诊后出血或溢脓、根面刺激物不能通过基础治疗彻底清除、牙龈及骨形态不良、后牙根分叉病变治疗需要、膜龈关系异常等情况存在时，需根据患者的具体情况选择适当的手术方法进行牙周手术治疗。

基本原则 进行牙周手术治疗时，术前应对术区局部重点评估以下几个方面：①牙周袋软组织壁的形态特点、厚度、解剖学特点以及是否存在炎症。②牙周袋的深度、范围、与牙槽骨的关系即牙周袋的类型。③根面牙石等刺激物存在的情况，有无根分叉病变、器械是否能进入病变区。④牙槽骨的形态与高度，有无凹坑状吸收、水平或垂直吸收，以及有无其他不良形态等。⑤附着龈的宽度。⑥牙龈的生物型。⑦术区系带附着情况。此外，还应对患者进行评估，以掌握患者对基础治疗的反应情况、患者合作程度、患者菌斑控制情况、吸烟患者是否戒烟、患者全身状况是否会影响手术反应和术后愈合。若牙周局部炎症和病因尚未消除、患者配合程度特别是菌斑控制不佳以及全身疾病未得到控制（如糖尿病）等情况下不宜进行牙周手术治疗。

注意事项 ①牙周手术前应进行充分的术前准备：与患者沟通交流，使其了解手术的目的、术中及术后可能出现的情况；必要的全身检查、辅助检查、预防性用药；详细的牙周检查等。②牙周手术术中应遵守无菌操作、无痛、减轻创伤、注重缝合与术后创面保护等原则。③牙周手术术后应备用镇痛剂、合理使用抗生素、注意菌斑控制、注意术后伤口护理以便获得良好的愈合及预后。

（束 蓉）

yáyín qiēchúshù

牙龈切除术（gingivectomy）

切除增生、肥大的牙龈组织或病理性牙周袋，修整牙龈形态，以达到建立生理性的牙龈外形目的的牙周手术。

牙龈切除术一词由新西兰奥塔哥大学牙学院皮克里尔（Pickerill）教授于 1912 年在《口腔医学实践》中首先提出，主要包括治疗前口腔含漱、麻醉、术中清创、术后局部用药及按摩等要点。随后的临床研究表明，90% 以上的患牙感染在术后得到改善，因而认为牙龈切除术是一个简单而有效的消灭牙周感染的方法。然而，当时认为，牙周病患牙的边缘牙槽骨为坏死组织，需要在术中暴露并彻底清除。20 世纪 30 年代，随着牙周病组织病理学的研究进展，"牙周病患牙的牙槽骨并非不可逆性坏死，不需要去除；牙周袋的存在会促进牙周炎的进展，需要彻底去除"等观点获得广泛共识。牙龈切除术的手术方法随之发生改良。但在随后的实践中，牙龈切除术暴露出以下缺点：①牙周袋超过膜龈联合时，术后美观受影响。②系带附着可能被切断。③术后前庭沟变浅。④附着龈大量丧失。因而当时出现了在牙龈切除术和翻瓣术的选择上的不同观点。20 世纪 40 年代，奥地利牙周病学家奥尔班（Orban）指出，在消除牙龈急性炎症，并进行彻底根面刮治、平整及袋内壁刮治后，并在患者养成良好的菌斑控制习惯的情况下，对存在 3 mm 以上牙周袋的牙位应实施牙龈切除术、牙龈切除术应消除游离的牙龈组织、术后行牙周塞治保护等手术原则和方法。

牙龈成形术（gingivoplasty）与牙龈切除术关系密切，是利用手术方法修整牙龈形态，建立生理性的牙龈外形，包括修薄龈缘和肥厚的附着龈，形成扇贝样龈缘外观，建立牙间垂直向的纵沟和利于食物排溢的牙龈乳头，以达到削薄过厚的附着龈、形成菲薄的游离龈缘和锥形的龈乳头的牙周手术方法。牙龈成形术理论基础在于，牙龈组织外形影响菌斑控制，而菌斑控制是牙周健康的前提条件，也就是说，牙龈和牙周疾病造成牙龈形态不良，而牙龈形态不良影响食物排溢，造成食物和菌斑堆积，从而加重疾病并加速疾病的进程。这些不良的牙龈形态包括龈裂、火山口样牙龈外形、坏死溃疡性龈炎造成的刀削样牙龈外形、牙龈的增生、肥大。

1989 年世界临床牙周病学专题讨论会上定义牙龈切除术为切除牙周袋内软组织壁的手术；而牙龈成形术定义为使牙龈成形更接近生理形态，使邻面组织逐渐生长，覆盖唇舌面的手术。事实上，牙龈切除术和牙龈成形术常合并实施，只是主要目的有所不同。牙龈切除术和牙龈成形术均为不涉及牙槽骨的牙周清创手术。

适应证 牙龈切除术及牙龈成形术主要用于：①牙龈炎症性增生、药物性增生等牙龈增生性病损，经牙周基础治疗后牙龈仍肥大、增生、形态不佳或存在假性牙周袋，全身健康状况无手术禁忌证者。②后牙区中等深度的骨上袋，袋底不超过膜龈联合，附着龈宽度足够者。③牙龈瘤和妨碍进食的妊娠瘤，全身健康状况允许手术者。④冠周龈组织覆盖在阻生牙面上，且阻生牙位置正常，切除多余牙龈组织可利于阻生牙萌出者。

禁忌证 牙龈切除术和牙龈成形术不适用于以下情况：①未进行牙周基础治疗，牙周炎症未消除者。②深牙周袋，袋底超过膜龈联合的牙周病损者。③牙槽骨缺损及牙槽骨形态不佳，需行

骨手术者。④前牙区的牙周袋，牙龈切除术后会导致牙根暴露，影响美观者。

围术期准备 基于牙周手术的基本原则，在牙周治疗第一阶段即牙周基础治疗结束、牙龈的炎症已基本消退后，应对患者牙周情况进行全面再评估。对牙周组织状况符合牙龈切除术及牙龈成形术手术适应证的患者，还需评估其全身健康状况是否可耐受手术，并与患者进行充分沟通，确定手术方案。术前应进一步进行口腔卫生宣教，强调良好的菌斑控制的重要性。

手术步骤 牙龈切除术的专用手术器械包括斧形刀和牙龈乳头刀。临床普遍使用的牙龈切除术方法为 1951 年由美国波士顿大学学者戈德曼（Goldman）描述的方法，主要包括标记牙周袋底位置，采用外斜切口连续或不连续切开牙周袋底冠方牙龈，清除牙龈，清除残留肉芽组织、牙石和坏死的牙骨质，用牙周塞治剂保护创面等 5 个步骤。

术后愈合 组织学上，牙龈切除术后组织创面首先形成保护性的血凝块，其下的结缔组织发生急性炎症反应，并伴有少量的坏死，血凝块随后被新生的肉芽组织代替；24 小时后，在炎症反应和坏死组织的下方，以成血管细胞为主的结缔组织细胞数量增加；术后第 3 天，大量成纤维细胞开始增生，随后，高度血管化的肉芽组织向冠向生长，建立新的游离龈和游离龈沟，由牙周膜向肉芽组织迁移长入的毛细血管在术后 2 周左右与牙龈的血管组织建立交通。创面相邻的牙龈表面上皮细胞在术后 12～24 小时开始向创面长入，并在创面肉芽组织表面生长，在术后 24～36 小时

达到增生活跃高峰，这些上皮细胞在创面纤维蛋白层上方伸展汇合直至术后 5～14 天覆盖整个创面，随后上皮开始角化，并于术后 1 个月左右达到上皮完全修复。而上皮下结缔组织的完全愈合需要 7 周左右。在上述组织愈合过程中，龈沟液的量有所增加，在术后 1 周为最高分泌量，这与此时局部炎症反应最为强烈有关。上述牙龈切除术后的愈合过程具有一定的普遍性，但也有一定的个体差异。生理性牙龈黑色素沉积较多的个体，牙龈切术后新生的牙龈表面黑色素会有所减少。

（束 蓉）

yázhōu fānbànshù

牙周翻瓣术（periodontal flap surgery） 切除部分牙周袋及袋内壁，翻起牙龈的黏骨膜瓣，在直视下刮净龈下牙石和肉芽组织后复位缝合牙龈瓣，达到消除牙周袋或使牙周袋变浅目的的牙周手术。

牙周翻瓣术于 1916 年由瑞典学者威德曼（Widman）提出，其要点在于通过根向内斜切口和垂直切口翻起病变区梯形黏骨膜瓣，暴露下方病变的牙槽骨和牙骨质，以去除牙周病损部位的炎性肉芽组织。基于当时"牙周病患牙的牙槽嵴顶为坏死骨组织，需要彻底去除"的观点，在威德曼翻瓣术中，直视下刮净龈下牙石和肉芽组织后，需去除坏死及感染的骨组织。1935 年，美国学者克伦弗尔德（Kronfeld）通过病理学观察后指出，牙周袋下方的牙槽嵴顶骨组织并没有发生不可逆性的坏死，因而不必要去除，这一认识带动了牙周翻瓣术的进一步改良和推广。1974 年，美国密歇根大学学者拉姆菲尤尔（Ramfjord）等提出改良威德曼牙周翻瓣术，

即由内斜切口切至牙槽嵴顶处，并向根尖方向循牙龈边缘的扇贝状外形行走，用骨膜分离器将龈瓣分离至牙槽嵴顶处；做沟内切口和牙间水平切口，将刀尖伸进牙周袋内直达袋底，使包绕在牙周围的上皮圈领松弛并随后去除；术中龈瓣翻至牙槽嵴顶端，不进行骨修整；龈瓣复位时尽量覆盖牙槽骨，不使骨质暴露。这些改良保存了更多的骨组织，并使角化牙龈的高度得以保持，有利于术后美观，因而在临床被广泛应用，也成为很多其他手术（如骨成形术、植骨术、引导性组织再生术等）的基础。

适应证　主要用于：①深牙周袋或复杂性牙周袋，经基础治疗后牙周袋仍在 5mm 以上，且探诊易出血者。②牙周袋底超过膜龈联合，不宜行牙龈切除者。③有骨下袋形成，需做骨修整或需植骨者。④根分叉病变伴深牙周袋或牙周-牙髓联合病变，需直视下清创并暴露根分叉，或需截除某一患根者。

围手术期准备　基于牙周手术的基本原则，在牙周治疗第一阶段即牙周基础治疗结束、牙龈的炎症已基本消退后，应对患者牙周情况进行全面再评估。对牙周组织状况符合牙周翻瓣术的患者，还应评估其全身状况是否可耐受手术，并与患者进行充分沟通，确定手术方案。术前应进一步进行口腔卫生宣教，强调良好的菌斑控制的重要性。

手术要点　以改良威德曼牙周翻瓣术为基础，根据手术目的，牙周翻瓣术可采取多样的切口设计、翻起不同类型的龈瓣，并将龈瓣复位于不同的水平。为使术后龈瓣固位和理想愈合，应对龈瓣进行合适的缝合，根据创口情

况，选择应用牙周塞治剂保护创口，并通过菌斑控制、局部或全身应用抗菌制剂等方法预防术后感染，以获得理想的愈合。

内斜切口、沟内切口和牙间切口构成了牙周翻瓣术基本的水平切口；为更好地暴露手术区，可在水平切口的一端或两端行纵切口；为满足前牙美观或牙周再生手术需要时，在龈乳头近远中较宽的区域可设计保留龈乳头的切口。术中需要暴露牙槽骨者，将骨膜连同牙槽骨一同翻起形成全厚瓣；不需暴露牙槽骨者，可将骨膜保留于骨面而翻起半厚瓣。早年威德曼牙周翻瓣术龈瓣复位于牙槽嵴顶处，而改良威德曼牙周翻瓣术将龈瓣复位于牙槽嵴顶冠方的牙颈部，此外，在附着龈较窄的情况下以及一些膜龈手术中，还可选择根向复位瓣、冠向复位瓣以及侧向复位瓣等不同的龈瓣复位方式。

术后愈合　临床和组织学观察显示，牙周翻瓣术术后 24 小时以内，龈瓣与牙面及骨面间为血凝块所填塞。血凝块内含有纤维蛋白网、中性粒细胞、红细胞和损伤的细胞碎片，在创面边缘还可见毛细血管，组织的损伤同时伴有细菌入侵和组织液的渗出。术后 3 天，血凝块逐渐变薄，上皮细胞越过龈缘向根方生长，结合上皮开始形成。术后 1 周，结合上皮可完全建立，并与牙面间以半桥粒和基板相连。牙龈结缔组织、骨髓以及牙周膜来源的肉芽组织逐渐代替血凝块。术后 2 周，术区外观已经接近正常，而组织学观察可见牙龈组织中出现平行于牙面的胶原纤维，由于胶原纤维尚未成熟，龈瓣与牙面间的连接尚较薄弱。术后 1 个月，可见龈沟内壁由沟内上皮覆盖，

下方藉结合上皮与牙面相连，上皮下结缔组织内胶原纤维排列有序，可行使其功能。对于全厚瓣手术，术后 1～3 天内，牙槽骨表层可能发生坏死，破骨细胞性骨吸收在 4～6 天最为活跃，这一过程中可能有 1mm 左右骨丧失。

并发症及防治　①术后持续出血，此时应去除塞治剂，分析原因，止血后重新放置塞治剂。②术区牙咬合疼痛，应注意手术中彻底清创，以避免因炎症导致牙周膜水肿而出现咬合痛，此外，塞治剂放置应避免干扰咬合。③术区相应的面颊部肿胀，多为局部炎症反应，可通过局部热敷减轻。④术后患者虚弱无力，偶有发生，多为手术过程引起短暂的菌血症的全身反应所致。

（来　蓉）

yázhōu wēichuāng fānbànshù
牙周微创翻瓣术（minimally invasive periodontal flap surgery）　利用显微放大设备，并使用相应的显微手术刀的牙周翻瓣术。20 世纪 90 年代，欧美学者首先报道了牙周微创翻瓣手术。

牙周翻瓣手术是利用显微放大设备，并使用相应的显微手术刀获得更为整齐的切口，并配合使用 6-0 到 9-0 的缝线获得精细的缝合。对于术者而言，微创术中的位置和视野的移动较传统手术更为困难，因而牙周显微手术多用于局部牙位和位点的牙周手术治疗。

其显微镜下良好的手术视野和照明，提高了术者对器械的控制精确度，使牙周组织瓣的形态更为精确，对组织的损伤更小，进而有利于术后组织瓣的稳定从而获得良好的愈合。牙周微创翻瓣手术具有减小手术创伤、提高牙龈瓣和创口的术后稳定性、获

得良好的创面封闭、缩短手术时间、减轻患者不适和局部反应等优点。

(束 蓉)

móyáyuǎnzhōng xiēxíngbàn qiēchúshù

磨牙远中楔形瓣切除术（molar teeth distal wedge resection）

为消除最后一颗磨牙的远中牙周袋，由牙周翻瓣术衍生而来的手术。

最后一颗磨牙远中常有垂直型骨吸收，形成窄而深的牙周袋，并常伴有不规则的牙龈组织纤维性增生突起。由于菌斑控制较难进行以及牙周治疗器械难以到达，磨牙远中区一旦形成牙周袋，常常难以治疗。1966 年学者罗宾逊（Robinson）在牙周翻瓣术的基础上提出了磨牙远中楔形瓣切除术。

磨牙远中楔形瓣切除术是在内斜切口基础上，在磨牙远中做直达骨面的楔形切口，形成三角形瓣，瓣的底边在磨牙的远中面，顶端向磨牙后垫远中。切口间的宽度和长度取决于袋的深度、角化龈的宽度以及该牙远中面至磨牙后垫的距离，袋越深，两切口间距离越大。根据附着龈的情况，切口可偏向颊侧或舌腭侧，尽量偏向附着龈较多的一侧，以减少术后出血，并利于组织愈合。整块剥离楔形瓣及相邻部位的炎性肉芽组织及袋上皮，修整骨形态成平坦外形，消除骨下袋，修整龈瓣边缘使之互相贴合并与骨面贴合，利用远中锚式缝合、固定龈瓣。

在行磨牙远中楔形瓣手术时应注意，因下颌磨牙远中区病灶常与磨牙后垫相连，组织较松软，该区角化龈少者手术效果往往不良；此外，第二磨牙远中深袋者，应注意术前拍摄 X 线片，确定是

否与低位阻生第三磨牙相关。

磨牙远中楔形瓣切除术也适用于缺牙区间隙的近远中牙周袋，尤其伴有骨下袋者。在瓣的设计上，也可依解剖形态选用长方形等切开方式。

(束 蓉)

yázhōugǔ shǒushù

牙周骨手术（periodontal osseous surgery）

以修整牙槽骨形态或使牙周再生为目的的牙周手术。包括切除性骨手术和牙周植骨术。

切除性骨手术 包括骨成形术和骨切除术。骨成形术和骨切除术的目的均为修整牙槽骨边缘，使之恢复或接近生理外形，前者强调修整骨外形而不降低支持骨高度；骨切除术则是切除一部分具有支持作用的牙槽骨。临床上这两种方法常结合使用，难以严格区分。切除性骨手术的适应证：①浅的一壁骨袋或宽而浅的二壁骨下袋难以有新骨修复者。②邻面凹坑状骨吸收且骨再生可能性较小者。③向邻近缺牙区倾斜并在缺牙侧形成骨下袋，无条件用正畸方法竖直倾斜牙，需通过手术修整骨以消除牙周袋者。④牙槽嵴圆钝肥厚或突出呈壁架状，需修整成形者。⑤牙槽骨骨缘线高低不齐或邻面骨低于颊舌面而使骨缘线呈反波浪形，需通过修整成形获得良好的骨形态及相应的牙龈形态者。⑥部分根分叉病变，再生治疗难以成功，需通过修整分叉区根间骨缘，获得薄且有根间纵凹的外形，以形成良好的牙龈形态，利于菌斑控制。切除性骨手术中，应根据局部解剖形态和龈瓣复位位置设计内斜切口，术中常规翻全厚瓣，清除创面菌斑、牙石和肉芽组织，充分暴露牙槽嵴顶骨外形。可使用高

速涡轮手机或低速手机，用圆钻断续磨除不良骨形态。上述去骨过程中必须注意冷却，以避免骨坏死，同时注意避免损伤牙。除用手机修整骨外形外，也可以用骨凿或骨锉修整骨缘。最终，应使牙槽骨呈移行斜坡状，在牙间和根间重建生理性纵向凹陷结构。龈瓣复位时应尽量完全覆盖骨面，以减少牙槽骨吸收。

牙周植骨术 将骨或骨替代品植入牙周骨缺损部位，通过促进新骨的形成来修复骨缺损，恢复牙槽骨的解剖形态，以达到牙周组织的再生及新附着性愈合的手术方法。又称骨替代品植入术。植骨材料可分为骨材料和非骨材料两大类，前者可依来源分为自体骨、异体骨、异种骨等。根据植骨材料的转归，还可将其分为可吸收植骨材料和不可吸收植骨材料。植骨材料的作用有 3 个方面，即骨生成、骨诱导和骨引导。理想植骨材料的特点：良好的生物相容性，临床可操作性，最小的手术损伤和术后反应，可为患者接受。

植骨术术前需进行彻底的牙周刮治和根面平整，以最大限度地消灭或减少术区牙周致病菌，降低术后感染的风险。植骨术需翻全厚瓣，以使保留牙龈乳头切口的愈合最为理想，植骨手术术区的准备包括 3 个方面：①牙根表面应进行彻底地刮治和平整，去除坏死牙骨质、细菌毒素、残留的结合上皮和牙石，以利于牙骨质和成纤维细胞的生长。②应彻底刮除牙周骨缺损部位的炎性肉芽组织和纤维组织，使骨移植材料与骨壁直接接触。③骨移植部位可进行"去皮质"，使用小圆钻或锐器在骨表面形成小洞，以暴露骨松质、促进骨再生。植骨

材料植入时要适量，可平齐骨袋或略高于骨缘，以补偿愈合中材料的丢失，但是要确保龈瓣完全覆盖。牙周植骨术后应予患者口服抗生素，含漱液漱口，并防止龈瓣负重和移位，通常2周拆线。

手术的成功与否取决于骨下袋壁的数量、牙根表面暴露的程度、牙龈瓣的覆盖程度、局部菌斑的控制程度及感染的预防。三壁袋是最理想的植骨术的适应证，植骨材料可获得最好的稳定性和充足的血供支持。植骨术成功与否的关键因素还包括菌斑控制情况、全身健康情况、牙根表面的处理情况、创口是否完美封闭、术中对牙和牙周组织的损伤程度、牙周缺损的形态、植骨材料的类型及患者的修复能力等。上皮的长入是导致植骨失败最常见的原因，因而植骨术常与引导性再生膜联合应用，以阻止上皮长入，使手术成功率大大提高。

（束 蓉）

yázhōu yǐndǎo zǔzhī zàishēngshù

牙周引导组织再生术（guided tissue regeneration，GTR）

用膜性材料作为屏障，在牙周手术后阻挡牙龈上皮在愈合过程中沿根面生长，并阻止牙龈结缔组织与根面接触，以提供一定的空间，引导具有形成新附着能力的牙周膜细胞优先定植于根面，形成新的牙骨质，并有牙周膜纤维植入，以获得牙周组织再生的牙周手术。牙周引导组织再生术常与植骨术或其他一些促进牙周组织再生的措施，如根面生物处理和使用生长因子等联合应用。

20世纪70年代末，基于对牙周翻瓣术后组织愈合的观察，有学者指出，牙周治疗后上皮细胞、牙龈结缔组织细胞、牙槽骨细胞和牙周膜细胞4种细胞可长入牙周破坏区。上皮细胞生长最快，数天内即可从创缘爬行到牙面并沿牙根面向根方生长，形成长结合上皮；牙龈结缔组织细胞首先接触牙根面时，容易发生牙根吸收；牙槽骨细胞首先接触根面时，则容易发生牙根吸收或骨固连；牙周膜细胞优先附着于牙根表面时，分化出成牙骨质细胞，在根面沉积新的牙骨质，并形成新的牙周膜纤维埋入其中，获得牙周组织的新附着修复。基于上述认识，1982年有学者等使用猴牙周骨缺损模型进行实验，以微孔滤膜作为膜性屏障材料，术后3个月，新牙骨质、新骨和新的牙周膜纤维形成。进而学者提出GTR手术的概念，在随后的临床观察中，证实了该手术可获得一定的牙周组织再生。

适应证 ①窄而深的骨下袋，尤其是二壁袋和三壁袋，以后者手术效果最好。②Ⅱ度根分叉病变且附着龈宽度足够者，虽有报道Ⅲ度根分叉病变早期GTR治疗成功者，但效果不确切，应慎用。③米勒（Miller）Ⅰ类牙龈退缩者。④植骨术边缘覆盖（又称引导性骨再生术）。

手术要点 与牙周翻瓣清创手术相比，GTR手术中应注意以下几个方面：①局部麻醉时在龈缘和牙间乳头处不要过度浸润麻醉，以减轻边缘组织的局部缺血。②切口设计应尽量接近龈缘以保存更多的牙龈组织，必要时做保留龈乳头切口。③切口范围应以充分暴露骨病损为原则，必要时行超过膜龈联合的垂直切口以增加瓣的移动性。④GTR膜放置时应覆盖骨缺损并超出骨缺损边缘2~3mm，其根方保留引导再生的空间。⑤龈瓣应完全覆盖GTR膜，并注意保持GTR膜下方血凝块的稳定。⑥严格保持高水平的术后菌斑控制。

GTR一般于术后10~14天拆线。如果使用不可吸收的屏障膜，6~8周后可进行第二次手术取出屏障膜，第一次手术后30天是形成组织再生的最重要时期。血凝块的形成和稳定、组织再生空间的保持、新血管的充分形成、上皮细胞长入的有效阻止、完整的龈瓣覆盖及良好的菌斑控制与术后感染的预防是确保GTR手术成功的重要因素。

GTR屏障膜材料 用于GTR的膜性材料分不可吸收性膜和可吸收性膜。不可吸收性屏障膜在体内不能被降解吸收，需要在术后6~8周经手术取出，这类材料包括聚四氟乙烯膜和钛强化膜。聚四氟乙烯膜分子结构稳定，不引起任何组织反应，是临床应用最早最多的膜材料。可吸收性屏障膜在手术愈合过程中可降解而被组织吸收，不需要二次手术取出。这类膜有聚乳酸膜、聚羟基乙酸膜、柠檬酸酯膜、胶原膜以及自体骨膜等。

自20世纪80年代，GTR已广泛地应用于牙周组织再生手术，许多因素如适应证选择的差异、膜材料的不同选择、GTR技术与其他牙周手术的结合使用等均可能会影响其最终疗效。GTR临床研究文献回顾分析结果表明：①牙周翻瓣术结合GTR可以获得平均约1mm临床附着的增加，约1mm探诊深度的减少。②GTR手术较单纯的牙周翻瓣术术后的牙龈退缩平均减少约0.3mm。③术中是否使用牙龈乳头保护瓣可能会影响手术的效果。④缺乏对手术失败最终导致拔牙的病例的统计分析。因而，应用GTR可以获得一定程度的牙周组织再生，是否与其他牙周组织再生技术联合应用，应根据局部组织缺损类型综合考虑。

（束 蓉）

jiégēnshù

截根术（root amputation）

将多根牙中牙周破坏最严重的 1 个或 2 个牙根截除，以消除根分叉病变并保留牙冠和剩余牙根，使之继续行使咀嚼功能的牙周手术。

适应证 ①下颌磨牙 1 个牙根，上颌磨牙 1 个或 2 个牙根牙周组织破坏严重，而其余牙根病情较轻，牙松动不明显者。②磨牙有牙周-牙髓联合病变，一个根明显受累，且患牙可行彻底根管治疗者。③磨牙的一个根发生纵裂或横折，而其他牙根完好者。④磨牙的 1 个牙根有严重的根尖病变，根管不通或器械折断不能取出，影响根尖周病变治疗者。术前适应证选择时还应评估：余留牙根的长度和形态是否能支持牙冠行使功能；牙根是否过长不利于截根术顺利进行；根分叉的角度是否过小或牙根部分融合阻碍截根器械进入；余留根周围的支持组织是否足够支持剩余牙冠；牙是否存在 Ⅱ 度以上松动；术后牙间隙刷等工具是否能进入根分叉区进行有效菌斑控制。

术前准备 术前应对患牙拟保留的牙根行完善的根管治疗，调整咬合，缩减颊舌径以减轻患牙负担，根据患牙的解剖形态以及病变范围制订术中牙体预备的手术计划及修复重建计划。术前应确认患者已掌握正确的菌斑控制方法并能够进行高水平的菌斑控制，确认患者具有一定的经济承受能力。

手术要点 术中行内斜切口和垂直切口，翻全厚瓣，充分暴露根分叉区，彻底清创后，使用灭菌的手机和裂钻或金刚砂钻，在根分叉处完整截断患根并取出，修整截断外形，使根分叉区至牙冠呈平滑斜面，在断面暴露的根管处备洞，行倒充填术，也可在术前根管治疗时充填拟截牙根的根管口处并在术中修整，将根分叉深部及拔牙窝内病变组织清理干净，适当修整骨嵴外形后，清洗创面并复位缝合。

截根术后患牙区牙槽窝逐渐愈合，当创面愈合及患牙牙周稳定后，应对患牙进行冠修复。在截根术术后应拍摄 X 线片，确认患牙余留部分健康状况，以后每隔 6～12 个月复查。术后定期牙周检查与维护对长期疗效的保持至关重要。

注意事项 即使手术规范，截根术后一定时期内的效果也令人满意，但未必能长期维持疗效，大多数失败病例是发生于根管治疗或牙冠修复等环节，而并非在牙周治疗与维护阶段。截根术后可能出现的并发症包括局部疼痛和肿胀、新形成牙面的龋损、根折、牙髓治疗失败、进行性牙周破坏及咬合创伤，而下颌磨牙根折是最常见的失牙原因。因而行截根术患牙的余留牙根需粗壮；孤立的患牙慎用于固定桥的远中桥基牙；孤立或者倾斜的余留牙慎用于固定桥的固位终端。此外，严重的根分叉区垂直型骨吸收者，在消除牙周袋的过程中，牙周支持组织可能进一步丧失，不利于患牙的长期预后，因而不适于采用截根术。

（束 蓉）

yábàn qiēchúshù

牙半切除术（tooth hemisection）

将下颌磨牙牙周组织破坏较严重的牙根连同该半侧牙冠一并切除的牙周手术。目的是保留病变较轻或正常的另一半，使患牙成为"单根牙"，从而消除根分叉病变。

有学者在 1947 年首先描述了牙半切除术，随后学者于 1954 年报道了应用该手术成功治疗严重根分叉病变并伴有局限于一根周围的牙槽骨大量吸收的病例。早年多主张术前对患牙进行彻底的牙周治疗包括手术治疗，待愈合后再行牙半切除术。然而，牙周翻瓣手术的同时行牙半切除术可获得与分期手术基本相同的效果。

适应证 适用于下颌磨牙根分叉病变，其中一根受累严重，另一根病变轻微，有足够的支持骨，且能进行根管治疗者。

术前准备 术前应对患牙拟保留的牙根行完善的根管治疗，并充填髓室，根据患牙的解剖形态及病变范围制订术中牙体预备的手术计划，并制订牙半切除术术后的牙列修复计划，术前应确认患者已掌握正确的菌斑控制方法并能够进行高水平的菌斑控制，并确认患者具有一定的经济承受能力。

手术要点 术中行内斜切口和垂直切口，翻全厚瓣，充分暴露根分叉区，如果根分叉已完全暴露，也可不进行翻瓣。术中彻底清创后，使用灭菌的手机和裂钻或金刚砂钻，将患牙从颊侧向舌侧切开为近、远中两部分，分牙时应使钻针与牙体长轴平行，可使用小号的牙挺插入切开的间隙，并进行轻微扭转，以判断切开是否完全。可用牙挺将患侧冠根挺出，将根分叉深部及拔牙窝内病变组织清理干净，适当修整骨嵴外形，并修整保留侧的断面边缘，使牙体外形平滑，清洗创面并复位缝合龈瓣。

术后患牙区牙槽窝逐渐愈合，

当创面及余留患牙牙周稳定后，进行牙体或牙列修复。术后应拍摄 X 线片，确认患牙余留部分的健康状况，以后每隔 6~12 个月复查。术后定期牙周检查与维护对长期疗效的保持至关重要。

（束 蓉）

牙分根术（root separation）

yáfēngēnshù

将下颌磨牙牙冠沿颊舌方向截开，使其分离为近中和远中两部分，形成两个独立的类似单根牙的形态的牙周手术。目的是彻底清除根分叉区病变组织，消除根分叉区牙周袋及原有的根分叉病变，并为菌斑控制和牙周维护创造良好条件。

适应证 适用于下颌磨牙根分叉区Ⅲ度或Ⅳ度病变，局部深牙周袋难以消除，且患牙近远中根均有充分的支持骨，无明显松动者。

术前准备 术前应对患牙行完善的根管治疗，并充填髓室，根据患牙的解剖形态及病变范围制订术中牙体预备的手术计划，并制订牙半切除术术后的牙列修复计划，术前应确认患者已掌握正确的菌斑控制方法并能够进行高水平的菌斑控制，并确认患者具有一定的经济承受能力。

手术要点 术中行内斜切口和垂直切口，翻全厚瓣，充分暴露根分叉区，内斜切口应尽量保留龈缘软组织，尤其在根分叉区，以利于形成术后两个"单根牙"间的龈乳头。术中彻底清创后，使用灭菌的手机和裂钻或金刚砂钻，沿牙冠颊舌向发育沟切开患牙，从牙冠向根分叉部位将其分为近、远中两部分，修整牙体外形，使之形成两个独立的单根牙形态。将根分叉深部病变组织清理干净并适当修整骨嵴外形，修

整断面边缘，去除根分叉冠方牙体残段和牙本质悬突，清洗创面并复位、缝合龈瓣，放置牙周塞治剂。

术后患牙区牙槽窝逐渐愈合，创面及牙周稳定后，患牙以两个临时冠修复，待近远中牙体间牙间乳头形成后，再进行牙冠永久修复。术后应拍摄 X 线片，确认患牙余留部分的健康状况，以后每隔 6~12 个月复查。术后定期牙周检查与维护对长期疗效的保持至关重要。

（束 蓉）

膜龈手术（mucogingival surgery）

móyín shǒushù

对附着龈、牙槽黏膜、系带或前庭沟区的多种牙周软组织施行的牙周手术方法。

膜龈手术的主要目的是获得足够的功能性的角化牙龈和获得根面牙龈覆盖，主要应用于以下 5 种情况：前庭沟过浅、牙周袋底超过膜龈联合、附着龈过窄、系带牵拉和局部牙龈退缩。随着牙周手术技术的发展，这类以纠正口腔黏膜与牙龈关系为出发点的手术的适用范围逐渐改变和扩大。

对于罹患全身性疾病者、吸烟者、患者期望值过高不切合实际者、供区组织不足者及牙周袋尚未消除者，应视为膜龈手术的禁忌证。

膜龈手术和牙周成形手术中，最多的是增宽附着龈的各种手术，这类手术的理论基础是附着龈的组织学特点：①附着龈与骨面附着牢固，表面角化程度高，对局部刺激有较强的抵抗力。②角化的附着龈含有大量的胶原纤维性结缔组织，可以抵抗咀嚼、刷牙、异物刺激、龈下牙体预备、感染和系带牵拉等刺激。如果存在持续的牙龈退缩和感染，有必要进

行膜龈手术增加附着龈的宽度。换言之，如果在进行数月的良好的菌斑控制的情况下，牙龈的退缩有持续加重的趋势，应考虑进行龈组织移植。膜龈手术可在一定程度上阻止牙龈进一步退缩，纠正前牙美观问题，帮助患者实现良好的菌斑控制，降低牙颈部敏感程度，并可为种植体提供较为理想的软组织支持。

任何膜龈手术前均应教会患者掌握合适的刷牙方法，帮助患者控制菌斑达到理想水平，去除牙石，消除炎症，并去除不良修复体。

（束 蓉）

牙周成形手术（periodontal surgery）

yázhōu chéngxíng shǒushù

用于防止或改正因解剖、发育、创伤或疾病引起的牙龈、牙槽黏膜或骨的缺损的牙周手术。它不以消除牙周袋为目的。1993 年，米勒（Miller）提出牙周成形手术一词，1996 年在世界牙周病研讨会上对其范围进行了讨论和界定。广义的牙周成形手术包括修复前牙周手术、牙冠延长术、牙槽嵴增高术、美学矫正手术、牙根表面覆盖术、牙龈乳头重建术、种植手术前或种植体周围软组织成形术、正畸治疗前暴露未萌出牙的手术。

（束 蓉）

根尖向复位瓣术（apically positioned flap surgery）

gēnjiānxiàng fùwèi bànshù

通过向根方推移复位龈瓣，覆盖牙槽嵴顶并进行缝合固定，以达到消除牙周袋的同时保留部分角化龈目的的牙周翻瓣术。

适应证 适用于牙周袋底超过膜龈联合及需术后暴露根分叉而角化龈过窄者。

手术要点 术前应按牙周手

术的原则进行充分的评估和术前准备。术中从龈缘处行内斜切口，内斜切口距离龈缘不超过 1mm，以尽量保留牙龈组织；行纵切口，纵切口应超过膜龈联合达前庭沟，以获得龈瓣的充分移动；翻全厚瓣，当不需骨修整时可选择翻半厚瓣；彻底清创后，将龈瓣复位于牙槽嵴顶根方进行缝合，可利用塞治剂协助固位，并注意防止龈瓣向冠方移位。

（束 蓉）

cèxiàng zhuǎnwèi bànshù

侧向转位瓣术（laterally positioned flap surgery）

利用相邻牙的健康牙龈形成带蒂的龈黏膜瓣，转移至牙龈退缩病变区，覆盖暴露的牙根表面的牙周手术。始于 20 世纪 50 年代。

适应证 适用于个别牙唇侧牙龈龈裂或牙龈退缩、部分牙根暴露但暴露面窄，且邻牙牙周组织健康、有足够高度和厚度的牙槽骨、有较宽的附着龈、前庭沟深度足够者。

手术要点 术前应按牙周手术的原则进行充分的评估和术前准备。受瓣区牙根表面行彻底刮治和平整，并行根面处理，用生理盐水进行充分清洗，保证受区根面平滑、光洁，无任何菌斑和牙石，切除其周围牙龈的上皮并暴露其下方结缔组织；如果供瓣区的牙龈厚度足够，应分离半厚瓣进行转瓣；注意瓣的对位缝合，可用间断缝合将龈瓣与相邻牙龈和牙槽黏膜缝合，用悬吊缝合将瓣固定于牙颈部，防止其向根方滑动。

一些术者根据实际情况对侧向转瓣术进行了改良。包括在受瓣区根方做 2 mm 延长切口，在供瓣区远端行斜向受瓣区的减张切口以增加瓣的活动度。另外，当

供瓣区的附着龈宽度足够时，可保留供瓣区的龈乳头，在其下方形成切口。

对于米勒（Miller）Ⅰ类和Ⅱ类牙龈退缩，如能满足适应证，可能达到根面完全覆盖；对于Ⅲ类牙龈退缩，可获得部分根面覆盖；而Ⅳ类牙龈退缩不是适应证。

（束 蓉）

shuāngrǔtóubàn yíwèishù

双乳头瓣移位术（double papilla flap surgery）

在牙根暴露区近远中各转一个包含龈乳头的带蒂龈瓣，并在受瓣区中央处缝合，以获得根面覆盖的牙周手术。

适应证 适用于当牙根暴露区的近远中径过宽，单侧瓣不能完全覆盖暴露的根面者。

手术要点 受瓣区牙根表面行彻底刮治和平整，并行根面处理，切除其周围牙龈的上皮并暴露其下方结缔组织；在受瓣区两侧分别行切口，如果供瓣区的牙龈厚度足够，应分离半厚瓣进行转瓣；将双侧瓣行对位缝合，可用悬吊缝合将瓣固定于牙颈部，防止向根方滑动。该术式中受瓣区的缝合可能会影响两瓣的血供，因而其最终效果可能差于侧向转瓣术。

（束 蓉）

guànxiàng fùwèi bànshù

冠向复位瓣术（coronally positioned flap surgery）

通过向冠方推移复位龈瓣并进行缝合固定，达到根面覆盖或移植龈瓣覆盖的牙周手术。

适应证 适用于一个或数个牙唇颊侧牙龈退缩、部分牙根暴露但牙龈退缩程度不大，余留附着龈较宽，且邻面牙槽骨较为健康者；联合应用上皮下结缔组织移植术或牙周引导组织再生术时，其根面覆盖适应证可一定程度上扩大；

一些牙周植骨等牙周再生手术中，亦需联合使用冠向复位瓣术或带蒂转瓣术以避免移植物暴露。

手术要点 术前应按牙周手术的原则进行充分的评估和术前准备；以根面覆盖为目的者，应在切开牙龈前，进行根面处理，以增加根面的生物相容性。术中从龈缘处行内斜切口，根据手术目的和局部组织特征，设计内斜切口的位置，以尽量保留牙龈组织为宜；行纵切口，纵切口应超过膜龈联合达前庭沟，以获得龈瓣的充分移动；翻全厚瓣，当联合应用上皮下结缔组织移植术时可选择翻半厚瓣；彻底清创，将龈瓣向冠方复位，覆盖暴露的根面，缝合于牙颈部，可选用悬吊缝合与间断缝合相结合的方式固定龈瓣，可利用塞治剂协助固位，并注意防止龈瓣向冠方移位。

此外，在附着龈较窄的情况下，也可将冠向复位瓣术与游离龈移植手术相结合以达到根面覆盖和增宽附着龈的目的，即在冠向复位瓣手术覆盖根面后约 2 个月，实施二期游离龈移植手术，以增加角化牙龈的宽度。

（束 蓉）

zìtǐ yóulíyín zǔzhī yízhíshù

自体游离龈组织移植术（free gingival tissue autografting）

将自体健康的角化龈移植到患区，以增宽附着龈并可能获得部分根面覆盖的牙周手术。

优缺点 为广泛应用于临床，且预后较为可靠的膜龈手术。此术可用于增宽附着龈、覆盖暴露的牙根表面。优点是可以灵活地应用于个别牙位或一组牙，组织获取成功率较高。而缺点是产生受植区和供区两个创口，以及移植组织颜色可能不匹配。

手术要点 术前应按牙周手

术的原则进行充分的评估和术前准备。以增宽附着龈为目的的游离龈移植手术术中首先在受植区沿膜龈联合水平切口，锐分离切口根方的牙龈，使骨膜和部分结缔组织保留在骨面上，将半厚瓣推向根方，获得宽6~8mm的受植区（解剖特殊部位如外斜嵴、颧弓等部位除外），该宽度可弥补创面愈合时的收缩。供区选在上腭前皱褶远中的前磨牙至第一磨牙的腭侧角化牙龈，可用锡箔剪成受植区大小及形状作为模板在供区取材，在供区切取合适大小的牙龈后，近远中锐剥离1~1.5mm厚的角化上皮和其下方的少许结缔组织，取材后保持游离龈处于湿润条件下，清除组织上的血凝块，修剪腺体和脂肪组织。将获得的游离的牙龈组织移植并缝合于受植区，缝合前应清除受植区的血凝块，使移植组织与受区结缔组织紧贴；最后，供区用牙周塞治剂保护。

自体游离龈移植术是否成功取决于结缔组织的存活情况。移植组织与受植区之间在术后2天或数天内出现纤维组织，同时，受植面的渗出液、附近的牙龈及牙槽黏膜可为移植组织提供营养。在术后第1天，结缔组织发生水肿变性，一些成分发生溶解。术后第2~3天，有毛细血管从周围到中央增生进入移植组织内。术后10天左右，血管系统在移植组织内可完全建立，随后游离龈组织逐渐改建。然而几个月以内，移植龈组织会发生一定程度的收缩，且颜色与周围组织呈现较大的差异。

自体游离龈移植术可用于覆盖牙龈退缩的牙根表面。对米勒（Miller）Ⅰ类和Ⅱ类牙龈退缩者可达到理想效果，对Ⅲ类牙龈退缩者可能获得部分根面覆盖，而对于Ⅳ类牙龈退缩者则不能获得好的预后。

（束 蓉）

结缔组织移植术（connective tissue grafting）

jiédìzǔzhī yízhíshù

将自体游离结缔组织与受植区带蒂半厚瓣相结合，旨在覆盖暴露的根面或增宽附着龈的牙周手术。

理论基础 上皮下结缔组织是上皮是否角化的调控组织，如果将角化口腔上皮下结缔组织移植到附着龈不足的受植区，就可在其表面获得角化上皮，即增宽的附着龈。

优点 供区取腭瓣下结缔组织，而不切取上皮组织，因而可将腭瓣原位复位并严密缝合，最终获得供区创面的一期愈合，减轻了患者的术后不适；另一方面，由于使用上皮下结缔组织移植，受区最终的牙龈颜色较游离龈移植手术更协调。

适应证 主要用于覆盖牙龈退缩的牙根表面。

手术要点 术前应按牙周手术的原则进行充分的评估和术前准备。受区需有足够的牙龈厚度和邻牙区附着龈。术中受区行沟内切口和梯形垂直切口，翻起梯形半厚瓣；供区为上腭上皮下结缔组织，组织获取后严密缝合供区；移植物缝合于受区骨膜，并覆盖暴露的根面；最后由半厚瓣覆盖移植物表面，并严密缝合。其成功与否取决于移植物下方的受植区结缔组织和移植物表面的龈瓣是否能为移植物提供充分的血供。有报道称成功的手术可获得2~6mm的根面覆盖。

1999年有学者提出用微创的手术器械，在受区牙龈行切口后，在其下方行潜行锐性分离形成"隧道"，而不进行翻瓣，最后将结缔组织置于"隧道"中及覆盖牙根表面，并行固定缝合。该手术可使移植组织获得更好的血供和术后愈合，并可增厚受区牙龈厚度。

结缔组织移植手术还可以与游离龈移植手术结合使用，即在受植区冠方使用含有上皮的龈组织，在根方使用结缔组织。

（束 蓉）

牙冠延长术（crown lengthening）

yáguàn yánchángshù

利用手术方法，降低龈缘位置，使临床牙冠加长的手术。此手术利于牙修复或改善美观。

牙冠延长术多通过翻瓣术结合骨切除术，降低龈缘和牙槽嵴顶的水平，从而在保持正常生物学宽度的情况下，延长临床牙冠。当牙槽嵴顶位置合适时，也可通过牙龈切除术和牙龈成形术达到延长临床牙冠的手术目的。

适应证 适用于要求改善前牙牙冠短而"露龈笑"的美观者；因主动萌出不足而牙冠短小，影响美观或冠修复体固位者；牙龈过度增生使临床牙冠变短且牙周破坏风险增加者；可用于累及龈下的牙体缺损修复前的预备。临床上，很多牙冠延长术后需牙体修复治疗，因而术前应充分考虑整体状况和余留牙预后的因素，评估牙龈生物学形态和附着龈宽度，预测手术后以及修复后的临床牙冠以及冠根比，预测牙龈乳头的位置及与邻牙的关系。术前还应分析比较解决患牙临床问题的其他可能方案，如正畸方法牵拉患牙甚至拔除患牙等。

手术要点 应以术前的充分医患沟通和患者完善的菌斑控制为手术前提条件，如有可能，应在实施牙冠延长术前，通过临时修复或制作导板等方式，明确理想的修复体边缘或龈缘位置，还可在局麻下精确测定釉牙骨质界的位置，并以此为根据，决定术后龈缘的位置，即距釉牙骨质界冠方 1mm 处，此处即为手术切口的位置。

延长牙冠的手术方法有牙龈切除成形术、根向复位瓣术及骨修整与根向复位瓣相结合的手术 3 类。手术切口的设计应充分考虑术区牙龈的厚度与附着龈宽度等解剖条件。根向复位瓣手术采用内斜切口或沟内切口，翻全厚瓣，暴露牙槽嵴顶，可通过骨修整使牙槽嵴顶位于釉牙骨质界根方 2mm，并彻底去除牙槽嵴顶冠方牙根表面的残留牙周膜后，将龈瓣复位缝合。

对于以冠修复为目的的牙冠延长术，应待组织充分改建愈合后进行修复体制作。组织愈合多需 4~6 周，且在术后 6 周至 6 个月内，仍可发生组织的轻微改建，因而宜在术后 1~2 周戴临时冠，术后 6 周方可开始永久修复。

（束 蓉）

yázhōu sāizhìshù

牙周塞治术 （periodontal dressing）

将牙周塞治剂敷于牙周手术创面，以期保护创面、止血、镇痛的方法。

牙周塞治剂 分为含丁香酚和不含丁香酚两类。常用的含丁香酚的塞治剂是由氧化锌、精制松香为主体的粉剂和含丁香油、麝香草酚的液体组成，在使用时调拌成糊状。不含丁香酚的塞治剂分装在两个软管中，一管为氧化锌、油脂、胶类等混合糊剂，另一管为不饱和脂肪酸等，两者调拌使用。

适应证 ①可用于各类牙周手术创面的保护，使组织在愈合期间免受损伤，阻止肉芽组织过度生长，防止感染与出血。②在牙周洁、刮治后，如局部渗血严重，可通过牙周塞治术进行止血。③对外伤或术后松动的牙起暂时固定作用。④可配合脱敏药物治疗牙本质敏感症，也可用于暂时防止术后的牙颈部过敏。

禁忌证 手术应在局部龈上、龈下牙石和菌斑清除干净的条件下进行，禁止在局部龈上、龈下牙石和菌斑没清除干净的部位进行牙周塞治术。

手术方法 局部防湿止血，以免影响黏附。调拌塞治剂时，先调成糊剂，然后用调刀将其搓成两条，长度与手术野的长度一致，分别放在唇（颊）面和舌（腭）面，并将塞治剂植入每一牙间隙内。如手术范围为牙列的 1/4 区且包括最后一个磨牙时，应将塞治条弯成 U 形，放在最后磨牙的远中面，两端向前直达中线，然后将其压入每一个牙间隙。用手指润油或蘸水轻柔地加压塞治剂表面，或湿润唇、颊黏膜，利用牵拉唇颊部肌的动力，修整塞治剂。但不可影响咬合，塞治剂应让开系带区，不超过前庭沟及口底，外形整洁、表面光滑。一般 5~7 天后拆除塞治剂，可不必再上。如属膜龈手术则需塞治 2 周，以待肉芽生长。

并发症及防治 塞治剂的边缘如有碎片脱落无需更换，但如碎裂或有锐利的边缘则应拆除重上。非塞治区的牙仍应刷，塞治剂的表面清洁可用软毛牙刷轻刷。拆除悬吊缝合区的塞治剂时，应先拆除无线结的一侧，再将环绕于牙的线剪断，然后拆除另一侧，这样可避免拆除塞治剂时牵拉线结而引起疼痛。塞治剂拆除后，如有遗留的缝线或牙石，应予以清除。

（章锦才）

yázhōu yùhé

牙周愈合 （periodontal healing）

牙周手术治疗创面的愈合和组织修复过程，包括血凝块形成、肉芽组织形成、创面上皮化、胶原纤维形成及组织再生及成熟等术后组织变化。牙周手术后的组织愈合基本上可分为两大类，即软组织创面的愈合和骨组织创面的愈合。

软组织创面的愈合 包括以下 4 种情况。

牙龈切除术术后愈合 牙龈切除术的外斜切口使上皮下的结缔组织广泛暴露而成为开放性切口，切口表面立即形成保护性血凝块，数小时后血凝块下的结缔组织开始生长肉芽组织，成纤维细胞、内皮细胞及未分化的间充质细胞的有丝分裂活动增加，随即有大量的中性粒细胞移出覆盖血块，9~13 小时后，伤口周围的上皮细胞开始移动，从血凝块和结缔组织之间向伤口中央爬行。1~2 天时上皮分裂活动达到高峰，开始有小血管形成，2~5 天时上皮以每天向牙面爬行 0.5mm 的速度生长，直到薄层上皮完全覆盖创面，但角化则需 2~3 周。创面的结缔组织再生略慢于上皮，术后 3~4 天增生达高峰，5~7 天形成新的游离龈，此后上皮即开始向龈沟内生长，一般在术后 4~5 周，形成新的结合上皮以半桥粒体和基底板的方式与牙面结合。临床上约在牙龈切除后 2 周，牙龈外观正常并建立正常的龈沟，龈沟液的量也在术后 5 周恢复正常。如果手术时将原有的结合上皮完全切除，则愈合后附着水平略有丧失，牙槽嵴顶也有轻微的吸收。

翻瓣术术后愈合 翻瓣术后

24 小时，龈瓣与骨面之间由血凝块连接，并有大量中性粒细胞等，渗出增多。术后 1～3 天，上皮爬行至龈瓣边缘并达到牙面。术后 1 周，上皮已可附着于牙根面，瓣下的血凝块已被来自结缔组织、骨髓腔及牙周膜的肉芽组织所替代，若龈瓣与牙（骨）面贴合不紧则炎症较重，愈合也慢。术后 2 周，胶原纤维开始形成，并与牙面平行。此时牙龈外观虽已接受正常，但因胶原纤维尚不成熟，故龈瓣与牙面的连接仍较脆弱。术后 3～4 周，上皮和结缔组织的重建均已完成，龈沟内有正常上皮衬里，结合上皮形成，牙槽嵴顶纤维也已呈功能性排列。术后牙龈与牙结合的转归为两种形式：长结合上皮愈合和新附着。

研究表明牙周袋在治疗后的愈合过程中，再生的细胞来源为口腔上皮、牙龈结缔组织、牙槽骨骨髓腔、牙周膜中的细胞。新附着能否形成取决于上述 4 种细胞的生长速度及条件。一般情况下，上皮生长最快，很快达到牙面并沿牙根面向根方生长，结果形成长结合上皮，若牙龈结缔组织细胞首先接触根面，则较容易发生牙根吸收或骨固连。只有在牙周膜细胞能优先向冠方生长，并分化出成牙骨质细胞，在根面沉积新的牙骨质，并形成新的牙周韧带纤维埋入其中，新附着才得以形成。但新附着的发生率尚不高，大多数临床效果良好的病例，实际上都是长结合上皮愈合。

龈下洁治、根面平整、袋内壁刮除术术后愈合 由于长期受持续的局部刺激和炎性渗出物的影响，牙周袋中的病理性肉芽组织不可能成熟。洁治和根面平整消除了所有的刺激物，即使未去除病理性肉芽组织，但炎性渗出物会被吸收，肉芽组织也可能渐渐成熟。

若手术将病理性肉芽组织全部刮去，所有的局部刺激物也都被去除，新生的肉芽组织在早期即可形成并且逐渐变成结缔组织。因此，从临床观点来看，去除病理性肉芽组织并不意味着组织的牺牲，因为在愈合后组织将会得到再生。

切除新附着术术后组织愈合与龈下刮治术、根面平整术相似，但由于手术不如翻瓣术彻底，故其远期疗效受一定限制。

骨组织创面的愈合 手术后牙槽骨的愈合过程取决于手术时骨的暴露程度、是否做骨成形、术后骨面是否严密覆盖等因素。全厚瓣手术时骨面暴露，术后 1～3 天，骨面有表浅的坏死，随后有破骨细胞性吸收，在术后 4～6 天达高峰，然后逐渐减轻，导致 0.5～1mm 的骨吸收。此后可有修复，在术后 3～4 周达高峰。在进行骨成形或术后龈瓣未能严密覆盖骨面者，骨的坏死和炎症较重，骨嵴高度降低，修复过程可长达 72 天。有学者报道半厚瓣法虽然将骨膜和一部分结缔组织留在骨面，但若该结缔组织太薄或骨膜直接暴露，则其后果与全厚瓣无异。只有在骨膜瓣较厚时，半厚瓣的愈合过程才能比全厚瓣缩短。

（章锦才）

chángjiéhéshàngpí yùhé

长结合上皮愈合 （long junctional epithelium healing） 翻瓣后复位的袋内壁与原来暴露于牙周袋内的牙根表面之间被一层长而薄的上皮所结合。这种长结合上皮与牙根面之间也是以半桥粒体和基底板的方式连接，而且在菌斑控制良好的情况下，该处牙龈可以长期保持健康，只是由于根面上有上皮覆盖，使新附着不能形成。虽然临床上牙龈无炎症，龈沟不深，可探及有附着获得，牙槽骨也可有一定程度的新生，但组织学观察证明，在长结合上皮下方的结缔组织中只有与牙根面平行走向的胶原纤维，却无功能性排列的牙周膜纤维，因此并非真正的附着获得。这种愈合是牙周翻瓣术后最常见的愈合方式。一旦菌斑控制不好，牙龈发生炎症，附着于根面的长结合上皮会从根面剥开，重新形成牙周袋。因此，长结合上皮愈合是不稳定的愈合。

（章锦才）

yázhōu xīnfùzhuó yùhé

牙周新附着愈合 （periodontal new attachment healing） 牙周新附着、新形成的结合上皮位于治疗前牙周袋的冠方，牙周组织形成的真正修复的过程。牙周新附着是指在原已暴露在牙周袋中的病变牙根表面有新的牙骨质形成，其中有新的牙周韧带纤维埋入，这些纤维的另一端埋入新形成的牙槽骨内（参见牙周再生愈合）。

（章锦才）

yázhōu zàishēng yùhé

牙周再生愈合 （periodontal regeneration healing） 牙周病损经过治疗后有新生牙槽骨和牙骨质形成，而且在两者之间有新生牙周膜纤维呈功能性连接生长的过程。

牙周治疗的主要目的之一是恢复牙周炎或其他牙周疾病所造成的纤维附着丧失和骨吸收。为达到这一目的必需一个连续的修复过程，以修复破坏的结缔组织，形成新的牙骨质和牙槽骨，并诱导新结缔组织纤维附着的形成。

牙周炎导致暴露于牙周病原菌及其代谢产物中的牙骨质和牙根面发生了重要的病理改变，在去除了病变组织之后，上皮细胞与结缔组织成纤维细胞相比，牙根更支持前者的附着。由于牙周膜的再生需要暴露的根面和具有再生能力的结缔组织细胞的直接接触，因此牙周膜细胞能与一个生物相容的根面相互作用而不为上皮所阻断是十分重要的。牙周膜在决定牙周再生术的预后中起关键作用。在牙周创伤愈合过程中，牙周膜发挥了以下几个重要功能：①产生新纤维及维持从牙根到骨的纤维的连续性。②阻止上皮的根向迁移。③提供修复丧失的骨和牙骨质的细胞。④作为调节自身宽度的生物感受器和活化剂。使用膜将牙龈和牙周膜及骨分开后，牙周创伤处被来源于牙周膜的细胞优先定植，促进了牙周的愈合。牙周膜成纤维细胞群来源于牙周膜和骨内膜间隙处的前体细胞。

（章锦才）

yázhōu xiūfù zhìliáo

牙周修复治疗（periodontal prosthodontic therapy）

当牙周病变影响到咬合功能，已造成牙列缺损，通过修复缺失牙重建咬合功能的方法。是牙周病发展到晚期已造成牙列缺损时牙周治疗不可缺少的重要环节。

适应证　因牙周炎导致的牙列缺损，已完成完善的牙周基础治疗，使牙周炎症得到控制，牙周支持组织的破坏停止，经复查确认牙周病情已经稳定，同时，通过义齿修复前的牙周手术治疗已改善因炎症、创伤、牙缺失等因素造成的局部形态异常者适合牙周修复治疗。一般情况下，修复治疗在基础治疗结束后6~8周

开始，牙周手术后需观察3个月。

禁忌证　牙周基础治疗没有完成，牙周炎症没有得到控制。

方法　牙周修复治疗的程序包括以下几点。

修复计划制订　针对牙周炎疾病的特点，其修复治疗应始终遵循控制菌斑、保护牙周组织健康、防止牙周病情加重或复发的原则。

修复前牙周问题处理　不仅要消除炎症，还要改建出一个有利于牙周健康的局部形态，要考虑基牙生物学宽度、附着龈宽度、牙是否松动、牙位置的改变、牙周袋、牙龈的退缩、根分叉病变等问题。

牙周炎治疗措施　除了一般的修复原则以外，其治疗应始终遵循保护牙周组织健康，防止牙周病情加重或复发的原则，应注意从咬合关系的调整、修复体的边缘位置及外形的设计等方面来保护牙周组织。牙周疾病修复治疗有活动义齿、固定义齿、活动-固定混合义齿、覆盖义齿、套筒冠义齿、种植义齿等多种方式。其目的是：①调整咬合，消除因咬合引起的牙周组织损伤，减轻牙周支持组织的负担。②固定因牙周炎引起的松动牙，将𬌗力重新分配，控制病理性松动和移位，使牙周组织获得生理性休息，为牙周组织愈合创造条件。③提高咀嚼效能，以利于食物的消化和吸收，从而改善全身健康状况。

并发症及防治　①继发性𬌗创伤：在修复设计时没有充分考虑基牙的牙周破坏状况，基牙数太少，造成修复后基牙的𬌗创伤。因此，在进行牙周修复治疗的设计时，要充分考虑余留牙的牙周状况。②边缘存在悬突或不密合、邻接不紧密、牙体外形差不利于

食物排溢和牙龈的生理性按摩，这些因素都会加重菌斑滞留，造成牙周病变的复发。在义齿制作完成后，要求义齿边缘有良好的密合性，有利于菌斑控制、食物排溢和牙龈生理性按摩的义齿外形，有良好的邻接关系，有良好的义齿表面光洁度。③修复体边缘侵犯生物学宽度：牙槽嵴顶与龈沟底之间的距离是稳定不变的，它包括结合上皮（约0.97mm）和牙槽嵴顶以上的牙龈结缔组织（约1.07mm），共约2.04mm，称为生物学宽度。如果修复体边缘位于牙龈缘下过多，会发生牙龈肿胀（龈沟底下降）和牙槽嵴顶吸收，形成牙周炎症，所以维持生物学宽度对牙周健康十分必要。牙周炎患者修复前已经进行了有效的牙周治疗，此时牙龈肿胀消退，牙周袋变浅，但并不是牙槽嵴顶的恢复和结缔组织的重新附着，而是一种长结合上皮方式的修复，不同于健康人的生物学宽度。对于牙周炎患者的修复，以不宜侵犯长结合上皮为原则，所以要采用龈上边缘。④附着龈不足致牙龈退缩：附着龈表面为角化上皮，一般认为附着龈可防止牙龈退缩，并有利于口腔卫生的控制。附着龈过窄时易受附近牙槽黏膜及肌肉的牵拉而使龈缘与牙面分离，导致菌斑堆积。附着龈过窄还常伴有前庭过浅，有碍口腔卫生的保持和佩戴义齿。一般认为附着龈的宽度不应小于1mm。如果牙龈退缩影响美观，或者存在进行性牙龈退缩则应考虑通过手术增宽附着龈。当修复体要涉及龈边缘时，如采用全冠、Ⅰ杆、RPI设计或是活动义齿，都要谨慎考虑附着龈的宽度，这对于维护牙周健康非常重要。

（章锦才）

yázhōuyán huànzhě zhòngzhí xiūfù

牙周炎患者种植修复（dental implantation for periodontitis）

当牙周病变已造成牙列缺损，通过牙种植修复缺失牙重建咬合功能的方法。相对于传统的义齿，种植义齿具有以下优点：①牙种植体经手术植入缺牙区内与周围骨组织发生整合。功能载荷直接传递到颌骨内部，从而使颌骨始终处于应力激励之中，避免了失用性吸收。②不需要对邻牙进行切割，保护了邻牙。③基本完全恢复咀嚼功能。种植体作为新型修复手段来治疗牙周病缺失牙已经得到广泛的应用和认可。

适应证 适用于牙周炎患者因牙周炎导致的牙列缺损，已完成完善的牙周基础治疗，牙周炎症得到控制，牙周支持组织的破坏停止，经复查确认牙周病情已经稳定者。

禁忌证 全身系统性状况不允许行种植手术，如血液病凝血功能异常、急性心肌梗死后病情还没有稳定、恶性肿瘤放疗和化疗阶段、高血压和糖尿病等没有得到良好的控制者忌此手术。

方法 治疗程序包括如下。

种植前准备 牙周炎患者部分牙列缺失行种植治疗前应该先做牙周治疗，保持余留牙的牙周健康。必须对口内余留牙进行充分的评估，拔除无保留价值的患牙；对口内咬合的情况进行综合评估，以利于修复方案的制订；要对患者的局部和全身风险因素进行评估。局部风险因素包括拟植入的种植体与天然牙水平向距离、植入区有无炎症、植入区软组织厚度、角化龈宽度、牙槽骨的量、能否获得良好的初期稳定性等。全身风险因素包括糖尿病、高血压等和牙周种植治疗有很大

关系的这些因素。

种植系统选择 短种植体的应用可以减少骨增量手术的程序，减少创伤，增加患者的可接受程度，减少上颌窦提升术、下颌神经移位术等风险手术的应用。但同时也增加了某些风险因素，主要是增加了咬合力对种植体的固位所带来的风险。

手术方案制订 是选择即刻种植还是延期种植；是采用埋入式种植还是非埋入式种植；需不需要骨增量手术。

修复方案制订 选择修复方式，如覆盖义齿、种植体支持式固定义齿、天然牙和种植体混合支持式固定义齿、种植体单冠修复等。

种植后维护 种植体种植后需终生维护。首先要定期复诊检查，检查项目包括菌斑指数、探诊出血情况、牙龈指数、种植体周探诊深度、有无脓性分泌物、咬合因素、修复体的密合度，必要时进行影像学检查。然后对种植体进行维护，包括患者自我维护和专科医生维护。患者自我维护建议使用软毛牙刷刷牙，使用氯己定含漱液等含漱可以作为患者常规刷牙后的辅助手段。专科医生维护是指去除菌斑和牙石。

并发症及防治 具体包括以下方面。

骨结合不能建立 常见的原因有手术创伤过大、创口感染、骨量少、吸烟、系统性疾病等。其预防措施包括术前严格选择适应证，清除口腔内的感染灶，控制全身系统性疾病所致危险因素，保证有足够的骨量，手术过程中避免不必要的创伤和污染。

种植体折断 已形成骨结合的种植体发生折断并不常见，在

牙列缺损患者中发生率较高（1.5%）。种植体折断通常发生在基台或修复体螺丝反复松动之后，常伴有创伤性咬合和与其相关的骨吸收。创伤性咬合会给种植体施加过大的力，包括磨牙症、紧咬牙和用过大咬合力咀嚼者；也可能和修复体不合适有关，多见于铸件与下方的穿龈基台或种植体不吻合，或基台或种植体上端出现物理紊乱时。

抵抗种植体折断的一个首要因素是种植体直径，因为抗折力会随着种植体直径的增大而成比例增强。抵抗种植体折断的另一重要手段是修复体的设计。行种植体修复时，需要考虑修复设计、种植体直径、牙弓位置、种植体数目和咬合形态。一旦种植体发生折断，必须取出残留种植体，重新植入新种植体，并制作新修复体。

种植体周病 包括种植体周围黏膜炎和种植体周围炎。种植体周围黏膜炎是指局限于种植体周围的黏膜可逆性炎症。种植体周围炎是指侵犯已建立骨结合且行使功能的种植体周组织的炎性过程，并可导致支持骨的丧失。种植体周病是菌斑生物膜引起的种植体周围组织的炎症，预防种植体周围炎发生的有效措施是菌斑控制。应教给患者种植体重建牙列的清洁技术，特别是邻面清洁。在成功的牙周和种植体治疗后医生应当为患者提供一个根据患者具体情况的支持治疗计划，并确保定期复诊。针对发展中的种植体周围病有学者提出渐进式干预支持疗法，包括机械清创、抗感染等一系列控制进展期感染的措施；再通过再生性手术或切除性手术纠正种植体周围骨缺损。经过这些治疗后再采取必要的预

防性措施。

（章锦才）

yázhōu zhèngjī zhìliáo

牙周正畸治疗（periodontal orthodontic treatment）

对伴有牙列畸形的牙周炎患者进行正畸治疗。重度牙周炎患者会存在前牙病理性扇形移位并出现间隙，很多牙周炎患者存在牙拥挤错位、前牙深覆𬌗、后牙近中倾斜形成深骨下袋等问题，影响美观和功能。对伴有牙列畸形的牙周炎患者进行正确的正畸治疗可以改善病情，促进牙周组织的修复，有利于菌斑控制和牙周炎治疗效果的长期维持，也利于恢复美观和功能。

适应证　包括以下几方面。

牙列拥挤　牙列拥挤不利于口腔清洁和菌斑控制，容易引起牙龈炎症和增生或牙龈退缩。

前牙病理性扇形移位　上下前牙牙周支持组织减少，在唇向咬合力和失衡的唇舌肌作用下向唇向散开，影响美观并造成𬌗创伤，加重牙周组织损伤。

牙列间隙　牙松动、移位，常造成牙列间隙，多见于前牙区，直接影响美观和咬合功能。

深覆𬌗　深覆𬌗患者咬合时下颌切牙可能咬及上颌切牙腭侧牙龈，而内倾型深覆𬌗患者则可能为上颌切牙咬及下颌切牙唇侧牙龈，造成牙龈红肿、牙龈萎缩、牙异常磨耗、牙槽骨吸收等病理改变。

反𬌗　前牙或后牙反𬌗均可造成咬合创伤和𬌗干扰，引起牙槽骨吸收。

锁𬌗　形成锁𬌗的牙在咬合时受到横向的创伤力，导致牙槽骨吸收和牙松动。此外，锁𬌗使下颌运动受限制，可能会引发颞下颌关节病变。

牙近中倾斜　后牙缺失后未及时修复，远中邻牙向缺隙处倾斜，在近中形成深的骨下袋，且咬合力发生改变，可能加重倾斜牙的牙槽骨吸收，影响修复。

牙伸长　牙缺失后未及时修复，对𬌗牙会伸长，形成咬合干扰，可导致颞下颌关节功能紊乱，若牙伸长较多，缺牙区龈距过低，会影响缺失牙的修复，需要进行压低移动。患有牙周病的牙压低应慎重，因容易加重牙槽骨吸收。

禁忌证　未经治疗的牙周炎，或虽经治疗但炎症仍存在，病损尚未得到控制，病情仍处于活动阶段者；Ⅲ度松动牙；牙槽骨吸收超过根长 1/2 或根分叉暴露的患牙；牙槽骨壁薄，牙根（唇或舌面）外形可看到或可触及的患牙；患者患有其他进行性疾病未能控制者。

方法　牙周炎患者在采取正畸治疗前，应制订一个全面的治疗计划，特别应包括贯穿于整个正畸治疗过程中的牙周维持治疗。治疗前应常规进行牙周治疗，有效控制牙周炎症，待炎症彻底控制后方可开始正畸治疗。每次复诊时应注意检查牙周状况，严格控制牙周炎症，否则会不可避免地引起不可逆的骨丧失。要保证在整个正畸治疗的过程中牙周炎处于稳定或静止状态。

对于牙周炎患者的错𬌗畸形可综合灵活运用各种矫治技术，具体如下：

关闭前牙间隙　上前牙向唇向呈扇形散开并出现间隙在牙周炎患者中较为常见，前牙表现为深覆𬌗和深覆盖。关闭间隙前应首先纠正前牙深覆𬌗，去除𬌗创伤，保证矫治后前后的咬合平衡。可通过整平牙弓、压低前牙、下前牙调𬌗或截冠解除深覆𬌗，然后内收上前牙关闭间隙。

解除拥挤　为解除牙列拥挤、排齐牙列，多使用固定矫治器，轻度拥挤者可扩大牙弓，拥挤度较大者需拔牙矫治。牙周炎患者的拔牙原则不同于普通正畸患者，应尽量少拔牙，不强调对称拔牙，首先考虑拔除牙周或牙体病损严重的患牙。

矫治深覆𬌗　前牙深覆𬌗由前牙过长或后牙过低导致。应根据其形成机制选择压低前牙或升高后牙。可采用平面导板、摇椅弓、多用途弓、压低辅弓、J 钩等整平牙列，打开咬合。对于上前牙内倾的深覆𬌗患者，应先纠正上前牙的唇倾度再矫治深覆𬌗。

竖直倾斜牙　第一磨牙缺失后第二磨牙近中倾斜的情况比较常见，常形成深的骨下袋，影响义齿修复，造成义齿就位困难、修复后咬合力分配不均，故应在修复前尽早竖直患牙。常使用片段弓加竖直弹簧，也可采用 T 形曲或水平曲将倾斜的第二磨牙向远中扶正。在矫治过程中应注意使用压低远中和控制近中升高的力，防止牙伸长。

压低伸长牙　后牙缺失后，对𬌗牙易伸长，以第一磨牙伸长多见，不仅造成咬合创伤，还直接影响了义齿的修复。可使用水平曲配合前牙区垂直牵引压低牙，注意在矫治中使用轻力。随着种植技术的发展，也可在局部牙槽骨植入微小种植体，利用种植体支抗压低伸长的磨牙。

矫治锁𬌗　锁𬌗不仅降低咀嚼功能，还容易形成𬌗创伤，诱发颞下颌关节紊乱病，应尽早矫治。矫治时应使用平面导板打开咬合，使锁𬌗牙脱离牙尖锁结后再利用牵引钩或扩弓簧向颊侧或腭侧移动牙，解除锁𬌗关系。

纠正反𬌗　反𬌗可造成颌骨和颅骨发育异常，咀嚼效能低下，并可引起颞下颌关节紊乱病。简单的牙性反𬌗可采用𬌗垫矫治器脱离前牙的反𬌗锁结关系，唇倾上前牙纠正反𬌗。大多数病例需使用固定矫治器，常需减数拔牙，通过牙位置的改变建立适当的覆𬌗覆盖关系。

控制咬合　牙周炎患者常存在咬合干扰和𬌗创伤，在矫治过程中应及时发现并去除咬合创伤。常使用𬌗板使上下颌牙脱离咬合，利于牙在不受力的情况下解除创伤，并在一定的垂直高度重新建立咬合平衡。可根据矫治中牙的移动情况不断调磨𬌗板。对于个别牙的轻微咬合干扰也可采用选择性调𬌗法。因牙错位，咬合关系异常引起的𬌗创伤，则不应该调𬌗，而是应该通过正畸治疗将牙移动到正确的位置，重新建立咬合平衡。在正畸治疗中，有时牙移动造成暂时性的咬合干扰，应在每次复诊时仔细检查，早期发现，早期处理。

在正畸治疗结束后进行牙固定和保持至关重要。牙周炎患者牙周组织的特殊性，决定了其固定和保持治疗不同于其他正畸患者。①牙周炎患者的保持治疗和松动牙的固定密切相关，只有对松动牙进行可靠的固定后才能保持良好疗效，而良好的保持可均衡咬合力，使固定效果更加稳定。②牙周炎患者特别是成年患者牙周组织修复所需的时间更长，矫治后最好终生保持，以免复发。③提倡采用固定保持，可获得比活动保持器更为有效的固定和保持效果。常用的保持装置包括牙周固定夹板、固定义齿夹板、钢丝固定保持器等。

并发症及防治　具体包括以下方面。

牙龈炎症　矫治器特别是托槽、带环、弓丝、链圈等装置不利于口腔的清洁和菌斑的清除，还可改变牙周生态环境，若患者对口腔卫生重视不足，常导致程度不等的牙龈炎症，表现为牙龈红肿、易出血、牙龈增生，以牙乳头区为重。而第一磨牙则为正畸过程中最易发生牙龈炎症的牙位。在矫治前应对患者进行口腔卫生教育，使其掌握正确的自我菌斑控制方法，并在每次复诊时检查患者的口腔卫生情况，必要时由专业人员进行洁治。

牙根吸收　正畸加力过大或过快时，可引起牙根吸收，主要发生在上下颌切牙。当牙周组织萎缩后，其对正畸力的反应和牙周正常牙是不一样的，牙周炎患牙的阻力中心根向移位，在同等正畸力作用下的移动会大于健康牙。正畸科医生要根据牙周状况调整正畸力，并充分注意牙周组织变化。

牙槽骨吸收和附着丧失　正畸力本身对牙周健康的患者并不导致牙槽骨吸收和附着丧失，但对进行性牙周炎患者则会加剧牙周破坏。正畸治疗前应常规进行牙周治疗，有效控制牙周炎症，待炎症彻底控制后方可开始正畸治疗。每次复诊时应注意检查牙周状况，要保证在整个正畸治疗的过程中牙周炎处于稳定或静止状态。

（章锦才）

yázhōu zhīchí zhìliáo

牙周支持治疗　（supportive periodontal therapy）

在积极的牙周基础治疗、手术治疗、正畸和（或）修复治疗结束后，旨在预防和减少牙周再感染和种植体周病，维持其长期稳定，并及时发现和处理口腔中其他疾病和不良状况的方法。

牙菌斑在不断地形成，牙周炎患者的某些部位的菌斑不易被清除，如根分叉区、因牙龈乳头退缩而暴露的较大牙间隙、暴露的根面等，而且相当一部分患者难以坚持每天用牙线等工具仔细地清除菌斑，因此有必要定期地由专业人员对其进行彻底的清洁。

适应证　所有牙周炎患者在积极的牙周治疗结束后即应开始牙周支持治疗，只要有牙列或种植牙存在，应终生坚持并定期进行。牙周炎患者在进行牙周手术治疗、正畸和修复治疗期间，也应坚持定期对牙周情况进行复查、监测和必要的维护。

禁忌证　牙周支持治疗没有严格意义上的禁忌证，只要有牙列或种植牙存在，就应终生坚持并定期进行，除非患者的全身情况不允许。

方法　牙周支持治疗包括如下几点。①维护期复诊的时间安排：牙周治疗完成后，一般于2~3个月后即进行复诊，随后的复诊间隔期的长短取决于患者口腔卫生自身护理的能力、牙周病的严重程度及复诊时的病情。牙周维护在治疗后的前3年特别重要。复查时应进行一次全面检查，然后针对存在的问题进行常规牙周保健治疗，并提出今后对保健有益的建议。②简要的病史询问：询问内容包括患者的全身情况在近期内有无显著的变化，原先牙周治疗的重点部位近况怎样，有无新的问题出现。③检查：龈组织检查包括牙龈的色泽、外形及弹性；探查龈沟深度，深度超过3mm者都应记录；还应检查附着水平，与上次复查时比较有无新的附着丧失；出血及脓性分泌物的部位都要醒目地标记出来。因为浅龈沟有时也会出血，这是疾病复发的征兆，是牙周维护治疗的关键部位；半年至 1 年时，X 线检查骨质修复或破坏的动态变化；检查牙松动度，是否改善或加重；检查根分叉区曾进行过治疗部位的现状，及有无新的感染；菌斑染色，观察分析患者的菌斑控制情况，找出其口腔内的难洁净区和新出现的牙石沉积区域。④维护治疗：有针对性地口腔卫生指导；龈上洁治、龈下洁治及根面平整，重点部位是有出血或有渗出的龈袋，龈下洁治及根面平整可明显改变龈下菌群成分，及时控制病情；牙面抛光，菌斑和色素都可以用抛光来清除，抛光的牙面十分光滑，菌斑、牙石较难再沉积；对术后遗留的牙根暴露及敏感区，可用氟化物或氢氧化钙等药物行脱敏治疗。

并发症及防治　长期反复的机械性菌斑清除会造成牙颈部牙体组织的缺损，引起牙本质敏感症，严重者甚至引起牙髓炎症。因此，在机械性菌斑清除操作过程中要尽可能减少对牙体组织的损伤。

(章锦才)

kǒuqiāng cáiliàoxué

口腔材料学（science of dental materials）　研究在牙医学领域中所使用到的各种材料的成分、相关性能及应用的学科。口腔材料学是材料学科与口腔医学相结合的交叉科学。又称为牙科材料学。口腔材料或牙科材料是一类以材料学为基础、以口腔医学应用为最终目标、用于对病变的口腔组织器官进行治疗、修复、替代，预防疾病发生或增进某种功能的无生命物质。如由于疾病、创伤、生理性退化等诸多因素可导致口腔各软硬组织的缺损和缺失，从而影响局部组织器官的形态完整性和功能，此时需要选择使用合适的天然或人工合成的材料去修复其形态、功能。

简史　口腔材料的应用历史悠久，公元前 2500 年，人类就开始尝试应用口腔材料，金是使用最早的材料之一，早在公元前 700～前 500 年就有记载使用金冠和桥修复牙。公元 1 世纪罗马的塞尔苏斯（Celsus）在拔除龋齿之前，曾用棉绒、铅和其他物质充填大的龋洞，以防止拔牙过程中牙破碎，这可能是最早的龋洞充填材料。公元 7～10 世纪，中国苏恭所著的《唐本草》和李时珍所著的《本草纲目》书中均先后有用银膏补牙的记载，银膏的主要成分为银、汞和锡，与现代的银汞合金组成很相似。公元 1050～1122 年间，人们曾用研碎的乳香、明矾和蜂蜜充填龋洞。大约在公元 1480 年，意大利学者用金箔补牙，这是牙科修复材料领域的一大进步。1728～1808 年，先后有用铅-锡-金及封闭蜡、松油香和白柯巴脂组成的水门汀混合物等作为牙体充填材料，用金卡环固定义齿，用蜡在口腔内取印模后用熟石膏灌注模型，将低熔点的合金用于牙科治疗，用陶瓷人工牙制作全口义齿及连有铂环的烤瓷单个牙。1826 年，O. 塔维欧在巴黎公布了银汞合金的配方。1855 年牙科医生使用硫化硬橡胶制作义齿基托。

20 世纪，口腔材料进入了合成材料和物理改性的发展阶段，其中代表性的材料包括 1937 年出现的热固化聚甲基丙烯酸甲酯义齿基托材料，1940 年纯钛和钛合金问世，1956 年含粘接性单体二甲基丙烯酸磷酸甘油酯的第一代粘接剂被报道。20 世纪 60 年代初中国学者邱立崇等研发了铸造 18-8 铬镍不锈钢以替代制作金合金义齿，1960 年聚羧酸锌水门汀和多孔氧化铝陶瓷出现，1963 年美国学者 R. L. 鲍恩（R. L. Bowen）合成了 Bis-GMA 树脂，并研制用于牙科充填修复的自凝复合树脂，1971 年英国学者威尔逊（Wilson）成功开发了玻璃离子水门汀，20 世纪 70 年代光固化复合树脂面世，1978 年羟基磷灰石等生物陶瓷作为植入材料被应用于临床。进入 21 世纪，随着科学技术的进步，口腔材料得到了前所未有的发展，对整个口腔医学的进步起到了积极的推动作用。

研究范围　①研究在口腔预防或治疗中所使用的材料的化学组成、结构、性能（物理、力学、化学和生物学）及应用技术与临床的关系等。这些材料包括牙科印模材料、牙科模型材料、牙科蜡型材料、牙科水门汀、牙科充填修复材料、牙科粘接材料、牙科预防材料、牙体缺损修复材料、义齿修复材料、人工牙根、牙科正畸材料、牙科铸造包埋材料、颌面部赝复材料、颌骨修复材料、牙周引导组织再生膜材料以及一些口腔辅助材料，如义齿黏附材料、义齿清洁剂、牙科切削与研磨材料、比色材料、义齿稳定剂等。②研究口腔材料的标准和临床前各种性能测试的方法。1920 年美国国家标准局制订了第一份银汞合金的标准，之后，口腔材料的标准开始逐渐得以研究和发展，尤其是自美国牙科协会、国际牙医联盟、国际标准化组织等相继成立以来，先后研究制订了多种口腔材料的技术规格、标准和性能测试方法。国际标准化组织下属的第 106 "牙科学" 技术委员会（ISO/TC106 Dentistry）作为ISO分支机构专门负责制订各种口腔材料、器械和设备的标准。中国于1987年12月也成立了全国口腔材料和器械设备标准化技术委员会（简称SAC/TC99），承担中国口腔材料国家和行业标准的制订和修订工作，标准研究过程中除了制订性能要求以外，同时还建立了相应的测试方法。这些标准对于口腔材料行业的规范和产品的质量控制具有重要意义。

中国口腔材料事业始于20世纪50年代，最早生产的有聚甲基丙烯酸甲酯基托塑料、塑料牙、印模胶、手工锉屑的银汞合金粉、磷酸锌粘固剂、瓷质义齿及锤造冠用的镍铬合金片等常用材料。邱立崇等率先为替代黄金制作修复体研发的铸造镍铬合金不锈钢推动了高温铸造工艺技术的发展，培养了一代口腔材料专业研究与教学队伍。50年代后期，中国各口腔院校开始研制自凝塑料及相关室温固化的其他共聚树脂。60年代起，口腔材料进入到平稳发展的阶段，上述的一些常用材料、藻酸盐印模材料、锻制牙用不锈钢丝等都已形成稳定的生产力，并见室温固化硅橡胶印模材料问世。60年代口腔材料的发展基本呈停滞状态。但进入20世纪80年代，中国口腔材料事业得到了迅速的发展，主要围绕粘接剂与复合树脂、种植材料、各种水门汀等的研究，国产产品相继上市。

中国口腔材料的学术机构是在口腔医学三级学科中最早建立的。1986年10月在上海召开的《第一届全国口腔材料学术交流会暨中日友好口腔材料学术交流会》上，成立了中华医学会口腔学会口腔材料学组，学组挂靠在上海第二医科大学，口腔学会的主任委员朱希涛任名誉主任，薛淼为主任，上海第二医科大学和华西医科大学相继成立口腔材料学教研室。

进入90年代，上海第二医科大学和北京医科大学同时建立了口腔材料博士点。1992年国际上第4本口腔材料专业刊物《口腔材料器械杂志》在国内公开发行。20世纪末，各口腔医学院校均已开设口腔材料学课程，并相继建立了口腔材料教研室或研究室。随着中华口腔医学会的成立，1998年10月，在第四届全国口腔材料学术会议期间，成立了首届中华口腔医学会口腔材料专业委员会，薛淼教授任主任委员。

研究方法 口腔材料学的研究方法涉及以下4大方面。

材料制备与改性方法 口腔材料的制备方法视材料种类不同而异。①口腔金属修复材料制备与成型的方法主要有铸造、锻造、机械加工（包括数控机床加工）、粉末冶金、电铸和选择性激光烧结成型等6种；其中钛合金的表面改性方法包括机械法（磨削、喷砂、激光蚀刻等），化学法（酸碱处理、溶胶–凝胶法、阳极氧化、化学气相沉积法等）以及物理法（热喷涂、物理气相沉积、离子注入与沉积等）。②口腔无机非金属材料如陶瓷材料制备方法主要有烧结法、热压铸造法、粉浆涂塑和玻璃渗透法、切削成型法及模压法等；而对于陶瓷增韧改性方法有氧化锆陶瓷的相变增韧、陶瓷纳米结构增韧、纤维或晶须增韧、玻璃渗透支架增韧、高纯度材料及高压力成型工艺增韧及粘接增韧等。③口腔有机高分子材料合成与制备的方法可以从天然聚合物和人工合成聚合物两个方面来着手：天然聚合物材料通过物理或化学方法制取；合成聚合物是低分子单体经聚合反应过程制得的，其生产方法有本体聚合、溶液聚合、悬浮聚合、乳液聚合等。对于树脂基聚合物改性的方法主要有基质改性（添加环氧树脂、膨胀单体等）、填料增强（添加玻璃填料、纳米填料、纤维或晶须增强体）、抗菌改性（添加金属离子、抗菌剂及抗菌单体等）。

材料表征方法 对口腔材料的组成成分和表面进行分析的方法。对材料组成成分分析的方法主要有红外光谱分析、激光拉曼光谱法、磁共振波谱法、色谱分析、质谱分析等。红外光谱法可用于检测复合树脂单体向聚合物的转化比例，即聚合转化率；激光拉曼光谱法可用于对不同的粘接方法、不同种类的树脂、水门汀与釉质、牙本质粘接界面进行化学分析，探讨结合的机制；磁共振波谱法可以研究新型复合树脂成分，如新型膨胀性单体的合成及立体化学结构，分析不同种类复合树脂中的基质成分，还可准确测定牙科材料聚合反应后的剩余单体；色谱分析技术可以研究热固化树脂、自凝树脂和重衬材料在不同固化条件和环境中剩余单体的释放状况；质谱分析可研究金属材料在不同环境中体内、体外释放离子的定性测量。

对材料表面分析的方法可分为表面形貌、成分和结构分析3类。表面形貌分析指对材料几何外形分析，借助于电子显微镜（扫描、透射电镜等）、扫描探针显微镜（如原子力显微镜）进行观察与分析。其中偏光显微镜可以准确地测定各种晶体光学性质，观察陶瓷中不同相的存在和分布；扫描电镜可用于材料表面形貌、细微结构及组成成分的观察分析，材料经力学测试后断裂面的观察，以及异种材料界面的观察，如金瓷结合界面、粘接剂或复合树脂与牙体组织界面的结合状况、结合机制；原子力显微镜可表征样品表面的三维形貌，获得样品表面的粗糙度、颗粒度、孔结构和孔径分布等参数。表面成分分析包括元素组成、化学状态及其在表层的分布（横向和纵向）测定等，可应用 X 射线光电子能谱、俄歇电子能谱、电子探针等。X 射线光电子能谱可检测和分析材料特征 X 射线，提供元素的定性和定量分布信息，如用来研究可释放氟的粘接剂对周围牙体组织的氟释放效果检测，玻璃离子和树脂类充填材料在口腔环境中的离子交换和降解状况，观察种植体表面涂层的显微结构、元素组成和结合界面的各种元素的变化；俄歇电子能谱主要用于各类材料表层化学成分的定性或定量分析，如分析牙科常用合金表面氧化膜成分和厚度。表面结构分析指研究晶相结构类型或原子排列，主要应用 X 射线衍射、原子力显微镜等。X 射线衍射分析可用于观察陶瓷晶体结构出现的相应改变，分析种植体表面喷涂材料的晶体结构和成分及金属材料表面氧化层的物相分析等。

材料理化和力学性能评价方法　常用的口腔材料物理、化学和力学性质的测试方法主要有以下几种：①表面粗糙度测量方法：主要有光切法、干涉法、触针法等。②颜色测试方法：目视测色法和仪器测色法，后者又包括分光光度法和光电积分法（也称三刺激值法）。③表面张力的测量方法：包括毛细上升法、吊环法和滴重法。④接触角测量方法：包括量角法、长度法和垂片法。⑤耐老化性能测定方法：通过疲劳和老化处理后测定力学强度变化和材料表面及内部形态变化等，了解材料的耐老化性能。⑥金属材料耐腐蚀性能测定方法：静态浸泡试验法和电化学试验方法。⑦力学强度测定方法：运用力学试验机测定材料的抗拉强度、断裂强度、弹性模量、延展性等一系列力学性能；运用显微硬度计测定材料的显微硬度。

材料生物学性能评价方法　从细胞水平、分子水平及整体动物水平 3 个不同层面上可以研究材料对机体的生物学性能的影响和机制。①细胞水平上的评价方法：主要有细胞形态学观察、细胞膜完整性评价（台盼蓝染料排斥试验、琼脂覆盖法、乳酸脱氢酶法）、细胞代谢活性评价（滤膜扩散法、MTT/XTT 法、牙本质屏障模型结合 MTT 法评价）、细胞凋亡评价（形态学检测、流式细胞分析、DNA 降解分析等）。②分子水平上的评价方法：可运用 DNA 合成率检测技术、RNA 印迹法、RT-PCR、蛋白印迹法和基因/蛋白芯片等技术评价细胞应激和凋亡反应，如检测氧化应激相关基因和蛋白、热休克蛋白家族、Bcl-2 家族、caspase 家族、癌基因（如 C-myc）、抑癌基因 p53等。③整体动物水平上的评价方法：动物实验比体外试验能提供更相关的科学数据，由于不同材料的临床应用特性不同，因此需要选择合适的动物模型，如常用于牙周炎和根尖周炎模型的实验动物主要有猴、犬、小型猪、大鼠等。

与邻近学科的关系　口腔材料学是口腔医学重要的基础学科，它不仅与材料学、物理学、化学、生物学、工程学和信息科学等诸多基础学科关系紧密，而且还几乎与口腔临床医学中的所有学科有着不同程度的关联。尤其是口腔修复科、牙体牙髓科、口腔种植科、口腔正畸科和儿童牙科等，这些学科的临床治疗手段完全有赖于口腔材料的应用，因此，口腔材料学是联系基础与临床的一门桥梁学科。

（孙 皎）

yákē yìnmú cáiliào

牙科印模材料（dental impression materials）　口腔医学中用于复制患者口腔硬组织（牙）和软组织外形及其相互空间关系的材料。这类材料使用时通常为糊剂，用托盘将其送入口腔内工作区域，待其凝固后取出，即得到该工作区域组织外形的阴模（印模）（图）。将模型材料灌入阴模中，即可制得相应的"阳"模型，然后在该"阳"模型上制作修复体，因此印模材料的性能决定着"阳"模型是否能够准确再现牙和口腔组织的形态。

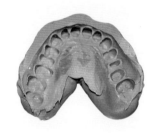

图　印模材料制取的牙列阴模

性能　印模材料应当具有如下性能：①凝固前有适当的稠度，以便在一定压力下，既不使口腔软组织变形，又能流至复制区域各细微部位，取得清晰、完整的印模。②具有一定的亲水性，以便材料能够充分润湿口腔软硬组织表面，获得精细的复制，而且印模凝固后的亲水性有利于模型材料在印模表面润湿，以便能够再现口腔组织表面的精细结构。③适当的工作时间和凝固时间。④凝固后具有适度的软性，通常用压应变来表示，即对凝固后的印模施加一定的压力后材料的压缩变形率。⑤凝固后具有良好的弹性，通常用弹性恢复率来表示弹性，弹性恢复率越高，永久变形越小。⑥凝固后具有足够的压缩强度和撕裂强度。⑦良好的细节再现性和尺寸稳定性：细节再现性是指印模能反映口腔组织表面精细结构的性质，通常用印模材料能复制出宽度为 $25\sim75\mu m$ 的 V 型线槽来表示。⑧与模型材料配伍性好，当用模型材料灌注印模、制备模型时，应当能够形成表面光滑、容易分离、能再现印模细节的模型，印模材料不与模型材料发生化学反应，不影响其凝固。⑨可消毒，常用的消毒方法不会对印模表面细微结构造成损害，不会造成印模的尺寸变化。⑩具有良好的生物安全性，对口腔黏膜无刺激性和致敏性。

分类 根据印模材料凝固后是否具有弹性将印模材料分为弹性印模材料和非弹性印模材料。根据材质，弹性印模材料又分为水胶体弹性印模材料和合成橡胶印模材料。水胶体弹性印模材料有藻酸盐印模材料和琼脂印模材料。合成橡胶印模材料有硅橡胶印模材料、聚醚橡胶印模材料和聚硫橡胶印模材料。硅橡胶印模材料又有缩合型和加成型之分。非弹性印模材料有印模膏、氧化锌丁香酚印模材料、石膏印模材料。印模膏和琼脂印模材料是通过温度的变化实现可塑状态与凝固状态的转化，可以反复进行，因此是可逆性印模材料。其他印模材料是通过化学反应来实现可塑状态向凝固状态的转化，属于不可逆性印模材料。

（赵信义）

zǎosuānyán yìnmú cáiliào

藻酸盐印模材料（alginate impression materials） 以天然海藻酸的钠盐或者钾盐为基质的弹性不可逆性水胶体印模材料。

组成 有两种剂型：粉剂型和糊剂型。粉剂型使用时用水调和，糊剂型使用时与胶结剂（半水硫酸钙）混合使用。

粉剂型藻酸盐印模材料 主要成分为：海藻酸钠（反应成分）、硅藻土（补强填料）、二水硫酸钙（胶结剂）、磷酸钠（缓凝剂）、氟钛酸钾、调味剂、色素。与水混合后海藻酸钠、硫酸钙溶于水中，两者间发生离子置换，两价的钙离子（Ca^{2+}）可以通过离子键将两条海藻酸钠分子连接起来，许多钙离子使海藻酸钠分子交联成网状结构，形成具有立体网状结构的藻酸钙凝胶弹性体。

糊剂型藻酸盐印模材料 主要成分为海藻酸钠（反应成分）、轻质碳酸钙（补强填料）、硼砂（增稠剂）、无水碳酸钠（缓凝剂）、酚酞（指示剂）、防腐剂、调味剂、水。使用时与胶结剂半水硫酸钙混合。

性能 ①凝固后成有弹性的柔软固体，压应变在 $10\%\sim14\%$ 的范围内，其中糊剂型凝固后的压应变大于粉剂型。②受压后的弹性恢复率低于琼脂印模材料和橡胶印模材料，而且与压缩比、压缩时间、压缩载荷去除后的恢复时间有关，因此临床应用时要求托盘与牙间有合适的间隙宽度，从口腔中取出印模时应当快速，要待印模形变充分恢复后再灌制石膏模型等。③凝固后的尺寸稳定性较差，因为该材料凝固后含有大量的水分，水分挥发后印模的体积会发生收缩，甚至出现干裂，同时凝固后的材料接触水后会进一步吸收水分，导致体积膨胀，这些都会改变印模的尺寸。④材料凝固后的压缩强度和撕裂强度较低，糊剂型的撕裂强度略高于粉剂型。⑤凝固前具有良好的流动性和亲水性，对口腔软硬组织有良好的润湿性，能够复制出 $50\mu m$ 宽的 V 形线槽。⑥与石膏模型材料有良好的配伍性，模型材料在该材料印模表面有良好的润湿性，能复制出印模上宽度为 $50\mu m$ 的 A 形线棱。

应用 藻酸盐印模材料用于制取正畸、全口义齿及局部义齿印模。

注意事项 ①先按照材料说明书推荐的比例称取糊剂或量取混合用水，再称取胶结剂或印模粉，将胶结剂加入糊剂中或者将印模粉加入水中进行调和，混合 45 秒至 1 分钟即可。②印模材料在口腔中凝固后 $2\sim3$ 分钟即可取出，取出后充分冲洗印模，去除黏液和食物残渣，再晾干印模（印模表面光亮消失），尽快灌模，灌模后 1 小时去除印模。③糊剂型材料有一定贮存期，时间过长，其中补强填料会沉淀，藻酸盐也会降解，致材料凝固不良，或者凝固后强度降低。粉剂型材料在贮存时应注意密封防潮及避免温度过高，材料吸湿后会板结。

（赵信义）

xiàngjiāo yìnmú cáiliào

橡胶印模材料（rubber impression materials） 以人工合成橡胶为弹性基质的印模材料。按照材质，橡胶印模材料主要有缩合型硅橡胶、加成型硅橡胶以及聚醚橡胶3种。大多为双糊剂型，由基质糊剂和催化糊剂两组分构成，使用时按比例混合两糊剂，混合后数分钟内具有良好的流动性和可塑性，最终凝固成具有弹性的柔软固体。按照凝固前的稠度，橡胶印模材料可分为面团状稠度、高稠度、普通稠度和低稠度4种。

组成 包括以下类型。

缩合型硅橡胶印模材料 基质糊剂主要由端羟基聚二甲基硅氧烷和二氧化硅补强填料组成，催化糊（液）剂主要由交联剂正硅酸乙酯和催化剂辛酸亚锡及补强填料组成。两者混合后，基质糊剂的端羟基聚二甲基硅氧烷与催化糊剂的硅酸乙酯的4个乙氧基发生缩合反应，由线型分子交联成网状缩聚物，成为弹性固体，同时生成可挥发的乙醇小分子，释放出少量热量。

加成型硅橡胶印模材料 基质糊剂主要由乙烯基聚硅氧烷、交联剂含氢硅油和二氧化硅补强填料组成，催化糊剂主要由端乙烯基聚二甲基硅氧烷、催化剂乙烯基硅氧烷铂络合物和补强填料组成。两糊剂混合后，基质糊剂中的端乙烯基聚二甲基硅氧烷和交联剂含氢硅油分子上的硅氢键在催化剂有机含铂化合物的催化下发生加成反应。由于含氢硅油分子上的硅氢键较多，反应后形成网状结构大分子，使材料凝固成弹性固体。

聚醚橡胶印模材料 基质糊剂主要由端环乙亚胺基长链聚醚、二氧化硅补强填料、增塑剂、颜料、香味剂等组成，催化糊剂主要由催化剂烷基芳香磺酸酯、补强填料、增塑剂及颜料组成。两

种糊剂混合后，在阳离子引发剂（烷基芳香磺酸酯）的作用下，聚醚的反应性端环乙亚胺基打开，形成端基为阳离子的中间产物，该中间产物仍然具有引发活性，继续与其他聚醚分子的端环乙亚胺基反应，反应产物仍然有引发活性。如此循环反复，不断进行着分子链的增长，最终可形成具有良好弹性的长链大分子而成为弹性固体。

性能 ①混合后3~7分钟凝固成具有弹性的柔软固体，凝固时间受到催化糊剂的加入量、环境温度及混合速度的影响。②凝固后，缩合型硅橡胶受压后弹性恢复率为97%~99%，加成型硅橡胶弹性恢复率为99.5%~99.9%，聚醚橡胶弹性回复率为98%~99%。③缩合型硅橡胶凝固过程中产生的副产物乙醇易挥发，挥发后可导致印模收缩，而加成型硅橡胶和聚醚橡胶凝固过程中没有副产物，印模尺寸稳定性好，可长期保存，延时灌模或再次灌模对印模的尺寸影响很小。④普通的硅橡胶印模材料具有疏水性，对口腔组织的润湿性较差，印模表面容易出现唾液凹坑，影响印模的细节再现性。含有表面活性剂的硅橡胶印模材料具有一定的亲水性，印模的细节再现性较好。聚醚分子结构上含有醚键（—O—），因而具有良好的亲水性，对口腔软硬组织的润湿性好，印模细节再现性好。⑤缩合型硅橡胶的拉伸强度和撕裂强度优于加成型硅橡胶，聚醚橡胶的撕裂强度较高。⑥橡胶印模材料与模型材料的配伍性好，石膏模型材料能复制出印模上宽度为20~50μm的A形线棱。

应用 缩合型硅橡胶印模材料主要用于制取全口义齿、局部

活动义齿、冠桥等印模，特别适用于二次印模法。加成型硅橡胶和聚醚橡胶印模材料适用于制取冠、桥、贴面、嵌体等印模的制取，各种义齿及咬合记录的印模。

注意事项 ①可通过适当调节催化剂用量和材料温度来调节凝固时间，催化剂用量过少会影响印模材料的凝固。②乳胶手套上残留的含硫化合物可使加成型硅橡胶印模材料的催化剂失活，影响材料的凝固。③缩合型硅橡胶印模制取后应当尽快灌模（30分钟内）。④加成型硅橡胶印模应当在取模30分钟后灌注石膏模，以免模型表面形成气孔。⑤硅橡胶印模可以通过浸入液体消毒剂中进行消毒。

（赵信义）

qióngzhī yìnmú cáiliào

琼脂印模材料（agar impression materials） 以琼脂为弹性基质的水胶体类印模材料。

组成 主要由琼脂和水组成。将琼脂与水加热至71~100℃，琼脂液化溶于水中形成溶胶，冷却至37~45℃间凝固成具有弹性的凝胶。琼脂分子链上众多的羟基容易在分子内部和分子间形成氢键，当琼脂溶胶的温度低于一定温度时，分子热运动降低，分子间形成大量的氢键，使线性大分子通过氢键交联成网状结构，溶胶失去流动性而变为凝胶。凝胶后的琼脂分子网状结构中充满了作为分散介质的水分，赋予琼脂凝胶高弹性。这一过程是可逆的，当凝胶温度高于一定温度时，分子热运动能量增加，破坏了分子间的氢键，使凝胶变为具有流动性的溶胶。

性能 ①柔软性：凝胶温度在37~45℃间，该凝胶为富有弹性的柔软固体，受压后应变较大

（4%~15%），应变量与其稠度密切相关，稠度越大，压应变越小。②弹性：该凝胶弹性好，形变恢复率为 99%。③强度：较低，压缩强度为 0.78MPa，撕裂强度为 0.79~0.90N/mm，而且强度具有载荷-时间依赖性，加载速率越快，压缩强度及撕裂强度也就越大，因此临床上从口腔内较快地取出印模，可以减少印模断裂的概率。④细节再现性：再现性好，该材料溶胶时流动性大，有明显的亲水性，容易润湿牙表面，能精确复制这些部位的细节。⑤尺寸稳定性：稳定性差，在空气中放置 30 分钟就会因为水分挥发而发生收缩，长期放置印模会出现干裂；反之，印模接触水后会进一步吸收水分，导致膨胀，这些都会改变印模的尺寸。⑥配伍性：与模型材料的配伍性好，灌制石膏模型时不易产生气泡，石膏模型表面光滑。

应用 临床上主要与藻酸盐印模材料联合使用，用于制取冠、桥、嵌体、局部义齿等修复体的印模，尤其适用于桩、嵌体和烤瓷的高精度联合印模，可部分代替橡胶印模材料，降低成本。也可用于模型复制。

注意事项 使用时将装有琼脂印模材料的小管装在特制的注射器上，然后放入沸水中保持 10 分钟，再贮存于 63℃水中以备需要。应用时从水浴中取出注射器，直接将材料注射到已预备好的牙表面。

（赵信义）

yákē móxíng cáiliào

牙科模型材料 （dental modelling materials） 用于制作口腔软硬组织或修复体模型的石膏材料。使用时将石膏材料与水按照一定的比例混合，混合物具有流动性，

数分钟后混合物开始凝固成具有一定强度的固体。常用的石膏模型材料有熟石膏、普通人造石和高强度人造石。

熟石膏 主要成分为 β-半水硫酸钙 （$CaSO_4 \cdot \frac{1}{2}H_2O$），由生石膏粉 （$CaSO_4 \cdot 2H_2O$）经开放式加热至 105~130℃煅烧脱水而成。晶体颗粒细小、多孔，比表面积大，需要与过量的水混合才能润湿每个石膏粉颗粒，形成流动性较好的混合物，便于灌注，水粉比为 0.45~0.50。凝固后多余的水以自由水形式分布于凝固的材料中而不参加反应。模型干燥后，多余水分挥发，形成一些微小的孔隙，因此熟石膏凝固后强度不高，干燥后的压缩强度为 24.9MPa，拉伸强度为 4.1MPa。熟石膏的初凝时间为 4~14 分钟。终凝时间为 30~45 分钟。凝固过程中伴随着体积膨胀，线性凝固膨胀率为 0.2%~0.4%。主要用于对强度要求不高的全口义齿初工作模型及工作模型上𬌗架时用于连接的石膏。

硬石膏 又称人造石。主要成分为 α-半水硫酸钙，由生石膏粉在密闭环境及饱和蒸汽介质中于 125℃下加热脱水制成。晶体颗粒呈棱柱形，颗粒较为致密，比表面积较小，与水混合时需水量较少，水粉比为 0.28~0.30，凝固后结构致密，强度较高。用于对强度要求高的模型的灌注。

超硬石膏 又称高强度人造石。主要成分为 α-半水硫酸钙，采用精选的高密度生石膏为原料，通过将生石膏置入 30%氯化钙溶液中于高温、高压下脱水而成。晶体颗粒外形更加粗大、规则，结构更加致密，比表面积更小，与水混合时需水量更少，水粉比为 0.19~0.24，凝固后结构更加

致密，强度及硬度更高，抗压强度可达 50~110MPa。用于对强度要求高的模型的灌注。

（赵信义）

yákē làxíng cáiliào

牙科蜡型材料 （dental modelling wax） 通常由两种或者两种以上的天然蜡或者合成蜡以及其他添加物组成的混合物，是用于制作口腔义齿蜡质模型的材料。传统义齿制作过程中需要制作义齿的蜡型，然后将蜡型包埋，包埋材料凝固后将蜡型去除，获得义齿的型腔，再将制作义齿的材料填塞或者注入型腔，最后去除包埋材料后即得到制作的义齿。因此要求蜡型材料在室温下具有一定的强度和良好的可雕刻性，加热变软后有适当的可塑性。牙科蜡型材料通常分为软质蜡和硬质蜡，以适应不同的使用温度。临床上使用的蜡型材料主要包括如下类型。

基托蜡 主要由石蜡、蜂蜡、棕榈蜡等组成，具有质软、坚韧的性质，加热变软后具有可塑性，冷却后能够保持形状，并有一定强度，喷灼后表面光滑。主要用于制作义齿基托的蜡型，或者建立垂直距离的基板托，或者全口义齿修复中初始蜡𬌗堤等，也用于咬合记录。软质基托蜡通常在室温较低的冬天使用，硬质基托蜡在室温较高的夏天使用。

铸造蜡 由石蜡、纯地蜡、蜂蜡、树脂等组成。具有一定的韧性和强度，在 40~45℃间易于塑形且易于贴附模型。35℃下其流动率不超过 10%，38℃下不低于 60%。700℃左右完全气化，气化后除了炭之外再无其他残余物。用于制作义齿的金属部件铸造修复体的蜡型。市售铸造蜡的形状，除常用的块状和条状外，还有预

成型的网状蜡、皱纹蜡、支架蜡、卡环蜡等。

嵌体蜡 主要成分是石蜡、微晶蜡、纯地蜡、巴西棕榈蜡、小烛树蜡及蜂蜡。除了具有铸造蜡的性能外，还要求嵌体蜡45℃时的流动性在70%~90%。用于制作铸造嵌体修复体的蜡型。软质嵌体蜡用于在代型上制作蜡型，硬质嵌体蜡用于直接在患者口内制作蜡型。硬质嵌体蜡在37℃下的较低的流动性最大限度地减少了从制备洞型中取出过程中蜡型的形变量。

（赵信义）

yákē shuǐméntīng

牙科水门汀（dental cement）

一类由金属盐或其氧化物作为粉剂与水或专用液体调和后能凝固且具有粘固作用的口腔材料。当用于粘固固定修复体及正畸附件时，也称粘固剂。大多数牙科水门汀由粉剂和液剂两部分构成，除树脂基水门汀以外，液剂通常是酸性溶液，粉剂主要是碱性物质。粉剂与液剂按一定比例混合后，能够由糊状或可流动状态逐渐硬化成固体。

种类 临床常用的牙科水门汀有磷酸锌水门汀、玻璃离子水门汀、树脂改性玻璃离子水门汀、树脂基水门汀、聚羧酸锌水门汀、氧化锌丁香酚水门汀和氢氧化钙水门汀。

性能 粉剂的组成、烧结成温度、粉末粒度，液剂含水量，粉液调和比、调和速度及环境温度等因素都可能影响凝固时间。固化后的水门汀具有足够的强度，作为粘固用途时要求水门汀低黏稠度，以保证能在牙体硬组织和修复体之间的界面流动，并润湿被粘物两者的表面，利于修复体固位。

应用 适用于修复体及正畸附件的粘固、洞衬和垫底、窝洞充填、窝洞暂封、盖髓、根管充填、窝沟封闭及修复体桩核等，它们的主要用途见表。

（孙皎）

línsuānxīn shuǐméntīng

磷酸锌水门汀（zinc phosphate cement）

主要以氧化锌为粉剂与正磷酸为液剂、粉液调和后能凝固且具有粘固作用的口腔材料。磷酸锌水门汀已有100多年应用历史。

组成 粉剂的主要成分是氧化锌（75wt%~90wt%）和氧化镁（<10 wt%），还有少量的二氧化硅和氧化铋，液剂主要成分为正磷酸（45wt%~63 wt%）及氧化铝、氧化锌和水。粉剂与液剂混合后发生化学反应而能够凝固。

性能 磷酸锌水门汀的以下性能在一定程度上影响临床使用效果。①凝固时间：2~5分钟。粉液调和后碱性的氧化物粉末表面逐渐被磷酸溶解，生成磷酸锌而凝固。②薄膜厚度：指调和物在一定压力下被压薄后的厚度，它影响修复体的就位和固位。通常用于粘固修复体的水门汀薄膜厚度不应超过25mm。③粘固性能：流动态的材料渗入到牙和修复体的表面微结构内，凝固后形成机械嵌合力。粘固效果依赖于修复体与牙表面的摩擦力，一般对牙釉质和牙本质的粘接强度分别为2MPa和1.5MPa左右。④压缩强度：具有较高的压缩强度，粉液调和比对强度的影响很大。对于垫底用的水门汀要求凝固后24小时压缩强度不低于50MPa，以有效抵抗咀嚼产生的弹性形变。市售的产品压缩强度多为100~133 MPa。⑤传导性：为热和电的不良导体，若垫底厚度超过1mm时能隔绝电热对牙髓的刺激。⑥体积收缩：凝固初期有轻微膨胀，2~3小时后发生收缩，7天后收缩率达0.04%~0.06%。⑦溶解性：对粘固修复体的耐久性有明显影响。一般粘固用的水门汀24小时的溶解率为0.03%，且唾液对其有溶蚀作用，故只能作为暂时性充填修复材料。⑧牙髓刺激性：充填时的酸性可刺激牙髓，故不适用于深龋洞的直接垫底。

应用 磷酸锌水门汀适用于牙体缺损的暂时性充填修复，粘接嵌体、冠、桥修复体及正畸附件，深龋洞的间接垫底及中龋洞的直接垫底，乳牙修复。

（孙皎）

bōli lízǐ shuǐméntīng

玻璃离子水门汀（glass ionomer cement，GIC）

由玻璃粉与聚丙烯酸反应生成的、以离子交联的聚合体为基质的口腔材料。

表 牙科临床常用水门汀及其主要用途

种类	主要用途
磷酸锌水门汀	粘固修复体及正畸附件、窝洞中层垫底、乳牙修复
玻璃离子水门汀	粘固修复体及正畸附件、垫底、乳牙修复、恒牙充填
树脂改性的玻璃离子水门汀	粘固修复体及正畸附件、垫底、乳牙修复、恒牙充填
树脂基水门汀	粘固各种修复体
聚羧酸锌水门汀	粘固修复体及正畸附件、垫底、乳牙修复、暂时修复
氧化锌丁香酚水门汀	深龋洞垫底、根管充填、临时粘固、暂封、牙周敷料
氢氧化钙水门汀	深龋洞垫底、盖髓

于 20 世纪 70 年代初问世，因具有独特的美观和粘接性能而发展迅速。根据材料组成可分为传统型、银粉增强型和树脂增强型 3 种玻璃离子水门汀；根据临床用途又分为粘固用、充填修复用、洞衬垫底用、桩核用、正畸附件粘接用以及窝沟封闭用水门汀。

组成　①传统型有粉液型和单粉型，粉液型中的粉剂为氟铝硅酸钙玻璃粉（SiO_2、Al_2O_3、CaF_2、NaF、$AlPO_4$ 按比例混合），液剂为聚丙烯酸或丙烯酸与衣康酸共聚物的水溶液。单粉型是将聚丙烯酸粉与玻璃粉混合，使用时加水调和。②银粉增强型是在传统型粉剂中加入一定量的银粉。③树脂增强型有光固化型和化学固化型，光固化型的粉剂为含促进剂的氟铝硅酸盐玻璃粉，液剂由聚丙烯酸、多羟基甲基丙烯酸酯、甲基丙烯酸-β-羟乙酯、光敏剂和水组成。化学固化型多为双糊剂型，基质糊剂由玻璃粉和引发剂组成，催化糊剂由聚丙烯酸、水溶性丙烯酸酯、水及促进剂等组成。

性能　玻璃离子水门汀的以下性能与临床使用效果有关。①固化性能：传统型 2~6 分钟初凝，24 小时基本固化，7 天至 3 个月完全固化；光固化型于光照后迅速固化，具有较高的早期强度，但固化深度有限；化学固化型 2~5 分钟凝固，也具有较高早期强度，基本不受水的影响。

②色泽：与天然牙接近，具有一定的半透明性，但含银粉的水门汀会影响美观。③粘接性能：对釉质和牙本质有一定的粘接强度，粘接力源自机械嵌合力、聚丙烯酸分子链上的羧基与牙硬组织中的 Ca^{2+} 螯合键及羧基与牙本质中的胶原蛋白形成的氢键。酸预处理牙表面能显著增强粘接强度。树脂增强型的粘接强度高于传统型。④力学性能：随固化后时间的延长其强度逐步增加。表为充填修复用玻璃离子水门汀凝固后24 小时的力学性能。⑤收缩与膨胀：凝固过程中体积收缩率为3%~4.5%，而口腔环境下吸水后膨胀可补偿其凝固收缩，提高充填物的边缘密合性，但也使材料的表面硬度和耐磨性降低。⑥吸水性和溶解性：传统型在固化初期（10 小时内）对水敏感，6 个月吸水率为 5%~9%，溶解率较大，24 小时可达 0.4%~0.7%。树脂增强型的吸水率小于传统型，溶解率仅为 0.03%~0.1%。⑦防龋性能：口腔环境中可释放氟离子，其氟释放量和释放模式因不同类型的水门汀而异，除此，还可以摄取环境中（如含氟牙膏等）的氟离子，使固化物中的氟得到一定补充，以达到持久防龋的作用。⑧牙髓刺激性：调和物具有一定酸性，但随固化反应的进行而酸性逐渐减弱。对牙髓的刺激性略大于氧化锌丁香酚水门汀，低于磷酸锌水门汀。其

中光固化树脂增强型的刺激性度更小。

应用　适用于乳牙或恒牙缺损的充填修复、固定修复体和正畸附件的粘固、窝洞的垫底或衬层等，尤其适合于前牙修复。

注意事项　作垫底材料时，牙本质的有效厚度尽量大于1.5mm，以避免对牙髓的刺激。

（孙　皎）

shùzhīgǎixìng bōli lízǐ shuǐméntīng

树脂改性玻璃离子水门汀

（resin-modified glass ionomer cement，RMGIC）　兼具玻璃离子水门汀和复合树脂材料多种特性的新型玻璃离子水门汀。ISO 9917-2 将其归为光固化水门汀。

组成　由粉剂、液剂两部分组成，粉剂为可析出离子的硅酸盐玻璃，液剂主要由聚羧酸、甲基丙烯酸酯树脂、甲基丙烯酸羟乙酯、水及引发剂组成。粉剂和液剂的固化反应为既有酸碱反应又有聚合反应的双重固化。

性能　兼具玻璃离子水门汀和复合树脂的很多特点。①固化特征：固化快，可根据需要控制光照固化时间，便于临床操作。但与光固化复合树脂相似，其固化深度受限，需分层充填。②强度：固化早期强度增加迅速，且抗潮湿性优于传统玻璃离子水门汀，不需涂保护层，固化后即可抛光。此外，固化后的压缩强度和抗张强度可分别提高至 200MPa和20MPa，挠曲强度也有所提高，而挠曲模量降低。③粘接性：与牙体组织的粘接性略差于玻璃离子水门汀，但经处理后粘接性强于传统玻璃离子水门汀，并可与树脂直接粘接。④释氟性及再充氟能力与玻璃离子水门汀相似，优于复合体及复合树脂。⑤抗折性和耐磨性与复合树脂相似，透

表　充填修复用玻璃离子水门汀的力学性能

力学性能	传统型 GIC	树脂增强型 GIC	银粉增强型 GIC
压缩强度（MPa）	140~180	180~240	130~170
径向拉伸强度（MPa）	8~13	20~35	9~14
弯曲强度（MPa）	9~19	30~60	10~20
断裂韧性（MPa·m$^{1/2}$）	0.5~0.8	1.2~1.6	0.6~0.8

明性、美观性及溶解性较传统玻璃离子水门汀均有明显提高。⑥线胀系数：低，聚合收缩小（约为 1%），吸水后迅速膨胀。⑦生物相容性：不如传统玻璃离子水门汀，因甲基丙烯酸羟乙酯存在不饱和基团而具有一定的细胞毒性。

应用 应用范围与传统玻璃离子水门汀相似，临床上多用于垫底或衬层，以及乳磨牙、根面龋、龋患高危人群等的充填治疗。但由于该材料吸水后迅速发生膨胀，对窝洞壁产生压力，故不建议用其粘固全瓷冠。

(孙 皎)

shùzhījī shuǐméntīng

树脂基水门汀 （resin-based cement）

一类具有粘固和粘接性能的树脂基复合材料。有粉液型和双糊剂型。按应用步骤，可分为酸蚀-冲洗类树脂基水门汀、自酸蚀类树脂基水门汀和自粘接类树脂基水门汀。按固化方式，可分为化学固化（自凝）、光固化和双重固化（化学固化＋光固化）。大多数水门汀均为双重固化形式，既具有光固化速度快和操控性好的特性，又发挥化学固化的持久自凝作用。

组成 主要由树脂基质、无机填料和引发剂组成，通常配有酸蚀剂、底涂剂和粘接剂。下表为双重固化双糊剂型树脂基水门汀的基本组成。

性能 树脂基水门汀的以下性能与临床使用效果有关。①固化性能：当两组份混合后，引发剂与促进剂发生反应，产生活性自由基，引发树脂基质交联固化；同时，光敏剂在光照下引发光固化反应。②粘接性能：粘固修复体的效果优于无机水门汀。③强度：压缩强度（150～240MPa）、弯曲强度（45～100MPa）和韧性均高于无机水门汀。④薄膜厚度：主要影响修复体的就位和固位，通常要求厚度不超过 50μm。⑤吸水性和溶解性：一般吸水率和溶解率均低于无机水门汀。但水门汀吸水后强度下降，体积膨胀，影响粘接的耐久性。⑥颜色及稳定性：有多种颜色以便粘固透明性高的瓷修复体。以芳香叔胺为促进剂的树脂基水门汀凝固后会随着时间延长而泛黄，影响瓷修复体美观。⑦操作性能：就操作技术的敏感性而言，酸蚀－冲洗类＞自酸蚀类＞自粘接类。⑧牙髓刺激性：自粘接树脂基水门汀因含酸性粘接性单体，故凝固后 90 秒时的 pH 值为 2～4，48 小时后为 2.5～7，凝固过程可能对牙髓产生一定刺激。

应用 适用于粘固各种固定修复体。结合特定的底涂剂或处理方法，能对釉质、牙本质、陶瓷和合金进行粘接。

注意事项 自凝树脂基水门汀和双重固化树脂基水门汀应与与其相容的牙粘接剂联合使用以避免不能固化或固化不全。为了消除树脂基水门汀固化后表面的厌氧层，可在其表面涂布隔离剂，而且应保证粘接面没有含丁香酚暂时性水门汀的残留物，以免影响其固化。

(孙 皎)

jùsuōsuānxīn shuǐméntīng

聚羧酸锌水门汀 （zinc poly-carboxylate cement）

主要以氧化锌为粉剂与丙烯酸为液剂、粉液调和后能凝固且具有粘固作用的口腔材料。有粉液型和单粉型两种。

组成 ①粉液型：粉剂由氧化锌（基质，90wt%～95wt%）、氧化镁（5wt%～10wt%）及微量的氟化钙、氟化亚锡及氧化铝组成，液剂为聚丙烯酸的水溶液，也可为丙烯酸与衣康酸或马来酸共聚物的水溶液。②单粉型：将粉液型中液剂组分的共聚物粉碎后添加到粉剂中，使用时与水调和即可。

性能 聚羧酸锌水门汀的以下性能与临床使用效果有关。①凝固时间：2～8 分钟，粉液调和后氧化锌解离出的 Zn^{2+} 与聚丙烯酸分子中的羧基形成离子键或螯合键，最终交联呈网状结构而凝固。②薄膜厚度：粘固用时，薄膜厚度不应超过 25μm。③粘接性能：粘接力包括机械嵌合力和化学结合力，对釉质和牙本质的粘接强度分别为 3～10MPa 和 2～6MPa，均高于磷酸锌水门汀。④强度：凝固后 24 小时，压缩强度为 70～80MPa，低于磷酸锌水门汀；径向拉伸强度为 7～8MPa，高于磷酸锌水门汀；弹性模量为 5.2GPa，韧性较好。⑤传导

表 双重固化双糊剂型树脂基水门汀的基本组成

基质糊剂	质量（%）	催化糊剂	质量（%）
树脂基质（如 Bis-GMA）	15	树脂基质（如 Bis-GMA）	15
稀释剂（如 TEGDMA）	10	稀释剂（如 TEGDMA）	10
粘接性单体（如 4-META）	5	无机填料（如 SiO₂）	65
增强填料（如 PMMA）	65	引发剂（如 BPO）	1.2
促进剂（如 BHET）	1.0	光敏剂（如樟脑醌）	0.5
阻聚剂（如 BHT）	0.03	阻聚剂（如 BHT）	0.03

性：为电和热的不良导体，能阻隔热或电对牙髓的刺激。⑥溶解性：在水中24小时溶解率为0.12%～0.25%，1个月溶解率为0.60%。⑦牙髓刺激性：聚丙烯酸易与牙本质中钙离子和胶原蛋白反应，难以渗入牙本质小管，对牙髓刺激性很小。

应用　适用于粘固冠、嵌体、桥等固定修复体以及正畸附件、深龋和银汞合金充填时的直接衬层或垫底，乳牙充填及暂时充填。不能用于直接盖髓或保髓治疗，也不宜在主要受力处使用。

（孙 皎）

yǎnghuàxīn dīngxiāngfēn shuǐméntīng
氧化锌丁香酚水门汀 （ zinc oxide-eugenol cement，ZOE）

主要以氧化锌为粉剂与丁香油为液剂、粉液调和后能凝固且具有一定粘固作用的口腔材料。根据组成可分为普通型、增强型及氧化锌非丁香酚型；根据用途又可分成暂时粘固用（Ⅰ型）、永久粘固用（Ⅱ型）、垫底和暂时充填用（Ⅲ型）、洞衬用（Ⅳ型）。

组成　①普通型：粉剂由氧化锌（基质，69wt%）、松脂（29wt%）、硬脂酸锌（1wt%）和醋酸锌（1wt%）组成；液剂由丁香油（85wt%）和橄榄油（15wt%）组成。②增强型：可分为聚合物增强型（即在普通型的粉剂中添加少量塑料作为增强填料）和乙氧基苯甲酸增强型（粉剂由氧化锌及少量氧化铝组成，液剂在普通型的液剂中加入60%左右邻-乙氧基苯甲酸），通过这些添加物以提高压缩强度和降低溶解率。③氧化锌非丁香酚型：属Ⅰ型水门汀，粉剂似普通型，液剂由丁香酸酯或正-己基香兰酸酯溶于邻-乙氧基苯甲酸中构成，不含丁香酚，以规避丁香酚因本身是一种自由基聚合的阻聚剂而影响复合树脂的固化。

性能　氧化锌丁香酚水门汀的以下性能与临床使用效果有关。①凝固时间：3～8分钟，粉液调和后氧化锌解离出的Zn^{2+}能够与液剂中的丁香酚反应生成丁香酸锌螯合物。其中水分对其凝固很重要，口腔潮湿的环境能加速凝固。②粘固性能：粘接力主要是机械嵌合力，粘接强度低。③强度：因不同类型而异。但总体上压缩强度和弹性模量均较低，不足以承受咀嚼压力，垫底时不能过厚（应小于0.5mm）。④溶解性：普通型24小时水中的溶解率为0.1%，乙氧基苯甲酸增强型溶解率为0.05%，聚合物增强型为0.08%。⑤传导性：为电和热的不良导体，0.25mm厚就能隔绝热对牙髓刺激。⑥牙髓刺激性：刺激性很小，对牙髓具有安抚和缓解牙髓疼痛作用，并能抑制细菌生长。⑦根管封闭性：凝固过程中体积收缩小，对根管的封闭效果较好。⑧根尖组织反应：有轻度的致炎性，可产生轻微炎症，导致疼痛、愈合迟缓等。

应用　适用于接近牙髓的深洞洞衬或垫底、窝洞暂封、间接盖髓、根管充填、粘固临时修复体、牙周术后敷料等。

注意事项　当用复合树脂充填修复窝洞或用粘接剂粘接修复体时，不宜用含丁香酚的水门汀衬层、垫底或粘固临时冠。

（孙 皎）

qīngyǎnghuàgài shuǐméntīng
氢氧化钙水门汀 （calcium hydroxide cement）　以氢氧化钙为主要成分的口腔材料。氢氧化钙水门汀已有80多年应用历史，临床常用的有单组分糊剂型和双组分糊剂型。

组成　单组分糊剂型的典型配方：①钙维化（Calvital）糊剂：由粉剂（氢氧化钙78.5g、碘仿20g、抑菌药物1.5g）和液剂（丙二醇0.5ml、蒸馏水99ml、丁卡因0.5ml）组成。②比塔派克斯（Vitapex）糊剂：由氢氧化钙30.3g、碘仿40.4g、硅油22.4g和其他6.9g组成。双组分糊剂型主要由基质糊剂和催化糊剂构成。基质糊剂由氢氧化钙50.0g、氧化锌19.0g、硬脂酸锌0.3g和N-乙基对甲苯磺酰胺39g组成；催化糊剂由二氧化钛45.0g、钨酸钙15.0g和水杨酸单乙二醇酯39.1g组成。

性能　氢氧化钙水门汀的以下性能与临床使用效果有关。①凝固时间：3～5分钟，两糊剂混合后，解离出的Ca^{2+}能与水杨酸单乙二醇形成螯合键，生成螯合物而凝固，微量水分及环境潮湿会加速固化。②强度：凝固后强度很低。③溶解性：能溶于唾液，水中可逐渐崩解。④抗菌性：因具有强碱性，对龋损牙本质有一定杀菌及抑菌作用，在间接垫底时，可不必去净软化牙本质。⑤X射线阻射性。⑥对牙髓的影响：深洞垫底初期可引起牙髓中度炎症反应，之后有修复性牙本质形成；用于直接盖髓时，初期能使直接接触的牙髓凝固性坏死，坏死下有胶原屏障形成，胶原矿化后有骨样组织和前期牙本质形成，最终形成修复性牙本质，但有报道下方牙髓组织可能会长期处于轻微慢性炎症状态。⑦对根尖组织的影响：因呈较强碱性可中和酸性炎症产物，促进根尖孔钙化，封闭根尖孔。

应用　适用于深洞垫底、间接或直接盖髓及根管充填。

注意事项　垫底时不宜太厚，

且其上需做二次垫底以保证充填体整体强度。

（孙 皎）

yákē chōngtián xiūfù cáiliào

牙科充填修复材料（dental filling materials）

一类可塑形、可固化的直接充填于牙体缺损部位或根管内的材料。这类材料主要用于修复因龋病等原因所致的部分牙组织缺损，主要有金属材料、高分子材料、无机材料以及复合材料，临床上根据不同的缺损程度，常常在一颗牙上需要同时使用几种材料一起完成缺损牙的充填修复。

性能 牙科充填修复材料应当具有如下性能。①能够在口腔内快速凝固，凝固前有适当的黏稠度和可塑性，以便恢复牙外形。②材料凝固过程中体积收缩小，以减小因为材料收缩导致的充填物与窝洞壁之间出现的缝隙。③凝固后材料具有良好的力学性能和耐磨耗性能，以恢复牙的功能。④具有牙样色泽及半透明性。⑤具有与牙体硬组织相近的线膨胀系数。⑥具有较低的导热系数。⑦在口腔环境中具有良好的化学稳定性。⑧有良好的生物安全性，对口腔黏膜无刺激性和致敏性，对牙髓组织无刺激性。

分类 根据材料组成，牙科充填修复材料可分为银汞合金、复合树脂、复合体及水门汀；根据材料美观性，可分为牙色材料和非牙色材料，属于前者的有复合树脂、复合体、玻璃离子水门汀、树脂改性玻璃离子水门汀、聚羧酸锌水门汀，属于后者的有银汞合金；根据材料充填缺损的部位可分为洞衬垫底材料、盖髓材料、根管充填材料以及可以长期暴露在口腔环境中的修复材料；根据充填修复体服役时间可分为永久性充填修复材料、半永久性充填修复材料和暂时性充填修复材料。

（赵信义）

yákē fùhéshùzhī

牙科复合树脂（dental composite resin）

以可聚合树脂为基质，无机颗粒填料作为增强材料的复合材料。

组成 主要由可聚合树脂、无机颗粒填料和聚合引发剂组成。常用的可聚合树脂是二甲基丙烯酸酯类树脂，如双酚 A-二甲基丙烯酸缩水甘油酯。可聚合树脂黏度较大，为了降低黏度，以便加入无机填料，需要加入低黏度的甲基丙烯酸酯类单体如三乙二醇二甲基丙烯酸酯。无机颗粒填料不但可以显著提高复合树脂的力学性能，还可以降低复合树脂聚合体积收缩率和线胀系数。常用的填料有石英粉、钡玻璃粉和锶玻璃粉。无机填料的外形、粒度及添加量对复合树脂的力学性能、操作性能、透明性能及抛光性能有很大的影响。为了提高无机填料与树脂间的结合，通常要用有机硅烷偶联剂处理填料表面，以便无机填料与树脂间形成化学性结合。大多数的牙科复合树脂是光固化的，其固化引发体系由光敏剂和促进剂组成，常用的光敏剂是樟脑醌，促进剂是甲基丙烯酸二甲氨基乙酯。樟脑醌在促进剂存在下，受到波长为 440~500nm 的光线照射时，分解产生活性自由基，引发树脂基质和稀释剂聚合固化。

性能 ①固化性能：光固化复合树脂受到一定波长的光线照射后可以快速固化，但是其固化深度是有限的，大多数浅色复合树脂照射一次的有效固化深度为 2.0~3.0mm，大体积充填复合树脂的有效固化深度不低于 4mm。固化后的复合树脂中仍然有一些单体没有聚合，成为残余单体。②聚合收缩：复合树脂固化过程中伴随着一定的体积收缩，以甲基丙烯酸树脂为基质的复合树脂的体积收缩率一般在 1.5%~4.0%，以环氧树脂为基质的复合树脂的体积收缩率较小，可小于 1%。无机填料含量对聚合收缩有很大的影响，聚合收缩是破坏复合树脂充填物边缘密合性的主要因素之一。③力学性能：复合树脂具有较好的力学性能，质地坚韧。无机填料的含量对复合树脂的力学性能有很大的影响，填料含量高的复合树脂强度高、硬度大，可以用于后牙咬合面缺损的修复，填料含量低的复合树脂强度低，可以用于牙非咬合部位缺损的修复。④粘接性：常规复合树脂黏稠度较大，在牙表面润湿性较差，对牙的粘接性能较差，而且还存在着聚合收缩，因此用复合树脂充填牙体缺损前，窝洞表面需要应用粘接剂。⑤生物安全性：未固化的复合树脂有一定的细胞毒性，对某些人有致敏性，固化后复合树脂具有良好的生物安全性。

分类 包括以下类型。

通用复合树脂 既可用于前牙修复，也可用于后牙修复的复合树脂。该复合树脂大多采用粒径 0.04μm 的超微填料和粒径 0.3~5μm 的小填料的混合物作为填料，填料含量为 75wt%~85wt%，既具有较好的力学性能，也具有临床可接受的抛光性能，性能上兼顾了前牙修复和后牙修复的要求，能满足临床上的多数牙体缺损的修复。用于后牙时只能用于中、小缺损的修复。

超微填料复合树脂 使用粒径极小的超微填料（0.04μm）作

为增强填料，因此具有优秀的半透明性能、抛光性能及保持表面光滑的能力。由于超微填料表面积很大，其在树脂中的添加量受到限制，因此该材料的力学强度不高，弹性模量低，聚合收缩较大，吸水率也较大，也不具有 X 射线阻射性。为了提高超微填料添加量，事先在工厂中通过机械强力混合向树脂基质中加入较多的超微填料，形成非常黏稠的混合物，热压固化后再粉碎成粒径 $20\sim50\mu m$ 的预聚合填料。将预聚合填料与超微填料按一定的比例添加到树脂基质中，制备出的复合树脂的填料含量可提高到50%，可明显提高超微填料复合树脂的力学性能，降低了聚合收缩和吸水率。

纳米填料复合树脂　一般由单分散纳米粒子（$5\sim75$ nm）和纳米粒子团簇（$0.6\sim1.4$ μm）构成，纳米粒子团簇是由许多无机纳米粒子通过粒子接触点间紧密熔结而成的致密的二级粒子。通过单分散纳米粒子与纳米粒子团簇的优化配比，可有效减少填料间的空隙，提高填料堆积密度，增加填料含量。纳米复合树脂聚合收缩较小，力学性能与混合填料型复合树脂相当，而且纳米粒子团簇上熔结的纳米颗粒在打磨、磨损过程中会磨损或脱落，形成的凹陷尺度小于光线波长，使表面保持光滑和光泽，显示出优异的抛光性能和保持表面光滑性能。其在临床上作为通用型复合树脂使用。

后牙复合树脂　通常含有大量的填料（可达 90wt%）。固化后具有较高的抗压强度、硬度、耐磨耗，能较好地承受咀嚼力，不易断裂，能维持修复体边缘的完整性。用于后牙咬合面较大缺损

修复的材料。

可压实复合树脂　一种后牙复合树脂，无机填料含量高，填料粒度分布宽，堆积密度大，填料间相互滑动的阻力大，稠度大，充填压紧时材料不易从充填器周围挤出，容易压实，而且不易黏附器械，塑形后也不易流淌变形，容易形成良好的后牙邻面接触点。

流动性复合树脂　是一种固化前具有较大的流动性的复合树脂，可以通过注射针头将材料注射到牙体缺损处，对洞壁有良好的润湿性。该材料无机填料含量小，固化后弹性模量较低，有良好的柔韧性。

应用　主要用于各种牙体缺损的充填修复，不同的复合树脂因为性能不同而用于牙不同部位缺损的修复。强度较低的超微填料型复合树脂主要用于非应力承受区缺损的修复，特别适用于对美观要求高的前牙的修复，如牙邻面缺损、牙颈部缺损修复及前牙贴面修复。混合填料型复合树脂可用于前牙及后牙的大多数缺损的修复。后牙复合树脂适用于后牙中等至较大的涉及咬合面的缺损的修复，特别是涉及咬合面尖、嵴的缺损。流动性复合树脂适用于微小窝洞的充填修复，或者用于窝洞的洞衬垫底。

（赵信义）

yákē fùhétǐ

牙科复合体 （dental compomer）牙科复合树脂和玻璃离

子水门汀的杂化材料。又名聚酸改性复合树脂。组成和性能介于两者之间，但是更像复合树脂。

组成　复合体在组成上与复合树脂相似，主要由树脂基质、无机填料、引发体系等组成。与复合树脂不同的是复合体中添加有含有多个羧基的二甲基丙烯酸酯单体和氟铝硅酸钙玻璃粉，该单体分子结构的两端为可聚合的双键，分子链上有羧酸基团（图），羧酸基团在有水分子的情况下可与金属阳离子反应，多价金属阳离子可引起该单体发生类似于玻璃离子水门汀凝固反应那样的离子交联反应。

复合体的固化过程分两个阶段。当材料充填入窝洞后，首先进行光照固化，其机制与光固化复合树脂相同，主要是自由基引发二甲基丙烯酸酯上的双键交联。光固化后，材料在口腔环境中缓慢吸收水分，吸收的水分使交联分子上的羧基解离，玻璃粉也在水分中释放出 Ca^{2+}、Al^{3+}、F^- 等离子。Ca^{2+}、Al^{3+} 与羧酸根通过离子键结合，使交联分子进一步交联固化，而氟会缓慢释放出来。由于材料的吸水过程缓慢，所以这种离子交联固化会持续很长时间。

性能　①释氟性：具有一定的缓释氟性能，但其释氟量小于玻璃离子水门汀，大约是后者的10%，在充填牙后最初 $1\sim2$ 周释氟量较大，随后释氟量逐渐减少。②力学强度：低于复合树脂，但

图　二甲基丙烯酸酯单体结构

高于玻璃离子水门汀。③对牙的粘接性：低于玻璃离子水门汀，因此需要与粘接剂联合应用。④吸水性：由于树脂基质分子上有较多的亲水性羧基，所以复合体的吸水性较大，在口腔内 6 个月后能吸收大约相当于自身体积 3%的水分，吸水后体积有轻微膨胀，可以部分抵消材料聚合引起的体积收缩，所以其修复体的边缘密合性优于复合树脂。⑤美观性：与复合树脂一样，市售的复合体有多种颜色供选用，以便进行牙缺损的美观性修复。

应用　一般用于牙的低应力承受区域缺损的修复，如恒牙邻面洞、牙颈部窝洞及根面龋充填修复、乳牙缺损的充填修复，特别适合于具有中等龋发生风险以上的患者牙缺损的充填修复。

(赵信义)

yákē yíngǒnghéjīn

牙科银汞合金 (dental silver a-malgam)

由银合金粉和汞在室温下通过汞齐化反应形成的金属材料。也是现代口腔医学应用最早的牙充填修复材料。早在 11 世纪，中国就有采用与银汞合金相似的银膏补牙的记载。1826 年 O.塔维欧 (O. Taveou) 在巴黎公布了现代西方社会有记录的银汞合金的配方。1929 年美国牙科协会发布了有关银汞合金的技术规范，保证了银汞合金的质量。随着技术的不断进步，20 世纪 70 年代，出现了铜含量高于传统银汞合金的高铜银汞合金。根据铜含量将银汞合金分为低铜银汞合金和高铜银汞合金，他们使用的合金粉分别称为低铜银合金粉和高铜银合金粉。

组成　包括以下类型。

低铜银汞合金　所用的银合金粉由银 65wt%（最大量）、锡 29wt%（最大量）、铜 6wt%（最大量）、锌 2wt%（最大量）组成，其颗粒形状有不规则的屑型和球形两种，前者的粒径大于后者，比表面积小于后者。由于屑型粒子表面与汞接触不完全，因此，球形相比屑型银合金粉，其 1 小时抗压性能要高 20%，且汞齐化所需的汞量更少。

高铜银汞合金　所用的银合金粉分为混合型和单一型 2 类。混合型银合金粉是将含银 71.9wt%和含铜 28.1wt%的球形银铜共晶合金粉掺入到低铜银合金粉中所形成。单一型银合金粉是指每个颗粒都有相同的化学组成，一般为由银 60wt%、锡 27wt%、铜 13wt%形成的三元合金。

银合金粉与汞按照一定的比例充分混合后会发生汞齐化反应，能够形成坚硬的银汞合金固体。结构上，低铜银汞合金由银汞相（γ_1 相）、锡汞相（γ_2 相）及未反应完的银合金相（γ 相）构成，高铜银汞合金由银汞相（γ_1 相）、铜锡相（η 相）及未反应完的银合金相构成。由于 γ_2 相强度较低、蠕变较大，所以低铜银汞合金强度低于高铜银汞合金。

性能　银汞合金的强度、尺寸变化、蠕变、耐热性、耐腐蚀性、可塑性、传导性和毒性等是直接影响其临床应用效果的主要性能。

强度　作为牙体充填材料，必须具有一定的强度去承受咀嚼应力，高铜银汞合金的强度高于低铜银汞合金。银汞合金的压缩强度远大于其抗张强度，中国 YY1026-2009 中对固化后 1 小时和 24 小时的抗压强度分别做出规定（表）。银汞合金的弹性模量较小，受冲击力时，应力易集中在体积较小的部位，这也是导致银汞合金修复体边缘区域较脆、易断裂和破碎的主要原因。影响银汞合金压缩强度的主要因素：①银合金粉的组成与类型：合金粉中的银、铜能增强合金的压缩强度，而锡含量增加则作用相反。球形合金粉凝固后强度高于屑型合金粉。②汞量：足量的汞（一般在 53%以内）能使合金粉充分汞齐化，若过少，充填体表面粗糙、易腐蚀；若过多（大于 55%），压缩强度随汞量增加而明显下降。③充填压力：压力越大，银汞合金的早期压缩强度越高，因为加压可挤出多余的汞，并降低孔隙率。④固化时间：充填后固化早期强度较低，24 小时后强度接近最大值。

尺寸变化　通常尺寸变化主要发生在充填 24 小时后，其对临床意义很重要。若充填后收缩过大，可导致微渗漏和继发龋；若过度膨胀，既对牙髓产生压力，又可形成修复体突起。中国 YY1026-2009 中规定 24 小时后的尺寸变化（表）。银合金粉的组成和结构会影响固化阶段尺寸变化。除此以外，下列因素也明显影响尺寸变化：①粉汞比：若汞量增加，会使充填物产生膨胀；若汞量过低，会产生一定的收缩。②调和研磨时间：一般时间越长，膨胀越小。③充填压力：汞齐化过程中充填压力越大，膨胀越小

表　银汞合金性能

最大蠕变值	固化 24 小时后尺寸变化		抗压强度	
	手调型（%）	胶囊型（%）	1 小时（Mpa）	24 小时（Mpa）
-0.10~+0.20	2.0	50	80	≥300

或产生收缩。④银合金粉粒度：粒度越细，膨胀越小。⑤潮湿污染：含锌银汞合金若在调合和充填过程中被潮湿污染，会产生较大的膨胀，这种膨胀通常发生在充填后 3~5 天，可延缓数月，膨胀可达 0.4%，这种膨胀通常称为延迟膨胀或第二次膨胀，其原因主要由合金中的锌与潮气中的水反应产生氢气所致。无锌银汞合金，不存在延迟膨胀。

蠕变 在一定温度和压力下，材料受到较小而恒定外力作用后发生塑性形变随时间延长而逐渐增大的现象。任何类型的银汞合金都存在蠕变，蠕变是导致银汞合金修复体失败（如边缘缺陷等）最常见的原因。蠕变值大，强度就差，尤其是低铜银汞合金。中国 YY1026-2009 标准中规定了最大蠕变值（表）。下列因素影响蠕变值：①合金结构：低铜合金中 γ_1 相和 γ_2 相的存在对蠕变值影响较大；而高铜合金中因无 γ_2 相，相对蠕变值小。②粉汞比：汞含量增加，蠕变值增大。③温度：温度升高，蠕变值增大，口温 37℃ 下 24 小时的蠕变值几乎是室温时的两倍。④充填压力：充填压力越大，蠕变越小。

耐热性 较差，若固化后再加热至 60~80℃，汞会游离出来，冷却时汞又合金化而消失，因此，银汞合金充填修复后，应避免食用温度过高的食物和饮料。

耐腐蚀性 因合金中存在多种不同金属元素和不同相结构，使其电极电位不同，在唾液（弱电解质）环境中就构成许多原电池，在正极和负极间可发生电化学反应，这是腐蚀的主要原因。一般结构中 γ_2 相的存在更易被腐蚀。腐蚀有两种表现形式，①失泽：表现为充填物表面失去光泽、发暗或变色，但无实质性缺损，主要由口腔中的细菌、食物及硫化物、氯化物、氧化物等造成。②腐蚀：表现为表面晦暗且有实质性缺损，临床可见明显的小凹或表层片状剥脱。充填物固化后抛光可增强抗腐蚀能力。

可塑性 调和后 15~20 分钟内可塑性好，适合充填塑形，之后可塑性减弱，不易填满窝洞各部位。

传导性 是热和电的良导体，导热率远大于牙体组织，能将冷、热、微电流传至牙髓，刺激牙髓组织产生疼痛，因此，修复深龋窝洞时应先做衬层。

毒性 有一定的细胞毒性，合金的溶出物中存在汞、银和铜，有时还有锌，个别患者可能还存在变态反应。合金化后的汞一般很难从合金中析出，除非加热或高压，这一点与单质汞的性状完全不同。汞中毒的表现：急性中毒表现为头痛、头晕、恶心、呕吐、腹痛、腹泻、寒战、发热。慢性中毒表现为易兴奋症、震颤及口腔牙龈炎。

应用 主要用作龋病或牙体冠部缺损的窝洞充填，尤其适用于后牙。

注意事项 ①充填时应用橡皮障、吸唾器或棉球、纱卷严格隔离唾液。②应使用专用输送器将银汞合金调和物输入窝洞内，或直接用器械充填，禁用手接触调和物。③充填时应加压，避免气泡产生，以提高固化后合金的抗压强度和抗腐蚀性。④充填后 3~5 分钟后可雕刻成型，20 分钟内完成塑型，24 小时后进行磨光。⑤由于汞对人体有危害，一般空气中汞的允许含量为 20~100μg/m³。汞的污染，一方面通过消化道影响患者，另一方面汞的蒸气通过呼吸道或皮肤直接接触影响医护人员的健康。因此，合金残渣或压出的汞应集中收集在装有水的容器中，防止汞对环境的污染。

防护要点 ①汞应保存在不易破损的密闭容器中，以水覆盖且远离热源。②调拌应在密闭的调拌箱内进行，不应用手直接接触汞。③保持诊疗室内通风，地面、墙壁保持光洁。④若汞不慎洒落，应及时洒上硫黄粉，然后再清除处理。⑤切勿对合金或汞加热。⑥使用银汞合金的医务人员应定期测定体内汞蓄积量。

（孙 皎）

gàisuǐ cáiliào

盖髓材料（pulp capping materials）

直接覆盖于牙髓暴露处或覆盖于接近牙髓的牙本质处的材料。前者称为直接盖髓材料，后者称为间接盖髓材料，使用盖髓材料的目的是为了保护活髓、消除或预防牙髓炎症、促进牙髓组织的修复再生。良好的盖髓材料不仅要求生物相容性好，对牙髓组织无刺激性，有一定的抑菌作用，还能提供牙本质生物矿化所需的微环境，诱导牙髓组织中具有分化潜能的细胞分化为成牙本质样细胞，促进修复性牙本质桥的形成。自 1920 年首次应用氢氧化钙盖髓剂以来，已有 80 多年的历史。现常用的直接盖髓材料有氢氧化钙水门汀和无机三氧聚合物，间接盖髓材料有氧化锌丁香酚水门汀和牙本质粘接剂等。

无机三氧聚合物 为直接盖髓材料，由细腻的亲水性颗粒组成，主要成分为硅酸三钙、硅酸二钙、铝酸三钙、氧化三钙和氧化硅，少量的氧化铋使材料具有 X 射线阻射性。无机三氧聚合物凝固过程是水化反应，凝固时间可达 2 小时 45 分钟。凝固后 24 小时的压缩强度为 40MPa，21 天后达到 67MPa，凝固过程中伴有轻微膨胀。无机三氧化物凝聚体的反应产物呈强碱性，凝固后 3 小时 pH 值为 12.5，因而具有一定的抑菌作用。无机三氧化物凝聚体与氢氧化钙比较，盖髓后牙髓的炎性反应轻、坏死组织少、牙本质桥较厚。

牙本质粘接剂 为间接盖髓材料，其组成见牙本质粘接剂，临床使用前一般需先用浓度低于 1.0%的次氯酸钠清洗患处，然后填入少量氢氧化钙，再涂牙本质粘接剂，该材料具有止血、封闭作用。

(孙 皎)

dòngchèn diàndǐ cáiliào

洞衬垫底材料 （cavity lining materials）

一类位于窝洞底部、分隔牙体组织与上层永久充填材料的中间物质。使用洞衬垫底材料的目的是为了垫平洞底，保护牙髓，隔绝外界的温度、化学、电流及机械等刺激，起到一定的治疗作用。洞衬材料和垫底材料通常不能完全区分开来，前者的厚度一般小于 0.5mm，以一薄层衬于洞底；而后者的厚度一般在 0.5mm 以上，相对体积较大，从而有足够的强度，以支撑上面的充填修复材料并承受压力。理想的洞衬垫底材料不仅要求生物相容性好，对牙髓组织无刺激性，能有效隔绝外界和充填材料对牙髓的理化刺激，减少微渗漏；而且还有承受一定的充填和咀嚼压力，安抚牙髓及抑菌等作用。常用的洞衬垫底材料主要包括低强度（压缩强度低于 80MPa）的氢氧化钙水门汀和氧化锌丁香酚水门汀，以及高强度（压缩强度大于 80MPa）的磷酸锌水门汀、聚

羧酸锌水门汀、玻璃离子水门汀及复合体类洞衬垫底材料等。

复合体类洞衬垫底材料是一类近年来发展很快的流动型复合体材料。该材料的主要成分为含多聚甲醛的玻璃离子和其他光固化牙科树脂，使用方便，不需调和，固化前具有良好的流动性，能很好地与牙本质表面形成紧密接触，当充填入窝洞牙本质表面后，会缓慢地从紧邻的牙本质吸收水分，产生体积膨胀，补偿其在光固化过程中的体积收缩，消除内应力，从而紧密封闭牙本质表面，减轻或消除边缘微渗漏及术后敏感。同时，由于该材料具有玻璃离子的特性，因而在使用时不需使用牙本质粘接剂，与牙本质能保持良好的粘接。复合体类洞衬垫底材料内含锌离子，可抑制细菌生长，成分中的氟铝硅酸钙吸水后能长期释放氟离子，能发挥抗龋能力。该材料具有良好的生物相容性和 X 射线阻射性，不仅适合于树脂充填的垫底，也适用于瓷填料和银汞充填的垫底和洞衬。

(孙 皎)

gēnguǎn chōngtián cáiliào

根管充填材料 （root canal filling materials）

在根管治疗过程中用于充填、封闭去除病变牙髓后的根管腔的材料。临床使用的根管充填材料有固体填充尖、根管封闭剂和可聚合液体充填材料 3 种材料。

固体填充尖 主要是牙胶尖，其主要成分有古塔胶、氧化锌、松香和硫酸钡，有些产品还添加氢氧化钙、碘仿等具有较强抗菌性的物质，以赋予其较强的抗菌性能。一般将古塔胶熔化后混入其他成分，经混炼、成型而制成细杆状填充尖。室温下牙胶尖有

一定的可压紧性，但是流动性较差，不易进入弯曲及侧副根管。牙胶尖具有热塑性，加热软化后流动性较大，可用注射器注入根管内，也容易进入弯曲及侧副根管。但是加热或充填压力不当容易超充，超充的材料会刺激根尖周组织。牙胶尖可被氯仿、桉油醇等溶剂软化、溶解，因此根管充填后，如有必要，可以溶解取出。市售的牙胶尖大多都具有 X 射线阻射性。

根管封闭剂 是用于充填根管的可硬化材料，通常与牙胶尖一起使用。大多数的根管封闭剂为粉剂、液剂型，少量的为双糊剂型，两组分混合后成为细腻的糊状，可以充分在根管内流动、填塞，30 分钟至 24 小时后凝固。常用的封闭剂有氧化锌丁香酚水门汀、氢氧化钙基封闭剂、环氧树脂基封闭剂等。

环氧树脂基封闭剂通常为双糊剂型，基质糊剂的主要成分是双酚 A 环氧树脂及无机填料，催化糊剂的主要成分是多胺交联剂和无机填料。基质糊剂与催化糊剂混合后，环氧树脂与多胺交联剂反应而凝固。该封闭剂凝固过程中体积收缩小，因而封闭性能较好。固化时间为 9～15 小时，凝固前流动性好，容易充填。固化后长期稳定性好。

可聚合液体根管充填材料 主要是酚醛树脂，通常为双组分液体，一个液体含有高浓度甲醛溶液，另一个液体含有间苯二酚、三甲酚和氢氧化钠，两液体混合后，在强碱性条件下混合液能快速聚合成酚醛树脂。聚合前混合液流动性大，渗透性好，能很好地充填根管，聚合后能将根管内残留的病源刺激物包埋固定，使其成为无害物质，并具有很强的

抑菌作用。但是，酚醛树脂为红棕色，渗透到牙本质中能使牙本质变色，因此不宜用于前牙。主要用于根管条件特殊，不适宜充填牙胶尖的患牙。

（赵信义）

牙科粘接材料（dental adhesive materials）

通过粘接作用将修复材料牢固地粘接到牙上的材料。包括各种粘接材料及粘接过程中使用的辅助材料。

性能 ①能够在口腔内快速凝固，凝固前粘接材料对牙体硬组织及修复体表面有良好的润湿性。②材料凝固过程中体积收缩小，凝固后材料具有良好的力学性能。③能够与牙体硬组织及修复体形成牢固的粘接。④凝固后在口腔环境中具有良好的化学稳定性，在口腔环境中具有良好的粘接耐久性。⑤对牙的颜色影响小。⑥有良好的生物安全性，对牙髓组织无刺激性。

分类 根据用途可分为牙充填修复用粘接材料、固定修复用粘固材料和正畸粘接材料。牙充填修复用粘接材料可分为用于粘接釉质的釉质粘接剂和主要用于牙本质的牙本质粘接剂，固定修复用粘固材料可分为粘固水门汀和修复体粘接底涂剂。根据粘接材料固化方式，可分为化学固化（自凝）粘接材料、光固化粘接材料和双重固化（化学固化＋光固化）粘接材料。

（赵信义）

釉质粘接剂（enamel bonding agents）

用于将修复材料或者修复体牢固地粘接到牙釉质上的粘接剂。根据固化方式，可将釉质粘接剂分为自凝固化、光固化和双重固化（自凝固化＋光固化）

粘接剂。自凝固化及双重固化釉质粘接剂为双组份包装，光固化釉质粘接剂为单组份包装。

组成 主要由树脂基质、稀释剂、粘接性单体、聚合引发剂及稳定剂组成，其中树脂基质、稀释剂、粘接性单体为甲基丙烯酸酯类单体。粘接性单体是一类结构上含有能与牙体硬组织形成化学键或较强分子间作用力基团的单体，该单体同时又能与树脂聚合。常用的粘接性单体有甲基丙烯酰癸基二氢磷酸酯（MDP）和甲基丙烯酰氧乙基偏苯三酸酐酯（4-META），这些单体的分子一端是强极性的酸酐基团或磷酸基，能与牙体硬组织中的 Ca^{2+} 形成离子键、配位键或较强的分子间作用力，分子另一端的双键能与树脂基质共聚合，这样可以显著提高粘接剂与釉质的粘接强度（图）。

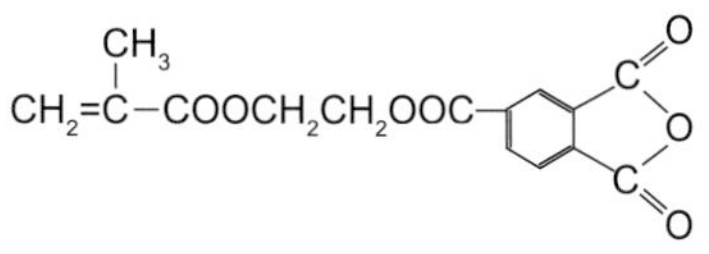

$$CH_2=\overset{CH_3}{\underset{}{C}}-COOCH_2CH_2OOC$$

a 4-META

$$CH_2=\overset{CH_3}{\underset{}{C}}-COO-(CH_2)_{10}-O-\overset{O}{\underset{OH}{P}}-OH$$

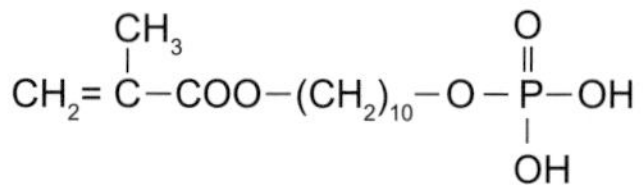

b MDP

图 4-META 及 MDP 分子结构示意

自凝固化釉质粘接剂以氧化还原引发体系引发聚合，光固化釉质粘接剂以光敏引发体系引发聚合，双重固化釉质粘接剂包含上述两种引发体系。

釉质粘接剂通常有配套的釉质表面预处理剂，即酸蚀剂，一般为 20%～37%的磷酸溶液。

性能 ①凝固性质：自凝粘接剂的固化时间为 1.5～5 分钟，受到环境温度和两组分混合比例的影响，粘接剂固化后表面有一层未固化的厌氧层，覆盖后续的材料后，空气被隔绝，厌氧层又可以聚合，因此不要擦除或者污染该厌氧层。②粘接性能：釉质粘接剂对釉质的粘接强度可达 20～35MPa，而且具有较好的粘接耐久性。

应用 主要用于釉质的粘接，例如釉质树脂贴面修复、釉质缺损修复等。

注意事项 ①釉质酸蚀后应当充分冲洗，冲洗后吹干酸蚀面，酸蚀后的釉质一般为无光泽的白垩色。②涂布粘接剂后应当用气枪吹均匀。③若酸蚀面被唾液污染，需重新酸蚀 10 秒。

（赵信义）

牙本质粘接剂（dentine bonding agents）

用于将修复材料粘接到牙本质表面的粘接剂。

分类 有酸蚀-冲洗类和自酸蚀类，前者需要用单独的酸蚀剂酸蚀牙本质，后者则不需要。根据应用步骤，酸蚀-冲洗类粘接剂又可分为三步法和两步法两种粘接剂，自酸蚀类粘接剂又可分为两步法和一步法两种粘接剂。绝大多数的牙本质粘接剂是光固化型粘接剂。

酸蚀-冲洗类粘接剂 三步法粘接剂由酸蚀剂、底涂剂和粘接胶液 3 部分组成，两步法粘接剂由酸蚀剂、粘接剂两部分组成。酸蚀剂是 20%～37%的磷酸溶液。三步法的底涂剂由亲水性单体（如甲基丙烯酸 β-羟乙酯）、交联剂（如二甲基丙烯酸酯）、光固化引发剂和挥发性溶剂（丙酮或乙醇）组成，具有亲水性及与水混溶性。粘接胶液由甲基丙烯酸酯单体、光敏引发剂等组成，具有疏水性。两步法粘接剂是将底涂剂和粘接胶液混合于一体而成。

自酸蚀类粘接剂 两步法粘接剂由底涂剂和粘接胶液两部分组成，一步法只有一瓶粘接剂。两步法的底涂剂主要由酸性粘接性单体（如甲基丙烯酰癸基二氢磷酸酯）、水、挥发性溶剂（乙醇或丙酮）和光敏引发剂组成，呈酸性（pH 0.8~2.7），具有亲水性。粘接胶液主要由甲基丙烯酸酯单体、光敏引发剂组成，具有疏水性。一步法粘接剂是将两步法自酸蚀粘接剂的底涂剂和粘接胶液混合而成。

粘接机制 主要是在粘接界面形成混合层和树脂突结构。混合层是粘接剂渗入牙本质表面脱矿层胶原纤维网内形成的杂化结构，其内既有牙本质的胶原纤维，又有渗入胶原纤维网内的粘接剂。

酸蚀-冲洗类粘接剂形成混合层机制 酸蚀剂在酸蚀牙本质去除玷污层的同时也使玷污层下面的牙本质表层脱矿，胶原纤维网暴露。冲洗后未吹干水分时，因水的表面张力作用使胶原纤维网呈膨松状态。若吹干牙面，胶原纤维网因失去水分支撑而塌陷，胶原纤维网变得致密，粘接剂很难渗入其中，因此酸蚀-冲洗类粘接剂酸蚀、冲洗后牙本质表面应当保留一些水分，在此表面涂布亲水性的底涂剂（三步法）或粘接剂（两步法），底涂剂或粘接剂能够混溶于胶原纤维网内的水中，之后充分吹干，底涂剂或粘接剂中的挥发性溶剂能够携带水分挥发，最终胶原纤维网中充满底涂剂或粘接剂中的单体及其他成分，它们能够与胶原纤维网下的未脱矿牙本质形成粘接。对于三步法

粘接剂，其后涂粘接胶液，疏水性的粘接胶液能进一步渗入经过底涂剂润湿的胶原纤维网中。光照固化后在粘接剂与牙本质间形成混合层结构，同时底涂剂或粘接剂也渗入牙本质小管内形成树脂突。由于此过程要求牙本质表面保持湿润，因此又称湿粘接。

自酸蚀类粘接剂形成混合层机制 自酸蚀底涂剂（两步法）或粘接剂（一步法）含有酸性单体及水分，呈现一定的酸性。将其涂布于牙本质表面，它们可以溶解或部分溶解玷污层，同时也使玷污层下面的牙本质表层脱矿，底涂剂或粘接剂渗入脱矿的胶原纤维网中。酸性的底涂剂或粘接剂因为与牙体中矿物质的反应及脱除水分而使酸性显著降低，光照固化后在粘接剂与牙本质间形成一层既有牙本质胶原纤维网，又有玷污层残余颗粒、溶解的矿物质盐及粘接剂的混合层结构，同时底涂剂或粘接剂也渗入牙本质小管，形成树脂突。

性能 包括以下方面。

粘接强度 对釉质和牙本质粘接强度为13~30MPa。酸蚀-冲洗类粘接剂对釉质的粘接强度高于自酸蚀粘接剂，因为酸蚀剂酸蚀釉质的效果更好。酸蚀-冲洗类粘接剂和两步法自酸蚀粘接剂对牙本质粘接强度较高，两者也相当，一步法自酸蚀粘接剂对牙本质的粘接强度较低。

影响粘接强度的因素：①牙本质结构：不同部位的牙本质结构不同，如牙本质小管的密度、直径不同，且牙本质存在着硬化现象（小管内有钙化物沉积），这些都会影响牙本质酸蚀后的微观结构，进而影响粘接强度。②粘接剂质量：不同种类的粘接剂粘接效果不同，同一类不同品牌粘

接剂的粘接效果也不同，甚至对粘接剂不恰当的储存也会影响粘接强度。③临床操作因素：对酸蚀-冲洗型粘接剂，酸蚀时间、冲洗后水分多少、粘接剂固化程度等都会影响粘接强度。

粘接耐久性 牙本质粘接耐久性与粘接界面的混合层结构的致密性、疏水性有密切关系。结构致密、疏水的混合层具有良好的粘接耐久性，因为这样的结构在口腔环境中不容易降解、破坏。

酸蚀-冲洗类粘接剂的底涂剂或粘接剂在渗入脱矿的胶原纤维网过程中，并不能完全充满其中，容易在胶原纤维网深部区域形成未渗入的含水微小空隙，其周围的胶原纤维暴露。这些微小空隙为外界物质分子或离子的扩散和渗透提供了通道，从而形成纳米渗漏。在水及被酸蚀激活的牙本质固有的基质金属蛋白酶长期作用下，暴露的胶原纤维会降解、破坏。

对自酸蚀类粘接剂来说，牙本质脱矿深度与粘接剂酸性单体的渗入深度是同步的。但是在吹除水分后，总有残余的水分存在，在随后的固化过程中，底涂剂（两步法）或粘接剂（一步法）可能发生相分离现象，在混合层及粘接剂中形成含水的串珠状结构（纳米渗漏）。

由于两步法自酸蚀粘接剂在混合层表面还覆盖有一层疏水性的粘接胶液，因此两步法自酸蚀粘接剂的粘接耐久性通常优于一步法粘接剂。

牙本质粘接充填修复的临床使用寿命为5~6年。两步法自酸蚀粘接剂的粘接强度与酸蚀-冲洗类粘接剂相当，优于一步法自酸蚀粘接剂，前者2年修复体保留率大于95%，后者为60%~80%。

术后牙敏感发生率 自酸蚀粘接剂的术后牙敏感发生率显著少于酸蚀-冲洗类粘接剂。酸蚀-冲洗类粘接剂酸蚀后应当充分冲洗，这样可以减少术后敏感发生率。

与自凝复合树脂的相容性 有些两步法酸蚀-冲洗类粘接剂和一步法自酸蚀粘接剂固化后表面的厌氧层呈酸性，会影响随后应用的以叔胺为促进剂的自凝复合树脂或树脂基水门汀的固化，因为酸能与碱性的叔胺反应，影响其活性。三步法酸蚀-冲洗类粘接剂和两步法自酸蚀粘接剂因为有中性的粘接树脂覆盖，不会影响自凝复合树脂或自凝树脂基水门汀的固化。

生物学性能 粘接牙本质时，如果保留牙本质厚度小于0.5mm，酸蚀剂及粘接剂中残留的单体可能通过牙本质小管渗入牙髓，从而刺激牙髓，造成牙髓暂时炎性改变。因此这种情况下应当应用诸如氢氧化钙水门汀、玻璃离子水门汀这样的深洞垫底材料，或者用流动性复合树脂进行洞衬。

酸蚀剂和未聚合的粘接剂对口腔黏膜和皮肤有刺激性，聚合后则几乎没有不良反应，因此应当避免接触未固化的粘接剂。

应用 用于牙体缺损的直接粘接修复（主要是与复合树脂联合应用）、间接修复体的粘接（与树脂基水门汀联合使用）、牙列缺损的间接粘接修复以及正畸附件的粘接。

（赵信义）

gùdìng xiūfùyòng zhānjiē cáiliào

固定修复用粘接材料 （fixed prostheses adhesion materials）

一类有黏性的连接固定修复体与牙的材料。这类粘接通常涉及两个粘接界面，一是粘接剂与牙的粘接界面；二是粘接剂与修复体的粘接界面。常用的固定修复用粘接材料主要有磷酸锌水门汀、玻璃离子水门汀、聚羧酸锌水门汀和树脂基水门汀。由于牙科修复体的材质绝大多数是金属和陶瓷，他们与牙之间仅仅依靠上述粘接材料还难以获得牢固地粘接效果，因此，在粘接前需要先在其表面通过机械或化学的方法进行粗糙化处理，即表面预处理（如打磨、喷砂、化学蚀刻等），然后涂布修复体粘接用的底涂剂，根据不同的材质，底涂剂可分为金属粘接用底涂剂和陶瓷粘接用底涂剂两大类。

金属粘接用底涂剂 这类底涂剂有非贵金属用底涂剂和贵金属用底涂剂2种，前者通常由粘接性单体和挥发性溶剂组成，粘接性单体的酸性极性基团（羧基、酸酐和磷酸基团）能与非贵金属表面的氧化膜反应，形成离子键、氢键或配位键，产生牢固的结合。而后者通常由含硫铜基、联硫基或硫醇基的粘接性单体和挥发性溶剂组成。含硫醇基的粘接性单体能与贵金属中的金发生化学反应，形成 Au-S 化学键，提高与贵金属的粘接效果。

陶瓷粘接用底涂剂 这类底涂剂有硅酸盐陶瓷用底涂剂及氧化锆瓷/氧化铝瓷用底涂剂2种。前者通常由硅烷偶联剂和挥发性溶剂组成，硅烷偶联剂只有水解后才能与陶瓷表面的-Si-OH发生化学反应，使用时将底涂剂直接涂布于陶瓷表面后等其自然水解，但这样的水解往往不够充分，会影响粘接效果。若是含有预水解硅烷偶联剂的底涂剂则粘接效果更好，但贮存期短。而后者的主要成分是膦酸单体，该酸性单体与氧化锆瓷/氧化铝瓷的粘接机制是单体能够与金属氧化物产生化学性粘接，从而显著提高树脂与氧化锆瓷/氧化铝瓷之间的粘接强度。

（孙皎）

yákē yùfáng cáiliào

牙科预防材料 （dental preventive materials）

用于预防牙发生龋损及创伤的口腔局部用材料。局部用防龋材料是一类直接应用于牙表面、含有防龋活性物质的材料，可提高牙硬组织的抗龋能力，降低致龋因子的致龋能力。常用的局部用防龋材料有氟泡沫和氟化物涂膜材料，通常由专业人员或经过专业培训的人员实施应用。预防牙创伤的材料主要是体育用口腔保护器。

氟泡沫 是一种含有氟化物的气溶胶泡沫，喷出后呈细腻浓密泡沫状，流动性小，具有触变性，接触牙后能够附着在牙表面，连续不断地释放出氟离子。氟离子一方面可进入黏附在牙表面的菌斑内，抑制菌斑内致龋细菌的生长与代谢，另一方面能够通过釉质结构中的微孔结构扩散、渗透而进入牙釉质内部，取代釉质羟基磷灰石的部分羟基，生成抗脱矿能力较强的氟磷灰石，从而增强牙釉质的抗龋损能力。根据酸碱性，氟泡沫分为中性氟泡沫和酸性氟泡沫。市售的中性氟泡沫大多以氟化钠为活性成分，而酸性氟泡沫大多以酸性氟磷酸盐为活性成分。

氟泡沫密度小，氟化物的绝对量小，安全性好，而且在托盘中留滞性好，能完全溶于水，使用后清洗方便。使用时，将瓶口朝下，摇晃数次，挤出白色泡沫，涂抹在托盘上，将托盘放入口中，咬合1~5分钟，然后吐出并清洗口腔。氟泡沫通常一年使用两次。

氟化物涂膜材料 又称氟涂漆，是一种在牙表面能够快速成膜的含氟涂料。涂于牙表面后，能在牙表面附着 4~24 小时，在此期间能缓慢释放氟离子，释放的氟离子能够产生与氟泡沫相同的作用，预防龋损的发生。

氟化物涂膜材料一般由成膜材料、氟化物和挥发性溶剂组成。成膜材料能够附着在牙表面，并作为缓释氟的载体。常用的成膜材料有丙烯酸树脂、松香树脂、虫胶、乳香树胶等。氟化物是氟化物涂膜材料的活性成分，常用的氟化物有氟化钠、氟化钙、有机氟硅烷（二氟硅烷）等，其含量一般为 0.1%~5.0%。氟化物涂膜材料中常用的挥发性溶剂有乙醇、丙酮、乙酸乙酯等。由于无机氟化物在挥发性溶剂中溶解度极低，因此一般制成氟化物的混悬液或者稀糊剂。氟化物混悬液含有较多的溶剂，成膜性好，但是较长时间静置后氟化物微粒容易沉淀，使用前需要摇动以使氟化物微粒悬浮起来。氟化物混悬稀糊剂呈黏稠液体，氟化物微粒悬浮于其中，不易沉淀，但是难以依靠溶剂挥发来硬化成膜，大多通过水置换溶剂的方法使材料析出硬化成膜。溶液型氟化物涂膜材料中的氟化物一般为有机氟化物，能完全溶于挥发性溶剂中。所含的成膜材料多为能潮湿固化的聚合物，所形成的涂膜较薄，且透明，美观性好。每半年应用一次氟化物涂膜似乎可产生最佳的效果。

大多数氟化物涂膜还有治疗牙过敏的作用，可能原理是氟离子在牙本质小管口形成氟化钙沉积，从而机械地阻塞牙本质小管，或者牙本质基质中的氟阻断了生成刺激的传导，使牙本质通透性明显降低；同时氟还可能通过抑制牙本质的酸溶解而防止更多的牙本质小管开放，促进牙再矿化。

尽管氟化物涂膜中氟化物浓度较高，但由于它涂覆于牙上后能迅速形成一层黏附牢固的薄膜，而且一次用量极少，对于儿童整个牙列来说，全部涂覆也不超过 0.5ml，人体中毒危险很小，所以应用很安全。大量临床试验表明，没有发现有不良反应，受者血浆中氟化物浓度很低，肾功能正常。

口腔保护器 又称口腔护垫，是由热塑性聚合物制成的柔韧的牙列套，戴在牙上能够将上、下颌牙以及牙与口腔软组织隔离开来，在口腔颌面部受到外来撞击时能减缓牙间的撞击以及牙对口腔软组织的损伤，减小牙震荡、脑出血、颞下颌关节损伤、颌骨骨折、颈部受伤等发生的风险。

口腔保护器分为定型保护器、口内可塑形保护器和定制型保护器 3 类（图）。①定型保护器：外形已经成型，几乎不能再塑形。根据大小分许多型号，供使用者选用。它与使用者口腔组织的适合性较差，佩戴舒服性较差，对口腔的保护程度也最低，但是价格低。②口内可塑形保护器：外形按照牙列形状进行了预成型，使用前将它放入沸水中几分钟，软化后戴入口腔内，通过咬合、手指按压使保护器与口腔组织贴合，提高其适合性。③定制型保护器：由口腔医生根据使用者牙列外形专门为使用者个体制作的，因此它与使用者口腔的适合性好，佩戴舒适，不干扰讲话及呼吸，对口腔的保护作用也最好。

口腔保护器主要用于接触性体育运动和一些极限运动中，例如拳击、橄榄球、高速体育运动等。

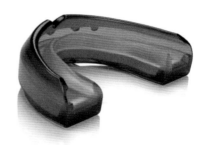

a 定型保护器

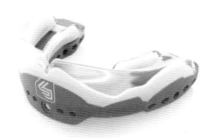

b 口内可塑形保护器

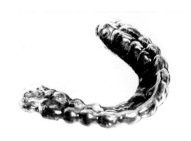

c 定制型保护器

图 口腔保护器

（赵信义）

wōgōu-diǎnxì fēngbìjì

窝沟点隙封闭剂（pit and fissure sealant） 用于填充牙咬合面窝沟、点隙的可固化材料。简称窝沟封闭剂。它固化后能长期封闭窝沟点隙，隔绝致龋因子对牙的侵蚀，进而达到防龋的目的。窝沟封闭剂主要有树脂类和玻璃离子水门汀类两种。

组成 树脂类窝沟封闭剂主要由甲基丙烯酸酯类低聚物、活性稀释剂、聚合引发剂、颜料、稳定剂组成，为有一定黏稠度的液体。现在的封闭剂基本都是光固化的，玻璃离子水门汀类窝沟封闭剂的组成见玻璃离子水门汀。

性能 窝沟封闭剂固化前具有流动性，能够渗入牙咬合面的窝沟、点隙内，固化以后具有较高的强度和硬度，物理性封闭窝沟、点隙，使食物残渣、细菌等致龋物质不能进入窝沟、点隙内，从而预防该部位龋损的发生。窝沟封闭剂能够与经过35%磷酸酸蚀预处理的釉质形成较为牢固的结合，确保能长期附着在牙表面。窝沟封闭剂的有效性通常以长期涂膜保留率作为指标来评价，主要受其耐磨性、粘接性能、压缩强度、硬度等影响。树脂类窝沟封闭剂两年涂膜保留率在90%以上，可保留5~10年。

玻璃离子水门汀类窝沟封闭剂除了物理性封闭窝沟、点隙外，还具有释放氟离子的能力，释放的氟离子可以进入牙釉质中，提高釉质的抗龋损能力，同时氟离子还可以抑制牙表面菌斑。玻璃离子水门汀类窝沟封闭剂凝固前的流动性较树脂类窝沟封闭剂低，充分渗入窝沟、点隙的速度较慢，凝固后材料的韧性及耐磨性低于树脂类窝沟封闭剂，脆性更大，其长期涂膜保留率低于树脂类封闭剂。

应用 ①主要用于充填封闭牙面有患龋倾向的窝沟（图）、点隙，如磨牙、双尖牙咬合面及下前牙舌面的窝沟、点隙等，特别是新近萌出的恒牙（萌出后4年内）。②可用于窝沟、点隙处可疑龋、初期龋的封闭治疗，因为封闭剂的屏障作用可阻断窝沟内细菌的营养来源，同时，酸蚀牙时可杀灭部分细菌。③可作为洞衬剂使用，涂布于将要充填的窝洞壁上，封闭牙本质小管，减少对牙髓的刺激。

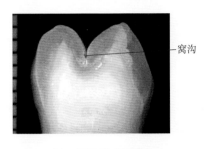

图　牙齿咬合面窝沟

窝沟封闭剂通常由牙科医生或者经过培训的专业人员对患者进行使用。应用时先用浮石粉清洁牙面窝沟、点隙，冲洗后再用尖锐探针清理窝沟，去除残余物。然后用35%的磷酸溶液酸蚀封闭区域30~60秒，常规冲洗、吹干。用小刷或探针取少量封闭剂涂布于窝沟点隙处，并用探针探入窝沟点隙内，稍做上下运动，以促使封闭剂在窝沟内浸润渗透，排出可能存在气泡。之后用光固化灯照射20~40秒，以使其固化。应用窝沟封闭剂后，容易出现咬合过高，封闭剂因受力过大而易被压碎，因此常需要调𬌗。

（赵信义）

yápiǎobái cáiliào

牙漂白材料（dental bleaching materials）

通过外来活性氧的化学作用减轻牙色素沉着的材料。牙漂白材料分为专业用漂白材料和个人护理漂白材料两大类。专业用漂白材料是指由牙科医生实施的漂白材料，或者是在牙科医生参与和指导下，由患者在家中具体实施的漂白材料。个人护理用漂白材料是由个人自己购买、自己使用的牙漂白材料，即非处方漂白材料，如具有漂白作用的牙膏、漂白牙贴。

专业用漂白材料分为诊室用和家庭用两种，前者是由牙科专业人员在诊室内对患者牙进行漂白的材料；后者是在牙科医生监督和指导下，由患者在家中具体实施的漂白材料。诊室用牙漂白材料又分为外漂白材料和内漂白材料两种，前者是将漂白材料涂覆于牙表面来进行漂白；后者是将漂白材料置于牙髓腔，从牙内部进行漂白。

组成 牙漂白材料通常由氧化剂、溶剂、稳定剂、增稠剂等组成，其中氧化剂是漂白的活性成分。常用的氧化剂主要是过氧化物，如过氧化氢、过氧化氢复合物（过氧化脲）、过碳酸盐、过硼酸盐。过氧化物能够释放具有强氧化作用的活性氧，活性氧与牙体硬组织上的色素物质反应，使色素物质的有色分子转变成无色分子，进而减轻色素沉着。

专业用漂白材料 ①诊室用漂白材料：含有高浓度的过氧化氢，浓度在20%~35%。诊室用外漂白材料应用时涂布于牙表面，然后对牙加热或者用光源照射。热、光线能够促进过氧化物与牙表面的色素反应，在短时间内使色素脱色。过氧化物也能够通过牙釉质结构中的微小孔隙渗入釉质中，使釉质中的色素脱色。②家庭用专业漂白材料：所含等效过氧化氢的浓度较低，常用的过氧化物是过氧化脲，其浓度通常为10%~15%，相当于3.5%~5.4%的过氧化氢。过氧化脲储存稳定性优于过氧化氢，遇水后分解出过氧化氢。典型的家庭用专业漂白材料通常由过氧化脲、溶剂、增稠剂、稳定剂等组成，配制成凝胶状。使用时，先由牙科专业人员为患者定制塑料牙列套，患者在家中于夜间睡前将漂白凝胶材料挤入牙列套中，然后将牙列套戴到牙上，牙列套内的漂白材料对牙进行漂白，晨起后摘除。

个人护理用漂白材料 所含等效过氧化氢的浓度一般不超过6%。①具有漂白作用的牙膏：通常由过氧化物、增稠剂、摩擦剂、保湿剂、稳定剂、香精等组成，常用的过氧化物有过氧化脲、过氧化钙等。漂白牙膏的储存稳定性较差，其中的过氧化物在储存过程中容易分解，与牙膏中的其他成分反应而失去漂白活性。②漂白牙贴片，它是在塑料薄膜一侧表面附着一层富含过氧化氢溶液的海绵膜，使用时将贴片有海绵膜的一侧紧密地粘贴到牙表面，可以在牙表面滞留数小时，对牙进行漂白。

性能 诊室用漂白材料对牙的漂白效果较好，速度较快，但刺激性大，需要保护口腔软组织。家庭用漂白材料漂白牙的速度较慢，治疗时间较长，通常需要使用十数天至1个月，但是对口腔软组织的刺激性较小，颜色反弹出现也慢。过氧化物通常具有一定的酸性，特别是高浓度过氧化氢酸性较大，会引起釉质表面轻度脱矿，使表面粗糙，容易附着色素，导致漂白后短期内牙染色。低浓度过氧化物的这种效应较轻。牙漂白后容易出现牙敏感，严重程度与过氧化物浓度密切相关。

个人护理用漂白材料漂白牙的速度最慢，漂白效果也较差，而且通常缺乏医生指导，使用随意性大，存在漂白剂滥用和过量使用的风险，可能对使用者全身造成损害，应当谨慎选用。

应用 诊室用外漂白材料主要用于变色严重的牙的漂白，诊室用内漂白材料用于死髓牙的漂白。家庭用漂白材料和个人护理用漂白材料主要用于变色较轻的牙的漂白。

(赵信义)

yátǐ quēsǔn xiūfù cáiliào

牙体缺损修复材料 （restorative materials of tooth defect）

一类用于修复牙体硬组织缺损或畸形，并恢复其外形、咬合、邻接关系和咀嚼功能的物质。牙体缺损的原因很多，如外伤、龋损、磨损、磨耗和先天性发育畸形等。

分类 牙体缺损修复材料按照与剩余牙体组织的关系可以分为冠内和冠外修复体两大类，前者包括牙科充填修复材料和嵌体修复材料，后者包括贴面、部分冠、全冠及桩核冠修复材料等。当牙体缺损范围相对比较小、存留的牙体组织足以能达到固位效果、缺损部位不承受咬合力、缺损处经充填治疗后不影响美观时，可以直接选择牙科充填修复材料进行修复；但当牙体缺损范围较大、剩余牙体不足以满足充填修复的要求、缺损部位位于前牙美学区或需要重建咬合面形态时，或者对于牙折裂、死髓牙以及牙体组织大部分缺损的残根等情况，就需要使用非充填类修复材料进行修复，这些材料有金属材料（如牙科锻制合金、牙科贵金属铸造合金、牙科铸造钛及牙科钛合金等）、树脂基复合材料（如牙科复合树脂、牙科纤维增强树脂材料等）、全瓷或金瓷修复材料（如牙科瓷熔附金属修复材料、牙科全瓷修复材料等）。这3大类材料各具优势和不足：金属材料具有强度、韧性以及使用寿命长等方面的优势，但颜色与自然牙相差较大；全瓷材料颜色逼真，但脆性较大；复合树脂的颜色选择范围较广，但耐磨性不如金属。因此，临床上应根据牙体缺损部位、缺损大小、修复类型等酌情选择修复材料。

性能 理想的牙体缺损修复材料应达到以下基本要求：①与天然牙体组织相近的物理机械性能，如强度、耐磨性和韧性等，且绝缘性好，不导电和热。②良好的化学稳定性：在口腔环境中材料既不发生溶解或降解，也不被唾液所溶胀，抗腐蚀（金属材料）或抗老化（高分子材料）性能好，无有害离子或成分释出，色泽稳定。③良好的生物相容性和安全性：对机体无毒性、致敏性、刺激性、致癌性等不良影响。④具有美观性，在颜色、光泽等方面均与天然牙体组织接近。⑤操作方便，易于加工成型。

(孙皎)

yìchǐ xiūfù cáiliào

义齿修复材料 （denture restorative materials）

一类用于修复牙列缺损和牙列缺失并恢复其相应生理功能的物质。口腔材料中几乎50%以上的材料都可以用于义齿修复。义齿修复材料主要有陶瓷、树脂和金属材料，其中包括基托树脂、成品牙、软衬材料、牙科纤维增强树脂材料、牙科贵金属铸造合金、牙科镍铬铸造合金、牙科钴铬铸造合金、牙科铸造钛、牙科铸造钛合金、18-8锻制不锈钢丝以及牙科锻制合金、牙科修复用金属制品、牙科焊接合金、牙科瓷熔附金属修复材料、牙科全瓷修复材料等。

性能 为了要达到与自然牙尽可能接近的生理功能和修复效果，义齿修复材料不仅要求本身具有良好的物理、化学和生物学性能，对口腔组织不产生任何不良的作用，还要求材料具有优异的生物力学性能和美学性能，最大程度上能恢复牙𬌗系统的功能和接近自然牙的外观。此外，理想的义齿修复材料还应具有适宜的加工性能，以利于试戴义齿时的调改。

应用　通常可用于：①牙列缺损的修复，如缺失牙的固定桥修复、可摘局部义齿修复及种植牙修复。②牙列缺失的修复，如上颌、下颌或全口的义齿修复。

（孙　皎）

yìchǐ jītuō shùzhī

义齿基托树脂（denture base resin）

用于制作义齿基托的合成高分子材料。义齿基托是义齿的一部分（图），它将人工牙连接在一起，并将人工牙承受的咀嚼力传递给口腔软硬组织。义齿基托树脂要求：①应当具有良好的生物安全性，无毒、无刺激性。②良好的化学稳定性，不溶于唾液，吸水性小，尺寸长期稳定。③良好的力学性能，如抗弯曲、抗压、抗冲击强度和适宜的硬度和耐磨性。④制作简单、易修补、美观、价格低廉。

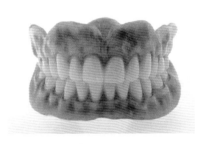

图　义齿

义齿基托树脂种类较多，材质上有聚甲基丙烯酸甲酯树脂、聚酰胺树脂、聚碳酸酯树脂和聚砜树脂，其中聚甲基丙烯酸甲酯树脂最为常用；固化方式上有加热固化（热凝）、自凝固化、光固化和温变固化；成型工艺上有模塑成形、模压成形和注射成形。临床上常用的义齿基托树脂有模压成形的热凝聚甲基丙烯酸甲酯树脂、模塑成形的自凝聚甲基丙烯酸甲酯树脂、热塑注射成形的聚酰胺树脂或者聚碳酸酯树脂。

热凝义齿基托树脂　简称热凝树脂，通常由液剂和粉剂两部分组成，使用时按比例混合，然后将混合物充填压入模型腔内，通过加热使材料固化成形。液剂主要成分是甲基丙烯酸甲酯。粉剂主要成分是甲基丙烯酸甲酯的均聚粉或共聚粉，平均分子量为30万～40万。粉剂中还含有颜料、聚合引发剂、模拟牙龈血管纹的红色合成短纤维。一些粉剂含有甲基丙烯酸甲酯与橡胶（如丁苯橡胶）的接枝共聚粉，可显著提高材料的冲击强度。

自凝义齿基托树脂　简称自凝树脂，是指在室温下通过氧化还原体系引发聚合的基托树脂材料。通常由液剂和粉剂两部分组成，使用时按比例进行混合，然后将混合物模塑成形或者灌注模型腔内，室温下数分钟至十数分钟后凝固。液剂主要成分是甲基丙烯酸甲酯，还含有少量的反应促进剂（如芳香叔胺）和稳定剂。粉剂主要成分是甲基丙烯酸甲酯均聚粉或共聚粉，还含有少量的引发剂（如过氧化苯甲酰）和颜料。自凝粉剂与液剂混合后，粉剂中的过氧化苯甲酰与液剂中的芳香叔胺在室温下发生氧化还原反应，生成活性自由基，自由基引发牙托水聚合。

光固化义齿基托树脂　通过特定波长光线照射而固化的义齿基托材料。市售的光固化义齿基托树脂通常为单组分、面团状可塑物，应用时直接在石膏模型上塑形，然后在专用的箱式光固化灯中照射固化。光固化义齿基托树脂组成上与光固化复合树脂相似，主要由树脂基质、稀释剂、聚甲基丙烯酸甲酯交联粉、无机填料、光引发剂及颜料组成。树脂基质主要有双酚A-二甲基丙烯酸缩水甘油酯、三乙二醇二甲基丙烯酸酯等。常用的无机填料为二氧化硅。光固化义齿基托树脂在光照前有充裕的时间进行塑形操作，光照固化时间短（1～2分钟），使用方便，适合于快速制作义齿。

热塑注射成形义齿基托树脂　一类通过压力将加热软化的树脂注入义齿模型腔而形成的材料，一般为热塑性塑料，如聚酰胺（尼龙）。注射成形前需将材料加热软化成黏流态，然后装入注射管内，安装到专用的注射机上，加压将黏流态的材料注入有义齿阴模的型盒内。聚酰胺注射成形材料可以制作具有一定弹性的基托和仿牙颜色或牙龈颜色的树脂卡环，具有较好的美观性能，制作的义齿被誉为隐形义齿。

（赵信义）

yìchǐyòng chéngpǐnyá

义齿用成品牙（preformed teeth for denture making）

用于制作义齿的预成形人工牙冠材料。常用的成品牙主要有塑料成品牙和陶瓷牙两种。

塑料成品牙　由合成树脂通过模压成形工艺制成，常用的合成树脂是聚甲基丙烯酸甲酯。模压成形时通常先模压成形具有牙本质颜色的内核，然后在内核外面模压透明性好的表层结构，形成具有多层色特点的成品牙，仿真度较高。有些塑料成品牙内添加有高硬度的无机填料，可以显著提高义齿的耐磨耗性能。塑料成品牙质地坚韧，色泽层次丰富，与树脂基托结合好，但是耐磨性能不如瓷牙。适用于大多数义齿。

陶瓷成品牙　由陶瓷原料经过模压成形、高温烧制而成。陶瓷成品牙质地坚硬，耐磨性能好，颜色与自然牙接近，化学性能稳定，生物惰性强，在口腔内耐老化，吸水性小。但是陶瓷成品牙硬度太大，脆性较大，咬合面磨改后难于抛光，容易造成对𬌗牙磨损，而且与常用的树脂基托结合不如树脂牙好，需借助固位钉和固位孔来固位。陶瓷牙与丙烯酸树脂义齿基托的线胀系数差异较大，温度变化容易在结合界面产生应力，导致基托中裂纹形成；在口腔内咬合时容易发出"咔嗒"声。适用于缺损较大及多个后牙连续缺失、缺牙间隙的近远中距离及𬌗龈距离正常、缺牙区牙槽嵴丰满、对𬌗牙牙周健康的患者。

（赵信义）

yìchǐ ruǎnchèn cáiliào
义齿软衬材料（soft denture lining materials）

用于衬垫义齿基托组织面，固化后具有一定柔软弹性的聚合物材料。它可以缓冲冲击性咬合力，避免局部压力过大，减轻或消除压痛，改善义齿的固位（图）。

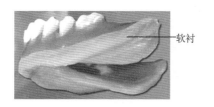

图 组织面有软衬的义齿

根据可使用的期限，软衬材料分为永久性或半永久性义齿软衬材料和暂时性义齿软衬材料两大类型，后者又称为短期软衬材料或组织调整剂。根据材质，软衬材料可分为丙烯酸树脂类软塑料、硅橡胶、聚氨酯橡胶、含氟弹性体等。市售的义齿软衬材料主要有丙烯酸树脂和硅橡胶两类。

丙烯酸树脂义齿软衬材料

一般由粉剂、液剂两部分组成。粉剂主要成分是聚甲基丙烯酸乙酯或甲基丙烯酸乙酯与甲基丙烯酸丙酯或丁酯的共聚粉，液剂主要成分是增塑剂和乙醇，常用的增塑剂有水杨酸苄酯、邻苯二甲酸二丁酯。粉剂、液剂混合后，增塑剂能缓慢渗入粉剂的颗粒内，使材料转变为面团状可塑物。当增塑剂完全渗入后，混合物最终转变为具有柔软黏弹性的凝胶状物质。乙醇的作用主要是加快增塑剂向粉剂颗粒内渗透，缩短凝胶化时间。

丙烯酸树脂软衬材料与聚甲基丙烯酸酯类树脂基托能够形成较好的结合，但是此类材料含有大量的增塑剂，长期浸入水或唾液中，增塑剂会慢慢地从材料中析出，使材料逐渐失去弹性而变硬，因此此类材料主要作为暂时性软衬材料使用，在口腔中能保持一定的黏弹性数天至数周。

丙烯酸树脂软衬材料大多采用口腔内直接衬垫法进行应用。衬垫前应将义齿基托组织面磨粗糙，清洁，并涂布粘结剂或底涂剂。衬垫后应修整软衬边缘，使边缘光滑。

硅橡胶义齿软衬材料

以硅橡胶为主要成分的软衬材料，根据固化（硫化）方式，分为热固化型和室温固化型。

热固化型 由甲基乙烯基硅橡胶、补强填料（气相 SiO_2）、柔软剂、颜料、固化引发剂组成，经混炼成面团状可塑物，需要加热至高温才能凝固成弹性体。热固化型硅橡胶软衬材料采用口腔外间接衬垫法进行衬垫，过程较为复杂，软衬材料强度及耐老化性能较好，但与树脂基托的粘接性较差，需要应用专用粘接剂。

室温固化型 根据反应特点分为缩合型和加成型两种，它们均由基质糊剂和催化糊剂两部分组成，使用时混合两糊剂，混合后数分钟开始凝固成弹性体。缩合型的基质糊剂主要是端羟基聚二甲基硅氧烷和补强填料，催化糊剂主要含有正硅酸乙酯和辛酸亚锡。加成型的基质糊剂主要是乙烯基封端的聚二甲基硅氧烷、含氢硅油和补强填料，催化糊剂主要含有乙烯基封端的聚二甲基硅氧烷、乙烯基硅氧烷铂络合物和补强填料。室温固化型软衬材料一般采用口腔内直接衬垫法进行衬垫，使用过程方便，但是强度和耐老化性能较低，与树脂基托的粘接性较差，也需要应用专用粘接剂。缩合型硅橡胶软衬材料固化过程中有小分子析出，而加成型硅橡胶软衬材料固化过程中无小分子析出，生物安全性更好。

硅橡胶软衬材料表面不能打磨抛光，容易附着细菌，特别是白色念珠菌。

（赵信义）

yákē xiānwéi zēngqiáng shùzhī cáiliào
牙科纤维增强树脂材料（fiber-reinforced dental resin materials）

由可聚合的树脂和增强纤维组成的复合材料。这类材料在工业上称为玻璃钢。

组成 一般由可聚合的树脂基质和增强纤维两部分组成。①可聚合的树脂基质一般为甲基丙烯酸酯类树脂，其固化方式有光照固化和自凝固化两种。②常用的增强纤维是玻璃纤维。为了提高纤维与树脂的结合，需要对纤维表面进行预处理。一般用硅烷偶联剂处理玻璃纤维表面。常用的硅烷偶联剂是 γ-甲基丙烯酰氧丙基三甲氧基硅烷。表面处理过的增强纤维表面还需要用树脂预浸，即在纤维表面包裹上一薄层可聚合的树脂。增强纤维的应用形式有单向纤维单丝集束和单丝束交叉编织的纤维网格布或带。单丝平行集束的特点是在长轴方向上具有非常高的拉伸强度和刚性，伸长率低，能大幅度提高复合材料的弯曲强度，适用于桥修复体主梁、牙周夹板、表面固位体、高嵌体或混合型桥体，但单向纤维束不易贴合牙冠轮廓和外形。纤维网格布由单丝束交叉编织而成，较薄，能在织物的经纬方向上显著增强复合材料的强度，适用于制作牙冠、增强义齿基托等。交叉编织纤维带由经向纤维和纬向纤维编织而成，经向纤维（即带的长轴方向的纤维）通常远较纬向纤维粗，纬向纤维的作用主要是将经向纤维牢固地捆绑在一起，因此交叉编织纤维带在长轴方向具有非常高的强度。

性能　①在纤维增强树脂基修复体中，增强纤维的高强度使其成为主要的弯曲承载体，它们依靠具有一定粘接性的基体材料牢固地粘接起来，形成一个整体而具有共同承载的能力。纤维增强树脂基修复体的弯曲强度与树脂基质及增强纤维的种类、纤维的含量、树脂与纤维的结合、纤维在修复体中所处位置等密切相关。②纤维增强树脂基修复材料具有比强度高、比模量大、抗疲劳性能好等优点，但是纤维增强复合材料的弯曲模量较低，远低于金属烤瓷材料。因此，用纤维增强树脂材料制作较长的桥修复体，可能会对基牙产生扭力。③纤维束或带增强的修复体存在着力学性能各向异性问题，顺纤维长轴方向有较大的强度，而与纤维长轴垂直的方向强度较低。经纬交叉的纤维布增强的材料具有力学性能

各向同性。④用纤维增强树脂基修复材料制作的冠、桥修复体透明性好，具有优良美观性能。

应用　可用于制作临时冠桥、半永久性冠桥、𬌗导板、冠核、粘接桥等，也可用于修补义齿基托、松动牙的固定（牙周夹板）。

注意事项　纤维增强树脂基修复体最好在模型上制作，最后粘接到牙上。一些较为简单的修复可以在口腔内直接制作完成。

（赵信义）

yákē zhùzào héjīn

牙科铸造合金（dental casting alloy）　熔融状态下浇注铸型获得一定形状和尺寸的口腔铸件的金属。铸造是口腔金属修复体成型的重要的加工方法，它可以克服锻造冷加工后所致的残余应力和加工硬化等缺陷，获得高精度的口腔修复体。

要求　①熔化温度较低，固相线-液相线温度范围较窄。②力学性能和物理性能良好。③耐腐蚀性好。④生物相容性好。⑤铸造性能优异，即液体合金的流动性好、铸件的体积收缩率小和容易打磨抛光。

分类　牙科铸造合金按其组成中贵金属元素的含量可分为贵金属铸造合金和非贵金属铸造合金。口腔医学所指的贵金属是指在口腔环境中具有耐腐蚀和耐氧化的金属，其元素包括金（Au）、

铂（Pt）、铱（Ir）、锇（Os）、钯（Pd）、铑（Rh）和钌（Ru），不包括银（Ag），因为银在口腔环境中易发生腐蚀。根据国内外相关标准规定：凡是合金中一种或几种贵金属总含量不小于25wt%的合金属于贵金属合金。另外，牙科铸造合金可以按照熔化温度分为高熔铸造合金（1100℃以上）、中熔铸造合金（501~1100℃）和低熔铸造合金（500℃以下），通常熔化温度影响铸造包埋材料的选择和熔化方式的选择。

分型　依据其屈服强度和断裂延伸率可分为1~5型（表），表中所示的力学性能均为铸态（即铸造后的状态）下的性能。不同类型的合金适用不同的修复体。1型合金适用于承受低应力的单颗牙的固定修复体，如单面嵌体和带有瓷饰面的单个冠；2型合金适用于所有单颗牙的固定修复体，如涉及多个牙面的嵌体和无饰面的冠；3型合金适用于多个单位的固定修复体，如固定桥；4型合金适用于承受极高应力的、断面较薄的修复体，如可摘局部义齿、卡环、较薄的饰面冠、跨度大的或横截面小的桥体、杆、附着体以及种植体的上部结构；5型合金适用于需要高刚性和高强度的修复体，如薄的可摘局部义齿、薄的卡环等。

（孙皎）

表　牙科铸造合金的类型与其主要力学性能

类型	屈服强度（MPa）不低于	断裂延伸率（%）不低于	弹性模量（GPa）不低于
1	80	18	-
2	180	10	-
3	270	5	-
4	360	2	-
5	500	2	150

注："-"：缺少数据

yákē guìjīnshǔ zhùzào héjīn

牙科贵金属铸造合金（dental noble metal casting alloy）

口腔金属中所含的贵金属元素总含量不小于25%的牙科铸造合金。牙科贵金属不仅在干燥的空气中能保持良好的金属表面，而且在口腔潮湿环境中也具有优异的耐腐蚀和耐氧化特性，它们易与硫黄反应，形成硫化物，当被加热或进行铸造和焊接时，仍能保持金属的光泽。牙科贵金属铸造合金种类多，力学性能变化范围广，可以用来制作所有的修复体。

组成 牙科贵金属合金中，当贵金属元素不低于60wt%，且其中金含量不低于40%时，这类合金可称为高贵金属合金。高贵金属铸造合金主要有3种。①金-银-铂合金：合金中金含量为78wt%，银含量为11.5wt%，铂的含量略低，约为10wt%。②金-铜-银-钯1型合金：合金中金含量为76wt%，银和铜分别占10wt%，钯相对较少，为2wt%~3wt%。③金-铜-银-钯2型合金：合金中金含量为50wt%~65wt%，银含量提高。其余贵金属铸造合金主要有4种：①金-银-铜-钯3型合金：合金中金含量为40wt%，银的含量相对增加，铜和钯的含量与2型合金基本相同。②金-银-钯-铟-合金：合金中金含量为20wt%，钯20wt%，银约40wt%，铟15wt%。③钯-铜-镓-合金：几乎不含金，但含钯75wt%，铜和镓的含量大致相等。④银-钯合金：其中钯25wt%，银75wt%。

金作为金基合金的基本元素，具有优异的延展性、抗氧化和抗腐蚀性，但强度低、质地软；铜是口腔铸造贵金属合金中的重要成分之一，能与金或钯形成一系列固溶体，提高合金的强度和硬度，同时会使合金的颜色发红、熔点降低；银在金基合金中可以中和铜所产生的红色，能增强合金的强度，提高熔化合金的流动性，降低熔点；铂和钯均可使合金的熔点上升，合金中添加5%的铂或钯可使合金颜色的黄色变浅、变白，铂可以加强合金的稳定性，提高其硬度和弹性；锌能改善合金的流动性，并防止合金熔液被氧化；铱和钌在合金熔化时能够成为晶核，提高力学强度，使合金组织结构更加均匀。

性能 合金的熔化范围、铸造温度、密度、强度、延伸率、化学性能、生物学性能和铸造性能等会直接影响其临床应用效果。

熔化温度范围 合金没有熔点，只有熔化范围，这是因为它们由多个元素的结合所致。合金在固相线温度开始熔融，在液相线温度全部成为液态，合金从开始熔化到完全熔化这一温度范围称为熔化温度范围，此范围内液相与固相共存。从理论上讲，该范围应较窄，以避免合金在铸造过程中过长时间处于熔化状态，减少合金氧化及污染的机会。大多数贵金属合金的熔化温度范围在70℃以内或更小。但金-银-铂，钯-铜-镓和银-钯合金的熔化范围较大（80~95℃）。

合金的固相线温度与其焊接和有序固溶体相的形成有关，而液相线温度决定了铸型的加热温度、包埋材料的类型及铸造过程中必须使用的热源。铸型加热温度需低于液相线温度（500℃）。铸型加热温度接近或大于700℃时，需使用高温包埋材料，低于此温度时可以使用石膏结合剂包埋材料。汽油喷枪可用于液相温度低于1100℃合金的加热。

铸造温度 合金的铸造温度通常高于其液相线温度100~150℃，目的是使合金完全熔化，降低黏滞性，提高流动性，确保铸件质量。如果铸造温度过高，会造成低熔点元素被烧损，合金吸收气体量增加，收缩率增加，易出现铸造缺损。

密度 合金的密度对其熔化后充分流入铸腔有显著影响。通常密度大的合金更容易铸造成型。牙科贵金属合金通常具有较大的密度，容易形成完好的铸件。

强度 硬度与屈服强度密切相关，它关系到合金抛光的难易程度，一般硬度越高，越难打磨和抛光。大多数贵金属合金的硬度低于釉质，也低于非贵金属。如果合金的硬度超过釉质的硬度，会造成对釉质的磨损。

延伸率 延伸率反映了合金的延展性，影响合金的可抛光性。需要抛光的合金应当有一定的延伸率。延伸率高的合金不易在抛光过程中被折断。但在冠桥修复中，通常要求合金的延伸率不能太大，以确保桥体的刚性。

化学性能 在口腔环境中贵金属合金的化学性能基本稳定，具有优良的耐腐蚀性，特别是高贵金属合金的化学稳定性更好。

生物学性能 牙科贵金属铸造合金在口腔应用条件下对人体具有良好的生物相容性，无明显的毒性和刺激性，可以长期在口腔环境中使用。

铸造性能 合金从熔化的液体经冷却、凝固、再冷却至室温的过程中伴有体积的收缩。合金的固相线温度越高，收缩就越大。收缩会导致最终铸件外形尺寸的缩小，影响铸件的就位。通常金基合金铸造后的收缩是所有铸造合金中最小的，其线性收缩率为

1.24%，合金的铸造收缩可通过铸型（包埋材料）的加热膨胀来补偿。

应用 牙科贵金属铸造合金种类多，力学性能变化范围广，可依据合金不同的屈服强度和延伸率选择制作各种修复体，如，单颗牙或多个单位的固定修复、单面嵌体和带有瓷饰面的单个冠、局部可摘义齿、卡环、较薄的饰面冠、跨度大的或横截面小的桥体、杆、附着体以及种植体的上部结构等。另外，牙科贵金属铸造合金可以通过软化热处理和硬化热处理来调整合金的力学性能，以满足不同的临床需求。

（孙 皎）

yákē niè-gè zhùzào héjīn

牙科镍－铬铸造合金（dental nickel-chromium casting alloy）

以镍－铬为主要元素组成的口腔常用的铸造非贵金属材料。中国于20世纪60年代就开始用该合金制作活动义齿。很多可摘局部义齿的金属支架部分都采用镍铬合金。

组成 镍铬合金以镍（约68.5wt%）为主要成分，一般铬含量为16.0wt%，钼为5wt%，其他成分因不同产品需要而添加少量或微量的铝、锰、硅、铜、镁、铁等元素。合金中铬可降低合金的熔化温度，提高合金的耐腐蚀性能；钼可形成明显的固溶强化作用，有效减少合金延展性能的退化；铝能与镍形成铝镍化合物（Ni_3Al），显著地提高合金的极限强度和屈服强度；铝和铁可以起到脱氧剂的作用以减少氧化膜的形成；若加入硅、镁等元素可改善合金熔化后的流动性和可铸造性；铜、锰还有降低熔点的作用。

性能 合金的物理特性、力学性能、耐腐蚀性能、生物性能会直接影响其临床应用的效果。

物理特性 物理性能与其含有的微量元素密切相关。通常合金的熔化温度在1230～1330℃，明显高于贵金属铸造合金，需要高温包埋材料进行包埋。另外，合金的平均密度约$8.5g/cm^3$，是多数贵金属合金密度的一半，因此，其铸造性能不如贵金属合金。

力学性能 维氏硬度1.44～3.6GPa，屈服强度245～790MPa，拉伸强度210～800MPa，弹性模量大于180～1900GPa，延伸率为0.3%～7.9%。一般来说铬含量多时合金的硬度、屈服强度和拉伸强度就高。优异的力学性能使合金既具有作为局部义齿卡环时的永久抗变形能力，又能使金属支架制作得相对薄些，减少异物感。另外，延伸率是判断合金作为修复体的脆性和延展性的重要指标之一，提高合金的延展性和延伸率，局部义齿铸造卡环的韧性也就越好，应用时更不易折断。

耐腐蚀性能 与金属离子的释放特性紧密相关。通常合金的表面成分与合金的组成不完全相同，而金属的表面状态却是影响腐蚀的最重要因素。其次，磨耗伴随的金属腐蚀也是主要的影响因素。如在伴有咀嚼磨耗下的腐蚀与单纯的腐蚀比较，其金属离子的释放量提高了3倍。

铸造性能 铸造收缩率较高，可达1.8%～2.3%，铸造时应采用高膨胀率的磷酸盐包埋材料补偿铸造收缩。该合金比较容易打磨，铸件表面应特别精细打磨，以降低发生腐蚀、变色等缺陷的可能。

生物性能 合金中的镍是一种公认的致敏元素，女性对镍过敏的发生率为5%～8%，是男性的5～10倍。另外，镍铬合金中因镍离子释放还可造成局部牙龈组织变黑，影响美观。因此，对于有镍过敏史的患者，以及美观修复效果要求较高的患者，应谨慎选择镍铬合金制作的修复体。

应用 在临床上主要用于制作活动义齿的支架、基板、卡环、瓷熔附修复体的基底冠、连接杆和桥体等。相比贵金属合金，牙科镍铬合金的密度低，用其制作活动义齿时自重较轻，更适合大体积的上颌义齿的固位。鉴于镍铬合金中的镍存在致敏性问题，大多数局部义齿都使用不含有镍的钴铬合金。

（孙 皎）

yákē gǔ-gè zhùzào héjīn

牙科钴－铬铸造合金（dental cobalt-chromium casting alloy）

以钴－铬为主要元素组成的口腔常用的铸造非贵金属材料。与牙科镍铬铸造合金类似，中国已有近60年的应用历史。现很多可摘局部义齿的金属支架采用钴铬铸造合金。

组成 以钴（63 wt%～65wt%）为主要成分，还有铬（27 wt%～30wt%）、钼（4wt%～6.5wt%），因不同产品需要而添加少量或微量的锰、硅、铁、碳等元素。钴铬铸造合金中各元素的作用类似于镍铬铸造合金，但不同的是钴比镍更能提高合金的弹性模量、强度及硬度。另外，合金中碳的含量（约0.5 wt%）虽然不高，但对合金的性能影响极大，碳含量增加可有效提高钴铬合金的硬度。但若比规定值高0.2%左右，则合金变得太硬和太脆；若比规定值低0.2%左右，会使合金的屈服强度和极限拉伸强度大幅下降，这些都将使合金不能用于制作牙科修复体。

性能 合金的物理特性、力

学性能、耐腐蚀性能、生物性能会直接影响其临床应用效果。

物理特性 物理性能与其所含的微量元素有关。通常合金的熔化温度在 1300～1400℃，明显高于贵金属铸造合金，需要高温包埋材料进行包埋。另外，合金的平均密度约 7.5 g/cm³，明显低于多数贵金属合金的密度。

力学性能 力学强度大于镍铬合金，其屈服强度为 460～750MPa，拉伸强度为 520～870MPa，维氏硬度为 2.9～4.7 GPa，弹性模量为 145～230GPa，延伸率为 3.5%～15%。另外，钴铬合金、钛合金及金合金三者的抗疲劳性能相比，钴铬合金的抗疲劳性能最佳。钴铬铸造合金优异的力学性能使其既具有制作为局部义齿卡环时的永久抗变形能力，又能使金属支架制作得相对薄些，减少异物感。

耐腐蚀性能 耐腐蚀性优于镍铬铸造合金。合金表面状态和磨耗程度是影响腐蚀的重要因素。

铸造性能 铸造收缩率高，可达 1.8%～2.5%，铸造时依靠包埋材料的固化膨胀、热膨胀及吸水膨胀来补偿铸造收缩。钴铬合金的打磨抛光比镍铬合金困难。

生物性能 生物相容性优于镍铬铸造合金。

应用 合金的应用与牙科镍铬铸造合金的应用类似，除此以外，还可以用于口腔种植体。

（孙 皎）

yákē zhùzàotài

牙科铸造钛（dental pure titanium）

含 99wt% 以上钛元素组成的口腔常用铸造非贵金属材料。该材料因具有优异的抗腐蚀性和生物相容性，已成为较理想的口腔修复材料。早在 20 世纪中期，钛已被引入医学及牙科种植领域。

中国于 20 世纪 60 年代末开始研究与开发钛材。

组成 市售纯钛除含 99wt% 以上的钛元素外，还含有微量的氧、氮、碳、氢、铁等其他杂质元素，其中氧（0.18wt%～0.40wt%）和铁（0.20wt%～0.50wt%）元素的微量差别使铸造钛的物理机械性能产生明显的差异，由此而形成 4 个等级的纯钛（表1）。

性能 牙科铸造钛的物理性能、力学性能、化学性能、铸造性能和生物性能等与临床应用效果密切相关。

物理性能 铸造钛是银灰色金属，密度为 4.5g/cm³，远小于其他金属；熔点为 1677℃；导热率和线胀系数较一般金属低。

力学性能 受其所含杂质元素的含量影响很大，杂质元素含量越多，钛的强度及弹性模量越大。总体来说，铸造钛的拉伸强度明显低于铸造钛合金的强度；弹性模量约为 110 GPa，低于其他非贵金属合金，但与牙釉质及贵金属的弹性模量接近；各等级铸造钛的其他力学性能参见表2。

化学性能 钛的化学性质活泼，常温下钛和氧有很大的亲和力，在空气或含氧介质中，钛表面可形成一层致密的、化学稳定性极高的氧化膜，这层氧化结构厚度小于 1nm，且该层即使被破坏，也可以在几纳秒（10^{-9}s）内重新钝化并恢复。此外，该氧化膜与钛机体结合紧密，使钛在常温下具有很高的耐腐蚀性。但是，在高温（>600℃）下，钛会与一些气体或材料发生化学反应，影响其性能和结构。

铸造性能 由于铸造钛的熔点高、化学性质活泼，铸造性能较差，铸造收缩率相对较大，对铸造条件要求比较高，一般需在真空或惰性气体保护的条件下通过电弧加热的方法熔化钛，且需使用含氧化镁的包埋材料。

生物性能 具有优异的生物相容性。

应用 尤其适于对强度要求不高的修复体，如铸造可摘局部义齿的支架、基托、桥、冠、嵌体等。此外，还可用于口腔种植

表1 各等级铸造钛的杂质含量*

等级	杂质上限（wt%）				
	N	C	H	Fe	O
一级	0.03	0.08	0.015	0.20	0.18
二级	0.03	0.08	0.015	0.30	0.25
三级	0.05	0.08	0.015	0.30	0.35
四级	0.05	0.08	0.015	0.50	0.40

注：＊来源于美国材料测试协会

表2 各等级铸造钛的力学性能*

等级	拉伸强度（MPa）	屈服强度（MPa）	维氏硬度（GPa）	延伸率（%）
一级	240	170	1.26	24
二级	340	280	1.78	20
三级	450	380	2.21	18
四级	550	480	2.63	15

注：＊来源于美国材料测试协会

体的制作。

（孙 皎）

yákē zhùzàotài héjīn

牙科铸造钛合金（dental titanium casting alloy）

一类以钛元素为主、其他金属元素为添加成分的口腔常用铸造非贵金属材料。

组成 与钛形成合金的元素有铝、钒、铌、铁、锆与钼等，口腔常用的铸造钛合金有 Ti-6Al-4V 和 Ti-6Al-7Nb 两种，其中，铝是钛合金中强化 α 相的最重要元素，也是提高耐热性的元素；钒属于 β 相稳定化元素，可改善材料的加工性能，提高强度的同时还能保持良好的塑性。其他钛合金还有 Ti-12Zr-3Mo 和 Ti-3Al-2.5Mo-2 锆等。

性能 合金的物理性能、力学性能、化学性能、铸造性能和生物性能等与临床应用效果密切相关。

物理性能 熔化温度一般低于铸造钛。

力学性能 强度高于铸造钛，屈服强度 795～860MPa；延伸率小于铸造钛，为 10%～15%；弹性模量 105～117GPa，维氏硬度 3.2～3.3 GPa。铸造钛合金比强度可达 26，明显高于钴铬合金（约为 11）和铝合金（18～21）。比强度是指材料的断裂强度与密度之比，比强度较高的材料，可以较小的截面满足强度的要求，并大幅度减小材料的自重。因此，在保证同等使用强度的条件下，用铸造钛合金制作的修复体可以达到很轻。

化学性能 化学性质活泼，与铸造钛相近，在人体组织和口腔环境中使用时通常具有良好的耐腐蚀性。

铸造性能 其类似于牙科铸造钛。

生物性能 相对具有良好的生物相容性，其生物相容性与耐腐蚀性的关系密切，因为腐蚀会造成金属离子的释放而导致局部组织产生不良反应。其中钛、锆、铌离子对人体的影响较小，但钒离子有一定的细胞毒性作用，可以刺激呼吸系统产生黏液并对血液系统有损害，铝离子则有引起神经损害的可能。

应用 可制作成金属种植体用于口腔种植修复，也可制作成铸造支架、基托、桥、冠等用于可摘局部义齿修复。

（孙 皎）

yákē duànzhì héjīn

牙科锻制合金（dental wrought alloy）

固态金属在低于再结晶温度下通过锻压加工使其发生塑性变形而获得口腔所需的具有一定形状和尺寸的金属型材。整个加工过程又称冷加工。牙科应用的锻制合金型材主要有合金丝、合金杆、合金片和精密附着体等。临床应用时一般需要在常温下对这些型材做进一步塑形加工，如弯曲或锤压，再经过必要的热处理，制成义齿修复体和矫治器的附件。

冷加工后的变化 金属经冷加工后在结构上会发生改变，主要表现为金属晶格严重扭曲畸变，晶粒破碎，原子离开平衡位置，内应力增加和潜伏，组织处于不稳定的状态，始终存在自发回复到变形前组织状态的倾向。冷加工后金属在性能上的改变一般表现为硬度和强度增大，脆性增加，塑性、延展性和耐腐蚀性降低，这种现象称为加工硬化。加工硬化是强化金属的重要手段之一。

热处理后的变化 热处理是指对固态金属采用适当方式加热、保温和冷却，以获得所需要的组织结构和性能的加工方法。热处理可使金属组织中的原子扩散能力增加，金属依次发生回复、再结晶和晶粒长大的过程。热处理后变形晶体内晶格畸变逐渐减少，形变的结构部分还原，金属的组织结构和性能基本上回复到冷加工前的状态，加工硬化消失。热处理的目的：①降低金属的强度和硬度，增加塑性，减少脆性。②消除冷加工过程中产生的内应力，防止金属制品变形和开裂。

热处理方法 常用的热处理方法是退火和正火，退火是将金属加热到临界温度以上，保持一段时间后，缓慢冷却（随炉温）到室温的热处理工艺；正火是将金属加热到临界温度以上，保持一段时间后，在空气中自然冷却的热处理工艺。正火的冷却速度比退火更快，相对金属的晶粒较细，强度和硬度更高。

（孙 皎）

18-8 duànzhì bùxiùgāngsī

18-8 锻制不锈钢丝（18-8 wrought stainless steel wire）

由大约 18wt%铬（Cr）和 8wt%～10wt%镍（Ni）组成的具有抵抗大气、酸、碱、盐等腐蚀能力的钢丝。通常当钢中铬的含量超过 12wt%时称为不锈钢。18-8 锻制不锈钢是最典型的奥氏体不锈钢。

组成 不同用途的 18-8 锻制不锈钢丝其元素组成不同，其中修复用钢丝的组成为碳（0.19wt%～0.24wt%）、铬（19wt%～21wt%）、镍（9wt%～11wt%）、硅（0.2wt%～1.8wt%）、锰（0.8wt%～2.2wt%）、钼（1.5wt%～1.8wt%）、硫和磷（均＜0.02wt%），其余为铁元素。正畸用钢丝的组成为碳（＜0.15wt%）、铬（17wt%～19wt%）、镍（8wt%～10wt%）、硅（＜1.0wt%）、

锰（< 1.5wt%）、钼（0.2wt% ~ 0.5wt%）、硫和磷(均<0.03wt%)，其余为铁元素。碳含量对钢的力学强度及硬度有很大影响。通常含碳量高，强度和硬度增加，韧性降低，脆性增加。但碳含量低于 1.7wt% 时才可成为钢，高于 1.7wt% 时则为铸铁。不锈钢中的铬能在合金表面形成一层致密而稳定的氧化膜以提高钢的抗腐蚀性，铬还能增加合金的硬度和强度；镍能提高钢的耐腐蚀性能，增加合金的强度、韧性和延展性；钼可提高抗点隙腐蚀性。

性能 18-8 锻制不锈钢丝具有优良的抗腐蚀性和生物相容性，在口腔内不易变色，对口腔黏膜无刺激性。不锈钢表面的清洁度、光滑程度以及应力状态与其耐腐蚀性密切相关。18-8 锻制不锈钢丝具有良好的力学性能和较高的弹性，韧性好，富于延展性，容易弯制成型（塑形变形），但弯制后局部会产生应力潜伏，需通过热处理去消除内应力，减少应用时发生断裂的可能性。

应用 直径 > 0.9mm 的 18-8 锻制不锈钢丝主要用于弯制活动义齿的卡环。直径为 0.25mm 和 0.20mm 的 18-8 不锈钢丝可用作结扎丝。

注意事项 不锈钢丝在应用时应避免使用暴力和反复多次弯制，以减少加工硬化的程度，弯制后应进行热处理。

（孙　皎）

gǔ-gè-niè héjīnsī

钴-铬-镍合金丝 （cobalt-chromium-nickel alloy wire） 由钴、铬和镍为主要元素、经锻制而成的丝状金属材料。

组成 以 Elgiloy 锻制钴-铬-镍合金丝为例，主要组成为钴（40wt%）、铬（20wt%）、镍（15wt%）、钼（7wt%）、锰（2wt%）、铁（15.4wt%）、碳（0.15wt%）、铍（约 0.4wt%）以及其他成分（0.05wt%），其中加入少量的铍可降低合金的熔点。

性能 钴-铬-镍合金丝的外观、性质均与不锈钢丝相似，但其热处理特性较独特，一般经热处理后其弹性和强度会明显提高，其弹性可与不锈钢丝接近，强度甚至超过不锈钢丝。钴-铬-镍合金丝的弹性模量为 196 ~ 206GPa，略大于 18-8 不锈钢丝，该合金丝的焊接性能较好，可用银焊合金进行焊接。在软化状态下，具有较好的加工性能。通常弓丝本身的性质、热处理温度和时间以及粗细规格都会影响合金的性能。以 Elgiloy 锻制钴-铬-镍合金丝为例，与不锈钢丝相比，该丝的特点是易于弯制成形而不易折断，对疲劳和扭曲的抗力比不锈钢丝强。

应用 作为义齿修复材料，钴-铬-镍合金丝可用于活动义齿的卡环。

（孙　皎）

niè-gè héjīnsī

镍-铬合金丝 （nickel-chromium alloy wire） 以镍和铬为主要元素、经锻制而成的丝状金属材料。

组成 镍-铬合金丝中含有镍（77% ~ 80%）、铬（11% ~ 14%）、铁（2% ~ 8%），其他还添加了铜、钼、钒等元素。其中钼、钒元素具有防止钎焊时的软化作用。

性能 镍-铬合金丝的弹性和焊接性能良好，其耐热性略高于不锈钢丝。镍-铬合金丝的加工状态及其机械性能见表。

应用 作为义齿修复材料，镍-铬合金丝可用于制作活动义齿的卡环。

（孙　皎）

yákē duànzhì héjīnpiàn

牙科锻制合金片 （dental wrought alloy plate） 固体金属物质经过塑形，制成适合于口腔修复用的片状金属材料。口腔应用时还需要在常温下对这些材料进行进一步塑形加工（弯曲、锤压等）及必要的热处理。牙科锻制合金片具有良好的力学性能和加工性能，可用于制作义齿修复体或修复体和矫治器的附件。口腔常用的牙科锻造合金片主要有镍铬合金片和不锈钢片。

镍-铬合金片 主要由镍、铬两种金属组成的片状金属材料。镍铬合金片中含有镍（83% ~ 90%）、铬（5% ~ 8%）、铜（1% ~ 6%）、铁（0.4% ~ 0.5%）。镍和铬元素都具有良好的耐腐蚀性，镍能使合金变软，具有韧性；铬能提高合金的强度和硬度；铜元素能增加合金的流动性，改善焊接性能。镍铬合金片具有良好的力学性能，拉伸强度为 390 ~ 590MPa，延伸率可达 30% ~ 45%，焊接性能好，化学性能稳定，具有良好的耐腐蚀性能和生物学性能。然而，镍作为已知的变应原，容易引起个别患者出现变态反应，特别是女性比男性的发生率高 5 ~ 10 倍。

表　镍-铬合金丝的加工状态及其机械性能

加工状态	拉伸强度（MPa）	弹性模量（GPa）	延伸率（%）	布氏硬度（Hb）
退火	610	213	25 ~ 35	142 ~ 157
变性加工	1132	-	0 ~ 1	201 ~ 225
强变形加工	1373	-	0	-

注："-"：缺乏数据

在临床应用中，镍铬合金片有片状和帽状两种制品。片状制品称为白合金片或牙用合金片，一般用于锤造前牙和后牙冠、固定桥桥体和固位体以及金属基托的制作。帽状制品即无缝冠套，称为无缝牙冠，一般用于前牙、前磨牙及磨牙冠的制作。镍铬合金片还可用于制作正畸用锁槽等。

不锈钢片 能抵抗大气、酸、碱或盐等腐蚀作用的合金钢经热处理精磨加工制成的片状金属材料。最典型的是 1920 年发明的 18-8 不锈钢，约含 18% 的铬和 8% 的镍。不锈钢片的基本合金元素有铁、铬、碳、镍、钼、钛、铌、铜、氮等，与不锈钢丝相比，其碳含量较低（小于 0.12%），一般含铬量在 13% 以上的不锈钢片具备耐腐蚀性。不锈钢片具有力学性能好、精密度高、光洁度好、有韧性、不易折断的特点。在临床应用中，18-8 铬镍不锈钢片常用作锻制金属牙冠（片的厚度 0.25～0.27mm）、基托（片的厚度 0.15～0.20mm）和正畸用带环制品（片的厚度 0.10～0.20mm）等。

（孙 皎）

yákē xiūfùyòng jīnshǔ zhìpǐn

牙科修复用金属制品（dental prosthodontic metal products）

一类用金属类材料制成的、用于牙体修复或义齿修复的物品。使用牙科修复用金属制品的目的主要是增加牙体缺损修复或义齿修复的固位、提高修复材料的强度、将充填体连接到牙体组织上并传导受力等。良好的牙科修复用金属制品要求具有良好的物理性能、力学性能、耐腐蚀性及生物相容性，并具备优良的加工性能，便于制成所需形状及临床试戴时进行调改。常用的牙科修复用金属制品有金属固位钉、金属根管钉（桩）、磁性固位体、金属附着体和锻制合金制品等。

金属固位钉 大多由不锈钢制成，可分为粘接固位钉、摩擦固位钉和自攻螺旋固位钉。粘接固位钉是利用水门汀的粘接作用将固位钉粘接于牙体组织上预先制备好的钉道内。摩擦固位钉和自攻螺旋固位钉是利用自身与牙体组织之间的摩擦力或特殊的螺旋结构实现固位。固位钉的作用：①连接充填体和牙体组织，传导受力。②横向拉住修复体和牙本质，预防脆弱的牙尖在受力后劈裂。③修复材料体积较大时，起到增加强度的作用。因此，固位钉多用于牙体缺损较大、常规充填术无法修复或充填体固位困难等情况。

金属根管钉（桩） 利用金属冠桩插入牙残根内以获得固位并进行牙冠修复的修复装置。其外形接近根管的形状，一般采用不锈钢、纯钛或其他金属合金制作。成品根管钉（桩）按形态可分为光滑形、槽柱形、锥形、螺纹形等，并被制成各种不同直径和长度尺寸的规格供临床选用。

磁性固位体 利用铁磁性材料的磁力而获得固位力的修复装置。由磁铁和衔铁两部分组成，通过安装在义齿组织面的磁铁的磁力，吸引与之配套的、固定在基牙相应位置的衔铁，从而增强义齿的固位力。磁铁采用永磁合金材料制作，较多采用 Al-Ni-Co，Pt-Co，Nd-Fe-B 合金等。由于磁铁在口腔环境内易腐蚀氧化，故需用导磁不锈钢将磁铁封闭或采用镀铬、镍、包裹树脂、不锈钢壳、喷烤塑等防腐技术处理。

金属附着体 一类采用精密机械加工形成的具有特殊几何结构的制品。附着体通常分为两部分，分别被固定在基牙上和义齿的一侧，两者依靠凹凸部位装配结合，或配合使用适当的固位形式，从而实现修复体和基牙的可靠联结。根据附着体所在部位将其分为根上、根内和杆式附着体 3 种，可由不同金属制成。临床主要用于牙槽骨有严重吸收，全口义齿固位困难，或由于各种原因需减小基托面积的患者的修复，以增强固位力、改善修复效果。

锻制合金制品 一类用于活动义齿的连接或制作牙冠的预先制成金属半成品。主要包括锻造 18-8 铬镍不锈钢制品和锻造镍铬合金制品，前者常用作不同规格的连接杆（如腭杆、舌杆）、锻造牙冠和基托等；后者主要有适合于不同牙形的无缝冠，可供不同牙位的牙修复。值得注意的是，镍铬合金虽然具有良好的加工性、耐腐蚀性、机械性能和生物学性能，但镍作为已知的变应原，对个别患者可能造成变态反应。

（孙 皎）

yákē hànjiē héjīn

牙科焊接合金（dental soldering alloy）

用于填满金属连接处间隙的口腔熔融金属材料。牙科焊接合金与被焊接的金属通过相互扩散形成牢固连接。理想的牙科焊接合金必须具备以下性能：①成分、强度、色泽等尽量与被焊接的金属相接近。②熔化温度（固相性）必须低于被焊接的合金，至少低 50℃，以低 100℃ 为宜。③熔化后流动性好、扩散性高，能均匀到达焊接界面，且与被焊接合金牢固结合。④在加热和应用过程中有良好的耐腐蚀性和抗玷污性。在口腔修复及正畸治疗中，牙科焊接合金主要用于连接金属修复体或金属矫治器。常用的牙科焊接合金包括金焊合金、银焊合金和锡焊合金等。

金焊合金 以金为主要成分，在施焊时起连接作用，用于填满金属连接处间隙的熔融金属物质。主要成分为金（65wt%~80wt%）、银（8wt%~10wt%）、铜（7wt%~16wt%）、锌（2wt%~4wt%）和锡（1.5wt%~3wt%），有时加磷以改善熔化温度和流动性质。若降低合金中金的含量，也同时降低了合金的熔化温度。大多数金焊合金的熔化温度在750~860℃，低于贵金属合金的固相线温度。金焊合金的颜色因金含量不同，有深黄色、浅黄色和白色3种，临床上可根据被焊接合金的颜色进行配色，但最终修复体上还是能明显看出与被焊接合金的颜色差异。金焊合金可经过硬化热处理提高其强度和硬度。金焊合金在口腔内具有良好的耐腐蚀性和生物相容性。金焊合金主要用于冠、桥修复体和各种贵金属合金的焊接，也可以用于18-8型不锈钢、钴-铬合金及镍-铬合金的焊接。

银焊合金 又称为白合金焊，是以银为主要成分，在施焊时起连接作用，用于填满金属连接处间隙的熔融金属物质。主要成分为银（57wt%）、铜（15wt%~27wt%）和锌（4wt%~3.5wt%）。铜可以提高熔点和强度，锌可以增加对铁系金属的润湿性，有时还加少量镉、锡或磷以改善熔化温度。为了促进被焊金属元素的扩散，还添加了镍、锰等元素。银焊合金的熔点为620~700℃，略低于金焊合金，与金焊合金相比，其耐腐蚀性较差。高银的银焊合金对铁系金属的润湿性较差，因而铁系金属多用低银（45wt%左右）的银焊合金。银焊合金主要用于银基合金、不锈钢、镍铬合金、钴铬合金、铜合金等非贵金属修复体以及正畸矫治器等的焊接。含金和钯的银焊合金还可用于焊接金-银-钯合金。

锡焊合金 以锡为主要成分，在施焊时起连接作用，用于填满金属连接处间隙的熔融金属物质。主要成分为锡（66%）和铅（33%），熔点为183℃。也可用纯锡，熔点为232℃。由于熔化温度低，一般可用简单工具如热焊铁来熔化焊接。锡焊合金主要用于制作和修理义齿及矫治器过程中，防止卡环、𬭩支托、支架及附件等的移位。

（孙 皎）

yákē círóngfùjīnshǔ xiūfù cáiliào

牙科瓷熔附金属修复材料

（dental porcelain-fused-to-metal restorative materials） 一类在真空条件下将熔化的瓷附着于金属基底表面、形成金-瓷复合结构的材料。这种复合结构称为瓷熔附金属修复体，又称金属烤瓷修复体。该修复体结合了瓷的美观性、高硬度和金属的高强度、坚韧性。牙科瓷熔附金属修复材料包括瓷熔附合金和金属烤瓷材料两大类。瓷熔附合金用于制作修复体的冠和桥基底部分，一般通过铸造成型、粉末冶金成型、电铸成型或数控机床切削成型等方法制得；而金属烤瓷材料是通过烧结法将其熔化后结合到金属基底上，最终形成修复体（图）。牙科瓷熔附金属修复距今已有130年的历史。在1886年首次将铂与瓷接用于口腔修复；1925年选用比高熔瓷的熔点更高的铂合金和钯合金作为金属基底冠，制成烤瓷熔附金属修复体用于临床。但高熔瓷限制了匹配金属的选择，1950年随着低熔瓷（871~1066℃）的诞生，金合金（Au-Pt）为基底冠的中熔合金被用于牙科烤瓷熔附的金属。牙科瓷熔附金属修复材料无论是金属还是瓷粉，其种类繁多，广泛应用于临床。

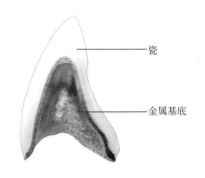

图 金属烤瓷冠结构示意（剖面）

瓷

金属基底

性能 理想的牙科瓷熔附金属修复材料应具备以下性能要求：①烤瓷材料应在相对较低的温度下熔结，而合金应具有较高的熔化温度，通常基底金属熔化温度要高于瓷烧结温度以及用于连接桥体焊料的焊接温度至少100℃，以防烤瓷过程中金属基底塌陷变形。②烤瓷材料对金属基底表面应有良好的润湿性，同时，合金表面应具有较高的表面能，以利于瓷的熔附。③合金与烤瓷材料之间应具有良好的结合力，尤其是在结合界面能形成牢固的化学性结合和机械嵌合。④合金的热膨胀系数略高于烤瓷材料的热膨胀系数，以免热应力造成瓷层碎裂。⑤合金应有充分的刚性和强度，使修复体受力后变形小，减少瓷层的应力。⑥合金及其表面的氧化物不会降低瓷的强度或导致瓷体热膨胀系数改变，避免金瓷间产生破坏应力。⑦合金应当具有良好的加工性能，高温蠕变小，制得的修复体精确。⑧烤瓷材料应能模拟自然牙的外观，同时具有与釉质相似的硬度，以免过度磨耗对颌牙。⑨合金与烤瓷材料均具有良好的生物相容性，烤瓷材料还应耐受口腔环境。

金瓷结合 熔附瓷本身的强度和抗折裂性与其和金属基底的结合牢固程度密切相关，结合牢固的瓷往往具有较高的强度，受力不容易开裂或剥脱，因此，合金与瓷之间的牢固结合是牙科瓷熔附金属修复成功的关键。一般认为，金瓷之间存在4种结合方式。①化学性结合：指基底合金表面氧化层与烤瓷成分中的氧化物和非晶型玻璃质之间发生化学反应而相互结合，其结合键为离子键、共价键和混合键。②机械嵌合：指瓷粉熔融后流入粗化的、凹凸不平的金属表面而形成相互熔合的机械锁结作用。③物理结合：指陶瓷与金属两者之间的范德华力，即分子间的吸引力。④压缩力结合：当瓷熔附金属修复体冷却后，因合金的热膨胀系数略高于烤瓷，合金比瓷的收缩大而快，使瓷的界面受到合金收缩的影响，内部产生压力，从而增强瓷粉与合金之间的结合。

应用 通常可用于各种冠、桥修复体的制作。①牙体缺损的修复，如前牙牙体缺损的烤瓷冠美学修复、残根行桩冠修复时制作单个冠的烤瓷修复体。②牙列缺损的修复，如缺失牙的烤瓷固定桥、种植牙的单个冠烤瓷修复体。

（孙 皎）

yákē kǎocí héjīn

牙科烤瓷合金（dental alloy for porcelain-fused-to-metal bonding） 一类在真空条件下能被熔融的陶瓷附着在其表面的口腔金属材料。该金属材料能够为牙科瓷熔附金属修复体提供足够的强度、韧性和抗冲击性。牙科烤瓷合金分为两大类，贵金属合金和非贵金属合金；其成型的方式可以选择铸造成型、粉末冶金成型、电铸成型和数控机床切削成型等。有关牙科烤瓷合金的性能要求和金瓷结合方式见牙科瓷熔附金属修复材料。牙科烤瓷合金可以用于各种冠、桥金属烤瓷修复体的制作。

瓷熔附金属修复体整体的半透明性受到基底金属的影响而不佳，修复体边缘的基底金属容易暴露，影响美观。贵金属基底，特别是含金量高的贵金属基底，颜色呈金黄色，制作的金属烤瓷修复体美观性更好，且金属基底的耐腐蚀性优异，对口腔组织刺激性小。钛及钛合金金属基底的耐腐蚀性优异，生物相容性好，但是钛及钛合金铸造性能较差，与瓷的结合强度较低。镍-铬合金基底边缘在口腔环境中容易释放金属离子镍，对牙龈产生一定的刺激性，甚至使牙龈着色，呈灰色龈缘。临床上需根据具体情况和需求选择合适的修复材料。

牙科铸造贵金属瓷熔附合金

常用的铸造贵金属熔附合金可分为金基合金和钯基合金两大类，其中包括金-铂-钯、金-钯、金-钯-银、钯-银和钯-铜合金共5种合金，它们主要由金、铂、钯、银、铜以及一些微量的铟、锡等元素组成。铸造贵金属熔附合金具有良好的铸造性能、延展性能、耐腐蚀性能、生物相容性及与陶瓷良好的连接性能。它们的化学性能比较稳定，熔点相对较低，密度较大，硬度低于釉质和非贵金属合金，无明显的毒性和刺激性，可以长期在口腔环境中使用。然而，不同种类的铸造贵金属熔附合金可以因化学组成的不同，其屈服强度、拉伸强度和延伸率存在较大的差异。可用于制作瓷熔附金属修复体冠、桥基底的合金。

牙科铸造非贵金属瓷熔附合金 常用的牙科铸造非贵金属瓷熔附合金有镍-铬合金、钴-铬合金和钛及钛合金。

镍-铬合金 主要由镍（69wt%～77wt%）、铬（13wt%～16wt%）、钼（4wt%～14wt%）和铝（0～4wt%）等组成。镍-铬合金比贵金属合金的硬度高，屈服强度低，弹性模量较高，密度较低，这样可制得较薄的金属基底。合金的铸造温度为1300～1450℃，线胀系数与普通瓷较接近，两者能形成良好的结合。该合金由于密度很低，使用时应特别注意铸造收缩的补偿问题。另外，镍-铬合金制成的烤瓷冠边缘，因镍离子的局部释放，容易造成相邻龈缘出现"黑线"，影响美观。如果合金中含一定量的铍，还会对牙龈组织有一定的毒性。

钴-铬合金 主要由钴（55wt%～61wt%）、铬（15wt%～25wt%）、钼（0～7wt%）和镓（0～7wt%）等组成。钴-铬合金的强度和硬度比贵金属和镍铬合金都高，密度和铸造温度与镍铬合金相似，铸造温度为1350～1450℃，线胀系数与普通瓷较接近。钴-铬合金的耐腐蚀性和生物相容性优于镍铬合金，制成的烤瓷冠边缘不易产生牙龈"黑线"。

钛及钛合金 钛合金（Ti-6Al-4V）主要由钛（90wt%～100wt%）、铝（0～6wt%）和钒（0～4wt%）等组成。钛及钛合金的力学性能低于其他非贵金属合金，且具有优异的耐腐蚀性和生物相容性，铸造温度为 1760~1860℃；由于熔点高，化学性质活泼，使钛及钛合金在高温下不稳定，表面易形成多孔的、较厚的、缺乏黏附力的氧化膜，由此会影响与瓷的结合。另外，钛及钛合金的线胀系数显著低于普通瓷粉的线胀系数，不能在金瓷界面形成压缩应力结合，所以，应选择专用瓷粉，且应保持在真空环境下烧烤。

(孙 皎)

yákē jīnshǔkǎocí cáiliào

牙科金属烤瓷材料（dental porcelain fused-to-metal materials）

一类用于制作金属烤瓷修复体时熔附于金属基底表面的瓷材料。该材料烧结后的结构以玻璃相为主。

组成 熔附瓷是以瓷粉的形式提供，使用时与水或专用调和液调和成有黏附性的粉浆，涂布于金属基底表面进行塑形，干燥后在烧结炉内进行烧结。

熔附瓷材料是以长石为主要原料，添加有石英和助熔剂。制造商在工厂中将上述原料置于高温中（1200℃以上）烧至熔融，使大部分的长石熔融成玻璃质，少部分与金属氧化物一起生成白榴石（$KAlSi_2O_6$）晶体。然后将熔融物倒入冷水中冷淬，经过粉碎后加入颜料，混匀后就是临床使用的瓷粉。瓷粉中的玻璃质赋予瓷良好的半透明性。白榴石晶体具有高的线胀系数（大于 $20 \times 10^{-6}/K$），可以缩小瓷与基底金属在线胀系数上的差异，进而改善金-瓷结合。白榴石晶体可以提高瓷的强度。

市售的瓷粉通常由遮色瓷、牙本质（体）瓷和釉质瓷 3 部分构成，遮色瓷的作用是遮住金属基底的颜色。牙本质瓷和釉质瓷用于形成烤瓷主体，以便形成牙样色泽的美观效果。

性能 有关牙科金属烤瓷材料的性能要求和金瓷结合方式可见牙科瓷熔附金属修复材料。

应用 用于各种冠、固定桥的制作。

(赵信义)

yákē quáncíxiūfù cáiliào

牙科全瓷修复材料（dental all-ceramic restorative materials）

用于制作全瓷修复体的瓷材料。由于修复体全部由瓷制作而成，要求全瓷材料具有足够的强度和韧性，特别是弯曲强度和断裂韧性。根据制作工艺，全瓷修复材料分为烧结瓷、热压铸瓷、玻璃渗透瓷和切削成型瓷。

烧结瓷 采用瓷粉堆积成形后进行烧结制作全瓷修复体的材料，有长石质瓷、氧化铝增强长石质瓷和烧结全氧化铝瓷。①长石质瓷：烧结后的显微结构由玻璃相和分散在玻璃相中的增强晶相构成，常用增强晶相是白榴石和氧化铝。白榴石晶体折射率与玻璃基质相近，因此长石质瓷半透明性较好，弯曲强度 104MPa，断裂韧度 $1.5MPa \cdot m^{1/2}$。适用于制作通过粘接性粘固的单个前牙冠、贴面、嵌体、高嵌体等修复体。②氧化铝增强长石质瓷：透明性较差，但强度较高，弯曲强度可达 135MPa。适用于制作通过粘接性粘固的单个前牙及后牙冠的基底修复体。③烧结全氧化铝瓷：材料由高纯度氧化铝粉末组成，采用模压成型方法将氧化铝粉压制成型，然后进行烧结。烧结体结构致密，气孔率低，弯曲强度可达 700MPa，用于制作后牙冠桥。

热压铸瓷 采用注射成型方法将玻璃陶瓷在高温、高压下注入型腔并烧结、制作全瓷修复体的瓷材料，简称铸瓷。铸瓷的显微结构由玻璃相和分散在玻璃相中的增强晶相构成。根据晶相的种类将铸瓷分为白榴石增强铸瓷和二硅酸锂增强铸瓷。临床上使用的铸瓷瓷块为块状预瓷化的玻璃块，成型时将该玻璃块在高温下（1150~1180℃）软化并在高压下注射入型腔中成型。最后在铸瓷修复体表面烧结饰面釉瓷，或者通过着色技术进行饰色。

铸瓷的结构致密，气孔极少，强度高于相应的传统烧结瓷，透明度与牙接近。①白榴石增强铸瓷的弯曲强度为 112MPa，断裂韧度为 $1.3MPa \cdot m^{1/2}$，维氏硬度为 5.6GPa（与釉质接近），适用于制作通过粘接性粘固的单个前牙及后牙冠、贴面、嵌体及高嵌体等修复体。②二硅酸锂增强铸瓷的弯曲强度为 380~420MPa，断裂韧度为 $2.7MPa \cdot m^{1/2}$，维氏硬度为 5.5GPa，用于制作通过非粘接性粘固的单个前牙及后牙修复体、前牙（包括双尖牙）三单位桥，以及贴面、嵌体及高嵌体。

粉浆堆涂玻璃渗透瓷 简称玻璃渗透瓷，是将烧结温度较高的无机粉料与水混合成浆料，通过堆涂成型方法堆涂到耐火模型上，耐火模型吸收粉浆中的水分，干燥后进行高温半烧结，使粉体颗粒间接触部位熔结，保留颗粒间空隙，形成具有多孔结构的颗粒熔结骨架坯体。随后将镧系玻璃粉涂布于坯体表面，加热熔融后玻璃液通过毛细管作用渗透入坯体的孔隙内，形成一种颗粒熔结骨架与玻璃质相互贯穿的结构，颗粒熔结骨架赋予瓷的强度，玻璃质赋予半透明性。最后在表面烧上饰瓷，完成制作。

根据颗粒骨架材料的种类将

玻璃渗透瓷分为氧化铝基、尖晶石基及氧化锆增韧氧化铝陶瓷。氧化铝基玻璃渗透瓷：颗粒骨架材料为纯氧化铝粉末，半烧结温度为1120℃，渗透玻璃粉为含有着色剂的镧-硼-硅系玻璃。尖晶石基玻璃渗透瓷：镁铝尖晶石（MgAl$_2$O$_4$）为颗粒骨架材料，它与玻璃基质的折射率接近，因此该玻璃渗透瓷的半透明度是玻璃渗透氧化铝瓷的两倍多，但其弯曲强度低于玻璃渗透氧化铝瓷，适合于前牙全瓷冠的内冠。氧化锆增韧氧化铝陶瓷：在氧化铝粉体中加入33%氧化铈稳定的四方晶型氧化锆粉体而形成。烧结后的结构中除了含有氧化铝晶粒外还含有均匀分散的亚稳定四方晶型氧化锆晶粒，后者具有应力诱导相变增韧效应，可使瓷的弯曲强度提高到650MPa。但是这种瓷的半透明性较差，一般用于对美观要求不高的后牙修复体的制作。

玻璃渗透瓷材料能代替金属基底冠核，制作无金属基底的全瓷修复体，修复体美观性能好。

切削成型瓷　通过机械切削工艺制作修复体的陶瓷材料。主要有长石基切削瓷、二硅酸锂基切削瓷、玻璃渗透切削瓷及烧结切削瓷。①长石基切削瓷：以长石为增强晶相的瓷，长石晶粒较传统烤瓷小得多，为2~6μm，均匀分散在玻璃基质中，细小的晶粒赋予瓷良好的切削性能和抛光性能。这种瓷切削后可直接上饰面瓷，不需要进一步烧结。②二硅酸锂基切削瓷：在其压铸瓷的基础上发展起来。切削前的瓷块是通过压铸方法制作的玻璃陶瓷，以微米尺度的二硅酸锂晶粒为增强相，晶粒细小，含量为60%~70%，它赋予瓷块良好的切削性能。切削成形后对修复

体进行包埋，然后进行热处理，以便细小的晶粒长大，提高瓷的强度。瓷最终的力学性能较相应的铸瓷略差，可能是切削过程中在瓷的表面形成的微裂纹所致。③玻璃渗透切削瓷：组成上与粉浆堆涂玻璃渗透陶瓷相似，不同的是临床上用于切削加工的瓷块是将原料粉末通过热等静压方法压制成的具有微小孔隙的坯块，并进行了预烧结。预烧结的温度较低，粉粒间仅仅接触点烧结在一起，瓷坯块强度较低，易于切削加工。切削加工后在表面涂覆镧系玻璃粉，加热至高温进行玻璃渗透，最终形成玻璃渗透陶瓷。玻璃渗透切削瓷的瓷块致密度高于粉浆堆涂玻璃渗透瓷，因此力学性能优于后者。根据原料粉末的种类，玻璃渗透切削瓷分为尖晶石基、氧化铝基和氧化锆基玻璃渗透切削瓷，它们的组成与相应的粉浆堆涂玻璃渗透陶瓷相似。④烧结切削瓷：是先将瓷原料粉末的模压块进行低温烧结（半烧结），瓷原料粉末颗粒间仅仅是接触点烧结在一起，强度较低，容易进行切削成形加工。切削成形后进行进一步的高温致密化烧结，最终成为高强度的瓷修复体。致密化烧结过程中伴随着较大的体积收缩，因此切削时需要对修复体尺寸进行放大，以补偿烧结过程中的体积收缩。烧结切削瓷有氧化钇稳定的氧化锆瓷和氧化铝瓷两种。氧化钇稳定的氧化锆瓷主要成分是氧化锆，含量达94%，氧化钇含量为5%。致密化烧结温度为1480~1500℃，烧结体积收缩率大约为20%，烧结后瓷的显微结构基本上全是氧化锆四方晶相多晶结构，晶粒直径平均为0.55μm，没有玻璃相。该瓷具有应力诱导相变增韧特性，强度

和韧性是口腔修复陶瓷中最高的，弯曲强度为900~1100MPa，断裂韧度为5~8MPa·m$^{1/2}$，维氏硬度为13GPa，弹性模量为210GPa。氧化铝烧结切削瓷主要成分是纯氧化铝粉末。致密化烧结温度为1550℃，烧结线收缩率为15%~20%。烧结后显微结构为致密的氧化铝多晶结构陶瓷，瓷的弯曲强度为600~700MPa，断裂韧度为5.0MPa·m$^{1/2}$，弹性模量为380GPa。氧化铝烧结切削陶瓷可用于前牙单个基底冠和多单位桥的基底。

（赵信义）

réngōng yágēn
人工牙根（artificial dental root）

埋入颌骨内、用于替代天然牙根、能通过上部修复体承受和传导咬合力的材料。是牙种植体的重要部分。广泛使用的人工牙根主要是钛及钛合金材料，陶瓷材料因其脆性较大，较少单独用作人工牙根，而常作为种植体表面的涂层材料，以试图增加钛种植体表面的生物活性。

组成　采用钛和钛合金制作的人工牙根，其组成可参见牙科铸造钛和牙科铸造钛合金。

性能　钛及钛合金人工牙根具有质地轻、弹性模量更接近骨组织。此类人工牙根受力时对周围骨组织可产生一定的应力传递，植入颌骨后能形成骨性结合界面，骨性结合是指材料与周围排列有序的骨组织直接接触，其间无纤维组织介入。影响骨性结合界面形成的因素很多，与人工牙根材料有关的主要是其表面的特性与结构。具有高表面能、表面粗糙和不规则及经过表面改性处理的材料有利于骨性结合界面的形成。表面改性处理包括机械改性（喷砂、激光蚀刻、切削等）、化学改

性（酸处理、过氧化氢处理、阳极氧化处理等）、物理改性（等离子喷涂、物理气相沉积、激光熔覆等）和生物化学改性（吸附生物大分子等）。

应用 主要作为牙种植体的体部结构。

（孙 皎）

yákē zhèngjī cáiliào

牙科正畸材料（dental orthodontic materials）

一类在矫治牙列不齐、上下牙弓关系异常及牙、颌与颅面关系不协调过程中所使用的材料。

性能 在牙矫治过程中，选择正确的牙科正畸材料是正畸治疗的关键，理想的牙科正畸材料应具有以下性能：①良好的物理性能和力学性能，弓丝材料应具有足够强度，发挥作用力部分应便于调整，有利于控制矫治力的方向和大小。②在口腔环境中具有良好化学稳定性，耐唾液侵蚀，不产生有害降解产物；不产生吸水膨润、软化变质，自身不发生变化。③良好生物相容性，对口腔软硬组织及颌面部无损害，符合生理要求，不影响颌骨及牙正常生长发育和功能。④临床操作简便高效，矫治器装置结构简单、固位好、力量易于控制。⑤较好美学性能，对美观影响较小。⑥易清洁、不影响口腔卫生。

分类 根据材料性质可分为金属、高分子和陶瓷材料3大类；根据临床用途可分为弓丝、托槽、保持器、种植体支抗、结扎丝、带环、颊面管、橡皮圈、弹簧、口外弓、𬌗垫等。

（孙 皎）

zhèngjī gōngsī cáiliào

正畸弓丝材料（orthodontic arch wire materials）

一类错𬌗畸形治疗中用于控制牙移动的丝状材料。在牙矫治过程中正畸弓丝可利用其材料本身的形变而产生持续而具有一定大小的力，最终达到矫治目的。理想的正畸弓丝应具有较大的回弹性、低刚度、良好的可成形性、高的贮存弹力能力、良好的生物相容性和化学稳定性、低表面摩擦力及可焊接能力。由于弓丝是通过拉伸加工形成，所以正畸弓丝通常需要热处理，以消除残余应力，增加强度，稳定尺寸。此外，摩擦力是影响正畸治疗的重要因素，但弓丝的摩擦力因材料的性质、生产工艺不同而存在很大的差异。常用的牙科正畸弓丝材料根据其材料组成主要可分为镍-钛合金丝、β-钛合金丝、18-8锻制不锈钢丝、钴-铬-镍合金丝及贵金属锻制合金丝等。其中18-8锻制不锈钢丝可用于正畸矫治器的舌弓、唇弓、双曲舌簧等的制作，它具有一定的弹性和刚度、价廉、耐腐蚀、能焊接、可根据临床需要弯制各种曲，但其弹性模量大，较小的形变会产生较大的矫治力，而形变恢复后其弹力又很快消失，矫治力变化幅度大不易受控制，因此，临床使用时需经常加力及更换弓丝，在排齐较严重的错位牙时，常需选用直径较小的弓丝或用其弯制成曲。

镍-钛合金丝 由镍和钛构成的具有特殊变形特性的丝状金属材料。镍-钛合金丝有超弹性型和形状记忆型两种弓丝，其中形状记忆型又称为热激活弓丝。1971年首次将其引入口腔正畸。镍-钛合金主要组成为55%的镍和45%的钛。

镍-钛合金具有与普通金属不同的独特性能，其中最典型的是形状记忆特性和超弹性，这两种性能的效应发生在不同的温度范围内。形状记忆效应是指在较低的温度环境中，使合金的形状产生塑性变形，当合金处于较高温度环境时，其变形可以恢复到原始状态。超弹性是指合金发生弹性变形时，其弹性极限远远大于普通材料，并且变形远高于胡克定律所对应的值。镍-钛合金丝具有质轻、强度高、弹性好、耐腐蚀及良好的生物学性能等特点，与不锈钢丝和β-钛合金丝的力学性能相比，它具有较低的弹性模量和屈服强度，回弹性及弹性回复能较大，残余变形小。

镍-钛合金丝能提供持久柔和的矫治力，利于牙在生理范围内快速移动，所以，临床上常用于正畸初期牙列的排齐整平，降低患者的不适感，减少弓丝加力和换弓的次数，缩短疗程。

β-钛合金丝 由钛为主要元素的、用于控制牙移动的丝状金属材料。又称钛钼合金，20世纪80年代引入口腔正畸。β-钛合金丝主要组成为钛（70wt%～78wt%）、钼（11.5wt%～13wt%）、锆（6wt%～9wt%）及锡（4.5wt%～9wt%）等。钼的存在改变了金相结构，使其具有良好的弯制性能，并能保持永久的形变，锡的加入增加了材料的强度。

β-钛合金丝的强度、弹性模量、刚性及回弹性介于镍钛合金丝与18-8锻制不锈钢丝之间。主要特点：①在热处理后强度高，仍然保持优越的加工性能。②较好的可弯制性和可焊接性。③刚度较低，为18-8锻制不锈钢丝的1/2，传统镍-钛合金丝的2倍，便于成形，可与托槽相匹配，产生较小的矫治力。④高弹力回复性，弓丝在大幅度弯曲后无永久变形。⑤与金属托槽的摩擦系数大于18-8锻制不锈钢丝及镍钛合金丝。⑥优良的耐腐蚀性能和耐疲劳性能。

主要用作正畸弓丝，其产生的矫治力适中，可弯制性好，可以在一根弓丝上同时进行整平、旋转、关间隙等多种移动，特别适用于需要矫治力值大于镍-钛合金丝，但小于18-8锻制不锈钢丝的患者。

贵金属锻制合金丝 固体贵金属材料经拉丝制成的丝状金属材料。一些具有代表性的贵金属锻制合金丝主要组成：①铂-金-钯锻制合金丝：含金27wt%、钯27wt%、铂45wt%。②金-铂-钯锻制合金丝：含金60%、钯15wt%、铂24wt%、铱1.0wt%。③金-铂-铜-银锻制合金丝：含银8.5wt%、金60wt%、铜10wt%、钯5.5wt%、铂16wt%。④金-铂-银-铜锻制合金丝：含银14wt%、金63wt%、铜9wt%、铂14wt%。⑤金-银-铜-钯锻制合金丝：含银18.5wt%、金63wt%、铜12wt%、钯5wt%、锌1.5wt%。⑥钯-银-铜锻制合金丝：含银39wt%、铜16wt%、钯43wt%、铂1wt%。除了金-银-铜-钯合金和钯-银-铜合金含银较多且不含铂元素以外，其他锻制合金与铸造合金的主要不同在于它们的铂含量较高，铂族元素的加入可以提高合金的熔化温度。贵金属锻制合金丝具有良好的力学性能、优异的生物学性能和耐腐蚀性能。一些合金经硬化热处理后可以形成有序固溶体结构，显著提高合金丝的强度和硬度，并降低延伸率。主要用于制作正畸弓丝。

（孙 皎）

zhèngjī tuōcáo cáiliào

正畸托槽材料（orthodontic bracket materials） 错𬌗畸形治疗中粘结在牙冠唇/舌面用来容纳

正畸弓丝的材料。正畸托槽材料应满足以下要求：①具有一定强度，可抵抗咬合力和矫治力而不变形损坏。②具有可粘接性能，能够被粘接剂粘接在牙面获得良好的固位。③与弓丝接触的表面光滑，便于获得较低的摩擦力。④具有良好的生物相容性。临床使用的牙科正畸托槽材料根据其材料性质可分为金属、陶瓷和塑料3种托槽。

金属托槽 材料有不锈钢、纯钛及贵金属3类。①常用不锈钢托槽：304不锈钢含17wt%~19wt% Cr，8wt%~10wt% Ni，0.6wt%Mo，余量为铁元素。316L不锈钢含16wt%~18wt% Cr，10wt%~14wt% Ni，2wt%~3wt% Mo和0.02wt%C，余量为铁元素。SAF2205不锈钢含22wt% Cr，5.5wt% Ni，3wt% Mn和0.03wt% C，余量为铁元素。具有优良的机械性能如硬度和强度高、弓丝与托槽的摩擦阻力小，其缺点是在口腔环境中仍会被腐蚀，且不锈钢含有一定成分的镍，可能会引起变态反应。②纯钛托槽：主要成分为99wt%钛，还含有微量的氧、氮、碳、氢、铁等其他杂质元素。耐腐蚀性较好，导热性低，但纯钛托槽表面较粗糙，与弓丝摩擦力较大。③贵金属托槽：主要为纯金或纯铂涂层的不锈钢托槽或金合金托槽。生物相容性优异，耐腐蚀性好，易加工，缺点是强度和硬度较低，价格较昂贵。此外，金属托槽美观性欠佳，与粘接剂的结合方式主要是机械结合，金属托槽与粘接剂的粘接强度一般在8~12MPa。不锈钢托槽在临床使用最为广泛，但由于部分人群对镍元素过敏，可选择纯钛或贵金属托槽。

陶瓷托槽 材料主要有氧化

铝陶瓷和氧化锆陶瓷。前者的主要成分为单晶或多晶三氧化二铝，后者的主要成分为多晶的部分氧化钇稳定的氧化锆。单晶三氧化二铝托槽透光性最高，美学性能最好，抗张强度和硬度高于多晶三氧化二铝托槽，但抵抗裂纹扩张能力较低，断裂韧性低于多晶三氧化二铝托槽。氧化锆托槽不透明，但与弓丝的摩擦力较氧化铝托槽低，且断裂韧性高于氧化铝托槽。陶瓷托槽的粘结性能良好，与粘接剂的结合方式主要为化学结合。陶瓷托槽基底的光滑表面被硅烷偶联剂处理后，陶瓷托槽与粘接剂之间产生化学结合的剪切粘结强度明显高于不锈钢托槽，其粘接强度可达20MPa左右，陶瓷托槽具有良好的抗张强度和生物相容性。可以通过控制陶瓷的组成成分和加工工艺生产出白色、牙色及半透明的陶瓷托槽，其外观令人满意，已被广泛应用于临床。然而，陶瓷托槽也有一定的缺点，如其断裂韧性低于金属托槽，与弓丝的摩擦阻力高于金属托槽等。

塑料托槽 主要成分为聚碳酸酯，但由于强度不足，出现陶瓷增强型、玻璃纤维增强型及金属增强型聚碳酸酯托槽。塑料托槽美学性能较好，但强度不足，且随时间延长而易变色。尽管金属增强型塑料托槽能够获得较理想的机械性能，但金属材料的添加可增加托槽表面粗糙度，导致滑动摩擦力增大。此外，塑料托槽的表面能较低，润湿性较差，使塑料托槽与粘接剂的粘接强度较低，仅达到3~6MPa，需要改变树脂托槽的成分或对树脂托槽基底表面进行处理来提高其粘接强度。塑料托槽早期的美学效果较好，一般只用于矫治早期。由于塑料托槽尚存在易着色、受应力易断裂、与牙釉质粘接强度低及与弓丝的摩擦力高等缺点，一直难以在临床推广应用。

（孙 皎）

zhèngjī rèyāmó cáiliào

正畸热压膜材料（orthodontic thermoplastic materials）

利用热压膜成型技术制作隐形矫治器以及保持器所用的热塑性高分子材料。

组成 临床常用的热压膜材料主要有聚丙烯类的聚合物和共聚酯类的聚合物，如聚对苯二甲酸乙二醇酯，醇改性的聚对苯二甲酸乙二醇酯。

性能 理想的制作隐形矫治器的热压膜材料应具备以下条件：①较高的屈服应力以及较低的弹性模量，可以产生轻而持久的矫治力。②能耐受口腔环境的变化，即具有较低的吸水量和较好的抗腐蚀性能。③美学性能良好，至少应能透过80%的可见光。此外，正畸压膜材料的力学性能与材料厚度也密切相关，材料越厚，刚度和屈服应力就越大，制成的矫治器就越硬；材料越薄，屈服应力越低，矫治器不足以提供适当的矫治力。

应用 正畸压膜材料可制成不同厚度（0.5、0.75、1.0、1.5、2.0、3.0 mm）和形状（圆形和方形）的膜片。一般来说，弹性好的压膜片适用于制作隐形矫治器和𬌗垫；而耐磨性高、刚度大的压膜片适用于制作正畸保持器。

（孙 皎）

zhèngjī zhīkàng zhòngzhítǐ cáiliào

正畸支抗种植体材料（dental implants for orthodontic anchorage）

植入牙槽骨或颌骨，能提供正畸力或矫形力的临时钉状或板状材料。临床上常用于制作正畸支抗的种植体材料主要有316L不锈钢、牙科铸造钛及牙科铸造钛合金。

组成 316L不锈钢含16wt%~18wt%Cr，10wt%~14wt%Ni，2%~3%wtMo，余量为铁元素，其中镍元素可能会导致变态反应。用于支抗种植体材料的牙科铸造钛合金主要为Ti-6Al-4V。

性能 316L不锈钢、牙科铸造钛及牙科铸造钛合金的性能比较见表。其中纯钛的强度低于Ti-6Al-4V和316L不锈钢，而Ti-6Al-4V与316L不锈钢虽然强度相当，但弹性模量只有其一半，所以能更好地将力传递到骨组织，另外，钛合金的抗腐蚀性优于316L不锈钢。

应用 正畸支抗种植体材料比传统的牙科种植体体积小且必须能承担较高的扭力和正畸力。钛合金和316L不锈钢是临床应用最广的正畸支抗种植体材料，临床植入或取出种植体支抗时会对其施加一定的扭力，对不锈钢种植体而言，术者在施力时能明显感知材料的塑性变形从而避免加力过大导致失败，在临床上一般不需要预备种植钉窝，可以自攻式旋入，方便临床操作；而钛合金种植体脆性大于不锈钢，在直接旋入时往往会突然断裂，因此临床操作较复杂，通常需要机用或手动先锋钻预备种植钉窝，再旋入种植钉。

（孙 皎）

yákē zhùzào bāomái cáiliào

牙科铸造包埋材料（dental casting investments materials）

口腔铸造修复体制作过程中包埋蜡型所用的材料。包埋材料的应用过程：由粉剂和液体经过调和后形成流动性的糊状物，将修复体蜡型完全包埋于其中，待材料凝固后通过加热使铸型内的蜡型熔化并挥发，形成具有一定强度的铸造阴模空腔，然后，灌注熔融状态的铸造合金，达到以金属置换蜡型的目的，最终获得所需要的修复体。

组成 主要由耐火填料和结合剂组成。耐火材料的作用是提高包埋材料的耐高温性能，赋予其凝固膨胀和热膨胀等性能；常用的耐火材料有二氧化硅、氧化锆、氧化铝以及氧化镁等。结合剂的作用是结合耐火材料，使其可凝固，保证包埋材料的强度，赋予包埋材料的凝固膨胀；常用的结合剂有石膏、磷酸盐、氧化镁、硅酸乙酯、氧化铝水泥和氧化镁水泥等。另外，包埋材料中还加入一些凝固时间的调整

表 316L不锈钢、牙科铸造钛及牙科铸造钛合金材料的物理和力学性能比较

材料	屈服强度（MPa）	拉伸强度（MPa）	弹性模量（GPa）	延伸率（%）	密度（g/cm²）
ZTA1	≥275	≥343	≥106	≥20	4.5
ZTA2	≥373	≥441	≥106	≥15	4.5
ZTA3	≥471	≥539	≥106	≥12	4.5
Ti-6Al-4V	≥824	≥892	≥110	≥6	4.4
316L不锈钢	≥690	≥965	≥200	≥20	7.9

剂、膨胀剂、着色剂专用的调和液等。

性能 理想的牙科铸造包埋材料应达到以下要求：①凝固后有一定的强度，能承受铸造压力和冲击力，不会因铸造压力和冲击力而出现微裂纹，造成铸件的缺陷。②合适的线胀系数，即具有一定的膨胀性，以补偿金属从熔融状态冷却到室温所产生的体积收缩。③耐热性好，高温下不易分解，不与铸造液态金属发生化学反应，对金属铸件表面无破坏作用（如腐蚀），不产生有毒气体。④合适的凝固时间，能满足包埋的操作时间。⑤调和后呈均匀的糊状，并有良好的流动性。⑥加热时材料整体或铸腔表面能保持完整。⑦适当的粒度和透气性，粉末粒度会影响铸件表面的光洁度，粒度越细，铸件表面就越光滑。另外，包埋材料良好的透气性，有利于离心铸造时铸模内气体的逸出。⑧铸造完成后，包埋材料易被破碎，方便铸件的取出，不导致铸件的变形，不黏附在铸件表面。

分类 按照结合剂种类主要分为石膏结合剂包埋材料、磷酸盐结合剂包埋材料、硅胶结合剂包埋材料。按照包埋材料使用的对象可分为中、低熔合金铸造包埋材料及高熔合金铸造包埋材料、铸钛包埋材料。

（孙 皎）

shígāo jiéhéjì bāomái cáiliào

石膏结合剂包埋材料（gypsum-bonded investments）

牙科中、低熔合金铸造修复体制作过程中用于包埋蜡型并形成铸型的材料。石膏结合剂包埋材料只适用于铸造中熔合金的包埋，因为其耐高温性比较差，通常焙烧铸圈的温度不能高于700℃。若温度达到800~860℃时，石膏会分解释放出二氧化硅，与液态金属作用形成硫化物，造成铸件表面粘砂或变色。若铸圈升温超过960℃时，硫酸钙与石英作用，急速释放出三氧化硫，又会造成铸件成孔与腐蚀。

组成 主要由65wt%~75wt%的二氧化硅（石英或方石英）和25wt%~35wt%石膏（α-半水硫酸钙）组成，除此还有2wt%~3wt%化学活性剂如石墨、硼酸等。其中二氧化硅作为耐火填料，是保证包埋材料膨胀性的主要来源；石膏作为结合剂，将二氧化硅结合于石膏晶体之间，并提供一定的强度和凝固膨胀；石墨具有还原作用，防止金属氧化，提高铸件光洁度；硼酸可使温度膨胀均匀一致。

性能 以下这些性能与最终修复体铸件的质量密切相关。

固化时间 主要由石膏所决定，水粉比例、水温、调和速度和时间直接会影响固化时间。一般水粉比0.35~0.40。水粉比太大，其流动性和透气性增加，但固化时间会延长。

固化膨胀 主要由石膏的固化膨胀所致。包埋材料在凝固过程中，二水石膏的针状结晶交错生长，造成晶粒间相互挤压，有利于包埋材料的体积膨胀。若水粉比增加，相互挤压作用减小，固化膨胀率就减小。

吸水膨胀 在固化过程中的石膏接触外来水分后存在吸水膨胀的性能，此时产生的线性膨胀是固化膨胀的延续。吸水膨胀率的大小与二氧化硅的含量成正比，与其粒度大小成反比。另外，吸水膨胀的大小可以通过水粉比、接触时间、水温等因素予以调节。

热膨胀 固化后，加热过程中的二氧化硅和石膏都有受热膨胀的现象。其中二氧化硅发生了由α型转变为β型的晶型转变，同时伴随较大的体积膨胀，这是补偿铸件凝固收缩的主要来源。

透气度 固化后孔隙度的大小决定了其透气度，石膏含量越少，水粉比越大，透气度越好，更利于离心铸造时铸模内气体的逸出。

压缩强度 压缩强度与石膏的种类、含量以及水粉比有关。硬质石膏的强度高于普通石膏，水粉比越大，强度越低。

耐热性 二氧化硅在1700℃以下保持稳定，而无水石膏在750℃左右会开始分解。因此，石膏结合剂包埋材料的加热温度应低于700℃。

（孙 皎）

línsuānyán jiéhéjì bāomái cáiliào

磷酸盐结合剂包埋材料（phosphate-bonded investments）

牙科高熔合金铸造修复体制作过程中包埋蜡型所用的材料。又称磷酸盐包埋材料。磷酸盐包埋材料的综合线膨胀率一般为1.3%~2.0%，远大于石膏结合剂包埋材料的膨胀率，此性能可以弥补高熔合金的铸造收缩。若用硅溶胶替代水调和，可获得更高的强度和膨胀量。

组成 由粉状的耐火填料和结合剂组成。其中耐火填料为二氧化硅（石英、方石英或两者混合），占粉剂总量的80wt%~90wt%，主要作用是提高材料的高温耐热性和热膨胀性。结合剂以氧化镁为基质加入磷酸二氢铵或磷酸二氢镁。使用时，粉剂与水或硅溶胶调和液进行调和。

性能 在有水的情况下，磷酸盐包埋材料中的水溶性磷酸二氢铵或磷酸二氢镁与碱性氧化物氧化镁发生酸碱中和反应,并形成不溶于水的针柱状晶体磷酸镁铵,包裹耐火填料,使材料凝固。磷酸盐包埋材料的以下性能与最终修复体铸件的质量密切相关。

凝固时间 主要由结合剂中的基质与磷酸盐的含量和相对比例决定。包埋材料的粒度、水粉比、调和时间和环境温度也会影响凝固时间。比如,粒度越细、粉液比越大、调拌时间越长、环境温度越高,凝固就越快。一般凝固时间为8~11分钟。

凝固膨胀 主要是由调和后生成的针柱状结晶物($NH_4MgPO_4 \cdot 6H_2O$)的相互堆挤所致。影响凝固膨胀率的因素包括磷酸盐和氧化镁的含量和相对比例、水粉比、调和液的浓度、环境温度等,磷酸盐和氧化镁的含量越高,凝固膨胀就越大。采用硅溶胶调和液调和比用水调和,其凝固膨胀更大。

热膨胀 二氧化硅在加热过程中会发生热膨胀。材料中的石英及方石英的总含量越高或方石英比例越高,其热膨胀越大。材料的热膨胀率也与原料粒度分布有关,当粒度分布适当,小颗粒石英能够嵌入大颗粒石英之间,就能获得最大的膨胀率。此外,使用硅溶胶调和液能显著增加包埋材料的热膨胀率。

压缩强度 凝固后具有较高的压缩强度,其强度随结合剂的含量增加而增强。水粉比越小、堆集密度越高,强度也更强。

透气性 因材料的水粉比较低,因此其透气性相对较小。材料在1000℃以上时,二氧化硅颗粒表明熔融,使透气性下降,因此,包埋时常需要附加气孔以减少铸件内发生气泡,或在包埋材料中适当加入纤维以增加透气性。

耐热性 材料有效组分的熔点均高于1000℃,因此,具有良好的耐热性。

应用 适用于铸型耐受温度高于700℃时的铸造,如贵金属合金和非贵金属的镍铬合金、钴铬合金等高熔合金的铸造。可用作蜡型的内层包埋和整体包埋,或复制成模型用于带模铸造。

(孙 皎)

guījiāo jiéhéjì bāomái cáiliào

硅胶结合剂包埋材料（silica bonded investments）

以硅酸乙酯和（或）水玻璃作为结合成分的、在牙科高熔合金铸造修复体制作过程中包埋蜡型所用的材料。包括硅酸乙酯结合剂包埋材料和水玻璃结合剂包埋材料。其中后者常以硅溶胶混悬液的形式与前者合用。下面主要介绍硅酸乙酯结合剂包埋材料。

组成 由粉剂和液剂构成。粉剂是由耐火填料（主要是石英和方石英砂）和活性成分（碱性氧化物,如氧化镁）组成的混合物。液剂是结合剂,通常包括两种液体,一种是经适当稀释的水溶性正硅酸乙酯溶液;另一种是稀酸溶液,如盐酸溶液,它能加速硅酸乙酯的水解。使用前两者等体积混合,静置一段时间,使硅酸乙酯水解,形成新鲜的硅溶胶,然后再粉液混合。

性能 粉与结合剂混合成糊状物,变硬后先形成硅凝胶,之后转变为二氧化硅。正硅酸乙酯中含有28%的二氧化硅,水解后可生产硅溶胶并固化,此过程需要在乙醇溶剂的协助下才能完成。包埋材料的性能取决于正硅酸四乙酯、盐酸及水之间的配比。以下性能与最终修复体铸件的质量密切相关。

固化时间 一般的固化时间为10~30分钟,体系中加入氧化镁,可起到凝固调节的作用,其含量越高,凝固就越快。

膨胀和强度 因耐火填料及结合剂中均含有硅,所以具有较大的热膨胀率及综合膨胀性。但由于结合剂为胶体,故其强度较低。中国有关标准规定硅酸乙酯结合剂包埋材料凝固后的抗压强度不应低于1.5MPa。

透气性 因加热后耐火填料硅离子的空间被结合剂的硅微粒堵塞,所以,相比石膏结合剂包埋材料,其透气性较差。

应用 一般用作内层包埋材料,待凝固后再用少量硬质石膏与粗石英砂配制的包埋料做外层包埋。

(孙 皎)

yákē zhùtài bāomái cáiliào

牙科铸钛包埋材料（dental titanium casting investments）

在牙科钛及钛合金修复体制作过程中包埋蜡型所用的材料。由于钛的熔点高（1668℃）且在高温下化学性质活泼,容易与包埋材料发生反应,影响修复体的性能和精度,且钛及钛合金的铸造收缩率较大（1.8%~2.0%）,因此,要求铸钛包埋材料具有耐超高温和高膨胀率,以确保包埋材料在高温下不会与钛及钛合金发生反应,且能补偿铸造收缩率。牙科铸钛包埋材料包括耐火填料和结合剂两部分。其中耐火填料有氧化铝、氧化镁及氧化锆等。常用的铸钛包埋材料分为两类:磷酸盐结合剂铸钛包埋材料和非磷酸盐结合剂铸钛包埋材料。

磷酸盐结合剂铸钛包埋材料 在牙科钛及钛合金修复体制作过程中以磷酸盐成分作为结合成分用于包埋蜡型所用的材料。其耐火填料包括氧化铝、氧化镁或氧化锆等，结合剂与牙科高熔铸造合金所用的磷酸盐包埋材料相似，主要是以氧化镁为基质加入磷酸二氢铵或磷酸二氢镁。其凝固反应为磷酸盐的酸碱中和反应，膨胀性能是由凝固膨胀和体积膨胀构成，其中体积膨胀是利用氧化镁和氧化铝在固相反应中生成镁铝尖晶石而实现，通过氧化镁和氧化铝的含量配比和粒度大小的变化来调控热膨胀量，达到在较低的温度下产生较大的体积膨胀。其具有较好的高温稳定性，但因磷酸盐结合剂仍能与铸钛反应，使铸件表面存在脆性较大的反应层。主要用于钛及钛合金的铸造。

非磷酸盐结合剂铸钛包埋材料　在牙科钛及钛合金修复体制作过程中以非磷酸盐成分作为结合成分用于包埋蜡型所用的材料。其耐火填料为氧化铝、氧化镁或氧化锆等，以锆或钛的金属粉作为热膨胀剂；结合剂以更耐高温的氧化铝水泥和氧化镁水泥。应用时加水调和后，氧化铝水泥凝固，将耐火填料和热膨胀剂结合到一起。其主要以热膨胀为主，加热时金属粉末氧化变为金属氧化物，伴随体积膨胀，能补偿铸钛的收缩。材料中结合剂的含量与压缩强度成正相关，膨胀剂的含量决定了热膨胀率的大小。由于使用了耐高温的耐火填料和结合剂，所以包埋材料基本不与钛铸造体表面发生反应。主要用于钛及钛合金的铸造。

（孙皎）

hémiàn yànfù cáiliào

颌面赝复材料（maxillofacial prosthetic materials）

用于制作颌面组织缺损修复假体（赝复体）的材料。这种假体能够恢复颌面部组织形态、外观及部分功能。常用的颌面部赝复材料主要是各种硅橡胶。

组成　制作赝复体的硅橡胶主要是中温固化加成型硅橡胶，一般为双糊剂型，由基质胶剂和催化胶剂组成。基质胶剂的主要成分是端乙烯基聚二甲基硅氧烷、补强填料和铂催化剂，催化胶剂由端乙烯基聚二甲基硅氧烷、含氢硅油等组成。两者混合后，在铂催化剂作用下，含氢硅油与端乙烯基聚二甲基硅氧烷发生加成反应，交联成弹性体。

性能　①可灌注性：基质胶剂和催化胶剂混合后具有一定的流动性，可以灌注模型腔以成形。②固化特性：基质胶剂和催化胶剂混合后在室温下12~48小时凝固成弹性体，加热至70~90℃可在50分钟至2小时凝固成弹性体。③粘接性：该材料对一般材料缺乏粘接性，需要使用粘接剂来实现与其他材料的粘接。④力学性能：充分固化的加成型硅橡胶具有较好的力学性能，抗拉强度为3~5MPa，断裂伸长率为450%~650%，撕裂强度为9~14 N/mm，力学性能受到基质胶剂的分子量和交联剂氢化硅油的添加量的影响。⑤具有优良的仿真性能：基质胶剂和催化胶剂混合时可以添加颜料进行着色，形成高仿真皮肤颜色，凝固后的赝复体表面可以进一步用单组分硅橡胶粘胶剂进行外着色，形成色斑等皮肤表面特征色（图），其柔软度（硬度）在较大范围内可调，通常邵氏（A）硬度为20~40，可形成面部皮肤软组织样柔软度。⑥生物相容性：中温固化加成型硅橡胶在固化过程中没有小分子产生，其催化剂用量很少，余留在弹性体中的残留物对生物安全

性影响很小，因此由该材料制成的赝复体具有较好的生物相容性。

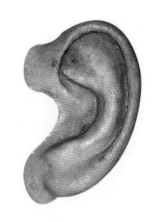

图　耳郭赝复体

应用　用于制作颌面部软组织缺损赝复体（假体），例如假耳郭、假眼眶、假脸等。

（赵信义）

hégǔ xiūfù cáiliào

颌骨修复材料（jawbone repairing materials）

用于替代口腔颌面部骨组织缺损的材料。通常按其特性可分为生物惰性、生物活性和生物可降解性3大类。①生物惰性材料：化学性能稳定，在体内能耐氧化、耐腐蚀、不降解、不变性、不参与体内代谢过程，与周围组织不能产生化学结合，只能被纤维结缔组织膜所包围，形成纤维性结合界面，如纯钛。②生物活性材料：能够诱导特殊的生物学反应，在体内有一定的溶解度，能释放对机体无害的某些离子，参与体内代谢，刺激或诱导缺损组织的修复，材料与组织之间有化学键合的能力，形成化学性结合界面，材料长期在体内基本能保持其原有的性质，如羟基磷灰石。③生物降解性材料：植入组织后，仅作为临时性的支架，随后通过体液溶解、吞噬细

胞作用逐渐原位解体消失，降解产物可以被机体吸收、代谢、再利用或排出体外，最终使植入区完全由新生的自体组织修复替代，如 β-磷酸三钙。

性能 理想的颌骨修复材料应当具有：①良好的生物相容性：即材料植入生物体后不引起局部或全身的不良反应，且生物体也不会对材料产生不良的影响。②良好的物理机械性能：材料应尽可能达到与骨组织接近的强度、硬度、弹性模量和耐磨等性能，能承载各种生理状态下的力，即具有力学相容性。③良好的化学稳定性：在正常生理环境下材料不发生腐蚀、变质、变性、溶解或老化等现象（除预期降解的材料以外）。④良好的生物活性和诱导再生性：材料能与周围组织形成化学性结合，不影响自体组织细胞在其表面的活性或干扰细胞的自然再生过程，具有传导、促进、刺激或诱导自身组织正常生长的作用。⑤生物可降解性：大部分植入材料应在一定时间内被自身组织所替代，材料的降解时间与组织长入的时间最好能匹配，降解产物对机体无任何不良作用。⑥良好的耐消毒灭菌性：材料应易消毒灭菌，灭菌后不发生变形，不影响材料的各种性能，不引起生物学危害等。⑦良好的成型加工性能：材料应易加工成型，临床可操作性好。

分类 主要有羟基磷灰石、β-磷酸三钙、磷酸钙水泥、生物活性玻璃陶瓷、钛与钛合金、聚乳酸、同种异体骨、异种骨、珊瑚等。

羟基磷灰石 生物活性陶瓷，磷酸钙的氢氧化合物，化学式为 $Ca_{10}(PO_4)_6(OH)_2$，Ca 与 P 原子比为 1.67。作为颌骨修复用的羟基磷灰石需经过成型和烧结的过程，烧结温度在 $900 \sim 1400℃$。常用的烧结体有三种类型：致密体、多孔体和颗粒。烧结体不溶于水，呈中性，在弱酸和体液中可产生微量溶解，耐乳酸腐蚀的性能与骨组织相近。烧结体的机械性能与其烧结方法和烧结条件有着密切的关系，通常烧结体的强度和弹性模量都比较高，断裂韧性小。羟基磷灰石与人体自然骨中的无机质在化学成分和晶体结构上具有相似性。当材料被植入体内后，其生物活性表现在材料表面发生以离子交换为主的溶解和沉淀反应，最终可与自然骨形成牢固的化学键合。羟基磷灰石具有良好的生物相容性、骨引导和骨诱导作用。已用于口腔颌面部因骨髓炎、骨肿瘤、骨囊肿等手术切除以及创伤引起的较大面积的颌骨缺损的修复，或作为牙槽增高的材料。

β-磷酸三钙 生物降解类陶瓷，化学式为 $β-Ca_3(PO_4)_2$，Ca 与 P 原子比为 1.5，与人体骨组织的无机成分相似，在体内具有较大的溶解度，化学稳定性较差，易发生水化作用。β-磷酸三钙的微观结构为半晶或无定形，其力学强度低于羟基磷灰石，但降解速度较羟基磷灰石快得多。有关体内降解和吸收的途径，可能通过以下 3 种方式：①体液对材料的物理、化学溶解，使材料分离成颗粒、分子或离子。②巨噬细胞等细胞的吞噬、吸收。③破骨细胞参与的主动吸收。影响 β-磷酸三钙陶瓷生物降解性的因素：①陶瓷材料的烧结成型温度：烧结温度高时，陶瓷结构紧密，降解性能差。②材料的多孔性：孔隙度越大，降解速度越快。③陶瓷颗粒的大小：颗粒越小，降解速度越快。另外材料的成分、理化性能、结构等都可能会影响其降解与吸收作用。β-磷酸三钙具有良好的生物相容性和骨传导性。临床上已广泛应用多孔 β-磷酸三钙陶瓷作为骨充填和骨置换材料，引导自体骨组织再生。随着骨组织工程研究的发展，β-磷酸三钙材料因其独特的生物降解与可吸收性，被应用于骨组织工程的支架材料。

磷酸钙水泥 又称羟基磷灰石水泥，一种自固化型、非陶瓷型羟基磷灰石类人工骨材料，由磷酸四钙和无水磷酸二钙或二水磷酸二钙与水混合而成，室温自行固化转变成含微孔的、单一固体相的羟基磷灰石晶体。磷酸钙水泥的凝固时间、强度、孔隙率、溶解度等特性与材料的组成、粉末颗粒的大小、羟基磷灰石晶体颗粒大小和比表面积、液相的选择等因素有关。磷酸钙水泥是一种无毒、无刺激性、有骨传导性、缓慢的生物降解性和良好的生物相容性的材料，其降解机制被认为是在体液作用下溶解形成钙、磷颗粒，生成的羟基磷灰石晶体颗粒，一部分直接参与局部新生类骨质的钙化，另一部分经髓腔及哈弗管进入代谢系统。磷酸钙水泥在生物体内可原位成型和固化，与骨直接粘接，可应用于因颌骨囊肿、根尖区病变以及颌骨良性肿瘤导致颌骨破坏或缺损的填补、拔牙后牙槽骨缺损的修复以及根管治疗后的充填等。磷酸钙水泥作为根管充填剂的最大特点是材料与根管壁的密合性好，材料可扩散到牙本质小管内，材料在根管内固化，能增强牙根的机械强度，减少根折的机会，同时还有促进根尖周组织修复封闭根尖孔的潜能。由于糊剂在根管内硬固后不易取出，故对根管充填的要求较高。

生物活性玻璃陶瓷 多相复合材料，由 MgO、CaO、SiO_2、P_2O_5、B_2O_3、Al_2O_3、Na_2O 等成分组成，具有良好的生物活性和生物相容性。其活性受材料本身的化学成分、材料表面设计和植入体所承受的生物力学等因素的影响。生物活性玻璃陶瓷有不同程度的表面溶解能力，易被体液浸润，通过体液的循环，使材料与骨组织界面形成化学键合，诱导骨修复与再生，但表面反应与周围环境的酸碱度有关，pH 值为 8 时，玻璃表面才会形成硅胶层和富钙磷层；pH 值较低时，生物活性玻璃陶瓷会迅速分解，表面难以形成钙磷沉积。与羟基磷灰石等单组分材料相比，生物活性玻璃陶瓷可以通过改变各组分的含量以调节其生物活性、降解性以及机械性能，满足不同的临床要求。临床上生物活性玻璃陶瓷可用于下颌骨置换、牙槽嵴增高、颌骨缺损的修补、拔牙窝的充填、根管充填等。

钛与钛合金 一类具有优异的抗腐蚀性能、优良的生物相容性、低密度、低弹性模量、高强度和高硬度的金属材料。纯钛由 99% 以上的钛元素以及微量的氧、氮、碳、氢、铁等杂质元素组成，根据组成中杂质元素含量的不同又可将其分为不同的等级（牌号），纯钛中杂质元素的微量变化能明显影响材料的物理和力学性能。口腔常用的钛合金主要有 Ti-6A1-4V 合金和镍钛合金（Ni 含量分别在 55wt% ~ 60wt%），钛合金表面的微结构（微几何形状、粗糙度等）及其化学组成会直接影响界面的结合状况，特别是表面粗糙度对骨附着于植入物以及骨与植入物界面的牵引力具有重要的作用。钛及钛合金的化学性质活泼，常温下钛和氧有很大的亲和力，在空气中或含氧的介质中，钛表面极易生成一层致密的、附着力强、化学稳定性很高的氧化膜，以保护钛基体不被腐蚀，主要物理机械性能见表。镍钛合金具有特殊的形状记忆功能以及良好的抗疲劳性能。钛和 Ti-6A1-4V 合金常用于人工牙根种植体、颌面部硬组织的固定材料、颌骨缺损的替代材料及人工关节凹材料。Ni-Ti 形状记忆合金可用于整形用钉。

聚乳酸 一类生物降解和可吸收的合成高分子材料，聚乳酸有 3 种异构体，即聚 L-乳酸、聚 D-乳酸和聚 DL-乳酸。聚乳酸无毒、无刺激性、强度高、可塑性强、易加工成型、易被生物体内的酶分解。聚乳酸在体内环境中依靠酯键的水解而发生降解，降解过程所形成的酸性环境可加速降解，一般全部降解需要 18 ~ 24 个月，聚乳酸的降解产物为乳酸，短期内乳酸的局部蓄积会导致组织发生无菌性炎症反应，但随着机体的代谢，乳酸能通过体内的三羧酸循环最终转化为 CO_2 和水排出体外。聚乳酸的机械性能和降解速率等可通过分子量大小、共聚物的组成及配比而任意调控，主要用于骨折的内固定和骨修复材料。

同种异体骨 经特殊处理的非自体骨，即去除了异体骨中成骨细胞等成分的骨修复材料。该材料有骨组织的完整结构、稳定的机械性能、极低的免疫原性、良好的生物相容性、骨传导性和生物可降解性等优点，但材料本身不具备成骨特性，植入体内后能通过血管化、新骨形成等方式来修复缺损骨。按其加工处理方法不同分为深冻骨、冻干骨和脱矿骨基质。①深冻骨：将骨表面软组织、骨膜和骨端软骨彻底剔除，根据需要制成不同形状、大小的移植骨材料。深冻（-80℃）使酶活性基本消失，胶原酶处于静止状态，疾病传播和免疫反应的危险性也相对较小，其保存期可长达 5 年。②冻干骨：取材后将材料立即放在 -80 ~ -70℃ 下冷冻，置于无菌真空容器内常温保存。冻干骨具有便于保存和运输、免疫原性低等优点。但其脱水过程中会失去骨形成蛋白、杀伤许多存活细胞、存在显微骨折、降低弹性模量、增加脆性，一定程度上减弱了骨修复的效能。③脱矿骨基质：通过盐酸脱钙、氯仿-甲醇脱脂、过氧化氢脱蛋白的过程，使骨基质中含有的诱导成骨物质——骨形成蛋白更易暴露，更容易诱导成骨。同种异体骨可用于颌骨骨缺损的覆盖或辅助填充、骨折断端包绕、骨不连的治疗等。

表 纯钛和 Ti-6A1-4V 的物理性能

合金	显微结构（相）	弹性模量（GPa）	屈服强度（MPa）	极限拉伸强度（MPa）
纯Ti	α	105	692	785
Ti-6A1-4V	α/β	110 ~ 117	850 ~ 900	960 ~ 970

异种骨 一类主要来源于牛骨和猪骨的骨修复材料，经过适当处理后，能为体内骨缺损提供类似于同种骨的力学支撑，为细胞生长提供有利的环境和足够的营养成分。异种骨常用的处理方法有深低温冷冻、反复冻融、煅烧、交联、脱蛋白、照射或多种方法联合运用。不同的处理方法会影响异种骨的生物学和力学特性。异种骨的优势是来源不受限制，但其弱点是结构脆弱，难以被降解吸收，缺乏骨诱导能力和力学强度，且作为一种异物永久存在于生物体内，特别是抗原性问题已成为临床关注的重要方面。常用的异种骨有 Kiel 骨、Oswestry 骨、Bio-Oss 等，它们都去除了骨组织内的蛋白质，相对抗原性低，能最大程度上保留骨松质的生物力学强度，保留一定的孔隙率、孔径和孔间连接。通常仅作为小范围骨缺损的填充材料。

珊瑚 海生无脊椎动物的骨骼，呈多孔状，其化学成分和形态非常类似无机骨，结构相似于松质骨，更有利于纤维及血管组织的长入。珊瑚由碳酸钙晶体或霰石（碳酸钙的一种亚稳定结构）组成，因为孔隙率不同，其压缩强度从 26MPa（50% 孔率）到 395MPa（致密）不等，弹性模量从 8 GPa（50%孔率）到 100 GPa（致密）不等。珊瑚具有良好的生物相容性和骨引导能力，植入体内后材料可以发生逐步降解，降解机制被认为是破骨细胞内的碳酸酐酶分解珊瑚内的碳酸钙成为 Ca^{2+} 和 H_2CO_3，而 Ca^{2+} 则参与钙、磷离子交换，直至被完全吸收。珊瑚应用主要包括：Lefort I 型颌面骨整形、牙槽嵴裂手术中充填骨间隙、牙周骨组织缺损修复以及拔牙创窝充填等。然而，珊瑚

也存在脆性大、无骨诱导性、降解过快（大多数）等不足。

（孙 皎）

yázhōu yǐndǎo zǔzhīzàishēng mócáiliào

牙周引导组织再生膜材料

（guided tissue regeneration membranes） 作为物理屏障能阻止牙龈上皮和牙龈结缔组织向根面生长，诱导牙周膜细胞冠向移动并生长分化的膜材料。该膜材料需要用外科手术的方法放置，以达到选择性地分隔不同牙周组织的目的。

性能 理想的膜性材料应具备以下条件：①有选择性地引导组织细胞再生，在组织再生完成后，膜材料能完全降解并被组织吸收。②膜材料的降解速率有可预测性，降解不应干扰组织的再生，降解时间与组织再生过程能匹配。③良好的生物相容性及细胞亲和性，降解产物在机体内无毒性作用，降解所引发的炎症反应不应妨碍伤口的愈合。④膜材料有一定的柔韧性和易操作性，易于成型和加工，有一定的强度以维持组织增生所需的空间。

分类 分为两大类，即生物可降解材料（如胶原膜、聚乳酸聚羟基乙酸共聚物膜等）和非生物降解材料（聚四氟乙烯膜和膨体聚四氟乙烯膜）。

胶原膜 胶原膜的胶原可取自于不同的种属和不同部位的组织。胶原制成的牙周引导组织再生膜具有良好的生物相容性、抗原性低，韧性较强，引导组织再生能力强，能在促进细胞附着的同时，抑制顶部上皮细胞的迁移。胶原膜的降解是通过口腔内的唾液酶和上皮分泌的胶原酶作用，其降解速度可以根据临床需要进行调节。

聚四氟乙烯膜 用聚四氟乙烯制成的薄膜材料。有致密膜和膨体两种，后者因具有更好的弹性和柔韧性而广泛使用。其室温下化学惰性大，生物安全性好，表面能很小，不宜黏附，摩擦系数低，具有疏水、耐热、耐腐蚀、耐生物老化、消毒杀菌容易等优点。作为牙周引导组织再生用的膜材料，它不易与基质糖蛋白结合，能减少上皮的附着，且有一定的强度和韧性，可维持膜的外形。由于材料不降解，故有充足的时间使组织再生。该材料存在的最大不足是需要二次手术，即明确组织再生后需手术取出。

（孙 皎）

yìchǐ niánfù cáiliào

义齿黏附材料

（denture adhesive materials） 应用于可摘义齿组织面，用以暂时改善义齿在口腔中固位的材料。该材料有胶状型和衬层型两类，前者以粉状、糊状或者膜状形式提供，后者为非水溶性糊状。

组成 主要成分是水溶性天然植物胶或者水溶性合成高分子化合物，如梧桐树胶、阿拉伯树胶、海藻酸钠、羧甲基纤维素钠、羟乙基纤维素。为了改善义齿黏附材料的性能，还添加有触变剂（如蒙脱石）、防腐剂（如苯甲酸钠）、矫味剂（如薄荷精）。衬层型的主要成分是醋酸乙烯树脂，呈弹性橡胶样糊剂，可以黏附于义齿组织面，在义齿就位后，能够通过其自身的变形来提高义齿与口腔组织的密合性，进而提高义齿对组织的吸附力。

性能 材料中植物胶或者合成高分子化合物溶于水后形成具有高黏附性的糊状物，应用于义齿基托组织面，能够在义齿与口

腔黏膜间形成一层比唾液更黏稠且黏附性高的夹层，从而提高义齿在口腔中的固位和稳定。随着在口腔中滞留时间的延长，义齿黏附材料可被唾液缓慢溶解而变稀，黏附力会因此逐渐降低。其黏附效果与其黏稠度有关，而其黏稠度易受温度和 pH 值变化的影响。多数义齿黏附材料水溶液显微酸性，少数患者用后有过敏现象。水溶性义齿黏附材料容易用流水清洗。

粉状的义齿黏附材料一次使用量少，对义齿的咬合影响较小，也容易清洗。下颌使用义齿黏附材料后义齿黏附时间不如上颌时间长，因为下颌义齿周围唾液、水分多，黏附材料容易被溶解、稀释，因此下颌义齿使用非水溶性糊状材料效果更好。

应用 用于固位不良的可摘全口义齿和局部义齿的辅助固位以及缺乏物理性固位的口腔颌面部赝复体的辅助固位。

注意事项 应用时，将粉状材料向义齿组织面撒一薄层，然后将义齿戴入口腔即可。糊状材料涂覆时，将材料以点状或条状分布形式挤在义齿组织面上，然后将义齿戴入口腔。膜状材料应用时，须将大小合适的膜贴附在义齿组织面上，然后将义齿戴入口腔。

（赵信义）

yìchǐ qīngjiéjì

义齿清洁剂（denture cleaner）

用于清洁、消毒可摘义齿的洗涤剂。义齿在长期使用过程中，表面会附着食物色素、烟渍、茶渍、微生物及唾液蛋白膜，它们不但影响义齿的美观，而且还会产生异味，甚至对口腔黏膜产生刺激性，引起义齿性口炎，因此义齿应当每天进行清洁。清洁义齿时，应用义齿清洁剂能够提高清洁义齿的效率。市售的义齿清洁剂有用于刷洗义齿时使用的散剂和糊剂，也有用于刷洗后浸泡清洁义齿用的水剂和泡腾片剂。

组成 用于刷洗义齿的清洁剂主要由摩擦剂（如轻质碳酸钙）、表面活性剂（如十二烷基磺酸钠）、润湿剂（如甘油）等组成。用于刷洗后浸泡清洁义齿用的清洁剂的主要成分有碳酸氢钠、柠檬酸、十二烷基磺酸钠、过碳酸钠、过硼酸钠、蛋白水解酶、乙二胺四乙酸二钠等。①当义齿清洁泡腾片入水后，碳酸氢钠、过硼酸钠与柠檬酸反应，产生大量的 CO_2 气泡，气泡搅动液体，有助于使义齿表面附着的污垢脱离义齿，碳酸氢钠也可与油脂类污垢反应，使其皂化成水溶性物质而容易被清除。②十二烷基磺酸钠是表面活性剂，能够使油脂类污垢皂化溶解。③过碳酸钠和过硼酸钠是氧化剂，入水后能够释放活性氧，对污垢进行氧化，使之部分溶解，并使沉积的污垢结构变得疏松，易于清洗。此外，氧化剂对茶渍、烟渍等有色污垢有漂白作用，能够消除污渍颜色，并且有杀菌、消毒作用，杀灭黏附在义齿表面的微生物，增强清洗效果。④蛋白水解酶能够水解黏附于牙表面的各种蛋白质膜、微生物膜等污垢。⑤乙二胺四乙酸二钠能够与牙垢中的钙质螯合，使其疏松、溶解，也能保护水解蛋白酶不因污垢中的金属离子而失去活性。

性能 刷洗用清洁剂能够提高刷洗清洁义齿的效率，有助于去除义齿表面的污垢。但是义齿基托表面存在许多微孔，易嵌入污垢，表面附着的烟垢和茶垢，附着牢固，这些都不易被刷洗清除。浸泡用清洁剂能够进一步清除残留的污垢，或者使污垢疏松，便于刷洗去除。

市售的义齿清洁剂种类繁多，功能也不一样，有的产品功能较为单一，有的功能较为全面。但是，长期用含有漂白功能的清洁剂浸泡义齿可能会使义齿基托颜色变浅。

应用 刷洗用清洁剂用于义齿的刷洗，浸泡清洁剂用于义齿的浸泡清洗。

注意事项 需要按照产品说明书规定的添加比例向浸泡水中加入清洁剂，浸泡时间通常从数十分钟至过夜。浸泡后的义齿需要用流水充分冲洗，以去除清洁剂，因为清洁剂对口腔黏膜有刺激性。

（赵信义）

yákē yánmó pāoguāng cáiliào

牙科研磨抛光材料（dental abrasion and polishing materials）

用于口腔修复体表面研磨抛光，使其表面粗糙度降低的材料。平滑的表面可以防止食物残屑和细菌在修复体表面的黏附，利于患者口腔卫生的保持和美观，减少修复体在口腔中的异物感。

研磨抛光材料由磨料、增稠剂、保湿剂、防腐剂等组成，磨料的硬度、粒度和含量影响研磨抛光效果，细粒度的磨料能够产生更为光滑的表面。不同的研磨抛光对象需要不同的磨料。由氧化铬绿、氧化铝粉、硬脂酸、蜂蜡和羊毛脂等配制而成的绿色抛光膏用于不锈钢、镍铬合金和钴铬合金修复体的抛光。由碳酸钙、浮石粉、滑石粉与水、甘油等配制而成的抛光膏用于对牙的抛光。由氧化铁红与硬脂酸等配制而成的抛光膏用于贵金属修复体的抛光。以浮石粉为主要材料配制而成的抛光糊用于软、中硬度贵金属修复体的抛光，也用于牙釉质的研磨抛光。以刚玉或者碳化硅、金刚砂为主要材料配制而成的抛光糊用于硬质合金、瓷修复体及复合树脂的研磨抛光。含有白刚玉的抛光膏适宜用于钛铸件的抛光。以细石英砂为主要材料配制而成的抛光糊用于塑料基托的研磨抛光。

（赵信义）

yákē fēnlíjì

牙科分离剂（dental separating medium）

在口腔修复体制作过程中，为防止待凝固成型的材料在已经成型的模型（材料）上黏着，而在后者表面涂布的能够形成隔离膜的材料。它能够使两者容易分离。

分离剂由成膜材料和溶剂组成。①用于石膏模型表面分离的分离剂通常由能够与石膏发生化学反应而成膜的物质作为成膜材料，如海藻酸盐（海藻酸钠或者海藻酸钾）、钾皂、硅酸钠等。这些物质的水溶液涂布到石膏模型表面后，与石膏的钙离子发生反应，形成不溶于水的钙盐薄膜，隔离石膏模型与其接触的材料，使两者容易分离。②用于蜡型与石膏模型分离的分离剂通常以多羟基化合物为主要成分，如甘油、乙二醇，将这些化合物涂布于石膏模型表面后，使模型表面形成一层含有大量疏油性羟基的涂层，当熔化的蜡接触模型表面时，不能渗入模型表面的孔隙中，从而减弱蜡与石膏的结合力，便于蜡型的分离。③一些惰性液体也可作为分离剂使用，如液状石蜡、硅油，它们能够在固体表面形成液膜，隔离材料，使两材料间易分离。

（赵信义）

kǒuqiāng yàowùxué

口腔药物学（oral pharmacology）

研究在口腔疾病预防、诊治和康复中所应用药物的药理学、药剂学及治疗学的特点和规律，提高口腔医护人员合理用药及药物研究水平的学科。口腔药物学是现代药学及口腔医学结合的产物，是一门综合性学科。

药物治疗口腔疾病在中国有悠久的历史。汉初著名医学家淳于意曾用苦参汤漱口治疗龋齿，孙思邈的《千金要方》、李时珍的《本草纲目》、清代的《古今图书集成医部全录》等医学著作，对中医中药治疗口腔疾病均有记载。

药物对于口腔疾病（如口腔黏膜病、牙周病、牙体牙髓病等）的治疗起着重要作用。随着对口腔疾病病因、发生机制、疾病转归、影响因素等认识的不断深入，以及采取临床药理学的研究方法，研究手段涉及分子生物学、分析化学、药剂学、药效学、药代动力学等，研究口腔药物应用于人体的特点及规律，口腔药物学得到了长足的发展。疗效更好、不良反应更轻微的众多新药被迅速应用于临床，如甲醛甲酚作为常用的根管消毒剂，对根尖周组织有较大刺激性，且易引起变态反应，现已逐渐被具有可靠杀菌力及收敛性、不致敏、不刺激根尖周组织的氢氧化钙糊剂所替代。除了药物的新老交替，随着药学各专业学科的迅速发展，药物剂型的研究与生产也得到了蓬勃发展，其中新剂型特别是缓控释给药系统的引入，对口腔药物的临床应用产生了深远影响。

因口腔固有的组织学、解剖学特点，为了使药物能在牙体、牙髓、牙周组织等特定部位达到一定的浓度、发挥预期效果，口

腔疾病的药物治疗有着其自身特点，主要表现在以下几个方面：①以局部用药为主：口腔和外界相通，局部用药十分方便，通过局部接触和吸收发挥作用，进入体液并散布全身的剂量较小，有利于药物发挥疗效且对全身影响较小。②多种局部给药途径：釉质给药主要用于防龋，如将氟化钠溶液涂于釉质表面；牙本质给药主要用于牙本质敏感症治疗；牙髓给药主要用于盖髓、失活组织给药；根管内给药主要用于去髓后根管消毒及根尖周炎的治疗；牙周组织给药主要通过龈沟或牙周袋内给药治疗牙龈炎、牙周炎及牙周脓肿等；拔牙创面给药主要用于创口的消炎、镇痛、止血；牙龈内或骨膜下给药，如局部麻醉用药；口腔黏膜给药主要用于口腔黏膜病的治疗，如膜剂用于复发性阿弗他溃疡的治疗。③酚醛类药物应用广泛：当口腔发生感染，尤其是牙表面堆积的牙菌斑造成牙周病、龋齿、牙髓和根尖周围感染时，通过全身用药的药物到达病灶的量和浓度很低，治疗效果难如人意，而口腔局部使用消毒防腐药可达到杀灭或抑制病原体的目的。④药物剂型多样化：在口腔局部治疗时，药物剂型非常丰富，如溶液剂用于口腔含漱、冲洗或牙表面的涂布等，糊剂、软膏剂用于牙体牙髓病、牙周病的治疗，牙周缓释制剂用于牙周炎的治疗，口腔药膜用于口腔溃疡的治疗等。

（王晓娟）

kǒuqiāng zhěnduàn yàowù

口腔诊断药物（drugs for oral diseases diagnosis）

用于辅助口腔疾病诊断的药物。包括提高器官或组织的密度对比使之在X线检查时能较为清晰显影的造影

剂，以及使牙菌斑中微生物染色的菌斑显色剂。

造影剂 临床进行 X 线诊断时用于造影的高密度物质称阳性造影剂，如泛影葡胺、碘化油等；低密度物质称阴性造影剂，如空气、氧气、二氧化碳等。

临床应用 主要使用阳性造影剂，用于腮腺、下颌下腺、瘘管等部位造影。

不良反应 常表现为全身变态反应、中枢神经系统和心血管系统反应，也可见肝肾功能的改变，严重者亦可危及生命，其主要与造影剂的高渗透性及化学毒性有关。对含碘造影剂，使用前应做碘过敏试验。但碘过敏试验假阴性率高，阴性结果有时也会出现严重反应，故临床使用时应严密观察，准备好抢救药品和器材，对可能出现的严重不良反应及时识别并给予适当处理。

常用药物 包括以下几种。

碘化油 属油脂类造影剂，含碘量为 37.0%~42.0%，黏稠度大，刺激性小，吸收缓慢，X 线阻射效果好。常用于腮腺、下颌下腺、瘘管造影。造影后可能会引起短暂的全身反应，如低热、头痛、食欲缺乏等，或产生轻微的变态反应；唾液腺造影时可致局部胀痛，持续数日后可自行好转。少数患者对碘发生变态反应，用前应先做口服碘过敏试验或造影前可用碘化油做皮肤划痕试验；唾液腺造影时，应避免将造影剂误入血管或注入软组织中。碘化油不宜在空气中暴露时间过长，变棕色时勿用。对碘化油过敏者和甲状腺功能亢进症、老年结节性甲状腺肿、甲状腺肿瘤以及严重心、肝、肺疾病、急性支气管炎症和发热患者禁用。

泛影葡胺 为离子型水溶性有机碘造影剂，由泛影酸溶于葡甲胺所得。无色或微黄透明，碘含量为 282mg/ml，黏度系数为 0.5，渗透压高，显影较清晰。可用于唾液腺导管造影，但不及碘化油清晰。用于唾液腺导管造影时，药液停留时间短，必须注射后立即拍片。造影前应做碘过敏试验。药液变深黄色时勿用。对泛影葡胺过敏者和严重甲状腺功能亢进症、严重肝肾功能不全者、多发性骨髓瘤、活动性肺结核者禁用。

菌斑显色剂 牙菌斑是引起龋病及炎症性牙周病的主要危险因素，菌斑控制是预防龋病和牙周病的有效手段之一。菌斑多积聚在牙冠的颈 1/3 处，色泽透明，肉眼难以辨认，需使用菌斑显示剂来使之染色。

临床应用 可根据菌斑形成过程中微生物的含量及其代谢活性大小，使牙菌斑显示不同的颜色，用于牙菌斑检查。菌斑显示剂多由染料制成，临床常用四碘荧光素钠。

不良反应 菌斑显色剂多由染料制成，低毒，对黏膜无刺激，临床应用安全。

常用药物 包括以下几种。

四碘荧光素钠 常用 2% 溶液作为牙菌斑显色剂，能清楚显示牙面残留的牙菌斑，用于口腔健康情况调查及牙周手术后的菌斑检查。其低毒，对黏膜无刺激，临床应用安全。

碱性品红 常用 1.5%、2% 溶液作为牙菌斑显色剂，便于计量观察牙菌斑数量。清水漱口后用碱性品红含漱片刻，再用清水漱口，即可见被染成红色的菌斑。需避光保存，若有沉淀仅用其上清液。

（王晓娟）

口腔局部麻醉药物（oral local anaesthetics） 作用于口腔颌面部局部可逆性地阻断感觉神经的冲动发生与传导的药物。简称口腔局麻药。

作用原理 口腔局部麻醉药可与神经细胞膜的钠通道内某个（些）位点形成可逆性的结合，影响钠离子流入细胞内，从而阻断去极化，影响神经冲动的产生与传导，暂时性阻滞神经冲动产生和传导，从而产生神经末梢所在区域感觉麻痹，使该区域疼痛消失，利于口腔疾病的治疗。

分类 多数属于酯类、酰胺类，此外还有氨基醚类、氨基酮类、氨基甲酸酯类、脒类等。酯类口腔局部麻醉药包括普鲁卡因、苯佐卡因、丁卡因等，主要在血浆内被胆碱酯酶水解；酰胺类口腔局部麻醉药包括利多卡因、阿替卡因、布比卡因、丙胺卡因等，主要经肝脏代谢。

影响因素 影响口腔局部麻醉药作用的因素主要有如下几点。①pKa：可影响药物的起效时间，pKa 越接近生理 pH 值（7.4），非离子性药物越多，起效就越快。②脂溶性：可影响药物的麻醉效能，脂溶性越高，麻醉效能越强。③蛋白结合率：可影响药物的持续时间，结合率越高，持续时间越长。④非神经组织的扩散性：可影响药物的起效时间，非神经组织的扩散性越强，起效时间越慢。⑤血管扩张活性：影响药物的麻醉效能及持续时间，血管扩张活性增加，局部血管血流量增加，口腔局部麻醉药快速转移，即会降低药物麻醉效能及缩短持续时间。除药物本身外，神经纤维的粗细及有无髓鞘也会影响口腔局部麻醉药的敏感程度。

临床应用 口腔局部麻醉药物常以表面麻醉、浸润麻醉和传导阻滞麻醉等方式应用。口腔局部麻醉药已在口腔各领域广泛应用，不再仅局限于口腔颌面外科手术的拔牙、牙槽骨修整术等麻醉，在牙周病、牙体牙髓病甚至口腔修复、口腔种植等治疗中也得到广泛应用，可使患者在无痛状态下进行口腔治疗，减轻患者对口腔治疗的恐惧。大多数口腔治疗都可在局部麻醉下完成，从而使患者避免全身麻醉的风险。口腔局部麻醉药常加入肾上腺素，收缩局部血管，减少局部麻醉药吸收，从而减少不良反应、延长局麻作用时间。但部分病人可因肾上腺素引起不良反应，如头晕、心动过速、焦虑、烦躁、肌震颤等，在使用时应注意。

不良反应 ①可引起中枢神经系统中毒，首先表现为抑制性通道的兴奋性降低，边缘系统兴奋灶扩散，可导致眩晕、听觉及视觉异常、烦躁不安、精神错乱、肌震颤乃至痉挛性惊厥。如果在大脑中蓄积药物浓度升高，兴奋通道被抑制，则发生中枢神经系统抑制，导致嗜睡、昏迷及呼吸系统抑制。②对循环系统可引起心肌收缩力减弱、收缩时相改变、心搏微弱、心排出量降低、传导速度下降、室性期前收缩增多、室颤、节前纤维麻痹，外周血管舒张造成血压降低，严重时导致循环衰竭。③可引起正铁血红蛋白血症等，正铁血红蛋白达30%以上时应按急诊处理，否则也会危及生命。④变态反应可表现为皮疹、血管神经性水肿、关节疼痛、支气管痉挛、血压下降，甚至引起心搏骤停。

注意事项 ①在具有抢救设施并准备好抢救药品的情况下使用局部麻醉药。②用药前注意询问患者的过敏史、全身疾病史和用药史，向患者解释使用局部麻醉药物的风险，在患者知情并同意的情况下使用。③应熟悉所用局部麻醉药物的性能，可能发生的不良反应等必要知识。④组织内注射给药时要在回抽无血后缓慢注射，注射的同时严密观察患者，一旦出现毒性反应，及时停止注射。⑤坚持个体化用药原则，结合患者用药史及当前用药情况选择与所用药物无相互作用的局部麻醉剂，在保证局麻效果的前提下使用其最低有效浓度、最小用药剂量。⑥出现不良反应时应严密观察患者，对危及循环、呼吸系统的重症患者，组织有效的抢救。

常用药物 包括以下几种。

利多卡因 酰胺类局麻药。局麻作用较普鲁卡因强，维持时间较长，且有较强的组织穿透性和扩散性。静脉适量使用可降低心肌自律性，有抗室性心律失常作用，但对室上性心律失常通常无效。主要用于表面麻醉、浸润麻醉及神经传导阻滞麻醉。

阿替卡因 酰胺类局麻药。比利多卡因起效快、麻醉效果强、组织穿透力强。以盐酸阿替卡因与肾上腺素制成阿替卡因肾上腺素注射液。作为口腔用局部麻醉剂，临床应用广泛，适合拔牙等门诊手术以及牙髓、牙周治疗的局部浸润和神经阻滞麻醉。

布比卡因 酰胺类局麻药。局麻效果比利多卡因强4倍，维持时间比利多卡因长1倍，为长效、强效局麻药，但起效时间略长，为5~7分钟。毒性为利多卡因的3~4倍。对感觉神经局麻效果好，对运动神经作用微弱。

（王晓娟）

kǒuqiāng téngtòng zhìliáo yàowù

口腔疼痛治疗药物（drugs for oral pain management） 通过作用于中枢神经系统或外周，用于缓解和消除口腔颌面部疼痛的药物。口腔颌面部因创伤、炎症、手术、肿瘤、神经系统疾病等常会引起不同程度的疼痛，有些疼痛需采用药物进行治疗。口腔疼痛治疗药物主要包括解热镇痛药及阿片类镇痛药，某些口腔颌面部强烈的神经痛，如三叉神经痛、糖尿病神经痛等，一般镇痛药往往效果不佳，需采用其他作用于中枢神经系统的药物治疗，如抗癫痫药卡马西平、苯妥英钠可用于治疗三叉神经痛；抗抑郁药可用于治疗口腔慢性疼痛，且没有耐药性或成瘾性，应用较多的是阿米替林和多塞平；糖皮质激素类药物的抗炎作用有助于消除炎症，缓解对神经的压迫，用于口腔疼痛治疗常用药物主要有泼尼松、泼尼松龙、地塞米松、倍他米松、曲安松龙等；镇静催眠药对中枢神经系统产生不同程度的抑制作用，有利于口腔慢性疼痛患者的睡眠和休息，可作为口腔疼痛治疗的辅助药物。

解热镇痛药 镇痛作用主要在外周，作用机制是通过抑制环氧合酶，阻止花生四烯酸转化为前列腺素，减少前列腺素的合成，减轻口腔颌面部的疼痛，主要用于缓解轻度到中度的口腔颌面部疼痛。除外周镇痛外，部分药物具有一定中枢性镇痛作用，其主要作用于脊髓，可能与阻碍中枢性神经系统前列腺素的合成或干扰伤害感受系统的介质和调质的产生与释放有关。

这类药物引起的不良反应主要有：①胃肠道反应：表现为上腹不适、恶心、呕吐、出血、溃疡等。②皮肤反应：包括皮疹、荨麻疹、瘙痒、剥脱性皮炎、光敏等皮肤反应。③肾功能损伤：对健康患者使用治疗量时一般很少引起肾功能损伤，但对易感人群会引起急性肾功能损伤，停药可恢复。④肝功能损伤：镇痛药所致肝功能障碍轻者为转氨酶升高，重者表现为肝细胞变性坏死。但肝功能损伤发生率较低，不可逆性肝功能损伤罕见，老龄、肾功能损伤、长期大剂量应用者可增加肝功能损伤。⑤心血管系统反应：长期使用选择性 COX-2 抑制剂可能引起心血管系统不良反应，其中包括心律不齐、血压升高、心悸等。⑥血液系统反应：解热镇痛药几乎都可抑制血小板聚集，延长出血时间，但只有阿司匹林引起不可逆性反应。⑦其他：所有解热镇痛药都有中枢神经系统反应，如头晕、头痛、嗜睡、精神错乱等，其他还会引起耳鸣、耳聋、视物模糊、味觉异常、心动过速和高血压等。

布洛芬　口服给药可用于急性轻、中度疼痛的治疗，如手术、创伤、劳损后的疼痛及牙痛、头痛、痛经等。研究发现对于口腔手术疼痛的缓解，布洛芬优于阿司匹林及对乙酰氨基酚；用于治疗发作性紧张性头痛及咽部疼痛时，布洛芬在起效时间及整体镇痛疗效方面均优于对乙酰氨基酚。布洛芬的耐受性良好，胃肠道反应发生率为 30%～40%；中枢神经系统反应常见失眠、头痛、眩晕、耳鸣等；对造血系统的影响是可使出血时间延长，引起血细胞减少症；可引起肾病综合征、肾衰竭、肝功能减退；可引起变态反应如皮疹、瘙痒、哮喘等；对孕妇可导致产程延长及难产。孕妇、哺乳期妇女、哮喘患者禁

用；高血压、肾功能不全、消化道溃疡及凝血功能缺陷者慎用。

双氯芬酸钠　适用于风湿性关节炎、类风湿关节炎等患者的关节肿痛症状；可缓解急性中、轻度疼痛，在口腔科可用于手术后疼痛、创伤性疼痛、牙痛。偶见恶心、上腹不适等消化道症状，眩晕、头痛等神经系统症状，血管神经性水肿、皮肤红斑等变态反应。

洛索洛芬钠　是一前体药物，在吸收入血前对胃肠道无刺激，也没有明显治疗作用，只有吸收入血后转化成活性代谢物才发挥作用。对胃肠道无明显刺激作用，耐受性好，不良反应少。适用于类风湿关节炎、腰痛、肩周炎、颈肩腕综合征，以及手术后、外伤后及拔牙后的镇痛消炎，急性上呼吸道炎症的解热镇痛。

阿片类镇痛药　主要作用于中枢神经系统，属于中枢性镇痛药，可选择性地减轻或消除疼痛。包括阿片生物碱类镇痛药、人工合成镇痛药及非麻醉性镇痛药。阿片类镇痛药可用于中度到重度口腔颌面部疼痛的治疗，如口腔颌面部术后的剧痛及癌症疼痛等。其镇痛作用强大，但长期使用阿片类镇痛药可致依赖（成瘾）性，突然停药可出现戒断症状，不宜长期使用；阿片类镇痛药可直接兴奋位于延髓的呕吐化学感受器而导致恶心和呕吐症状，可给予镇吐剂；阿片类镇痛药过量和中毒时，可引起呼吸抑制，小儿及老年人因清除药物缓慢，尤其易引起呼吸抑制，用量应低于常用量。

吗啡　阿片类镇痛药的典型代表，镇痛作用非常强，是治疗重度癌性疼痛的代表性药物。一次给药镇痛作用可维持 4～6 小

时。常用于治疗慢性顽固性剧痛，如颌面部晚期癌症患者的镇痛。治疗量可引起眩晕、恶心、呕吐、便秘、呼吸抑制、尿少、排尿困难和免疫抑制等不良反应；长期反复应用易产生耐受性和药物依赖性；过量可引起急性中毒，表现为昏迷、深度呼吸抑制及瞳孔极度缩小（"针尖样"瞳孔），常伴有血压下降、严重缺氧以及尿潴留。呼吸麻痹是致死的主要原因，抢救措施为人工呼吸、适量给氧以及静脉注射阿片受体阻滞药纳洛酮。硫酸吗啡缓释片在使用时必须整片吞服，不可掰开、碾碎或咀嚼。成人每隔 12 小时按时服用 1 次，应该根据疼痛的严重程度、年龄及服用镇痛药史决定用药剂量，个体间可存在较大差异。

芬太尼　是手术后最常用的麻醉性镇痛药之一。与肌内注射相比，静脉给药血浆药物浓度较恒定，起效迅速、镇痛效果可靠，缺点是药物的蓄积性可导致致命性呼吸抑制。芬太尼贴剂常用于需要应用阿片类镇痛药的重度慢性疼痛，贴剂的剂量应根据患者的个体情况而决定，并应在给药后定期进行剂量评估。未使用过阿片类药物的患者应以最低剂量为起始剂量，剂量应依据个体情况逐渐增加直至达到镇痛效果。

哌替啶　是半合成的麻醉性镇痛药物，与吗啡相比，镇痛效果较弱和作用时间较短（2～4 小时），主要用于创伤和手术后镇痛。

曲马多　具有类阿片活性的氨基环己醇衍生物，与类阿片 μ 受体有一定的亲和性，并可抑制去甲肾上腺素和 5-羟色胺等单胺类神经递质的再摄取，选择性地抑制兴奋性神经冲动传导和激活

下行单胺能递质系统的脊髓疼痛抑制通路，由此产生类阿片的、非类阿片的双重机制协同镇痛。可用于急、慢性疼痛，轻、中度癌症疼痛、骨折或各种术后疼痛、牙痛。

其他镇痛药 三叉神经痛是在三叉神经分布区域出现的阵发性电击样剧烈疼痛，历时数秒或数分钟，间歇期无症状，可因口腔或颌面部的任何刺激引起。对于继发性的三叉神经痛，应针对病因治疗，如为肿瘤应做肿瘤切除；对原发性三叉神经痛可采取药物治疗、针刺治疗、手术疗法、理疗等，药物治疗作为首选的治疗方法。抗癫痫药对于治疗三叉神经痛效果较好，常用药物有卡马西平、苯妥英钠。

卡马西平 可缓解三叉神经痛和舌咽神经痛，亦用作三叉神经痛缓解后的长期预防性用药，是治疗三叉神经痛的首选药物。也可用于多发性硬化、糖尿病性周围神经痛、外伤及疱疹后神经痛。血药浓度超过 $6\mu g/ml$ 时可引起头晕、嗜睡、手指震颤，大剂量时可引起视物模糊、复视、共济失调、房室传导阻滞。胃肠道反应不常见，且较轻微。长期用药可诱发中毒性肝炎、一过性粒细胞减少及血小板减少、再生障碍性贫血、甲状腺功能减退、皮疹、剥脱性皮炎等。急性中毒时则会导致肌抽动、舞蹈样动作、共济失调、惊厥、反射消失、呼吸抑制、昏迷等。

苯妥英钠 作为镇痛剂治疗三叉神经痛，约 2/3 患者有效，服药后 1~2 日疼痛减轻，但长期服用仅 20% 患者有效，其疗效不如卡马西平。最常见的不良反应为食欲缺乏、恶心、呕吐；40%~80% 患者可能发生牙龈增

生，为纤维细胞增生所致，如在用药开始 6 个月注意口腔卫生，血药浓度适当，可控制牙龈增生发生率在 10% 以下。其他常见的不良反应为头痛、困倦、幻觉、嗜睡及眩晕。

（王晓娟）

kàng kǒuqiāng hémiànbù gǎnrǎn yàowù

抗口腔颌面部感染药物（drugs against oral and maxillofacial infection） 通过抑制或杀灭口腔颌面部的病原微生物，达到治疗或预防口腔颌面部感染性疾病目的的药物。

口腔位于消化道与呼吸道的起始端，通过口腔和鼻腔与外界相通，因其特殊的解剖结构及环境，正常时即有大量微生物存在。若此部位遭受创伤、手术以及全身抵抗力下降等影响，均可导致正常微生物生态失调的内源性或外源性感染的发生。口腔颌面部感染包括口腔感染以及颌面部感染。口腔感染主要为口腔正常菌群和某些致病菌（如厌氧菌、草绿色链球菌和白念珠菌等）引起的混合感染，包括牙周围组织感染，如牙周炎、冠周炎、急性根尖周围炎、干槽症、急性牙周脓肿、口腔黏膜白念珠菌感染（据发病部位可分为念珠菌口炎、念珠菌唇炎和口角炎）、口腔病毒性感染（如疱疹性龈口炎）等。颌面部感染包括颌面部间隙感染、急性化脓性颌骨骨髓炎等，主要的病原菌有葡萄球菌属、链球菌属、肠杆菌科细菌，或消化链球菌、梭杆菌等厌氧菌，偶有铜绿假单胞菌等。

临床应用 口腔颌面部感染性疾病的治疗主要针对机体和病原体两个方面，着眼于增强机体抵抗能力，调整处于紊乱状态的

生理功能和尽快消除入侵的病原体及其对机体造成的损害，从而达到控制感染、恢复健康的目的。在治疗方法上，必须针对具体病例的实际情况，采取相应措施，才能取得良好的疗效。

急性坏死溃疡性龈炎 主要采取局部处理，轻轻去除大块牙石，用 3% 过氧化氢溶液擦洗，并给予氯己定溶液含漱。重症者可口服硝基咪唑类药物，如甲硝唑或奥硝唑等抗厌氧菌药物。

牙周炎 以局部治疗为主，采用龈上洁治术、龈下刮治术和根面平整术清除局部致病因素，治疗后可用 3% 过氧化氢溶液或氯己定溶液局部冲洗。同时指导患者采用正确的方法刷牙、使用牙线或牙签或牙间隙刷，以长期控制菌斑，保持口腔卫生。重度慢性牙周炎、侵袭性牙周炎、伴糖尿病等全身疾病的牙周炎患者需辅助全身用药和局部药物治疗，全身用药可选用的药物有硝基咪唑类、四环素类，局部用药可选用氯己定、西吡氯铵溶液含漱等。侵袭性牙周炎患者采用硝基咪唑类与阿莫西林联合用药或使用盐酸米诺环素软膏治疗。

牙周脓肿 治疗原则是镇痛、防止感染扩散以及引流脓液。在脓肿初期脓液尚未形成前，可清除大块牙石，冲洗牙周袋，将碘甘油引入袋内，必要时全身给予抗菌药物或支持疗法。当脓液形成出现波动时，可根据脓肿的部位及表面黏膜的厚薄，选择从牙周袋内或牙龈表面引流。袋内引流可用尖探针从袋内壁刺入脓腔，切开引流可在表面麻醉下进行，用尖刀片切开脓肿达深部，切开后用氯化钠溶液彻底冲洗脓腔，然后局部使用碘甘油。切开引流后的数日内应让患者用氯己定溶

液含漱。局部用药包括氯己定、西吡氯铵、过氧化氢溶液及米诺环素软膏。重度牙周脓肿、多发性牙周脓肿，应使用全身药物治疗，可用硝基咪唑类、四环素类抗菌药物，也可将硝基咪唑类与阿莫西林联合应用。

急性化脓性根尖周炎　治疗首先要开髓、拔髓、开放引流，迅速消除急性炎症。当移行沟变平有明显波动感时行脓肿切开引流。同时全身给予硝基咪唑类、青霉素类、头孢菌素类抗菌药物。疼痛患者可同时给予布洛芬等镇痛药。

冠周炎　炎症早期的治疗应以控制细菌、增强人体抵抗力为主，化脓期应及时切开、引流、排脓，炎症消退阶段应及早消除病因以免炎症复发。早期可采用3%过氧化氢液冲洗盲袋，然后将碘甘油或1%碘酚放入盲袋，以达到清洁、抑菌、消炎、镇痛的目的，同时用氯己定溶液含漱。若需要使用抗菌药物，较轻者可服用青霉素类、头孢菌素类、大环内酯类药物，较重者可静滴青霉素、头孢菌素类药物；若考虑有厌氧菌感染可与甲硝唑或替硝唑联合用药，用于治疗厌氧菌和葡萄球菌等混合感染。

颌面部间隙感染　是口腔科常见病与多发病，系指口腔、咽喉、面部及颈部软组织化脓性炎性反应，多为需氧菌和厌氧菌引起的混合感染，常见金黄色葡萄球菌、链球菌、铜绿假单胞菌等引起的化脓性感染或腐败坏死性感染。该感染处理得当可及时控制、逐渐痊愈；相反，因颌面部存在着许多潜在间隙，感染可向疏松结缔组织扩散，也可经血管、神经束向颈内、纵隔等深处发展，引起败血症、脓毒血症、纵隔脓肿等严重并发症。颌面部间隙感染主要采取局部处理与全身治疗，需及时进行脓肿切开引流或拔除病灶牙去除感染源，感染控制后再及时给予局部处理，全身治疗需针对性地给予抗菌药物等。

应用抗菌药物时，因致病菌的种类一开始并不能确定，临床上一般先根据诊断、感染来源、临床表现、脓液性状等初步估计致病菌，经验性选择抗菌药物。治疗开始的同时需进行致病菌培养及药敏试验，待获知细菌培养及药敏结果后，结合临床疗效调整给药方案。

颜面疖痈　属于皮肤毛囊及皮脂腺周围组织的严重急性化脓性感染，好发于唇附近，以上唇多见。①局部治疗：疖的初期可用2%碘酊涂敷患处，保持局部清洁；有脓头冒出时，用小镊子夹出脓栓，切忌挤压和切开，以免炎症扩散。只有明显的脓肿形成时，才能挑开脓包引流。同时应减少唇部运动，以免造成脓栓的反流。②抗菌药物的应用等全身治疗：对颜面疖、痈已出现全身症状者，除采用上述局部治疗外，尚应加强全身对症支持疗法和抗感染治疗。脓肿早期，炎性浸润比较局限，全身症状轻微者可服用青霉素类药物，配合严密观察。疖、痈周围有明显的炎性浸润，全身症状亦明显者，应以注射抗菌药物治疗为主，并加强营养，卧床休息。鉴于该病发展快，病原菌多为金黄色葡萄球菌，且耐青霉素菌株日渐增多，应该根据病情以及治疗结果合理调整治疗用药。

颌面部骨髓炎　由细菌感染以及物理或化学因素，使颌骨产生炎性病变。临床上以牙源性感染引起的化脓性颌骨骨髓炎最为常见。其感染的病原菌主要为金黄色葡萄球菌，其次为溶血性链球菌，以及肺炎双球菌、大肠埃希菌等，其他细菌也可引起颌骨骨髓炎，多为混合性细菌感染。化脓性颌骨骨髓炎一般来势迅猛，病情重，并常有引起血行感染的可能，在治疗时应首先注意给予足量、有效的抗菌药物治疗，同时配合必要的外科手术治疗。

颌面部淋巴结炎　急性淋巴结炎以抗菌药物治疗为主。如已化脓应切开引流，待炎症控制后处理病灶，以防再发。慢性淋巴结炎应寻找及清除口腔内或其他部位病灶，局部可进行理疗，促其消散。抗菌药物可选用青霉素类或头孢菌素类抗生素。

念珠菌性口炎　治疗时首先要去除引起感染的不良因素，如小儿喂养用具要进行清洁与消毒；长期应用抗生素的患者要停止使用抗生素；戴义齿的患者应注意义齿的清洁；吸烟的患者应嘱其戒烟。药物治疗可采用局部治疗结合全身治疗的方法。①局部治疗：轻型：婴儿可用2%~4%碳酸氢钠液擦洗口腔，成人可用碱性漱口液含漱。疼痛者饭前可用2%普鲁卡因含漱。较重患者可用10万单位制霉菌素甘油液涂擦，还可采用制霉菌素片含服。②全身治疗：可采用的药物有多烯类抗菌药物制霉菌素、两性霉素B、咪唑类抗真菌药氟康唑等。

念珠菌性唇炎　多见于老年人，好发于下唇。局部涂10万单位制霉菌素甘油液、克霉唑软膏或咪康唑软膏有效。

念珠菌性口角炎　多见于儿童和老年人。主要以局部治疗为主，可用制霉菌素甘油或克霉唑软膏涂抹。针对引起感染性口角炎的诱因，应采取措施加以消除。

如纠正过短的拾间距离，修改不良修复体，增加拾垫，制作符合生理拾间距离的义齿，减少口角区皱褶，保持口角区干燥等。

疱疹性龈口炎 临床上最常见的原发单纯性疱疹病毒感染。口腔局部选用氯己定、聚维酮碘、依沙吖啶或复方硼酸溶液漱口，氯己定、溶菌酶、西地碘片等含化，阿昔洛韦、喷昔洛韦软膏或酞丁安乳膏局部涂布。唇疱疹继发感染时，可用温生理盐水、依沙吖啶或氯己定溶液湿敷。全身抗病毒治疗可选用利巴韦林、阿昔洛韦、伐昔洛韦、泛昔洛韦和更昔洛韦等。继发严重细菌感染者，可酌情选用抗菌药物治疗。

常用药物 包括以下几种。

青霉素 G 青霉素类抗生素。对由 A 组溶血性链球菌属引起的蜂窝织炎、化脓性关节炎有较好疗效，为首选药物。化脓性链球菌属引起的蜂窝织炎合并脑膜炎与心内膜炎应采用大剂量青霉素静脉给药。青霉素毒性很低，主要不良反应为变态反应，可引起过敏性休克。在使用前应做好相应的预防及抢救措施。

阿莫西林 半合成的广谱抗生素，为 β-内酰胺类抗生素，对革兰阳性菌及部分革兰阴性菌有杀菌作用。耐酸，口服吸收好，临床上常与甲硝唑联合使用治疗侵袭性牙周炎。对一些能产生 β-内酰胺酶的细菌如中间普氏菌、具核梭杆菌等无效，但与 β-内酰胺酶抑制剂克拉维酸联合使用有效。副作用少，偶有胃肠道反应、皮疹和变态反应。对青霉素过敏者禁用。

头孢唑林 第一代头孢菌素。对金黄色葡萄球菌、肺炎链球菌、化脓性链球菌、大肠埃希菌、变形杆菌、克雷伯杆菌、流感嗜血杆菌等有较强抗菌活性。常用于预防口腔颌面部外科手术术后感染。头孢唑林钠的不良反应发生率低，偶见皮疹、荨麻疹、发热、血清病样反应等症状。对头孢菌素过敏者及曾有青霉素过敏性休克者禁用。

头孢呋辛 第二代头孢菌素。对某些阴性杆菌产生的 β-内酰胺酶稳定，抗阴性杆菌的作用比第一代强，而对革兰阳性菌的作用则与第一代头孢菌素相近或稍弱。主要用于敏感菌所致的呼吸道感染、尿路感染、软组织感染、细菌性脑膜炎、败血症、口腔颌面部骨髓炎和间隙感染等，还可用于预防口腔颌面部外科手术术后感染。

头孢丙烯 第二代头孢菌素。对革兰阳性的金黄色葡萄球菌（包括产 β-内酰胺酶菌）、肺炎链球菌、化脓性链球菌有较好的活性，对草绿色链球菌也具有一定的抗菌活性。用于敏感菌所致的上呼吸道感染、软组织的轻中度感染。头孢丙烯口服制剂可用于口腔门诊拔牙术后感染的防治。

头孢曲松 第三代头孢菌素。对革兰阴性杆菌产生的广谱 β-内酰胺酶高度稳定，对革兰阴性杆菌，特别是肠杆菌科细菌有强大的抗菌活性，对革兰阳性球菌抗菌作用则不如第一代头孢菌素。用于治疗敏感菌所致的呼吸道感染、腹腔感染、泌尿生殖系统感染、软组织感染、骨和关节感染、耳鼻喉感染等。也可作为手术前预防感染用药。

头孢噻肟 第三代头孢菌素。对肠杆菌科细菌有强大的抗菌活性，产 β-内酰胺酶和不产酶的流感杆菌和淋球菌皆对其高度敏感。对大肠埃希菌、产气杆菌、各类变形杆菌属及流感杆菌等的抗菌作用均比第二代头孢菌素作用强。主要用于敏感菌所致的败血症、骨和软组织感染。常与 β-内酰胺酶抑制剂舒巴坦合用，可增强头孢噻肟的抗酶作用和杀菌能力。

头孢哌酮 第三代头孢菌素。常与 β-内酰胺酶抑制剂舒巴坦合用，可增强头孢哌酮抗 β-内酰胺酶降解的能力，起明显的增效作用。头孢哌酮对大肠埃希菌、克雷伯菌属、变形杆菌属、伤寒沙门菌、志贺菌属、枸橼酸杆菌属等肠杆菌科细菌和铜绿假单胞菌有良好的抗菌作用，流感嗜血杆菌、淋病奈瑟菌对其高度敏感，对各组链球菌、肺炎球菌亦有良好作用，葡萄球菌（甲氧西林敏感株）对其中度敏感。适用于治疗敏感菌所致的呼吸道感染、泌尿道感染、腹膜炎、胆囊炎、胆管炎和其他腹腔内感染、败血症、脑膜炎、软组织感染、骨和关节感染、盆腔炎、子宫内膜炎、淋病及其他生殖系统感染。

亚胺培南 碳青霉烯类抗生素。对 β-内酰胺酶高度稳定，但在体内可被肾脱氢肽酶 I 代谢失活，临床上常与肾脏脱氢肽酶 I 抑制剂西司他丁合用，保护亚胺培南不被破坏。合用后作为一种广谱的抗生素，对大多数革兰阳性、革兰阴性的需氧菌及厌氧菌有抗菌作用，特别适用于治疗由敏感的需氧菌/厌氧菌所引起的混合感染及病原体未确定前的早期治疗。还可用于已经污染或具有潜在污染性的外科手术患者或术后感染一旦发生将会特别严重的操作的术后感染的预防。

米诺环素 四环素类广谱抗生素。对葡萄球菌、链球菌、多种革兰阴性菌、厌氧菌（包括侵袭性牙周炎的优势致病菌伴放线杆菌）以及螺旋体、衣原体、立克次体均敏感，可用于颌面部及牙源性感染，如疖肿、创伤感染、蜂窝织炎、牙槽脓肿、冠周炎、坏死性龈炎及急慢性牙周感染。临床上常用盐酸米诺环素软膏，它是一种牙周袋内直接给药的制剂，具有抗菌谱广、耐药菌少、抑制胶原酶代谢、促进牙周组织再生等特点，可改善对盐酸二甲胺四环素敏感菌所致牙周炎（慢性边缘性牙周炎）的各种症状。在口腔龈上洁治术或龈下刮治术后，将软膏注满患牙牙周袋内。对四环素类药物有过敏史的患者禁用。

红霉素 大环内酯类抗生素。对葡萄球菌属（耐甲氧西林菌株除外）、各组链球菌和革兰阳性杆菌均具抗菌活性，还对除脆弱拟杆菌和梭杆菌属以外的各种厌氧菌具抗菌作用。对军团菌属、胎儿弯曲菌、某些螺旋体、肺炎支原体、立克次体属和衣原体属也有不同程度的抑制作用。临床上红霉素常作为对青霉素过敏患者因溶血性链球菌、肺炎链球菌感染引起的牙槽脓肿、冠周炎、蜂窝织炎等口腔颌面部感染的替代用药。

克拉霉素 大环内酯类抗生素。其抗菌谱与红霉素相似，但对革兰阳性菌抗菌活性较红霉素增强 1 倍。口服吸收率较高、组织渗透性强、体内分布广，不良反应比红霉素少而轻，适合口腔急性感染的治疗。

林可霉素 林可霉素类抗生素。对常见的需氧革兰阳性菌有较高抗菌活性，如金黄色葡萄球菌（包括耐青霉素 G）、表皮葡萄球菌、β-溶血性链球菌、草绿色链球菌和肺炎链球菌等。对破伤风杆菌、白喉棒状杆菌、产气荚膜杆菌等厌氧菌有良好的抗菌作用。可用于敏感葡萄球菌属、链球菌属、肺炎链球菌及厌氧菌所致的呼吸道感染、软组织感染等。可作为对青霉素过敏或不适于用青霉素类药物者的感染性疾病的治疗，以及预防口腔颌面部外科手术术后感染。

甲硝唑 硝基咪唑类抗菌药物。甲硝唑对大多数厌氧菌具有良好抗菌作用，对需氧菌及兼性厌氧菌活性较差，对滴虫及阿米巴原虫等病原体有很强的作用。甲硝唑能有效地杀灭牙龈卟啉单胞菌、中间普氏菌、具核梭杆菌、螺旋体及消化链球菌等，对由这些细菌引起的牙周炎和坏死性溃疡性牙龈炎具有良好的治疗效果，能显著减少螺旋体、具核梭杆菌等，改善牙龈出血、牙周袋溢脓等症状，对 HIV 相关性牙周炎急性期症状的控制有效。甲硝唑用于治疗急性坏死溃疡性龈炎，与阿莫西林合用辅助治疗侵袭性牙周炎、重度慢性牙周炎、常规牙周治疗欠佳者。部分患者可出现胃肠道不适等症状，偶有发生腹泻、皮疹、口内有金属异味等不良反应。

奥硝唑 硝基咪唑类抗菌药物。作用与甲硝唑类似。口服给药常用于抗口腔厌氧菌感染的治疗，静脉注射常用于口腔颌面部手术前后预防感染。

氟康唑 三唑类广谱抗真菌药。可用于全身性念珠菌病及口咽部念珠菌病、皮肤真菌病等真菌感染性疾病的治疗。对于免疫功能严重受损者（如获得性免疫缺陷综合征相关的口腔念珠菌感染），疗程视病情轻重程度而定。

伊曲康唑 三唑类广谱抗真菌药。对浅部、深部真菌感染的病原菌均有活性。对于免疫缺陷患者，口服时生物利用度可能会降低，需采用维持疗法以防止复发，疗程视病情轻重程度而定。

制霉菌素 多烯类广谱抗真菌药。基本不溶于水，口服肠道不吸收。可将其制成锭剂含服至缓慢完全溶解，或将其甘油或水的混悬液涂布于口腔内病变区，用于治疗口腔念珠菌病效果良好。局部应用刺激性小，但其苦涩味可引起恶心、呕吐症状。

碳酸氢钠溶液 可抑制白念珠菌的生长繁殖。2%～4%碳酸氢钠溶液是治疗婴幼儿鹅口疮的常用药物。在哺乳前后采用碳酸氢钠溶液洗涤口腔，可消除能分解产酸的残留凝乳或糖类，使口腔成为碱性环境，从而阻止白念珠菌的生长和繁殖。轻症患儿不需使用其他药物，病变在 2～3 天内即可消失，但仍需继续用药数日，以预防复发。也可用该药在哺乳前后洗净乳头，以免交叉感染或重复感染。

甲紫溶液 在 1∶10 万浓度时仍可抑制念珠菌的生长。0.05%甲紫溶液每日涂搽婴幼儿口腔黏膜，用以治疗婴幼儿鹅口疮和口角炎。市售 1%甲紫醇溶液，因刺激性大，不宜直接用于婴幼儿口腔黏膜，但可用于皮肤病损。使用时需注意，病损处被药物染色后，不易观察其变化。

阿昔洛韦 鸟嘌呤核苷酶类似物，是抗单纯疱疹病毒感染最有效的药物。阿昔洛韦可用于治疗原发性疱疹性口炎及复发性疱疹性口炎。

利巴韦林 广谱抗病毒药，可用于原发性疱疹性口炎的治疗。

治疗原则 包括以下方面。

口腔感染 ①以局部治疗为主，如清除牙石、菌斑，冲洗局部，切开引流，清除感染的牙髓等，并注意口腔卫生，抗菌治疗为辅助治疗。②伴有发热等全身症状者或患有糖尿病等基础疾病的患者在进行牙周病、牙体牙髓病治疗前后可短期口服抗菌药物3~7天。③必要时可局部使用抗菌制剂。

颌面部感染 ①尽早进行血液和脓液的病原微生物检查和药敏试验。②根据感染的来源和临床表现等推断可能的病原菌，立即开始抗菌药物的经验治疗。③联合应用抗需氧菌和抗厌氧菌药物，初始治疗宜静脉给药，病情明显好转后可改为肌注或口服。④获知病原菌及药敏试验结果后，结合经验治疗的效果调整用药。⑤及时进行脓液引流，感染控制后给予局部处理。

(王晓娟)

yátǐ-yásuǐbìng yòngyào

牙体牙髓病用药 (drugs for careological and endodontological therapy)

用于治疗牙体硬组织和牙髓组织疾病的药物。牙体牙髓病用药绝大部分为局部用药，直接作用于牙，需要由医生操作。对于牙体硬组织用药，主要是通过渗透高度钙化的牙体组织或通过牙髓腔封药达到消炎、消毒、镇痛的目的，故对治疗使用的药物有一定要求，如穿透性好、消毒力强、对组织刺激性小等。如为髓腔内封药，要求有较强的消炎镇痛和对软组织刺激性小的特点；而牙体硬组织用药如抗牙本质敏感药物，则要求有较强的渗透性或穿透性。在治疗时，多种药物常配伍使用，可减少药物的腐蚀性和刺激性，提高药物疗效。

牙体牙髓病的药物治疗是牙体牙髓病系统治疗中重要的治疗措施，对牙体牙髓病的治疗效果起到重要作用。但绝大部分牙体牙髓病用药只是牙体牙髓病系统治疗中的一个环节，并不能用药物治疗代替系统治疗。

临床上常用的牙体牙髓病用药包括防龋药物、抗牙本质敏感药物、牙漂白药物、盖髓剂、牙髓切断术药物、牙髓失活剂、根管治疗药物。

(王晓娟)

fángqǔ yàowù

防龋药物 (anti-caries drugs)

具有增加牙抗龋能力、控制菌斑、抑制细菌生长的药物。龋病是由于牙菌斑内的致龋微生物和碳水化合物作用产生的酸引起牙体硬组织脱矿和无机质崩解的慢性进行性破坏的疾病。具有增强牙体强度的含氟制剂，具有杀菌和抗龋作用的含银制剂，具有抑制菌斑的抗菌抗酶制剂及具有中和酸性分泌物的碱性制剂都能达到防龋的目的，临床常用的是氟化物防龋。

氟化物防龋已有100多年历史，早在20世纪初已有含氟牙膏问世，到了20世纪30年代氟化物已被证明具有预防龋病作用。防龋氟化物种类较少，常用的氟化物只有三种：氟化钠、氟化亚锡以及酸性磷酸氟。

氟化钠 其防龋作用主要是增强牙的抗龋能力，降低釉质的溶解度，促进釉质再矿化，改变口腔的生态环境使之不利于细菌的生长。氟化物局部应用是非常重要的防龋方法，尤其对儿童新萌出的牙局部用氟效果更好。局部用氟的方法包括局部涂搽和局部含漱。

氟为细胞原浆毒物，当一次使用剂量过大、浓度过高或误吞氟化物，则可导致急性氟中毒，氟化钠的成人急性中毒致死量为2.5~10g，平均致死剂量为4~5g；儿童急性氟中毒致死量为0.5g左右。急性氟中毒初期表现出恶心、呕吐、腹泻等胃肠症状，继之四肢感觉异常疼痛，反射亢进，甚至抽搐、痉挛。此时血中钙离子与氟结合使血钙急剧下降，患者出现血压下降、心力衰竭，严重者可致死亡。长期摄入过量的氟可导致骨骼和牙的慢性氟中毒。牙慢性氟中毒即氟牙症，又称氟斑牙。氟牙症多发生于饮水含氟量过高地区的儿童，对牙的损害主要表现在恒牙上。当儿童长期摄取过量氟（地区饮水氟含量高过2~4ppm），处于发育矿化期的牙体硬组织便会发生釉质发育不全、钙化不良，釉质表面随即会出现白垩色或黄褐色，甚至暗棕色斑块，严重者出现釉质缺损。骨的慢性氟中毒起先为骨质密度增加，韧带和肌腱有钙质沉积，骨、关节僵硬、疼痛、变形，脊柱侧弯、运动受限，甚至截瘫，称为氟骨症。

使用氟化钠应严格控制每日摄氟量，防止氟中毒的发生；氟化钠溶液或凝胶应放置于塑料容器内，因其对玻璃有腐蚀作用。

氟化亚锡 具有氟离子和亚锡离子双重抗龋作用。亚锡离子作为表面活性剂可阻止细菌黏附于牙面，从而减少菌斑的形成。亚锡离子可与变异链球菌细菌膜上的酸性物质发生作用，对其选择性抑制。氟化亚锡与牙接触时间延长后，锡与正磷酸作用，形成一层不溶性磷酸锡、氟化钙和磷酸氟化物，发挥防龋作用。常用剂型有溶液和凝胶两种。溶液剂型：常使用8%氟化亚锡溶液局部涂擦，其防龋效果优于2%氟化钠溶液；也可配制成0.1%溶液漱口。凝胶剂型：用等量去离子水稀释凝胶，使锡与氟离子释放出来，然后用牙刷蘸凝胶稀释液刷于各牙面。

氟化亚锡溶液不稳定，易发生水解和氧化形成氢氧化锡和锡离子，使其作用减弱。因此每次使用时必须新鲜配制，并且在 1 小时内用完，否则将变成白色沉淀而失效。氟化亚锡溶液有时对牙龈有刺激作用，使牙龈组织发白，也易使釉质脱矿区、发育不全区和充填物边缘变为棕黄色或黑色，这种现象可能与亚硫酸锡的形成有关。

酸性磷酸氟 系氟化钠和磷酸组成的防龋剂，有溶液和凝胶两种剂型。酸性磷酸氟溶液含氟化钠浓度约 2%，酸性磷酸氟凝胶剂含氟浓度为 1.23%。现也有泡沫剂型的酸性磷酸氟商品使用。酸性磷酸氟的 pH 值为 3.2，由于其弱酸性，可使釉质中的钙、磷溶解呈多孔状，有助于氟化物进入釉质深层并滞留其中，所以酸性磷酸氟溶液比氟化亚锡和氟化钠溶液更容易被釉质吸收。溶解的钙、磷与氟结合沉淀生成氟磷灰石，因此使用酸性磷酸氟溶液可明显增加釉质中氟磷灰石的含量。酸性磷酸氟中的磷有稳定磷灰石的作用，其酸性可使釉质释放钙和磷，而有磷酸盐存在时可阻止钙、磷的过度释放。酸性磷酸氟的防龋效果比中性氟化钠和氟化亚锡明显，性质也很稳定，可保存使用。对口腔组织无刺激性，不会引起牙变色。

（王晓娟）

kàngyáběnzhì mǐngǎn yàowù

抗牙本质敏感药物（anti-dentine hypersensivity drugs）

能减轻或消除牙本质敏感症所引起的疼痛，并对牙髓不造成损害的药物。也称牙本质脱敏药。

作用原理 根据牙本质敏感症发生的流体动力学理论，其抗敏感的原理包括两方面：①阻塞牙本质小管，通过化学反应产生不溶性物质，使牙本质小管内物质凝聚，或促进磷灰石再矿化阻断牙本质小管，以减少或避免牙本质小管内的液体流动，达到抗敏感的目的。②降低牙髓神经敏感性。

应具备的条件 对牙髓没有刺激性，能减轻或消除牙本质敏感症所引起的疼痛，不刺激口腔软组织，疗效稳定而持久，不引起牙变色，操作方便。尚无完全达到上述理想条件的抗牙本质敏感药，大多数药物能暂时缓解疼痛，但疗效很难持久。

常用药物 包括以下几种。

草酸钾 同时具有阻塞牙本质小管和降低牙髓神经敏感性的作用。草酸钾作用于牙面后，与牙本质中的钙离子发生反应，产生草酸钙晶体。草酸钙晶体体积较小，可以进入并完全阻塞牙本质小管。研究及临床疗效证实草酸盐可以降低牙本质通透性 95%。临床常使用 30% 的草酸钾溶液。

硝酸钾 钾离子可降低感觉神经敏感性，常用剂型为水性凝胶，凝胶剂型可延长钾离子的作用时间。需使用定制的托盘，将凝胶注入托盘内，戴入口内。

氟化钠甘油 氟化钠可与牙本质中钙离子反应，产生氟化钙晶体，阻塞牙本质小管。对局部无刺激，不使牙变色，适用于牙颈部的脱敏。

（王晓娟）

yápiǎobái yàowù

牙漂白药物（dental bleaching drugs）

可氧化牙体结构内的有机色素而使牙体颜色变白的药物。

牙着色原因 可分为外源性和内源性因素。见牙美白。

常用药物 过氧化氢和过氧化脲是临床上应用最广泛的两种牙漂白药物。过氧化氢可分解为超氧化物自由基，超氧化物自由基与染色颗粒的有机大分子发生氧化-还原反应，使有机物缓慢降解为小分子，使之吸收的可见光谱波长变短，达到脱色或者颜色变浅的目的，无机分子不受影响。过氧化脲在口腔内接触了软组织和唾液后分解为过氧化氢和尿素，最终依靠过氧化氢分解为超氧化物自由基来发挥漂白作用。

过氧化氢 一种强氧化剂，分子量较小，可穿过釉质和牙本质，发挥氧化作用。加热或光照可激发其氧化过程。过氧化氢主要用于诊室内漂白，临床上使用的剂型主要有 35% 过氧化氢溶液或凝胶。副作用是可能引起暂时性牙本质敏感症，对牙髓没有长期损害。

过氧化脲 通过释放低浓度的过氧化氢发挥氧化-还原作用。10% 过氧化脲降解为 3% 过氧化氢和 7% 尿素。主要应用于家庭漂白，将药物放于特制的牙套中在夜间进行治疗，也称夜间漂白术。通常为凝胶缓释剂型。使用时偶有牙本质敏感症发生。

过硼酸钠 一种弱氧化剂，降解后形成过硼酸和过氧化氢，作用同过氧化氢溶液，氧化反应持续时间较长，可以用于髓腔内漂白。

（王晓娟）

gàisuǐjì

盖髓剂（pulp capping agents）

放置在接近牙髓的牙本质表面或已暴露的牙髓创面上，用于覆盖牙髓保存其活力的药物。牙髓是富于血管和神经的组织，对牙体组织具有防御、修复和再生能力。生活的牙髓对生理性和病理性刺激发生反应，不断产生继发性牙本质和修复性牙本质，对牙髓起保护作用。牙髓组织丰富的血液循环，供给了牙体组织和部分牙周组织的营养。因此保存有活力的牙髓对牙的健康有着积极的意义。

作用原理　其主要作用是隔绝外界理化因素对牙髓的刺激，保护牙髓健康，提供牙髓修复的微环境，激发诱导牙髓细胞的分化，从而形成修复性牙本质，促进牙髓组织愈合。

应具备的条件　对牙髓组织有良好的生物相容性，无毒性和刺激作用；能促进牙髓组织的修复再生；有较强的杀菌或抑菌作用；有消炎作用；有较强的渗透性；药效稳定、持久；有一定强度，使用方便。

常用药物　包括以下几种。

氢氧化钙　是最早用于保存活髓的药物，广泛用于直接盖髓术、间接盖髓术和活髓切断术。强碱性的氢氧化钙可抑制细菌生长并中和炎症所产生的酸性产物，减少对牙髓的刺激。钙离子可使初步软化脱钙的牙本质重新钙化，促进牙本质形成，有利于牙本质的修复。氢氧化钙可用作直接或间接的牙髓覆盖及活髓切断后覆盖根髓断面。使用时蒸馏水或生理盐水调成糊状或加入20%碘仿粉以增强抗感染作用。将适量糊剂直接覆盖于牙髓穿孔处或牙髓切断面上，外封氧化锌丁香酚糊剂，不可加压，需无菌操作。单纯氢氧化钙具有较强的细胞毒性，可造成与之接触的表浅牙髓组织变性坏死。

氧化锌丁香酚糊剂　又称氧化锌丁香酚粘固剂，是由氧化锌粉末和丁香油溶液调拌而成的糊剂。氧化锌为白色粉末，无味、无臭，具有弱防腐作用与缓和的收敛作用，能保护创面。丁香油的主要成分为丁香油酚，味芳香，有刺激性，为无色或微黄的液体，接触空气后，颜色变深，有防腐和镇痛作用。因对牙髓有安抚作用而作为间接盖髓剂，也可作为牙髓病治疗过程中窝洞的暂时封药用。不能用于直接盖髓术。研究表明，氧化锌丁香酚糊剂与牙髓直接接触，可能导致牙髓慢性炎症，最终致牙髓坏死而无修复性牙本质形成，造成盖髓治疗失败。

（王晓娟）

牙髓切断术药物

yásuǐ qiēduànshù yàowù

牙髓切断术药物（drugs of pulpotomy）　用于切除冠部的炎症牙髓组织，保留根部正常生活牙髓组织的药物。

分类　根据药物类型及其作用机制不同分为两类：①活髓切断术药物：使用药物为氢氧化钙，其方法是切断冠髓后覆盖氢氧化钙，使根髓断端愈合，保存根髓的活性。②半失活牙髓切断术药物：使用药物为甲醛甲酚，其方法是用酚醛类药物处理牙髓创面，使断端下的牙髓组织固定。甲醛甲酚牙髓切断术只适合乳牙治疗。活髓切断术所用的氢氧化钙见盖髓剂。

常用药物　包括以下几种。

甲醛甲酚　具有凝固蛋白作用，切断面的牙髓组织发生凝固坏死，形成一层无菌性的凝固屏障，保护屏障以下的根髓组织，使其逐渐凝固、退变，维持乳牙到替换时期。与氢氧化钙活髓切断术不同，甲醛甲酚作用下不产生修复性牙本质。该药作用于乳牙牙髓后，牙髓逐渐固定并最终呈纤维化。使用时严格控制适应证，只可使用于乳牙的活髓切断术；勿将该药接触到牙龈等口腔软组织和颜面部皮肤。常用剂型为溶液剂和糊剂。甲醛甲酚固定后的自体组织可引起免疫反应，主要是细胞免疫，因此甲醛甲酚的抗原性值得关注。

戊二醛　固定效果较好，作用缓慢，刺激性小，术后根髓可保持良好活力，不易发生根吸收，更适宜于乳牙断髓术。常用剂型为溶液和糊剂，溶液浓度通常为2%或4%，糊剂由2%戊二醛与氧化锌调制而成。2%～4%戊二醛水溶液可对接触的牙髓组织产生快速的固定作用。与甲醛甲酚比较，戊二醛作用下的牙髓组织大部分保持活力，不会发生明显的炎症反应。牙髓在药物作用下形成一个狭窄的固定组织层。随着时间延长，固定组织层被致密的胶原组织替代，根部牙髓仍保持活力。与甲醛甲酚比较，戊二醛在牙髓组织内的扩散局限，很少通过根尖孔分布于全身，对恒牙胚也没有明显影响。戊二醛对组织结合力低，绝大部分在肾和肺代谢，通过尿和呼吸排出体外，用药3天后90%的戊二醛被排出体外。戊二醛的毒性较低，2.5%戊二醛的细胞毒性也比19%甲醛小15～20倍。戊二醛可以产生抗原性，但抗原性较甲醛甲酚低。在临床上常替代甲醛甲酚用于乳牙牙髓切断术，应用方法与甲醛甲酚相同。戊二醛溶液性质不稳定，需要使用前新鲜配制。

（王晓娟）

牙髓失活剂

yásuǐ shīhuójì

牙髓失活剂（pulp devitalizing agents）　在拔髓前封于牙髓创面上的，可使牙髓组织失去活力、发生化学性坏死的药物。治疗牙髓病时，常需去除病变的牙髓组织，为了达到无痛性拔除牙髓，可采用牙髓失活剂。多用于麻醉效果不佳或对麻醉药过敏者。

应具备的条件 为了保证牙髓失活的安全，理想的失活剂应具备如下条件：在牙髓失活过程中不引起疼痛；对牙本质无损害；牙髓失活效果好，拔髓时无痛；对周围组织安全，封药无吸收或吸收缓慢。曾经使用或尚在使用的失活剂很难完全符合以上条件。现使用的牙髓失活剂如亚砷酸、金属砷等均为剧毒物质，对组织有强腐蚀性，必须小心使用。

常用药物 包括以下几种。

亚砷酸 又称三氧化二砷，对细胞原生质、神经纤维、血管都有强烈毒性。它能与巯基酶结合，破坏酶的功能；阻碍细胞呼吸及能量代谢系统，对组织产生腐蚀破坏作用；三氧化二砷可引起牙髓毛细血管极度充血，内层细胞破坏，导致毛细血管广泛破坏出血，血液循环障碍导致组织坏死、细胞死亡。因亚砷酸对组织的毒性作用没有自限性，可以破坏深部组织，需注意控制药物作用时间，使其作用于牙髓而不扩散到根尖孔外，故根尖孔尚未完全形成的患牙不宜使用。该药为剧毒药物，应避免漏出窝洞，不慎溢出对牙龈组织和牙槽骨、牙周膜有较强的腐蚀性，可造成炎症或组织坏死。如果发生溢出应立即用10%碘酊局部涂搽，将三价砷氧化成五价砷降低其毒性。二巯基丁二钠（二巯琥珀酸钠）为广谱金属解毒剂，对砷有解毒作用，其内含易氧化物，应密闭避光保存。

金属砷 实际上是砷的单质成分，因为具有金属元素的某些化学性质，故称金属砷。金属砷具有砷剂的作用特点，但是比三氧化二砷的作用缓慢，与牙髓接触后，氧化为亚砷酸，再作用于牙髓，产生与亚砷酸相似的作用，主要是使牙髓充血、栓塞而失去活力。因金属砷作用缓慢、安全，所以不易产生化学性根尖周炎。金属砷适用于乳牙牙髓失活。金属砷的渗漏会导致牙周组织的坏死，严重者甚至会导致牙槽骨的坏死。

多聚甲醛 作为牙髓失活剂时的使用浓度较高，为35%~60%。高浓度多聚甲醛具有原生质毒性、神经毒性，能引起毛细血管内皮细胞发生损害，平滑肌麻痹充血、扩张、出血，神经麻痹，最终致牙髓逐渐坏死。由于甲醛有凝固蛋白作用，牙髓为干性坏死，可保持无菌。多聚甲醛起效缓慢，封药时间为2周左右，因此适用于乳牙。使用时多聚甲醛的渗漏会导致牙周组织的坏死，若神经损伤可引发感觉异常；释放的甲醛通过根尖孔，可引起尖周炎症反应或组织坏死；若应用在乳牙列，有可能损害继承恒牙胚；释放的甲醛也可能导致患者出现变态反应。

（王晓娟）

gēnguǎn zhìliáo yàowù

根管治疗药物（drugs for root canal treatment）

置于髓腔内，可用于治疗牙髓及根尖周疾病的药物。根管治疗包括根管预备、根管消毒和根管充填三个步骤。根管治疗过程中利用化学药物对根管进行有效的冲洗和消毒是非常必要的。根据根管治疗的基本步骤，将根管治疗药物分为根管冲洗剂、根管消毒剂。

根管冲洗剂 根管预备前进行根管冲洗的目的是将松散的坏死感染物质从根管内清除，防止根管预备时将其推入根尖部甚至根尖周组织内。在根管预备过程中和根管预备后也同样需要进行根管冲洗，目的是清除因根管预备产生的牙本质碎屑和牙本质玷污层。根管冲洗剂应具有以下的作用：冲洗碎屑作用、润滑作用、杀菌作用、组织溶解作用、去除玷污层作用。常用的根管冲洗剂包括次氯酸钠溶液、过氧化氢溶液、乙二胺四乙酸钠等螯合剂。

次氯酸钠 其作用原理主要通过次氯酸钠与水作用生成次氯酸，具有氯的强杀菌和强氧化漂白作用，与水作用所生成的氢氧化钠对组织有强溶解性，因此能有效地溶解坏死的牙髓组织，并能渗透到牙本质小管中。次氯酸钠分子小，不带电荷，易进入细菌细胞内与蛋白质发生氧化作用，或破坏细菌的磷酸脱氢酶，使糖代谢失调而导致细菌死亡。氯极其活泼，易与有机碎屑结合而抑制次氯酸的形成，降低其药效，因此必须彻底清除根管内的有机碎屑，次氯酸钠才能达到最大的杀菌能力。

次氯酸钠的杀菌作用受 pH 值、温度等因素的影响。pH 值下降时，即在酸性环境中，次氯酸钠的杀菌力增强；增加溶液的温度可增加次氯酸钠的抗菌作用和溶解作用。次氯酸钠的临床效果还受到根管内生物膜和牙本质玷污层的影响，生物膜和牙本质玷污层的存在妨碍药物在根管内的扩散和进入牙本质小管内。粪肠球菌是持续性和继发性根管感染的主要致病菌，在根管治疗失败的根管系统中检出率极高，粪肠球菌对次氯酸钠有抵抗力。

次氯酸钠溶液作为根管冲洗剂，最常使用的浓度为 5.25%，为了减少刺激作用，也可稀释为较低浓度如 1.25% 使用。高浓度次氯酸钠溶液有刺激性，建议在橡皮障隔离条件下使用。

根管冲洗的次数和冲洗液的

量是有效清除根管内碎屑十分重要的因素。每次冲洗液的量应至少有 1~2ml。根尖 1/3 部位的冲洗十分重要，增强该部位冲洗效果方法是每次冲洗前使用根管锉到达根尖部位，确认根管通畅。

氯己定　又称洗必泰，因其有较强的抑菌能力和较低的毒性，被推荐作为根管冲洗剂使用。氯己定的抗菌谱广，对革兰阳性菌效佳，对革兰阴性菌和真菌亦有效。研究发现氯己定可有效地抑制金黄色葡萄球菌、粪肠球菌、铜绿假单胞菌、枯草杆菌以及白念珠菌，可完全抑制粪肠球菌生长，抑菌能力具有持续性，并且对根尖周组织无毒性。

氯己定可迅速吸附于微生物细胞表面，破坏细胞膜使胞质成分渗漏，并能抑制细菌脱氢酶的活性。高浓度的氯己定还可凝聚菌体的胞质成分。此外，氯己定对牙表面的无机和有机物（即羟磷灰石、葡萄糖、酸性糖蛋白等成分）有高度的亲和力，可以较长时间停留在牙体组织上，使其抑菌时间可持续 1 周左右。氯己定与次氯酸钠的联合使用可得到更强的抑菌能力。临床常用浓度为 0.2%~2% 溶液，直接冲洗根管，也可使用氯己定凝胶作为根管消毒剂。

乙二胺四乙酸钠　为螯合剂，通常作为次氯酸钠的辅助冲洗剂。乙二胺四乙酸钠具有其他冲洗剂不具有的特性，即能去除牙本质玷污层；具有抗微生物作用，能与细菌生长所必需的金属离子螯合，切断细菌的营养而抑制其生长；并且作为一种脱钙剂，能软化根管内的牙本质壁，螯合牙本质中的钙并释放钠，导致根管壁部分脱矿。乙二胺四乙酸钠溶液基本无毒性，不刺激根尖周组织。

临床上一般使用 5.25% 次氯酸钠冲洗根管后，再用 17% 乙二胺四乙酸钠冲洗根管，可有效去除根管预备过程中产生的玷污层，能使根管充填材料和粘结性根充糊剂渗透进牙本质小管，增强根管充填的密合性。对于狭窄根管、根管钙化或根管内异物也可用乙二胺四乙酸钠来处理。乙二胺四乙酸钠使用后，其螯合作用可持续数天，但具有自限性，与钙结合后，活性即丧失。乙二胺四乙酸钠的螯合作用非常强，使用 5 分钟后可穿透和软化牙本质深度 20~30μm。因此必须小心使用，以防止根管壁侧穿或根管偏移。被软化的牙本质必须及时清除，以免存留在根管内封闭根管，影响最后的根管充填。

过氧化氢　过氧化氢与有机物接触很快释放出氧而产生发泡现象。这种发泡作用有助于在用器械扩锉根管时将坏死组织或牙本质碎屑移出，使之漂浮至表面便于清除。临床上使用 3% 过氧化氢液直接冲洗根管。在冲洗细窄根管时，不宜压力过大，应保持气泡逸出的通道，以免大量气泡进入根尖孔外的组织，引起疼痛或化学性根尖周炎。

根管消毒剂　根管消毒的目的是使用药物控制经过了根管预备和冲洗后仍残留在根管系统内的感染。理想的根管消毒剂应具备的条件：①能快速消除和破坏根管内的细菌，不易产生耐药性，对多种细菌均有效。②能中和或破坏根管内的毒性物质。③能在血液、浆液、脓液或其他有机物中保持有效浓度，药效维持时间长。④对根尖周组织无刺激和毒性作用，不危害宿主组织的生理功能。⑤能有效地渗透到根管、牙本质小管、侧支根管内和根尖

周组织。⑥较稳定，便于贮存。⑦不使牙着色。⑧不干扰细菌的培养过程。曾经普遍使用的酚类根管消毒剂均具有原浆毒，能引起细胞结构破坏或功能损伤。这种毒性对宿主细胞和细菌细胞是非选择性的，如果医师使用不当，可能造成严重的根尖周组织损伤，影响愈合。

氢氧化钙　临床上使用的多为糊剂。氢氧化钙的药理作用在于其抗微生物活性，绝大部分根管内的致病菌不能生存于氢氧化钙的高度碱性环境中。感染根管中的细菌在直接接触氢氧化钙后短时间内就被消灭。氢氧化钙糊剂是一种作用缓慢的抗菌剂，作用时间可达 1 周以上。使用前将氢氧化钙与生理盐水混匀调拌，用螺旋输送器将糊剂导入根管内，分布于全根管。也可使用商品化的产品，用注射器直接注入根管内。根管填满糊剂后，用氧化锌丁香酚糊剂封闭根管口。

氢氧化钙调拌成糊剂时，氢氧化钙量要多。导入根管内时，要注意将糊剂均匀充填至全根管，以发挥最大效果。根管口封闭一定要严密。为了取得长效广谱的抗菌效果，将氢氧化钙和次氯酸钠或氯己定等药物联合使用后，对粪肠球菌和白念珠菌有较好的抑制和杀灭效果。氢氧化钙糊剂在临床上已逐渐取代酚类消毒药物成为根管消毒的首选药物。

碘仿　碘仿具有防腐、防臭、镇痛、减少渗出物等作用。常与氧化锌混合，以丁香油酚或樟脑酚调和，适用于渗出液较多的感染根管。对感染根管根尖区有较多渗出物、叩痛不消失者，可在治疗过程中将碘仿糊剂封入根管中 10~14 天，可减少渗出。使用时临时以粉和液调拌，用扩孔钻

或螺旋形根管充填器将调好的糊剂送入根管内。如用扩孔钻，则以逆时针方向旋转，缓慢退出，反复数次，即可将糊剂注满根管；如用螺旋形根管充填器，只需顺时针方向旋转即可。注射型糊剂可直接注射进入根管内。碘仿糊剂也可用作乳牙根管充填材料。

（王晓娟）

yázhōubìng yòngyào

牙周病用药（drugs for periodontal diseases）

用于治疗发生在牙支持组织（牙周组织）的疾病，包括累及牙龈组织的牙龈疾病和波及深层牙周组织（牙周膜、牙槽骨、牙骨质）的牙周炎的药物。

牙周病是一种多因素疾病，牙周病的病因分为局部因素和全身因素，但这二者又是相互联系、相互影响和相互制约的。未有确切证据证明某种全身疾病会单独造成牙周病。局部因素中牙菌斑生物膜的细菌及其产物是牙周病最主要的病因。全身因素包括遗传因素、吞噬细胞数目减少或功能缺陷、内分泌功能紊乱和精神压力等。细菌激发的宿主反应也是造成牙周组织破坏的主要原因，在宿主反应过程中，组织的破坏性酶如基质金属蛋白酶、弹性蛋白酶、炎性介质和细胞因子等都起着非常重要的作用，介导了牙周组织的破坏。

用药原则 ①不同类型的牙周病应采用不同的药物。对于各型牙周病相关的致病菌的检出情况，各家报道尽管不同，但有些规律较一致。如慢性牙周炎的可疑致病菌种类是牙龈卟啉单胞菌、中间普氏菌、福赛斯坦纳菌、直肠弯曲菌和具核梭杆菌，坏死溃疡性龈炎的可疑致病菌种类是具核梭杆菌、中间普氏菌、奋森疏螺旋体和齿垢密螺旋体，龈缘炎的可疑致病菌种类为黏放线菌、内氏放线菌、微小消化链球菌、黄褐二氧化碳嗜纤维菌和牙龈二氧化碳嗜纤维菌，妊娠期龈炎的可疑致病菌种类是中间普氏菌，局限性侵袭性牙周炎的可疑致病菌种类是伴放线嗜血菌等。②牙周病的药物治疗仅作为某些条件下适用的辅助治疗，不可替代常规的基础治疗，应当避免滥用，以免造成药源性疾病。③给药时应考虑药物效应动力学、药物代谢动力学和药物的适应证、禁忌证、剂型等因素，凡是能行局部药物治疗者，尽量减少全身给药。④用药前做机械清创。

常用药物 牙周病的治疗可分为非手术治疗和手术治疗两大类，非手术治疗又可分为基础治疗和药物治疗两类。药物治疗是牙周病的辅助治疗手段，不可代替常规的基础治疗。牙周病用药包括牙周病全身用药和牙周病局部用药。

（王晓娟 金 剑）

yázhōubìng quánshēn yòngyào

牙周病全身用药（systemic administration of drugs in treating periodontal diseases）

可用于牙周病全身用药的主要有两大类药物，即抗微生物药和宿主调节药。抗微生物药包括抗菌药物和消毒剂，宿主调节药包括非甾体解热镇痛抗炎抗风湿药、抗组胺药、四环素类以及部分中药等。

抗微生物药 牙周病是一种感染性疾病，针对牙周细菌的抗菌药物治疗往往能取得一定的效果，故抗菌药物治疗是牙周病综合治疗的重要组成部分。采用抗菌药物治疗的优点是抗菌药物可抑制侵入牙周袋壁的微生物，药物可达牙周袋底及根分叉等器械难以达到的区域。而其缺点是还没有简单方法检测病原菌，所以常常根据临床经验选药，盲目口服或肌注大剂量的广谱抗生素，易产生不良反应；另外，全身用药后到达牙周局部的药物浓度也较低，很难达到最佳治疗效果。所以，抗菌药物治疗虽然有效，但不是最佳的治疗方案。采用抗微生物药来治疗牙周病，适用于器械不易达到的解剖部位如深牙周袋、螺旋形牙周袋、根分叉，或经基础治疗不能控制者；细菌已侵入牙周袋壁，或已扩散至全身者；急性或重度牙周病，如多发性牙周脓肿、坏死性牙周病；伴糖尿病及心瓣膜病等全身疾病的牙周炎等。常用药物有甲硝唑、替硝唑、多西环素、阿莫西林、青霉素、红霉素和氧氟沙星等。消毒剂则主要抑制或杀灭体外病原微生物；而对于牙周病患者，临床上经常利用一些消毒剂来清洁口腔，以减少口腔细菌数量，减少或预防菌斑形成，或用来处理牙周袋，清除或减少牙周袋内的细菌。

甲硝唑 又名灭滴灵，化学名为1-（2-羟乙基）-2-甲基-5硝基咪唑，是专性厌氧菌感染的首选药物，并且具有抗滴虫、抗阿米巴虫和抗螺旋体作用。该药对厌氧菌有良好的抗菌作用，其作用机制是分子中的硝基在细胞内无氧环境中还原为氨基，生成具有细胞毒作用的还原物质，抑制DNA合成，促进DNA降解，从而干扰厌氧菌的生长繁殖，最终导致细菌死亡。甲硝唑对牙周可疑致病菌如牙龈卟啉单胞菌、中间普氏菌、具核梭杆菌、螺旋体和消化链球菌等均有杀灭作用，适用于治疗急性坏死溃疡性龈炎；

还可与阿莫西林合用，辅助治疗侵袭性牙周炎、重度慢性牙周炎；对常规牙周治疗反应欠佳者使用该药，能显著改善牙龈出血、牙周溢脓等症状；可用于控制 HIV 相关性牙周炎急性期症状。主要不良反应以消化道反应最为常见，包括恶心、呕吐、食欲缺乏、腹部绞痛，一般不影响治疗；神经系统症状有头痛、眩晕，偶有感觉异常、肢体麻木、共济失调、多发性神经炎等，大剂量可致抽搐。少数病例可发生荨麻疹、潮红、瘙痒、膀胱炎、排尿困难、口腔中有金属异味及白细胞减少等，均属可逆性，停药后自行恢复。妊娠或哺乳期妇女禁用，血液疾病或肾功能不全者慎用，服药期间应忌酒。

替硝唑 为抗原虫药，疗效比甲硝唑高 4~8 倍，对滴虫、阿米巴原虫和贾第鞭毛虫等有很好的作用。对大多数厌氧菌有强大的抗菌作用，其中包括脆弱拟杆菌、梭状芽胞杆菌、真杆菌、梭形杆菌、阴道嗜血杆菌、消化球菌、消化链球菌和韦荣球菌等。该药疗效高、半衰期长（12~14小时），疗程短。适用于治疗急性坏死溃疡龈炎；可与阿莫西林合用，辅助治疗侵袭性牙周炎、重度慢性牙周炎，口服片剂应于餐间或餐后服用。不良反应与甲硝唑类似。

多西环素 又名强力霉素，是四环素类抗菌药物。抗菌作用比四环素强 2~10 倍，口服后吸收完全且迅速，不受同服食物影响，具有速效、强效、长效的特点。对大多数牙周致病菌有明显的抑制作用，耐药性少见。适用于辅助治疗牙周炎；可作为小剂量的抗胶原酶药物。

阿莫西林 又名羟氨苄青霉素，为广谱抗菌药物，对革兰阳性和阴性菌均有抑制作用，不耐酶，耐酸，口服吸收好，半衰期 1~1.3 小时；有时间依赖性，一般只需血药浓度大于最小抑菌浓度即可，具抗生素后效应。适用于辅助治疗重度慢性牙周炎、侵袭性牙周炎、伴放线杆菌相关的顽固性牙周炎；与甲硝唑联合应用，对四环素类药物反应较差的病例，选择该治疗方案可获得较好的疗效；还可用于急性牙周脓肿切开引流术后的辅助治疗。

红霉素 大环内酯类抗菌药物。对革兰阳性菌有较强抑菌作用，对放线菌高度敏感，对某些革兰阴性菌也有抑菌作用。但达龈沟液的浓度很低，故在牙周病方面应用有限。通常只用于牙周炎辅助治疗。

氧氟沙星 又名氟嗪酸，为第三代喹诺酮类药物。抗菌谱广，对球菌、多数革兰阴性杆菌、部分厌氧菌和支原体等均有较好的抗菌活性。有浓度依赖性，口服吸收好，体内分布广。适用于牙周炎辅助治疗。

宿主调节药 是调节宿主防御反应的药物，调节机体与细胞的免疫功能，从分子水平阻断特异性的炎症介质，减少炎症介质的转录与表达，降低炎症反应程度，抑制牙槽骨吸收，减慢牙周炎的进程，降低发生系统性疾病的危险性。主要包括非甾体解热镇痛抗炎抗风湿药、抗组胺药、四环素类和部分中药。临床上常用药物有布洛芬、双氯芬酸钠、苯海拉明、氯苯那敏和补肾固齿丸等。

布洛芬 非甾体解热镇痛抗炎抗风湿药。具有镇痛和消炎等作用。其作用机制尚未完全明确，可能是通过抑制前列腺素或其他刺激性递质的合成而在炎症组织局部发挥作用。适用于辅助治疗各类牙周炎、冠周炎、牙周组织的急性感染以及牙周手术后疼痛等。临床上有多种剂型可供选择。

双氯芬酸钠 非甾体解热镇痛抗炎抗风湿药。其镇痛、抗炎作用是通过对环氧化酶的抑制而减少前列腺素的合成，还有一定抑制脂氧酶而减少白三烯、缓激肽等产物的作用。适用于辅助治疗各类牙周炎、冠周炎、牙周组织的急性感染以及牙周手术后疼痛等。

苯海拉明 组胺 H_1 受体拮抗剂。适用于辅助治疗各类牙周炎和口腔手术麻醉等。

补肾固齿丸 具有补肾固齿、活血解毒的功效。适用于肾虚血热型牙周病，表现为牙酸软、咀嚼无力、松动移位和牙龈出血。

（王晓娟 金剑）

yázhōubìng júbù yòngyào

牙周病局部用药 （local administration of drugs in treating periodontal diseases）

牙周病局部用药具有用药剂量小、局部病损区药物浓度高、能避免肝脏的首过效应、疗效较好和不良反应小等优点。牙周病局部用药包括含漱药物、牙周袋用药、牙周病局部缓释药物、根面处理药物和牙周塞治剂。

含漱药物 含漱药物具有清洁、消毒和消炎作用，可以减少口腔细菌数量及抑制龈上菌斑沉积。但由于漱口维持时间短，疗效短暂，需要每天含漱 3~4 次，否则药物不易到达牙周袋内。这类药物包括 2% 氯化钠溶液、0.05% 氯已定、0.05% 高锰酸钾溶液、复方硼酸液、0.1%~0.3% 依沙吖啶液（利凡诺）和芳香漱口液等。

2%氯化钠溶液 高渗溶液，能防止由渗透压引起的组织损害，具有消毒、消炎和轻度抑菌作用。适用于坏死性溃疡性牙龈炎。

0.05%氯己定 双胍类高效、广谱杀菌剂，对革兰阳性菌、革兰阴性菌和真菌均有效，可抑制牙菌斑的形成。适用于根管冲洗、防龋含漱和牙周病治疗，但长期使用可使黏膜及牙面着棕色，还可引起味觉迟钝，停药后可好转。

0.05%高锰酸钾溶液 强氧化剂，低浓度时呈收敛作用，高浓度时有刺激腐蚀作用。适用于牙周炎和口腔溃疡。但需用前新鲜配制，久置易氧化-还原失效。

复方硼酸液 碱性的温和含漱剂，具有清洁和消毒作用。适用于牙周炎、口腔溃疡和口腔炎等。使用时需加4~5倍水稀释后含漱。

0.1%~0.3%依沙吖啶液 又称利凡诺。色素抗菌剂，是一种碱性染料，能抑制革兰阳性菌和少数革兰阴性菌的繁殖，最敏感的细菌为淋病奈瑟菌、魏氏梭形芽胞杆菌和酿脓链球菌。在治疗浓度时对组织无毒、无刺激性。具有消炎、控制感染和保持口腔清洁的作用。适用于牙周病、假膜性口炎与其他口炎、化脓性感染的创面的治疗。可含漱、湿敷或清洗创面。其性质不稳定，遇光渐变褐色，有毒性，宜新近配制。同时，不能与含氯溶液、氧化物、砷、汞、苯酚、碘制剂和碱性药物等配伍。

芳香漱口液 对组织刺激小，具有清洗、杀菌、芳香防臭和轻度镇痛作用。适用于口腔炎和口臭。使用时取温开水100ml，加入药液10滴即可。

牙周袋用药 牙周袋用药包括牙周袋涂布和牙周袋冲洗，具有消炎和收敛作用，但因作用时间短，需要反复冲洗。涂布药物有复方碘甘油等，冲洗药物有3%过氧化氢液等。

复方碘甘油 刺激性较小，具有防腐、收敛和轻微腐蚀作用。可辅助治疗各类龈炎、牙周炎和冠周炎等。在进行牙周冲洗后，擦干局部组织，用探针或镊子取药液放入龈袋或牙周袋内。需要避光保存，对碘过敏的患者慎用。

3%过氧化氢液 强氧化剂，pH3~5，具有消毒、防腐和除臭等作用，遇有机物或过氧化氢酶，能释放新生态氧，改变牙周袋内厌氧环境，使菌体内活性基团氧化，干扰酶系统，抑制厌氧菌生长，还具有氧化发泡、清除脓血及坏死组织等作用。适用于坏死性牙周炎、冠周炎和感染根管等。但长期使用可产生黑毛舌或使牙脱钙。

盐酸米诺环素 为广谱抗菌药物，可有效抑制牙周致病菌。不仅可缓解炎症，减轻疼痛、红肿、出血和流脓，且可促进牙周组织再生，使牙周袋的深度变浅。临床上常用盐酸米诺环素软膏。使用时将药品注入牙周袋内，直至充满，注药后牙周袋的药物浓度可维持长时间，168小时后仍有0.1μg/ml。可用于可改善牙龈卟啉单胞菌、变黑普氏菌、腐蚀埃肯菌、具核梭杆菌、二氧化碳噬纤维菌和伴放线聚集杆菌所致牙周炎的各种症状。不良反应主要有瘙痒、红肿、丘疹、疱疹和局部胀痛等。对四环素类抗菌药物有过敏史的患者禁用。

根面处理药物 牙周手术中的根面处理，通常使用50%枸橼酸的饱和溶液。该溶液呈强酸性（pH1.0），能抑制细菌生长，降解细菌内毒素，使根面脱钙，又能诱导结缔组织分化成牙骨质细胞和成骨细胞，促进牙周新附着。适用于牙周病患牙病变根面的化学处理，促进新牙骨质和牙槽骨的形成。使用时，用浸有药液的小棉球敷牙根面，然后用0.9%氯化钠液冲净根面。在使用中应注意：在酸处理前应先行根面平整，以去除病理性牙骨质。若牙根面已呈高矿化性变，应适当延长酸处理时间，才能使根面易获得新附着。因酸能使骨修复延迟，并使龈瓣软组织呈烧灼性肉芽肿样损害，造成愈合延迟。因此，使用时应避免与周围其他组织接触，根面处理完成后应立即用0.9%氯化钠液反复冲洗干净。

牙周塞治剂 可分为不含丁香油塞治剂和含丁香油塞治剂。不含丁香油塞治剂中不含丁香油，对牙周组织无刺激，可塑性好，固化后表面光滑，有一定柔韧性，可用于对丁香油过敏的患者。不含丁香油塞治剂以 Coe-pak 塞治剂为代表，为二支管装的成品，一管为氧化锌、油、胶等混合糊剂，另一管为不饱和脂肪酸等，两者调拌后再使用。牙周塞治剂具有保护创面、脱敏、止血和扩大牙周袋的作用，适用于牙周手术后保护创面，使组织在愈合期间免受损伤，阻止肉芽组织过度生长，防止感染。临用时，取适量粉剂及液剂调成糊剂，局部隔湿，创面止血后，将塞治剂覆盖创面，轻压，使其贴合创面，并使表面光滑，数分钟后即可硬固。一般牙周手术术后5~7天即可拆除，拆除后不必再用；膜龈手术则需2周后拆除，以待肉芽组织生长。填塞塞治剂时用力不宜过大，用量不宜过多，应注意避免妨碍咬合、影响口腔的运动等；

除去塞治剂时，最好分成小块取下，以免将缝线一起扯下。

（王晓娟 金 剑）

kǒuqiāng niánmóbìng yàowù

口腔黏膜病药物（drugs for oral mucosal diseases）

口腔黏膜病是指发生在口腔黏膜及口腔软组织的疾病。有主要发生在口腔黏膜的疾病，有同时发生于皮肤或单独发生于口腔黏膜的疾病，也有全身性或系统性疾病的口腔表征。

口腔黏膜病往往具有如下发病特点：病因复杂，尚待探明者居多；全身因素常常作为重要的发病背景；病程反复迁延；常多部位发作，局部症状明显，直观表现明显；中老年患者居多；癌前病变占一定比例；发病与机体的免疫状态、内分泌水平和病原微生物感染密切相关。

口腔黏膜病治疗用药主要包括全身用药和局部用药。其用药特点有用药谱广，经验用药多，需以内科用药为重要参考依据；全身用药占有重要地位，且应与内科用药相匹配；尽可能选择长效、低毒、安全的药物；病情较轻者以局部治疗为主，局部用药应选择起效快、作用明显的药物，较严重者则采用局部和全身联合用药；需特别关注老年人的个体化用药；需熟悉免疫调节剂、抗菌药物等药物的适应证、禁忌证、不良反应，正确掌握使用方法等。

（王晓娟 金 剑）

kǒuqiāng niánmóbìng quánshēn yòngyào

口腔黏膜病全身用药（systemic administration of drugs in treating oral mucosal diseases）

由于大多数口腔黏膜病的病因复杂，与全身因素相关，而有些疾病的病因仍不明确，故口腔黏膜病的全身用药具有多样化和系统化的特点。口腔黏膜病全身用药常用药物包括抗微生物类、糖皮质激素类、免疫调节剂类、维生素与微量元素类、中成药和其他等。

抗微生物类 抗微生物类药物主要用于感染类口腔黏膜病、口腔黏膜病损继发感染和伴全身感染的口腔黏膜病等，包括抗菌药物、抗病毒药和抗结核药等。其应用原则是病原微生物对其敏感、用药选择合理、用药及时和疗程足够长。口腔黏膜病若是真菌感染，则主要以白念珠菌感染为主，治疗以局部抗真菌药物为主，病情严重者可联合全身用药。用药后短期内症状消失，但仍需持续用药 7~14 天，临床上常用药物有氟康唑和伊曲康唑等。口腔黏膜病毒感染性疾病主要有口腔单纯疱疹、带状疱疹和手足口病等，临床上常用药物有阿昔洛韦和利巴韦林等。

氟康唑 为氟代三唑类广谱抗真菌药。其作用机制是抑制真菌细胞膜的麦角甾醇合成酶，使麦角甾醇合成受阻，破坏真菌细胞壁的完整性，抑制其生长繁殖。对白念珠菌、大小孢子菌、新型隐球菌、表皮癣菌和荚膜组织胞浆菌等均有强力抗菌活性。口服吸收良好，在体内分布广，可渗入脑脊液中。适用于治疗口腔念珠菌感染；临床上也用来治疗与获得性免疫缺陷综合征相关的口腔念珠菌感染。

伊曲康唑 具有三唑环的合成唑类抗真菌药，抗菌谱与氟康唑相似，对深部真菌和浅表真菌均有抗菌作用。口服吸收良好，在体内有良好的分布，在体内多种组织如肺、肾、上皮组织中有较高的药物浓度。组织浓度高于血药浓度数倍，与血浆蛋白结合率为 99%。半衰期为 15~20 小时，在肝脏转化成无活性的代谢物，经胆汁和尿排出体外。肾功能不全时对药物代谢无明显影响，血液透析和腹膜透析不能清除。适用于口腔念珠菌病；用于获得性免疫缺陷综合征相关的口腔念珠菌感染。需注意的是妊娠期患者禁用。伊曲康唑和氟康唑在治疗口腔念珠菌感染时存在交叉耐药现象。

阿昔洛韦 2′-脱氧鸟苷的无环类似物，可干扰单纯疱疹病毒 DNA 聚合酶，从而抑制病毒 DNA 的合成。抗病毒谱较窄，对病毒有特殊的亲和力，对正常的宿主细胞则很少引起代谢改变。有高度的抗病毒特性和低毒性，还具有良好的眼内渗透性。对疱疹病毒 I 型的抑制活性强，对疱疹病毒 II 型、巨细胞病毒和人类疱疹病毒也有抑制作用。但对单纯疱疹病毒的潜伏感染和复发无明显效果，故不能根除病毒。适用于原发性疱疹性口炎。对免疫力低下的患者效果好，儿童或肾功能不全者用药量应酌减。还可用于治疗复发性疱疹性口炎；治疗免疫缺陷疾病相关的口腔病毒性感染。用于静脉滴注时宜缓不宜快，以防止药物在尿中浓度过高产生结晶而对肾脏造成损害。

利巴韦林 又名病毒唑，具有广谱抗病毒作用。对多种病毒如呼吸道合胞病毒、流感病毒、单纯疱疹病毒有抑制作用。适用于原发性疱疹性口炎、手足口病，用于治疗三叉神经带状疱疹，可用于口腔雾化吸入治疗，用于治疗疱疹性咽喉炎。利巴韦林长期使用会引起贫血，且有致畸作用，孕妇忌用。

糖皮质激素类 主要用于与

免疫功能紊乱相关的口腔黏膜疾病和口腔黏膜病损急性发作期。尽管应用该类药物能缓解急性症状、延缓病情发展，但同时也会产生较重的不良反应。所以在应用时，药物种类、剂量及疗程均应视病种、患者身体状况等因素而定，严格掌握适应证和禁忌证，注意监测可能发生的不良反应，特别是对于需长期服用糖皮质激素的患者，应严密观察，定期随访。

泼尼松 曾称强的松，具有很强的抗炎作用，也能减少 I 型变态反应中药理活性物质由肥大细胞的释放，且能稳定溶酶体膜，阻止中性粒细胞溶酶体中水解酶的释放；另一方面糖皮质激素也能改变淋巴细胞的功能，并且通过直接的细胞溶解作用或淋巴细胞在全身的再分布而出现外周血淋巴细胞减少、抑制免疫应答、移植物抗宿主反应及免疫性炎症的作用。适用于天疱疮、类天疱疮、贝赫切特综合征、复发性阿弗他溃疡、口腔扁平苔藓糜烂型、盘状红斑狼疮、药物性口炎、唇炎和多形红斑等疾病的治疗。需注意的是长期使用糖皮质激素时应加大日常蛋白质的摄入，且严重肝功能不良者不宜使用。

甲泼尼龙 又称甲强龙，具有起效快、抗炎作用较强、对钠潴留作用微弱和肌毒性小等特点。此外，因其 C_{11} 上有羟基基团使其不需要经肝脏转化，而泼尼松必须在肝脏中转化为泼尼松龙后才具有抗炎作用，因此同泼尼松不同，甲强龙适于肝功能不良者使用。适用的口腔疾病同泼尼松。

免疫调节剂类 主要用于与免疫状况失衡有关的口腔黏膜病或症状。主要可分为免疫抑制剂和免疫增强剂。免疫抑制剂与激素同用可减少激素用量，降低其不良反应同时提高疗效。免疫增强剂主要用于增强机体的抗肿瘤、抗感染能力和纠正免疫缺陷。

硫唑嘌呤 免疫抑制剂。常用于天疱疮、黏膜良性类天疱疮、贝赫切特综合征、顽固性扁平苔藓、腺周口疮和多形红斑的治疗。此药物有致畸作用，孕妇慎用。

环孢素 免疫抑制剂。可用于严重或顽固性口腔扁平苔藓、贝赫切特综合征和天疱疮等疾病。多应用于对糖皮质激素类药物耐药的患者。

胸腺素 免疫增强剂，是小分子多肽类药物。可用于治疗复发性阿弗他溃疡、贝赫切特综合征、口腔扁平苔藓、复发性疱疹性口炎、带状疱疹和慢性皮肤黏膜真菌感染等疾病。

左旋咪唑 免疫增强剂。可用于治疗复发性阿弗他溃疡、贝赫切特综合征、口腔扁平苔藓和复发性疱疹性口炎等疾病。

转移因子 免疫增强剂。适用的疾病同胸腺素，于上臂内侧或腋窝皮下或腹股沟区皮下注射。

匹多莫德 免疫增强剂。可用于治疗口腔单纯性疱疹、带状疱疹和慢性皮肤黏膜真菌感染等，也可用于各种免疫力低下的口腔黏膜病患者。

维生素与微量元素 维生素与微量元素主要用于与维生素或微量元素缺乏有关的口腔黏膜病或症状。此类药物既可单独作为治疗药物，又可作为常规辅助药物与其他治疗药物联合使用。

维生素 A（视黄醇） 作为口腔斑纹类疾病（如口腔黏膜白斑、口腔扁平苔藓）和口腔念珠菌病的辅助用药。

维生素 B_1 可作为灼口综合征、舌部疾病、口干症和放射性口炎等疾病的辅助治疗药物。

维生素 B_2 可用于治疗营养不良性口炎（包括口角炎和舌炎），需同时服用其他 B 族维生素。也可用于灼口综合征，常与谷维素、维生素 E 合用。还可作为复发性阿弗他溃疡、地图舌、沟纹舌等疾病的辅助治疗药物。

维生素 B_{12} 可用于三叉神经带状疱疹，可防止或缓解神经痛；也可用于营养不良性口炎及舌部疾病，可作为辅助治疗药物。

叶酸 可作为营养不良性口炎及大多数舌部疾病的辅助治疗药物。

烟酸 可作为营养不良性口炎的辅助用药。

烟酰胺 可作为营养不良性口炎、舌部疾病和类天疱疮等的辅助用药。

维生素 C 可作为口腔黏膜溃疡类疾病（如复发性阿弗他溃疡、贝赫切特综合征）、口腔黏膜感染性疾病（如口腔单纯性疱疹、口腔念珠菌病）、口腔黏膜变态反应性疾病（如药物过敏性口炎、光化性唇炎）和舌部疾病（如地图舌、沟纹舌）的辅助治疗药物。

维生素 E 可作为口腔溃疡、灼口综合征和口炎等辅助用药。用于三叉神经带状疱疹时，可防止或缓解神经痛。

硫酸锌 可作为口腔溃疡类疾病、舌部疾病、灼口综合征和味觉减退等的辅助用药。

硫酸亚铁 用于因缺铁性贫血导致的萎缩性舌炎和普-文综合征。用于口腔念珠菌病、灼口综合征等的辅助用药时，可与维生素 B_2 合用，以提高疗效。

中成药 中医药在口腔黏膜病治疗中起到不可忽视的作用，采用中西医结合治疗是中国口腔黏膜病学的一大特色。

雷公藤总苷 具有抗炎、免疫抑制、抗凝血、促进微循环和促纤溶的作用。适应证同糖皮质激素类治疗的口腔黏膜病。不良反应主要为胃肠反应，一般可耐受。偶可见血小板减少，停药后可恢复。偶可致月经紊乱及精子活力降低。

绞股蓝胶囊 主要成分为绞股蓝总苷和灯盏花素，具有健脾益气、活血化瘀、扶正祛邪的功效。适用于口腔黏膜斑纹类疾病。

其他 包括以下几种常用药。

氯喹 又称磷酸氯喹。适用于口腔扁平苔藓、盘状红斑狼疮、唇部糜烂和光化性唇炎等。常与维生素 B_6 同服，以减轻胃肠道反应。其药理机制主要是通过稳定溶酶体膜，产生抗炎作用，减少组织和细胞损伤。不良反应有头晕、头痛、视物模糊、食欲缺乏、恶心、呕吐、腹痛、腹泻、瘙痒、皮疹，甚至剥脱性皮炎、耳鸣、烦躁等，症状大多较轻，停药后可自行消失。如果用药量大，疗程长，可能会有较重的反应，常见眼毒性。因氯喹可由泪腺分泌，并由角膜吸收，在角膜上出现弥漫性白色颗粒，停药后可消失。久服可致视网膜轻度水肿和色素聚集，出现暗点，影响视力，常为不可逆。偶可引起窦房结的抑制，导致心律失常、休克，严重时可发生阿-斯综合征致死亡。因此，肝肾功能不全、心脏病、重型多形红斑、血卟啉病、银屑病和精神病患者慎用，孕妇禁用。

沙利度胺 曾称反应停，为谷氨酸衍生物，具有中枢镇静、免疫调节和激素样作用。适用于治疗复发性阿弗他溃疡、贝赫切特综合征、口腔扁平苔藓、盘状红斑狼疮、顽固性糜烂和溃疡，为糖皮质激素治疗重型阿弗他溃疡无效时的首选药物。不良反应有致胎儿畸形、头晕、嗜睡、神经毒症状（感觉迟钝、感觉障碍、肌震颤等）、便秘等。孕妇禁用，驾驶员及高空作业者慎用。

维A酸 又称维甲酸，主要影响上皮代谢和骨的生长，具有促进上皮细胞增生、分化及较明显的角质溶解作用，以防止上皮过角化。适用于治疗口腔黏膜白斑病和口腔扁平苔藓。孕妇禁用，育龄妇女及儿童慎用；严重肝肾功能损害、冠心病、高脂血症患者禁用。

（王晓娟　金　剑）

kǒuqiāng niánmóbìng júbù yòngyào

口腔黏膜病局部用药 （local administration of drugs in treating oral mucosal diseases） 口腔黏膜局部用药可以提高病损区的药物浓度，有利于提高疗效，避免或减少全身用药导致的不良反应。

局部用药具有作用直接、效果显著、剂型多样和适用面广等特点。口腔黏膜病局部用药根据剂型和作用不同可以分为含漱剂、糊剂、口含片、气雾剂、膜剂、粘贴片、散剂、局部浸润注射液和局部镇痛剂等。

含漱剂 包括以下常用药。

氯己定溶液 具有消炎和促进愈合的作用。可用于治疗以下疾病：①各类口腔黏膜充血、糜烂、溃疡性病损如复发性阿弗他溃疡、天疱疮、充血糜烂型口腔扁平苔藓、原发性疱疹性口炎等。②各类唇部糜烂、渗血、结痂性病损如光化性唇炎、多形红斑、复发性疱疹性口炎等。③预防由化学治疗、放射治疗或久病卧床引起的口腔黏膜病损，但长期使用可出现口干和舌苔发黑等不良反应。

碳酸氢钠溶液 为弱碱性溶液，能中和酸性物质，使口腔保持碱性环境。常用于口腔念珠菌病、难愈性口腔病损，如口腔扁平苔藓、盘状红斑狼疮的顽固性糜烂和溃疡、放疗化疗后口腔黏膜损害。常用 1%~3% 溶液含漱。

人工唾液 主要含羧甲基纤维素钠、山梨醇、氯化钾等。可替代唾液湿润口腔。用于各种原因引起的口腔干燥。常用 1% 溶液含漱。

复方硼砂溶液 又名多贝尔液。每 1000ml 溶液含硼砂 15g、碳酸氢钠 15g、液化苯酚 3ml、甘油 35ml。呈弱碱性，能溶解腐败组织，具有抗菌、防腐、消毒和清洁作用。用于各类口腔黏膜充血、糜烂、溃疡。常用 2% 溶液含漱。小儿、老年人、孕妇及哺乳期妇女慎用。

糊剂 包括以下几种常用药。

制霉菌素糊剂 主要含制霉菌素和甘油等，具有抗真菌作用。该药常用于口腔念珠菌病及难愈性口腔病损（口腔扁平苔藓、天疱疮、盘状红斑狼疮的顽固性糜烂和溃疡）。

维A酸糊剂 主要含维A酸、甘油和珍珠粉等，具有抗菌、消毒和角质溶解作用，能抑制黏膜上皮过度角化，促进上皮更新和角化正常化。适用于各类口腔黏膜上皮过度角化性疾病（口腔黏膜白斑、口腔扁平苔藓、盘状红斑狼疮、口腔白色过角化病等）。先将病损处拭干，用棉签蘸取少量涂布患处。涂布后黏膜可能有粗糙感或有轻度充血等不良反应。黏膜充血、糜烂等炎性损害处禁用。

口含片 包括以下几种常用药。

溶菌酶含片 为黏多糖水解

酶，具有抗菌、抗病毒、增强免疫、止血、消肿、消炎和促进修复愈合等作用。适用于各类口腔黏膜溃疡、舌乳头炎、急性和慢性咽喉炎等。

西地碘含片 具有高效、低毒、广谱杀菌的特点。适用于口腔念珠菌病、难愈性口腔病损、顽固性糜烂和溃疡、放疗化疗后口腔黏膜继发性感染。

气雾剂 重组人表皮生长因子衍生物喷剂主要含重组人表皮生长因子、甘油、甘露醇，能加速创面上皮细胞的增生和肉芽组织的生成，从而缩短创面的愈合时间，提高创面的修复质量。可用于治疗复发性阿弗他溃疡、创伤性溃疡、放射性口炎等。有可疑癌变倾向的溃疡慎用。

膜剂 复方四环素泼尼松膜主要成分为盐酸四环素、盐酸丁卡因、醋酸泼尼松和氢溴酸樟柳碱等，具有抗菌、消炎、抗过敏、镇痛和促进愈合等功效。适用于各类口腔黏膜充血、糜烂、溃疡、唇部损害及放疗化疗后口腔黏膜损害。遇水、光、热易变质，故应存放于低温、干燥、避光处。

粘贴片 醋酸地塞米松粘贴片主要含醋酸地塞米松和羟丙基甲基纤维素等，具有抗菌、消炎、抗过敏、镇痛、促进愈合的作用。适用于各类口腔黏膜充血、糜烂、溃疡、唇部损害及放疗化疗后口腔黏膜损害。长期、大面积使用可能产生糖皮质激素类全身性不良反应。口腔念珠菌感染者禁用。

散剂 包括以下几种常用药。

皮质散 含皮质激素、林可霉素和次碳酸铋等，具有抗菌、消炎、抗过敏、镇痛和促进愈合作用。适用于各类口腔黏膜充血、糜烂、溃疡、唇部损害以及放疗化疗后口腔黏膜损害。涂布过夜可能有舌苔发黑、口干和咽干等不良反应。

锡类散 含牛黄、冰片、青黛和珍珠等，具有清热解毒和化腐生肌作用。适用于口腔黏膜炎和口腔充血、糜烂、溃疡等病损。

局部浸润注射液 包括以下几种常用药。

泼尼松龙混悬液 混悬液含泼尼松龙，具有抗炎、抗过敏、镇痛和促进愈合的作用。适用于各类口腔黏膜充血、糜烂、溃疡、唇部损害和难愈性口腔病损（如口腔扁平苔藓、盘状红斑狼疮、天疱疮的顽固性糜烂和溃疡）。但长期反复注射可能会引起注射部位硬结、局部组织萎缩和继发念珠菌感染等不良反应。口腔念珠菌感染者禁用。

确炎舒松（曲安奈德）混悬液 混悬液含曲安奈德，适用于口腔黏膜充血、糜烂、溃疡等病损部位。不良反应为局部吸收不良和月经改变等。

局部镇痛剂 达克罗宁溶液具有镇痛作用。适用于各类口腔黏膜溃疡、糜烂和唇部损害引起的疼痛。涂布次数过多可能引起黏膜麻木不适。

（王晓娟 金 剑）

zhōngyī kǒuqiāng yīxué

中医口腔医学（stomatology of Chinese medicine）

运用中医学理论和中医临床思维方法研究并阐明口腔颌面部及颈部相关疾病的病因、病机、证候、诊断、辨证论治规律和转归预后及预防、康复、调摄等问题的临床学科，是中医临床学科的重要组成部分。

简史 公元前13世纪殷商时代就有关于口腔疾病的文献记载。从夏商后半期的王都遗址殷墟中出土的甲骨文，被认为是中国早期的文字，其中就记载有"疾口""疾齿""疾舌""疾言"等多种口腔疾病。疾口，多指口腔黏膜方面的疾病；疾齿，即牙体、牙龈组织的疾病，这方面卜辞非常多，证明殷商时期牙病已是常见病了；疾舌，即舌部的疾病；口腔和咽喉某些疾病常引起说话困难和言语不清的症状，这就是殷人所说的疾言。甲骨文中还有"齲"字的记载，表示牙上的窟窿是虫蛀所致，即"龋"字。春秋战国时期，《礼记》中载有"鸡初鸣，咸盥漱"的关于口腔卫生习惯的文字和"热不灼齿，寒不冰齿"的预防牙病的观点。1972年，在长沙马王堆三号汉墓中发掘出帛书《五十二病方》。据考证，这是中国现存最早的一部医籍。书中阐述了治疗口腔疾病的齿脉及其循行路线，叙述了用榆皮、姜桂及其他几种药物充填牙的方法，可以说是中国最早的关于牙充填术的记载。

《黄帝内经》对口腔疾病的论述极为丰富。在生理方面，概括了口、齿、唇、舌的解剖及生理功能。如《灵枢·忧恚无言》谓："口唇者，音声之扇也；舌者，音声之机也。"阐述了唇、口、舌各部位与发音的关系，及在发音时所起的作用。《灵枢·口问》谓："口鼻者，气之门户也。"论述了口、齿、唇、舌诸器官与脏腑的生理关系。如《灵枢·五阅五使》谓："口唇者，脾之官也；舌者，心之官也。"如《素问·阴阳应象大论》谓："心主舌，其在天为热……在窍为舌……脾主口，其在天为湿……在窍为口。"《灵枢·脉度》又谓："脾气通于口，脾和则口能知五谷矣。"还特别强调了牙的生长脱落与肾脏的关系。如《素问·上古天真论》根据人类恒牙萌出的一定规律，总结了人类牙萌出和衰老的年龄。其谓："女子七岁肾气盛，齿更发长……三七肾气平均，故真牙生而长极。""丈夫八岁肾气实，发长齿更……三八肾气平均，筋骨劲强，故真牙生而长极……五八肾气衰，发堕齿槁……八八则齿发去。"即指出肾脏的盛衰，直接关系着牙的生长、坚固与脱落。在疾病方面，它阐述了口疮、口糜、齿痛、龋齿等疾病的病因病机。如《素问·至真要大论》谓："少阳之复，大热将至……火气内发，上为口糜。"如《素问·气厥论》谓："膀胱移热于小肠，鬲肠不便，上为口糜。"《素问·缪刺论》谓："齿龋，刺手阳明，不已，刺其脉入齿中，立已。"这是针刺治疗龋齿的方法，也是治疗龋齿的最早记录。在疾病预防方面，指出"不治已病治未病"的预防思想，此理论几千年来始终指导着口腔医学的临床实践。尤为重要的是《内经》提出了整体观念，认为人体是一个有机的整体，口、齿、唇、舌既是局部器官，又是整体的一部分，人体生理病理受体内外诸多因素的影响。所有这些论述，均为口腔医学的发展奠定了理论基础。

继《内经》之后，《难经·四十二难》对口腔解剖做了进一步阐述。其谓："口广二寸半，唇至齿长九分，齿以后至会厌，深三寸半，大容五合。舌重十两，长七寸，广二寸半。"这是最早对口腔形态的描述，反映了当时对人体解剖的认识程度。

秦汉时期，中国医学已初具规模，医学分为九科，其中就有口齿科。《史记·扁鹊仓公列传》中详细介绍了淳于意诊籍的中国第一例龋齿病例："齐中大夫病龋齿，臣意灸其左太阳脉，即为苦参汤，日漱三升，出入五六日，病已。得之风，及卧开口，食而不漱。"该诊籍将患者名、病名、灸法、药名、用法、病程、病因等记录得非常清楚。淳于意首先对疾病作出了正确诊断，分析其致病的原因，指出"卧开口，食而不漱"是致龋因素。对龋齿的治疗采用了多种治疗手段，最后对病程及预后做了交代。医案全面完整，是中国口腔医学史上极其珍贵的资料。

东汉张仲景所著《金匮要略》中有"梅多食，坏人齿"的记载，并载有"雄黄、葶苈二味末之，取腊月猪脂溶，以槐枝绵裹头，四五枚，点药烙之"的治龋齿方法，比欧洲用砷剂治疗龋齿早了1700年。《百合狐惑阴阳毒病脉证治第三》描述了与西医学贝赫切特综合征症状相类似的"狐惑"病症。据文献所载，张仲景还著有《口齿论》一卷，可惜已散佚。

汉·刘安撰《淮南子》谓："孕见兔而子缺唇"，首次记载了"兔缺"，即今之唇裂。

两晋时代，中国口齿医学已达到较高的水平。东晋葛洪所著《肘后备急方》中，载有"早晨叩齿三百下"的口齿保健法，并首次记载了下颌关节脱位复位法。

两晋皇甫谧所著《针灸甲乙经·卷十二》中有口腔疾病的辨证及针灸取穴，充实和发展了口腔学科的内容。

晋代《槎庵小乘》中载有："晋魏永之，生而兔缺，年十八，闻荆州刺史殷仲堪帐下有名医能疗之。贫无行装，谓家人曰，残丑如此，用活何为？遂赍数斛米西上，以投仲堪。既至，造门自通。仲堪与语，嘉其盛意，召医视之，医曰：'可割而补之，但须百日进粥，不得笑语'。永之曰：'半生不语，而有半生，亦当疗之，况百日耶'。仲堪于是处之别室，令医善疗之，遂闭口不语，惟食薄粥，百日而瘥。"这里明确指出唇裂可以进行手术修补，而且记载了术后用流质饮食，不得与人谈笑等术后注意事项，也是中国有关唇裂修补术的最早文字记载。

晋·陆云写给陆机的信中说："一日行剔公器物有剔牙签，今以一枚寄兄。"可知，中国牙签之名始见于晋代。

隋代巢元方所著《诸病源候论》对口、齿、唇、舌疾病有专卷论述。全书论及牙痛、风齿、齿间出血、齿漏、口舌疮、紧唇、兔唇、舌肿强等30余种口腔疾病，着重阐明其病因及证候，内容十分详尽。如其中所载"失欠颔车蹉候"，即今之颞下颌关节脱位，是由"筋脉挟有风邪"所引起。其"拔牙损候"中可见隋朝已有拔牙术及处理拔牙术后出血过多的方法；该书还注意到小儿的生理特点，将小儿口腔病做了专卷论述。据文献所载，隋代不仅采用了拔牙术，对牙龈坏疽和龋齿也采用了外治法。

唐代孙思邈在《备急千金要方》和《千金翼方》中将口腔疾病列为七窍病，并收集了治疗口腔疾病的方药一百多首。除药物治疗外，还广泛采用外治、手术等方法。孙思邈对颞下颌关节脱位用手法复位已有相当的经验。他在《备急千金要方·卷六》中说："一人以手指牵其颐，以渐推之，则复入矣，推当疾出其指，恐误啮伤人指也。"在《千金翼方·卷十一》中又进一步提出用竹管保护术者手指，防止被咬伤的方法。

王焘所著《外台秘要》中载

有清洁牙、预防牙病的方法。其中载有升麻揩齿方："升麻半两，白芷、藁本、细辛、沉香各三分，寒水石六分，右六味捣末为散，每朝杨柳枝咬头软，点取药揩齿，香而光洁。"在唐代《养生方》中又有"朝夕啄齿齿不龋"之说，还有"叩齿九通咽唾三过，常数行之，使齿坚，头不痛"的健齿方法。另外，《千金方》谓："每旦以一捻盐内口中，温水含揩齿。"

另据考证，在《唐本草》一书中已有银汞合金充填牙的记载。当时称之为"银膏"。谓："其法用白锡和银箔及水银合成之，凝硬如银，填补牙齿脱落。"遗憾的是《唐本草》一书已散佚，但从宋代唐慎微的《大观经史证类备急本草》和明代李时珍的《本草纲目》两部著作中对《唐本草》"银膏"的叙述和引用中，可推断中国从唐代已开始应用银汞合金修补牙患。

宋代，医学分为九科，即"大方脉、风科、小方脉、眼科、疮肿兼折疡、产科、口齿咽喉科、针兼灸科、金镞兼禁科"。其中口齿咽喉科与耳目分开，这标志着口腔医学的进一步发展。《太平圣惠方》《太平惠民和剂局方》《圣济总录》等，对口腔科病症均有论述，内容十分丰富。其中《太平圣惠方》和《太平惠民和剂局方》共载方300余首，但内容多重复前人。《圣济总录》是当时内容最丰富、收集病症最多的一部医学专著。其中口齿病占五卷之多，唇、舌病散见于其他各卷中。所载"坚齿散方"，专治牙摇落复安（即牙再植的方法）。宋代镶牙业已经较普遍，并出现了以镶牙为业者。当时著名诗人陆游的诗中有"染须种齿笑人痴"之句，

自注云："近闻有以种坠齿为业者。"另外，宋代已有多篇讨论牙刷的文章。

1985年成都市博物馆考古队和四川大学博物馆发现4把唐代骨质牙刷柄。

金元时期，医学分为十三科，口齿科已独立。张子和著的《儒门事亲》谓："病口疮数年……一涌一泄一汗，十去八九。"书中提出的泻下法，在急性口腔病治疗中被普遍运用。李东垣以"脾胃论"为主导思想，对口腔病的治疗有很大影响。在《东垣十书》中还记载有"刷牙牢齿散"，用以清洁和保护牙，主张睡前刷牙，这与现代口腔保健理论极为吻合。

明代医家薛己撰写《口齿类要》一书，专门记载了"茧唇""口疮""齿痛""舌症"等口腔疾病，并对口疮的发病机制做了简明的概括："口疮上焦实热，中焦虚寒，下焦阴火。"此书为中国现存最早的口腔专著。

明代窦汉卿在《疮疡全书》中有"莲花舌""重舌"及"茧唇"的记载。

明代李时珍在《本草纲目》中载有对200余种口腔病症的治疗方法，包括外治法20余种，其中不少治法至今仍为临床所常用。该书对口腔病的预防与保健也做了科学的论述。如"旱莲草同青盐炒焦，揩牙，乌须固齿"和"糯糠，主治齿黄，烧取白灰，旦旦擦之"，提出了使牙洁白的措施。此外，对多食糖易发生龋病也有所认识。

明代王肯堂在《证治准绳》中列有口病、齿病、唇病等项。将颌骨骨髓炎称作骨槽风或穿腮毒，认为"走马牙疳言患迅速，不可迟故也"。

明代陈实功《外科正宗》中

记载曾治疗过茧唇、牙缝出血、齿病、痰包、鹅口疮、唇风等口腔病。

清代口齿科在正规分科中近乎消失，口腔疾病的治疗包括在临床各学科中。此期有影响的医学文献中均设有专卷或专篇论述口腔病。其中汪昂著的《医方集解》中，载有颊车开不能合、舌胀满口等病的救急良方。

清代吴谦等编著的《医宗金鉴·外科心法要诀》中有口腔病专篇，载有20余种口腔病，至今仍是口腔学科的主要参考书。

清代顾世澄《疡医大全》中有关口腔病的内容更为丰富，载有口腔疾病近70种。书中还提出修补唇裂要在涂麻药之后，再切开皮肤，并以绣花针穿线缝合，在肌生肉满之后拆线。

清代没有论述口齿疾病的专著，大多数口腔病症归属于喉科，有的口腔黏膜病属于内科或儿科，而化脓性病症和部分牙龈组织病变属外科，一些民间医生也承担了一些牙体病的诊治。

民国时期，政府对中医采取歧视、消灭政策，排挤压制中医，使中医备受摧残，中医口腔学科也不例外。据调查，此时期中国没有专门从事中医口腔工作的医务人员。

中华人民共和国成立后中医事业得到政府关怀，中医口腔学科重获新生。继中国中医研究院成立之后，中国各省市相继建立了中医学院。中医学院内设五官科，讲授部分口腔科专业知识。20世纪60年代，有条件的中医医院设立口腔科，运用中医学理论诊治口腔病。70年代以后，有条件的中医药院校开设了中医口腔学科课程，系统讲授中医口腔专业知识。80年代以后，中医口腔

临床、基础理论研究和文献整理方面均取得较大进展。中医药在治疗口腔常见病、疑难病（如口疮、唇炎、口炎、牙周病、口腔扁平苔藓、根尖周炎、牙痛、舍格伦综合征、贝赫切特综合征等）方面积累了丰富的经验，已经成功研制了增生平、固齿丸、丹玄口康、复方绞股蓝等口腔疾病专用中成药，并通过有关学术会议和各类中医药杂志进行交流。在基础理论研究方面，重点论述了口腔与心、肝、脾、肾的生理病理关系，分析并阐述了口腔疾病常见的病因，强调了局部与整体相结合、中医辨证与西医辨病相结合治疗口腔疾病的重要性。在文献整理方面，对中医古籍中有关口腔方面的论述和现代治疗口腔疾病的有关资料进行了搜集和整理。中医口腔专著相继问世，先后出版了《实用中医口腔病学》《中西医结合口腔黏膜病学》《中西医结合口腔科学》等专著，弥补了医学领域里中医口腔学科专著的不足，为中医口腔学科临床、教学和科研提供了宝贵的资料。

研究对象 主要研究口腔颌面部解剖与生理、口腔与脏腑经络的关系、口腔疾病病因病机、口腔颌面部检查与口腔病常见症状辨证、口腔病治疗、口腔卫生与保健等，以及研究牙体与牙周组织疾病、口腔黏膜病、唾液腺疾病、口腔颌面部感染、口腔颌面部损伤、颞下颌关节疾病及口腔颌面部肿瘤等常见病、多发病的诊治，以及口腔疾病常用治疗技术。

研究方法 包括以下方法。

观察法 是获得事实经验的重要方法。"观察"一语，出自《周易·系辞》："仰观于天，俯察于地。"《灵枢·逆顺肥瘦》把对自然现象的观察称为"审察于物"，《灵枢·卫气失常》称临床观察为"候病"。《素问·五运行大论》曰："候之所始，道之所生。"指出对自然变化和人体生理疾病规律的认识始于观察。《灵枢·官能》篇认为"观于幽冥，通于无穷"。古代医家通过广泛细微的观察，外而天文、气象、物候、地理、社会人情，内而体质禀赋、生活习惯、症状、体征，以及解剖所见的脏腑形态等，把这些现象联系起来，发现了病候的相关性，建立了中医学理论。中医学观察有独特的内容，其信息收集和提取是按阴阳五行、四诊八纲的线索来操作认定的。如望诊气色本于五脏五色，切脉时要考察的不仅仅是脉管本身的情况和跳动次数，而要通过脉搏所负载的信息，来判断口腔疾病及其他与患病有关的因素。中医的观察具有整体性、动态性、系统性和辨证性的特征。诚如《素问·五脏生成》篇所曰："夫脉之大小、滑涩浮沉，可以指别；五脏之象，可以类推；五脏相音，可以意识；五脏微诊，可以目察。能合脉色，可以万全。"

临床试验法 在古代，中医学的建立和发展都离不开在人体上开展的临床试验，神农尝百草即是对药物性味功效的临床试验，各种疗法也都是临床试验的产物，包括各种方剂的作用、针灸治疗的效果等。医生对患者的每次治疗，都具有试验性质。比如在辨证论治时，还要根据上次的治疗反应调整下一次治疗，这就是一个试验过程。医生的经验就来自于临床试验。在当代，临床试验已成为中医研究的重要手段，有一整套科研程序和指标，既确保了受试者的安全，又提高了试验结果的可靠性。

调查法 是通过对研究对象各方面进行考察了解和直接接触而获得事实材料的方法。张仲景博采众方是普遍调查，吴又可临观疫区是典型调查，李时珍涉足山泽剖析穿山甲是解剖麻雀式的调查。临床问诊也是调查。当代中医学在科研中开始使用群体调查方法，用问卷调查口腔疾病的流行病学特征，同时还运用各种抽样手段，丰富了调查方法在中医口腔医学中的应用。

文献学方法 中医文献包括有历史意义的资料和文物。据1991年出版的《全国中医图书联合目录》所载，中国现存古医籍有近1万种之多，这是中医学的宝贵遗产。通过文献进行回顾性研究，在古代就为医家们所习用，不仅以"辨章学术，考镜源流"为医学研究提供继承性和借鉴性的知识，也通过文献的活化和综合利用取得某些理论上和技术上的创新。20世纪以来，计算机的应用则为中医文献研究开辟了新的途径。

类比法和分类法 类比法是在两个对象属性相同时，据已知事物来推断未知物的方法。《内经》中脏腑功能的理论就是用类比方法建构的。这种取类比象方法，在《素问·征四时论》中称之为"类推"。对一些事物或事件进行分类的方法在中医学中也较为常用，《内经》称此法为"从其类序"或"比类"。如《神农本草经》用上、中、下"三品"分类药物，五行学说把诸多事物分成五大类。《内经》非常重视类比和比类的作用，认为这是提高理论水平的重要方法，正如《素问·示从容论》所言："援物比类，化之冥冥。"

建立假说和理论模型的方法在中医学理论中也有较多的应用。以一定理论与事实为依据，关于事物及规律的推测及解释即是假说。假说是研究过程中的重要环节和方法，也是科学研究的成果。《内经》中就有营卫睡眠假说、淫邪发梦假说等。历代中医的各家学说，都具有假说的特征。对原型特征和变化规律模拟进行的理论阐述即是理论模型。它能在主题范围内简明而深刻地概括原型特征。中医理论中脏象和经络的实质即是理论模型。《管子·白心》曰："知其象则索其形，缘其理则知其情"，"象"是对原型的表述，正如《素问·五运行大论》所曰"天地阴阳者，不以数推，以象之谓也。"脏象中的五脏，不是解剖学的实质器官，而是按五个系统在人体功能中的五行比类进行的模拟。经络也不是解剖实体，是关于经气传导通道的理论模型。运用理论模型阐述人体的功能结构，是中国古代医学的创造，也体现了古代医学家的智慧。

系统法 系统论是研究现实系统或可能系统一般规律和性质的理论。系统法是基于系统论的研究方法。中医学从整体观念出发，运用类比同构，从机体的层次性、联系性来阐述人体的特征，认识到机体的有序性和自组织特征，并将其运用于诊断、治疗和用药组方的实践，这是系统论方法在医学中的运用。中医学以气和阴阳的观念阐述相互依存、相互对立的信息，以阴阳平衡和五行间的制约实现系统的平衡，这是朴素的系统论思想。以信息分析方法而论，辨证是信息识别，四诊合参是信息互校，证是信息群。《灵枢·本脏》的"视其外

应，以知内脏，则知病所变矣"和《灵枢·外揣》的"司外揣内"，乃至临床常用的"审证求因"等都是控制论的"黑箱方法"。其实早在《内经》中就已提出了控制论的负反馈概念，《素问·六微旨大论》以负反馈失调作为病机的基础："亢则害，承乃制，制则生化，外列盛衰，害则败乱，生化大病"。对疾病的治疗也较多地运用负反馈调节来论治。正如《素问·天元纪大论》曰："五行之治，各有太过、不及也。故其始也，有余而往，不足随之；不足而往，有余从之。"中医学把人体作为一个系统，又把天地人作为一个更大系统，具有大系统理论的思想。《素问·宝命全形论》对"人"的定义是："夫人生于地，悬命于天，天地合气，命之曰人"。中医学所运用的系统方法虽然是朴素的，不能与现代系统方法等同，但它对中医理论的形成和发展以及中医理论路线、方向的确定，都起到了极其重要的作用。

与邻近学科的关系 中医口腔医学是中医学范畴内的重要学科。在中医学范畴内，它与中医五官科学、中医内科学、中医儿科学、中药学、针灸学有着密切关系。

在近代医学范畴内，根据中国卫生事业发展的中西医结合国策，中医口腔医学与中西医医学的关系最为密切。在接受大量近代医学长处的基础上，已经逐渐发展出了中西医结合口腔医学的雏形。

而在口腔医学中，中医口腔医学和中西医结合口腔医学与口腔黏膜病学、牙周病学、口腔颌面外科学等学科的关系密切。

应用和有待解决的重要课题

中医口腔医学作为中医学的重要学科，虽然在历代医家的医著、医案、医方中有大量史料记载，但在中医药发展史中仅在金元至明代有过短暂的"口齿科"独立分科。清代，尤其是鸦片战争以后，随着国力衰败和西洋医学东进，中医口腔医学的发展受到很大影响。中华人民共和国成立以后，国家确定了卫生事业发展的中西医结合的基本国策。借助这个契机，中医口腔医学与中西医结合口腔医学同时迎来了发展机遇。中西医结合口腔医学成为中医口腔医学中重要的具有活力的组成部分。几十年来中国中西医结合口腔医学取得了一定成绩，但远远没有达到一个成熟学科的要求，还有许多需要解决的重要课题。

中医口腔医学方面 包括以下方面。①口腔疾病的病因与中医的病因病机相关性方面的研究需要加强。已有学者将中医的"风、寒、暑、湿、燥、火"等基本病因以及"气虚、血瘀、痰结、水滞"等病机与西医的病因、发病机制联合研究，相互印证，发现共识，融会贯通。②口腔疾病的中医诊断分型和疗效评价与现代医学相关性的研究需要加强。中医注重以症状为基础的辨证分型，西医重视以病理、生化指标为依据的临床分型。口腔中西医结合研究发表的论著中鲜有将两者结合的阐述。③口腔疾病中医治疗研究方案的设计需要依照循证医学原则进行。④对口腔疾病除中药药物治疗以外的传统中医疗法研究需要加强（如针灸和各种穴位疗法）。⑤充分发挥中医药"治未病"的传统优势，在口腔疾病的预防和护理方面的研究需要加强。如利用中草药控制口腔微

生物，用以预防龋病、黏膜病继发感染等。

中西医结合口腔医学方面包括以下方面。①要为中西医结合口腔医学夯实基础。包括学术名词的标准化、诊疗过程的规范化、评价体系客观化、动物模型证型化等研究。②要为中西医结合口腔医学研究寻找利器，要采用合适的先进技术研究中西医结合口腔医学难题。

(周曾同 李宏权)

kǒuqiāng yǔ zàngfǔ jīngluò

口腔与脏腑经络 (oral cavity and zang-fu organs and meridians)

脏腑是中医对内脏的总称，按照生理功能的特点，将内脏分为脏、腑。脏是生化和储存精气的内脏，有心、肝、脾、肺、肾，合称五脏；腑是受盛和传化水谷的内脏，即胆、胃、小肠、大肠、三焦、膀胱，合称六腑。经络，是中医对人体气血津液的运行、脏腑功能活动及其相互联系协调的通道的认识。

口腔作为人体诸窍之一，必然与脏腑有着极其密切的关系，而联系两者又与经络分不开。因此，脏腑经络是中医研究口腔疾病的基础，而脏象学说和经络学说则是中医口腔医学的重要理论基础。

口腔与脏腑的关系 口腔是人体重要的组织器官，是人体与外界相连的孔窍，主要具有助脾胃而消水谷、通心气而辨五味以及连咽喉行语言发音的功能。口齿、唇、颊、舌通过经络的循行，直接或间接地与五脏六腑发生联系，生理上相互关联，病理上相互影响。五脏六腑中，尤与心、脾、肝、肾、胃关系更为密切。

口腔与心 《素问·阴阳应象大论》曰："心主舌……在窍为舌。""心气通于舌，心和则舌能知五味矣。"《灵枢·忧恚无言篇》谓："舌者，音声之机也。"生理上，心的功能正常，则舌色红润，味觉灵敏。病理上，心血虚则舌质淡白，心火上炎则舌尖红，心血瘀滞则舌紫暗有瘀点。

口腔与脾 《素问·五脏生成篇》云："脾之合肉也，其荣唇也。"《灵枢·忧恚无言篇》曰："口唇者，音声之扇也。"《灵枢·脉度篇》谓："脾气通于口，脾和则能知五谷矣。"生理上，口唇能反映脾主运化功能的盛衰，脾之精气健旺则口唇红润；正常的味觉有赖于脾气调和；脾在液为涎，主濡润口腔。病理上，脾失健运，水谷精微失运则口唇萎黄不泽，饮食乏味；湿邪困脾则口中甜腻，口唇发生糜烂、水肿、渗出之类的疾患，正如《素问·至真要大论》所云："诸湿肿满，皆属于脾。"脾失统摄则见舌衄、齿衄、流涎。

口腔与肝 《灵枢·经脉篇》云："厥阴者，肝脉也；肝者，筋之合也；筋者，聚于阴器，而脉络于舌本也。故脉弗荣则筋急；筋急则引舌于卵，故唇青、舌卷、卵缩，则筋先死。"生理上，肝藏血，肝主疏泄，肝胆相表里，肝疏泄功能正常则气机调畅，气血调和，心情开朗，脾胃的运化功能得以促进，胆汁也能正常分泌排泄。病理上，肝疏泄失常则心情易急躁或抑郁；肝气郁结，影响胆汁排泄则出现口苦。

口腔与肾 肾主骨，《素问·上古天真论》："女子七岁，肾气盛，齿更发长……三七肾气平均，故真牙生而长极，……五八，肾气衰，发堕齿槁……八八则齿发去。"肾主水，《素问·逆调论》谓："肾者水脏，主津液。"肾在液为唾，《难经·三十四难》云："肾液为唾。"生理上，肾之精气充足则生长发育正常，牙坚固；肾之气化功能正常，津液上承则口腔濡润。病理上，肾精不足则牙疏豁动摇；肾阴不足，虚火上炎则齿衄齿病。口中唾液黏少，甚至无唾，口唇干燥，舌红少苔。

口腔与胃 生理上，胃与口腔共同完成消化作用。胃的受纳腐熟需要口腔的参与配合，而口腔的搅拌、吞咽功能需要胃气的推动；口中涎液出于脾而溢于胃；舌苔由胃气熏蒸而成，舌苔变化能反映胃气盛衰。病理上，胃阴虚则口干唇燥，舌光红；胃火盛，燥热内结、胃失和降则苔垢，消谷善饥，大便干结；若胃火循经上炎则有口臭、齿龈肿痛、口疮。

口腔与经络的关系 口腔为脏腑的门户，通过经络的连属作用，口腔与五脏六腑密切相连。人体经络系统的许多经脉，其循行走向与口腔颌面部有直接联系。包括手三阴经的手少阴心经，手三阳经的手阳明大肠经、手太阳小肠经、手少阳三焦经，足三阴经的足太阴脾经、足厥阴肝经、足少阴肾经，足三阳经的足太阳膀胱经、足少阳胆经，奇经八脉的督脉、任脉、冲脉、阴跷脉、阳跷脉、阳维脉。脏腑气血精微正是通过经脉上注口齿唇舌，使口腔得以发挥其正常生理功能。

手阳明大肠经 《灵枢·经脉》曰："手阳明之脉，起于大指次指之端，循指上廉出合谷两骨之间，……其支者，从缺盆上颈，贯颊，入下齿中，还出挟口，交人中，左之右，右之左，上挟鼻孔。"此经支脉，从缺盆上走颈部，通过面颊部入下齿龈，回转过来绕至上唇，左脉向右，右脉向左，交叉于人中，夹行于鼻孔两侧，与足阳明经脉相衔接。

本经病证：主津液、齿痛、颈肿、口干、口喎、龋齿、喉痹。口腔常用穴位：商阳（齿痛、颌肿、咽喉肿痛），二间（齿痛、颌肿、口喎），三间（下齿痛、咽喉肿痛），合谷（齿痛、面肿、口喎、咽喉肿痛），阳溪（齿痛），温溜（面肿、口舌咽喉肿痛），手三里（齿痛、颊颌肿），禾髎（口喎、口噤、齿龋），迎香（口喎）。

手少阴心经　《灵枢·经脉》曰："手少阴之别……上行，循经入心中，系舌本，其支者，从心系上挟咽，系目系"。

本经病证：咽干、舌痞、舌强。口腔常用穴位：通里。

手太阳小肠经　手太阳小肠经其支循颊上出颧。《灵枢·经脉》曰："其支者，从缺盆循颈上颊，至目锐眦，却入耳中；其支者，别颊上颛，抵鼻，至目内眦，斜络于颧。"

本经病证：咽痛、颊肿、齿痛。口腔常用穴位：天容（颈项肿痛、咽喉肿痛），颧髎（口喎、齿痛、颊肿），听宫（齿痛），阳谷（龋齿、颈颌肿胀），小海（颊肿、齿痛）。

手少阴三焦经　《灵枢·经脉》曰："三焦手少阳之脉，……其支者，从膻中，上出缺盆，上项系耳后直上，出耳上角，以屈下颊至；其支者，从耳后入耳中，出走耳前，过客主人前，交颊，至目锐眦。"如《灵枢·经筋》："手少阳之筋，起于上指次指之端，……上肩，走颈，合手太阳；其支者，当曲颊入系舌本……"

本经病证：齿痛、颊肿痛、牙关紧闭。口腔常用穴位：四渎（齿痛），翳风（口喎、颊肿、口

噤），角孙（齿痛、龈颊肿痛），耳门（齿痛），和髎（口喎、耳鸣、口噤），丝竹空（齿痛）。

足阳明胃经　足阳明之脉。《灵枢·经脉》曰："起于鼻之交頞中，旁纳太阳之脉，下循鼻外，入上齿中，还出挟口环唇，下交承浆，却循颐后下廉，出大迎，循颊车，上耳前，过客主人，循发际，至额颅……"经脉起于鼻梁凹陷部，旁纳足太阳经脉，入上齿龈内，复出环绕口唇，交叉于唇下沟的承浆处，再退沿腮下后方出大迎穴，沿颊车，上行耳前……

本经病证：口眼喎斜、口唇生疮、颊肿、齿痛、牙关紧闭。口腔常用穴位：承泣（口眼喎斜），四白（口歪、面肌抽搐），巨髎（口喎、齿痛、唇颊肿、颌肿、面肌抽搐），地仓（口喎、口角流涎），大迎（口噤、口喎、口角抽动、舌强、颊肿、齿痛），颊车（口喎、颊肿、齿痛、口噤、失声），下关（口喎、口噤、齿痛、关节脱臼），足三里（口喎、齿痛），冲阳（口喎），内庭（口喎、齿痛），厉兑（齿痛）。

足太阴脾经　足太阴脾经之脉。《灵枢·经脉》曰："起于大指之端，循指内侧白肉际，……入腹属脾络胃，上膈，挟咽，连舌本，散舌下；……是动则病舌本强，……舌本痛""足太阴气绝则脉不荣肌肉，唇舌者，肌肉之本也，脉不荣则肌肉软，肌肉软则舌萎人中满，……"说明脾与唇、舌、肌肉有密切联系。

本病病证：舌痛、舌根强硬、唇肿等。口腔常用穴位：公孙（面肿），商丘（舌本强痛），三阴交（口齿面颌虚损之证）。

足厥阴肝经　足厥阴之脉，《灵枢·经脉》曰："起于大指聚

毛之上，循足跗上廉，去内踝一寸，上踝八寸交出太阴之后，上腘内廉，循股，入阴中，环阴器，抵小腹，……；其支者，从目系下颊里环唇内；……""厥阴者肝脉也，肝者筋之合也，筋者聚于阴器，而脉络于舌本也，故脉弗荣则筋急，筋急则引舌与卵，故唇青舌卷卵缩，则筋先死。"以上说明肝经与筋、唇、舌、生殖器有一定联系。

本经病证：口咽干痛、面色灰暗、颊生口疮及眼、生殖器病变。常用口腔穴位：行间（口喎、口干、目赤红肿），太冲（口喎）。

足少阳胆经　足少阳之脉，《灵枢·经脉》曰："起于目锐眦，上抵头角，下耳后，循颈行手少阳之前，……其支者别锐眦，下大迎，合于手少阳抵于颛，下加颊车，下颈合缺盆……"

本经病证：口苦、面色灰暗、颌痛、牙痛等。口腔常用穴位：听会（牙痛、关节脱臼），上关（牙痛、口喎），曲鬓（牙关紧闭），天冲（牙龈肿痛），完骨（齿痛、颊肿、颈项肿痛、口喎），悬颅（齿颊疼痛、颜面红肿），正营（齿痛、唇吻急强），侠溪（颊颌疼痛）。

足少阴肾经　足少阴之脉，《灵枢·经脉》曰："起于小指之端，斜走足心，出于然谷之下，……其支者，从肾上贯肝膈，入肺中，循喉咙，挟舌本……"

本经病证：口热、舌干、咽肿、齿柱齿龋。口腔常用穴位：太溪（齿痛、咽喉肿痛），照海（齿痛）。

足太阳膀胱经　足太阳之脉，《灵枢·经脉》曰："起于足小趾，上结于踝，邪上结于膝，……其支者，别入传于舌本……"

本经病证：目黄、泪出、衄血、项痛、痹症。口腔常用穴位：攒竹（口喎、颊痛面肿、面肌抽搐），通天（口喎），胆俞（口苦）。

督脉　起于下极之腧，并于脊里，上至风府，入脑上巅，循额至鼻柱。督脉经后颈，越过头顶，止于颜面部上齿龈正中。《素问·骨空论》："督脉者，起于少腹以下骨中央，……其少腹直上者，贯脐中央，上贯心入喉，上颐环唇，上系两目之下中央。"

本经病证：咽干、口喎、齿龈肿痛。口腔常用穴位：哑门（舌强不语），风府（咽喉肿痛），水沟（口喎、口噤、面肿、唇动），总端（口喎、齿龈肿痛），龈交（齿龈肿痛）。

任脉　任脉经前中线过胸、颈部至下唇中央，再上行环绕口唇，经过面部进入目眶下。《素问·骨空论》曰："任脉者，起于中极之下，……至咽喉，上颐循面入目。"

本经病证：牙痛、流涎、口喎、失语。口腔常用穴位：天穴（咽喉肿痛），廉泉（舌强不语、舌下肿痛、吞咽困难），承浆（面肿、口喎、齿痛、龈肿、流涎）。

冲脉　冲脉分支经喉，环绕口唇，上至龈交。口腔常用穴位：承浆（口疮、齿痛）。

此外，阳跷脉（经肩部颈外侧，上挟口角唇面颊至目内眦）、阴跷脉（出喉结旁，经口角、鼻旁至目内眦）、阳维脉（从腋后上肩，经颈部、颊部至前额），以及另外一些经外奇穴及新穴位，在治疗口腔疾病中经常应用，如太阳、挟承浆、金津、玉液、平安等穴位。

意义　①为口腔临床辨证施治提供思路和方法。临床上复发性口腔溃疡以舌部溃疡为主的多属心经郁热所致。治疗上多结合清心泻火法；此外，尚可根据舌候诊心病，如心阴不足可见口干舌燥，虚火内生则见口舌糜烂。复发性口疮中的一些实热证与胃关系密切。临床上可据脏腑与局部的内外相应关系来辨证。如急性光化性唇炎，表现为口唇肿胀、水疱、糜烂，辨证多责之于脾；流涎症被认为是脾失统摄所致，治疗亦从健脾益气入手。临床所见某些由情志失调所致的疾患，除与心关系密切外，也常与肝有关。如口腔扁平苔藓，现代医学认为与精神因素有关，祖国医学认为多属肝气郁结，从肝调治疗效较好。另外，肝病多见气火有余而阴血不足，血虚生燥，故多出现口腔黏膜干燥、脱屑表现和血虚生风之口喎舌强，可以从肝论治。临床上采用益肾固齿法治疗牙周炎引起的牙松动；口腔颌面部某些先天性、遗传性疾病以及生长发育障碍、内分泌失调等引起的疾病也与肾有关。②为口腔发挥正常生理功能提供思路和方法。经络是运行气血、联络脏腑肢节、沟通上下表里内外的通道。口腔与脏腑的联系，依赖于经络连属作用而实现。脏腑化生的阴阳气血精气通过经络达口腔，使之获得阴阳气血精气的濡养，以保证其组织生理活动的正常运行及生理功能的正常发挥，使脏腑与各器官诸窍生理协调相互为用。若脏腑功能失调，气血阴阳失衡亏虚，则可通过经络影响到口腔而致病，口腔功能失调病变，亦可通过经络而伤及脏腑。经云："诸经皆循经于口"，人体的经络系统将脏腑与口腔颌面部联络起来，十二经脉、奇经八脉均直接或间接到达口腔颌面部。③可作为口腔疾病诊断及治疗的依据。由于经络有一定的循行部位和经属脏腑，因而可以反映所属脏腑的病证，在临床上，可根据疾病、症状出现的部位，结合经络循行的走向及所系脏腑，来进行疾病的诊断及治疗。如狐惑病（相应于贝赫切特综合征），可见口腔和生殖器溃疡、眼病变等。因肝经绕阴器，上连目系，络舌本，挟口环唇，所以上述病变与肝经循行相关，多责之为肝经湿热，故治之可从肝经入手。所以了解经络在口腔颌面部的循行部位，对诊治口腔疾病是很重要的。④为口腔疾病的针灸治疗提供取穴依据。有些经脉虽不直接循行口腔颌面部，但由于经脉流注的衔接关系，手足同名的相配关系，以及表里经脉的相合关系，亦间接与之发生联系。针灸治疗有循环取穴、局部取穴和邻近取穴3种方法，可以单独使用，或者混合应用。口腔颌面与人体经络系统关系密切。临床应酌情运用，正如《灵枢·经脉篇》所云："经脉者，所以决死生，处百病，调虚实，不可不通。"

(周曾同)

kǒuqiāng jíbìng zhōngyī sìzhěn

口腔疾病中医四诊（four examinations of traditional Chinese medicine in oral diseases）

中医四诊指望、闻、问、切四种诊察疾病的基本方法，是中医辨证施治的重要依据。四诊是搜集临床资料的主要方法。搜集临床资料则要求尽量客观、系统、全面，不可片面。口腔中医临床应用四诊的原则与以上基本相同，但有其特色。在临床应用时要重点关注与口腔及颌面部疾病相关的四诊内容。通常应在光线充足的情况下进行。

望诊 为四诊之首，主要是通过视觉观察患者的情况。包括全身望诊及局部望诊。口腔望诊的重点是望颌面部、唇、舌、颊、腭、口底等口腔黏膜以及牙周、牙等部位情况。其中，望舌是中医的重要诊断方法之一，又称舌诊，它代表了中医诊病的特点。通过望舌体、舌苔的颜色、形态变化，确定病位、病性。临床上各种口腔疾病和（或）全身疾病，常结合舌诊情况诊断疾病。

闻诊 包括"听"和"嗅"两方面。是中医运用听觉和嗅觉了解患者发出的语言、呼吸、咳嗽、呃逆、嗳气等声响和口气、分泌物和排泄物等异常气味，以推断正邪盛衰和邪气的性质。口腔闻诊的重点在于关注口腔异常的声音及气味，如关节弹响或口腔异味，以判断疾病的可能性质或来源。

问诊 问诊主要是对患者或陪诊者进行系统而有目的的询问，为疾病的诊断奠定基础，也是口腔辨证的重要环节。问诊内容包括发病诱因、治疗经过、现病史和既往史，必要时还要了解患者的个人生活史及家族史。中医问诊内容包括"十问"，如问寒热、问头身、问口渴、问饮食、问二便、问胸腹、耳、口等各种状况，以获得准确而有效的信息。口腔问诊应重点关注与口腔疾病有关的信息。

切诊 包括脉诊和触诊两个方面，是用手触按患者身体了解病情的方法。脉诊是通过接触人体不同部位的脉搏，以体察脉象变化的切诊方法。以辨别患者的脏腑功能盛衰、气血津液虚滞的方法，为中医辨证提供依据。触诊是医生用手触患者体表部分如头面、四肢、胸腹等处，察看患者的体温、硬软度、痞块、肿胀、疼痛等情况，以助诊断。口腔疾病除关注口腔局部检查外，还应检查脉象，方能更为全面。

中医口腔四诊基本原理建立在整体观念的基础上，是中医对口腔疾病辨证施治的重要依据。口腔疾病的中医四诊具有综合分析特点，以及时做出判断，利于后续的治疗。

（华　红）

kǒuqiāng jíbìng zhōngyī bìngyīn bìngjī

口腔疾病中医病因病机（etio-pathogenisis and pathogenesis of traditional Chinese medicine in oral disease）

中医病因病机是中医学中有关疾病发生、发展及其变化、转归机制和规律的论述。病因是指引起疾病发生的原因，又称为致病因素。中医病因包括六淫、疠气、七情内伤、饮食失宜、劳逸失度、外伤、虫兽所伤等。病机是探讨疾病的发生、发展与变化规律。中医的基本病机包括邪正盛衰、阴阳失调、气血失常、津液代谢失常等。口腔作为全身的一个部分，其发病亦可依据中医病因病机理论进行分析，用于指导对口腔疾病的认识和诊疗。

口腔疾病的病因包括：①外感病因：六淫（风、寒、暑、湿、燥、火）和传染疠气。六淫引起的口腔疾病包括唇风、面痛、扁平苔藓、天疱疮、口舌干燥等。②内伤病因：七情失衡（喜、怒、忧、思、悲、恐、惊）、饮食失宜、劳逸失度，内伤引起的口腔疾病包括口腔感觉异常、口疮、口腔及颌面部疼痛等。③继发病因：也称内生有形实邪，为疾病过程中形成的病理产物，这些病理产物形成后又作用于人体，加重病理变化，包括痰饮、瘀血、结石，口腔肿物或斑块的发生多与痰饮、瘀血等有关。④其他病因：包括外伤、医过、先天因素等。如口腔外伤、口腔先天性疾病等。这些病因可直接作用于口腔，或在一定条件下导致其他脏腑病变，进而通过经络的连属关系反过来影响口腔而致病。

中医对发病机制的认识：中医认为人体的发病在于正气与邪气的相互作用，正气是决定发病的内在因素，邪气是发病的重要条件。病邪侵袭人体，正邪相争，使人体相对的阴阳平衡和脏腑、经络功能失调，或气血津液功能紊乱，从而发生全身或局部各种各样的病理变化。此外，体质、情志、地域、气候等与发病有密切关系。中医病机既强调人体正气在发病上的决定作用，又不排除邪气的危害，治疗时主要顾护正气，又兼顾祛除邪气。口腔是机体的一部分，口腔疾病的发生、发展，与患者的体质以及邪气的性质密切相关。

中医的病因病机强调"综合性"概念，中医按整体的功能改变，通过参考病因或病机，反映疾病状态特征的局部改变与整体变化。这种"综合性"强调整体观，是对口腔疾病深化认识的关键，引起口腔疾病的原因往往是外因与内因结合致病，并产生不同的病理变化，从而在口腔出现不同的证候类型。

（华　红）

kǒuqiāng jíbìng biànzhèng lùnzhì

口腔疾病辨证论治（differentiation of oral diseases）

中医的"证"即证候，是指机体在疾病发展过程中的某一阶段的病理概括，包括病变的部位、原因、性质，以及邪正关系。辨证是从整体出发，运用中医理论，将四诊（望诊、闻诊、问诊、切诊）所收集的病史、症状和体征等信息综合分析，辨清疾病的病因、病机、病位、病势，以及邪正之间的关系，从而概括、诊断为某种证候的过程。辨病即是对疾病的辨析，以确定疾病诊断为目的，为治疗提供依据。论治，又称为施治，即根据辨证的结果，确定相应的治疗方法。辨证论治是中医认识和治疗疾病的基本原则，是理法方药在临床上的具体运用，是中医最具特色的诊断和治疗方法。辨证论治突出了个性化的中医思路，强调以人为本。中医一方面强调以"辨证论治"为诊疗特点，另一方面也强调"辨病论治"的方法。辨病与辨证都是以患者的临床表现为依据，区别在于前者侧重于确立证候，后者侧重于确诊疾病。口腔是全身的一部分，人体五脏六腑通过经络与口腔直接或间接相联系。局部或全身的变化均会影响到口腔的健康，因而同样存在辨证与辨病的问题。口腔疾病的辨证论治是以中医证候理论为基础的。

辨证论治以阴阳为总纲，分八纲辨证、脏腑辨证、六经辨证、卫气营血辨证、经络辨证等，但临床应用较多的是八纲辨证和脏腑辨证。口腔包括唇、颊、舌、腭、齿、牙龈、颌骨、颞下颌关节、唾液腺等。每个部位都有相合的脏腑及循行的经络。这些脏腑和经络属性与功能不同，对口腔疾病的临床辨证要以此为基础，同时结合口腔特有的证候、体征进行，并强调口腔局部证候与全身证候结合。

口腔的辨证论治是口腔中医的特色及精髓。口腔中医辨证实质是对机体内外环境的综合分析。口腔疾病的中医诊疗强调辨病与辨证相结合，两者不可分割，从而准确全面认识疾病，找到可行的个体化治疗方案。

中医认为，同一疾病在不同的发展阶段，可以出现不同的证型；而不同的疾病在其发展过程中又可能出现同样的证型。这是对于口腔疾病普遍存在的"同病异证"和"异病同证"的科学解释，从而指导对口腔疾病治疗中要分别采取"同病异治"或"异病同治"的原则。"同病异治"即对同一口腔疾病在不同阶段出现的不同证型采用不同的治法。"异病同治"是指不同的口腔疾病在发展过程中出现性质相同的证型，可以采用同样的治疗方法。

（华　红）

kǒuqiāng jíbìng nèizhì

口腔疾病内治 （internal treatment of oral diseases）

中医内治法是指通过内服药物以达到全身治疗目的的方法。可按中医辨证原则来选择方药。中医对各类口腔疾病的治疗，着重整体的调治。当病损局限时，可采用局部治疗，或整体治疗的同时兼用局部治疗；如伴全身病损，应以内治法为主。在临床应用时，应以四诊八纲、辨证施治为原则，结合口腔的生理、病理特点，定出治法，务求及早治愈疾病。

内治法包括温、清、消、补、汗、吐、下、和等治法，以祛除病邪、扶持正气、调理机体、恢复健康为原则。口腔疾病常用的治则治法如下。

疏风清热法　用于风热之邪侵于口腔而发生的唇肿、唇炎、龈炎、口疮、口干舌燥等证候，方选银翘散、五味消毒饮等。

清热解毒法　用于毒火炽盛、火热上攻，局部红、肿、热、痛明显，口渴、口臭、舌质红、舌苔黄腻等证候。如冠周炎、急性牙周脓肿、感染性口炎等。方选白虎汤、凉膈散、黄连解毒汤等。

滋阴清热法　用于阴虚火旺、口干舌燥、肝肾阴虚、虚火上炎。如牙周病、复发性口疮、干燥综合征、灼口综合征等。方选知柏地黄汤、玉女煎、养阴清肺汤等加减。

清热利湿法　用于脾虚湿困、湿热熏蒸于口而引起的口腔黏膜糜烂渗出、水肿、结痂等。如天疱疮、类天疱疮、多形红斑等。方选五苓散、导赤散加减。对于因痰湿凝集、脉络阻滞、气滞血瘀而肿胀浸润、结节肿块等，方选二陈汤、清气化痰丸、夏枯草膏、活血消炎丸等。

补益气血法　用于因气血亏损引起的口腔疾病，如扁平苔藓、复发性口疮、干燥综合征等。方选八珍汤、补中益气汤、四君子汤、四物汤等加减。

此外，还有清热凉血法、活血祛瘀法、温阳通络法、滋补肝肾法等可分别用于实热证、血瘀证、阳虚证、肝肾亏虚证等口腔疾病的相应不同证候。

口腔疾病治疗采用内治法时，由于各种疾病的病因不同，病变性质也各不相同，因此治疗方法应灵活运用，抓住主要矛盾，兼顾整体与局部，从而达到事半功倍之效。

（华　红）

kǒuqiāng jíbìng wàizhì

口腔疾病外治 （external treatment of oral diseases）

中医外治法是运用药物和手术或配合一定的器械等，直接作用于患者口腔或体表其他病损部位以达到治疗目的的方法。口腔疾病中医外治法是口腔中医的重要组成部分，是中医药防治疾病的重要手段和方法。

口腔疾病外治法的运用同内治法一样，要进行辨证施治，根据疾病不同的发展过程，选用不同的治疗方法；对不同的证候，采用不同的处方。

药物疗法　是用药物制成各种剂型，施予患处，使药性直接作用于颌面部或口腔内的病损处。药物剂型包括散剂、膏剂、糊剂、酊剂、含片、含漱液、敷药等。

手术疗法　主要是切开法，例如脓肿的切开引流等。

其他疗法　如针灸疗法、按摩、贴敷疗法等。

口腔外治法通过局部直接作用，可以发挥疏通经络、调节气血、解毒化瘀、扶正祛邪等作用，使失去平衡的阴阳气血得以重新调整或改善，促进口腔功能的恢复，从而达到治疗的目的。外治法具有作用迅速、疗效显著、副作用少、使用方便、操作简单、取材容易、能够直接观察病变等多种优点。也可与内治法结合使用。口腔外治法尤其适用于儿童或口腔肿痛不能服药的病例，如口腔大面积糜烂、肿痛的患者。方法包括含漱、贴敷、烟熏、整骨、针灸、手术疗法等。

口腔中医外治法应用较广，一方面要充分发挥中医外治对于口腔疾病的诊疗特色和优势，推动口腔疾病中医外治法的普及应用，同时，应注重对传统外治药物的剂型改革，如制成膜剂或缓释剂等，以延长药物作用时间，增强外用药效。

（华　红）

kǒuchòu zhōngyī zhìliáo

口臭中医治疗 （treatment of traditional Chinese medicine on halitosis）　口臭是指呼吸时出现的可为他人嗅出或自我感觉到的令人不愉快的气体的症状，多为口、鼻、咽喉疾病或其他一些疾病的伴随症状，常给患者造成精神负担，并导致社交和心理障碍。

病因与发病机制　现代医学认为牙周组织疾病、消化系统疾病和舌苔中所隐藏的细菌成分是导致口臭的主要原因。据统计，80%~90%的口臭来源于口腔。龋齿、残根、残冠、不良修复体、牙龈炎、牙周炎及口腔黏膜病等都可以引起口臭。口臭也可由不良口腔卫生习惯和口腔卫生差等因素导致舌苔增多、增厚引起。此外，一些消化系统疾病、呼吸系统疾病、肝肾疾病、恶性肿瘤等，亦可造成口臭。导致口臭的主要物质为硫化物，临床试验证明，硫化物水平与口臭程度密切相关。硫化物是细菌分解代谢含硫氨基酸所产生的，主要包括含巯基的气体复合物，其中90%是硫化氢和甲基硫醇。

中医学认为口臭与脏腑功能的异常关系密切。例如隋·巢元方《诸病源候论·唇口病诸候·口臭候》言："口臭，由五脏六腑不调，气上胸膈。然腑脏气臊腐不同，蕴积胸膈之间，而生于热，冲发于口，故令臭也。口臭并自觉口酸者，多为肝经蕴热；口臭并自觉口淡者，多为脾胃虚弱；口臭并自觉口苦者，多为胆经湿热；口臭并自觉口甜者，多为脾经湿热；口臭并自觉口辛辣者，多为肺胃积热；口臭并自觉口咸者，多为肾热。"

临床表现　口腔有臭味，并可伴舌苔黄厚腻、自觉口干、口苦或有酸、甜、辛、咸等味。口腔卫生差，或有牙周炎、牙龈炎症，或有残根、残冠、不良修复体等。

中医将口臭分为胃热壅盛型、脾胃积热型、痰热壅肺型、心脾积热型、瘀血内阻型、食滞胃脘型、肾虚火旺型等证型。

胃热壅盛型　可见口热臭、齿痛、口干、便秘等。

脾胃积热型　可见口中出气秽恶热臭、流涎臭、胃脘腹满闷不适等。

痰热壅肺型　可见口内出气臭秽，或有鼻塞喉痛，或鼻渊不闻香臭，或咳喘、咯吐脓痰等。

心脾积热型　可见口臭、心烦失眠、脘腹痞满胀痛等。

瘀血内阻型　可见口中腥臭、身体某部常有刺痛、舌质暗、有瘀点等。

食滞胃脘型　可见口出酸腐臭气、嗳气频作、脘腹胀满、大便臭如败卵等。

肾虚火旺型：可见口臭难闻、腰腿酸软无力等。

诊断与鉴别诊断　首先需要鉴别口臭是来源于口腔还是系统性疾病，其次要鉴别来自于口腔局部的具体病因（如龋齿、残根、残冠、不良修复体、牙龈炎症、牙周炎及口腔黏膜病或不良口腔卫生习惯和口腔卫生差等）。对来自于系统性疾病的口臭要进一步辨证论治。

治疗　口臭的西医治疗措施包括积极治疗口腔疾病，如及时治疗龋齿，拔除残根、残冠，修改不良修复体，治疗牙龈炎、牙周炎及口腔黏膜病等。此外，正确有效的刷牙不仅可以防治口臭，而且也是保持良好的口腔卫生必不可少的措施。可在刷牙同时，用软毛刷舌背。选用0.12%洗必泰液漱口能降低舌表面和唾液的细菌含量，对厌氧菌、革兰阳性菌和革兰阴性菌都有较强的抗菌作用，是已知效果最确切的抗菌斑药物。但长期使用可使牙和黏膜着色，含漱后有一过性味觉改变等。

中医治疗口臭以辨证施治为原则，根据不同证候加以治疗。

胃热壅盛型 治则清泻胃热。方选清火栀麦片配合清胃散加减。

脾胃积热型 治则清泻脾胃积热。方选四神汤等加减。

痰热壅肺型 治则清肺化痰。方选升麻黄连丸加减。

心脾积热型 治则清心泻脾。方选泻黄散加减。

瘀血内阻型 治则活血化瘀。方选血府逐瘀汤加减。

食滞胃脘型 治则消食导滞。方选平胃散加减。

肾虚火旺型 治则补肾泻火。采用补肾泻火法。方选六味地黄丸加减。

(华 红 周曾同)

yátòng zhōngyī zhìliáo

牙痛中医治疗 (treatment of traditional Chinese medicine on odontalgia)

牙痛是牙科临床常见症状之一。发病原因各有不同，多由牙或牙周疾病引发，可见于龋病、牙髓炎、根尖炎、牙龈炎、牙周炎等，也可见于三叉神经痛及其他全身疾病。

中医有关牙痛的记载最早见于《内经》。《内经》对牙痛的病因及治疗做了详细的论述。如《内经》中就有肠胃有热可引起牙痛的记载。

病因与发病机制 中医认为牙痛多与脏腑功能失调或由风、火、虫等因素所致。根据"火性上炎""足阳明胃经循行入齿""肾主骨，齿为骨之余"等理论，牙痛与脾、胃、肾有着密切关系。牙痛常见虚实两种。病因病机包括风寒、风热外袭、胃热上冲、肾阴不足等。

临床表现 牙痛可为钝痛、尖锐痛、冷热刺激痛、咬合痛、夜间痛等。牙痛是一种症状，最多见于龋病、牙髓炎、根尖周炎、牙龈炎、牙周炎等。这些疾病的相关症状均可出现，由上颌窦炎等邻近组织引起的牙痛或由三叉神经引起的牙痛同时伴发这些原发病的相关症状，有心绞痛等全身疾病的患者同时伴有全身症状。

风寒外袭 牙痛剧烈，昼夜不止，遇冷、热加重，苔白、口不渴。

风火外袭 牙痛剧烈，兼头痛目眩，口苦而渴，尿少且黄，或遇风痛剧。

胃热上冲 牙痛剧烈，伴牙龈肿胀明显，遇热加重，用冷水漱口症状减轻，口干、舌苔黄、脉滑数。

肾阴不足 病程较长，夜间疼痛加重，日轻夜甚，或兼见头晕、头痛，腰膝酸软，舌质光亮而无苔，脉沉细等。

诊断与鉴别诊断 根据患者的疼痛主诉、相应的口腔检查和全身检查可以诊断。牙痛作为其他原发病的体征，是鉴别单纯口腔因素还是全身因素引起的牙痛的重要依据。

治疗 针对牙痛的不同病因，采取相应治疗。原发于龋病、牙髓炎、根尖周炎、牙龈炎、牙周炎等口腔疾病者可行口腔治疗。继发于其他全身性疾病者，应该以治疗原发病为主。中医治疗牙痛以辨证论治为原则。

风寒外袭 方选麻黄附子细辛汤加减。

风火外袭 宜祛风清泻胃火。方选独活散加减。

胃热上冲 方选清胃散加减。

肾阴不足 方选六味地黄汤加减和桃仁承气汤加减。

(华 红 周曾同)

yáyín chūxuè zhōngyī zhìliáo

牙龈出血中医治疗 (treatment of traditional Chinese medicine on gingival hamorrhage)

牙龈出血是指牙龈自发性的或由于轻微刺激引起的少量出血。是口腔科常见症状之一，是口腔科门诊与急诊中常见的就诊原因。轻者表现为仅在吮吸、刷牙、咀嚼较硬食物时唾液中带有血丝，重者在牙龈受到轻微刺激或无任何刺激时出血，无自限性。

中医《内经》将牙龈出血归在"血溢"范围，自唐后属于衄血范畴之内，称牙衄或齿衄。《景岳全书·血证》云："血从齿缝牙龈中出者为牙龈出血"。又如《证治准绳·杂病》谓："血以齿缝中或齿龈中出，谓之牙龈出血，亦曰牙宣"。

病因与发病机制 引起牙龈出血的病因有局部因素和全身因素。其中临床上最常见由牙龈炎、牙周炎、牙龈外伤及牙周手术导致的牙龈出血。全身因素包括内分泌改变，如妊娠期龈炎，以及罹患全身性疾病如血液系统疾病、糖尿病、心血管疾病、肝肾功能异常、肿瘤等。此外，服用抗凝血药物可出现牙龈自发性出血。

中医认为牙龈出血与胃、肝、胆、大肠、肾等脏腑功能失调有着密切关系。

临床表现 表现为在刷牙、进食或吮吸时，在唾液中或所吃食物上有少量血液，经漱口后出血可自行停止；或在轻微刺激后出血，或无任何刺激时牙龈出血（图），出血量多且止不住，这种症状往往与患者全身疾病有关。

齿衄在中医临床首先要辨虚实。通常分为胃火上炎和阴虚火旺两种不同的证型。胃火上炎型可见龈肿、出血色红、舌红苔黄；阴虚火旺型以齿摇不坚、衄血日久、舌红少苔为特征。

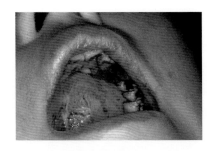

图　牙龈出血

诊断与鉴别诊断　根据患者主诉、结合临床检查及实验室检查可诊断。而对于可疑与全身健康状况有关的牙龈出血，要给予足够重视，及时行相关检查，如血常规、凝血时间、肝肾功能等，以明确可能的病因。

治疗　以止血、发现可能的诱因为主要治疗原则。鉴于牙龈出血多由局部因素引起，应及时去除局部刺激因素，包括龈上洁治、龈下刮治以去除菌斑牙石，治疗食物嵌塞，去除不良修复体、充填体、矫治器，纠正口腔不良卫生习惯等。

急性牙龈出血，首先应应急止血，如填塞、压迫出血部位牙周塞治等，必要时短期全身应用止血药物。

中医治疗可采用清胃泻火法、滋阴降火法或益气摄血法，方选加味清胃散、茜根散等加减。

（华　红）

shétòngzhèng zhōngyī zhìliáo

舌痛症中医治疗 （treatment of traditional Chinese medicine on glossodynia）　舌痛症是指发生于口腔黏膜、以舌体的一部分或全部自发性灼热、疼痛感为主要症状，不伴有明显的体征，不能

诊断为其他疾病，也无组织病理学特征的变化。多发生于中年及老年女性，可无原因地缓慢发生，亦可因轻微损伤、激惹而发病。患者局部有严重的不适和疼痛感。

中医认为，舌体通过经络与五脏六腑相连，舌痛可以由不同脏腑病变引起，所以要根据舌痛的部位及舌体、舌苔的不同表象，结合全身症状加以辨证论治。

病因与发病机制　病因尚不清楚。西医认为其发生与内分泌紊乱、精神心理因素及中枢神经或外周神经损害有关。

中医认为舌痛因心火亢盛，郁而化火；或因情志不舒，肝火上扰；或因体弱多病；或因过食辛辣醇酒；或因水湿内蕴，阻滞经络，气虚血瘀，水谷不化，精血不生，舌体失养而灼热；或因脾虚湿停，郁而化热，湿热熏蒸肝胆，肝胆经脉行于舌之两旁，舌体灼热；或年老肾亏，气血运行涩滞，或思虑过度，暗耗心肾，阴虚火旺，虚火上炎，舌体灼热。《灵枢·经脉》曰："主脾所生病者，舌本痛"。

中医对舌麻的观点：《证治汇补·口唇章》曰："气虚则麻纵"；中医对舌痒的观点：《素问·至真要大论》曰："诸痛痒疮，皆属于心。心肾阴虚，心火上炎，风邪乘之，风火相搏，致舌痒难忍"。

临床表现　以口腔黏膜灼痛为主要特征，可伴有味觉改变、口干等症状，病程一般可持续3个月以上。临床检查舌体表面并无溃疡或糜烂，无充血、水肿等变化。

气虚血瘀型　表现为舌痛、舌发麻、胸闷乏力、心悸气短、纳少腹胀等；舌体胖大，边有齿痕，舌苔薄白，脉细或细涩。

心火亢盛型　舌痛较剧烈，以舌尖痛为主，口干灼热、情志不舒、多虑猜疑、心烦易怒、失眠多梦、大便干结；舌苔黄燥、舌质偏红、脉数有力。

肝胆湿热型　舌痛以舌两侧缘为甚，胸胁胀满、口苦咽干、食少恶心；舌苔黄腻、舌质红、脉弦数。

肝肾阴亏型　舌痛以舌根部为甚，口内灼热如烫伤，口唇干燥、潮热盗汗、心悸健忘、头晕耳鸣、腰酸乏力；苔薄少津或有剥苔、舌质偏红或有裂纹、脉细无力。

心脾两虚型　失眠健忘、乏力食少、心悸，舌麻、舌痛、舌无味；舌质淡，苔白、脉细。

诊断与鉴别诊断　根据舌体自发性灼热、疼痛感，又无临床明显体征和组织病理变化，排除舌部其他疾病，可以做出临床诊断。中医根据望、闻、问、切所得的信息进行中医证候分型。

应与舌部肿瘤、溃疡、糜烂、创伤性疾病鉴别，排除了这些疾病后才能诊断为舌痛症。

治疗　以辨证施治为原则，方法包括内治与外治。

内治法　分为以下几个证型。

气虚血瘀型　治则补气活血、通络止痛。方选血府逐瘀汤和桃红四物汤加减。

心火亢盛型　治则以清心利尿为主。方选导赤散合黄连解毒汤加减。

肝胆湿热型　治则以泻肝利湿为主。方选龙胆泻肝汤加减。

肝肾阴亏型　治则以滋补肝肾、滋阴泻火为主。方选知柏地黄汤加减。

心脾两虚型　以健脾养心、益气补血为主。方选归脾汤加减。

外治法　穴位注射疗法：取

太溪、太冲、肾俞、肝俞为主穴，配三阴交、血海、神门、内关等为辅穴，进行穴位注射，必要时配合心理治疗。

（王文梅 华 红）

qǔbìng zhōngyī zhìliáo

龋病中医治疗 （treatment of traditional Chinese medicine on dental caries）

龋病是牙在以细菌为主的多种因素影响下，牙体硬组织发生慢性进行性破坏的疾病。为口腔常见病、多发病，又称虫牙、蛀牙。

据考古发现，新石器时代（公元前12000~前3000年）就有龋病的发病。《黄帝内经》《史记》均有对龋病的许多记载。古代医书中称其为龋齿、蚛牙、牙齿蚛痛、虫蚀牙齿、齿䘌等。

病因与发病机制 公认的龋病病因学说是四联因素学说，包括细菌、口腔环境、宿主和时间。中国古代多将该病归为虫蚀，饮食肥甘厚味及外感风寒、气血不能荣盛所致。秦汉时期，《史记·扁鹊仓公列传》淳于意首先分析龋病的致病原因是"卧开口，食而不漱"。东汉张仲景所著《金匮要略》中有"梅多食，坏人齿"的记载。

临床表现 好发部位与食物是否易滞留有密切关系。龋病好发部位包括窝沟、邻接面和牙颈部（图）。下颌多于上颌，后牙多于前牙。临床上龋齿有色、形、质的变化。常根据龋损程度分为浅、中、深龋。

实热证 牙齿有龋洞，遇冷热酸甜刺激疼痛加剧，口渴，大便秘结；舌苔干黄，脉洪数。

虚热证 牙齿有龋洞，牙隐痛，口渴不欲饮，五心烦热；脉细数。

诊断与鉴别诊断 根据临床症状、体征及结合X线牙片等可以提高龋病早期诊断的准确性。龋病需与牙髓病、根尖周病鉴别。

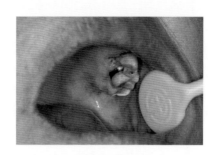

图 龋病

治疗 治疗目的在于终止病变过程，并恢复牙的固有形态和功能。

西医治疗 包括药物治疗、银汞合金充填修复、复合树脂粘接修复、酸蚀法光敏复合树脂充填术、嵌体修复等。

中医治疗 据考证，在《唐本草》一书中已有银汞合金充填牙的记载，当时称之为"银膏"。其谓："其法用白锡和银箔及水银合成之，凝硬如银，填补牙齿脱落。"推断中国从唐代已开始应用银汞合金修补齿患。但在漫长的中医发展历史过程中，初步的牙科技术尝试并没有如西方医学那样发展成为现代牙科，中医在牙体修复方面缺乏有效手段。但中医内治法至今仍然可以在减轻牙痛症状方面有一定作用。中医内治法治疗龋齿牙痛以辨证施治为原则。

实热证 治则宜清胃热。方选清胃散加减。

虚热证 治则滋阴降火。方选甘露饮加减。

同样，中医外治法可用耳针或针灸止痛，效果良好，但不可能修复缺损的牙体。

预防 根据龋病发生的四联因素学说，针对细菌、口腔环境、宿主、时间四因素中任何一个因素加以阻断，就可以防止龋病的发生。

中国古代中医已经明确食物和口腔卫生状况对龋病发病的作用，因此早在春秋战国时期，《礼记》中就载有"鸡初鸣，咸盥漱"的口腔卫生习惯和"热不灼齿，寒不冰齿"的预防齿病的观点。东晋葛洪所著《肘后备急方》中，载有"早晨叩齿三百下"的口齿保健法。在唐代《养生方》中又有"朝夕啄齿齿不龋"之说，还有"叩齿九通咽唾三过，常数行之，使齿坚，头不痛"之健齿方法。另外，《千金方》谓："每旦以一捻盐内口中，温水含揩齿。"

（华 红 周曾同）

yáyínyán zhōngyī zhìliáo

牙龈炎中医治疗 （treatment of traditional Chinese medicine on gingivitis）

牙龈炎指牙龈组织的急慢性炎症。病损仅局限于牙龈，未侵犯深部牙周组织。包括牙龈组织的炎症及全身疾病在牙龈的表现，如菌斑性龈炎、青春期龈炎、妊娠期龈炎、急性龈乳头炎、坏死溃疡性龈炎等。牙龈疾病范围较为广泛，将与现今类似的龈乳头炎和牙龈脓肿的病损称为"牙疗""穿牙疗"等。

病因与发病机制 根据中医理论，牙龈炎、牙周炎、冠周炎的发病与胃肠、肝胆、肾等脏腑有密切关系。脾胃开窍于口，手足阳明经脉循行于上、下牙龈。当脾胃、肝胆湿热蕴聚时，常循经上扰，引起牙龈红、肿、痛、或溢脓，当血热妄行可致牙龈出血、口苦、口臭等病症。

临床表现 牙龈出血，常为牙龈炎患者的主要自觉症状，多在刷牙或咬硬物时发生，偶也可有自发性出血。探诊时牙龈出血。牙龈颜色呈深红或暗红色。牙龈松软肥大，表面光亮，龈缘有时糜烂、有渗出或坚韧肥厚，有时可呈结节状并盖过部分牙面。探针龈袋深度一般不超过 3mm。此外，牙龈有炎症时，龈沟液渗出增多，有些患者还可有龈沟溢脓现象。如果牙龈出血、红肿、胀痛继续发展可侵犯硬组织，发展为牙周炎。

实热证　牙龈在刷牙时出血，咬硬物后出血，伴口臭、大便干燥、尿黄；舌苔黄，脉洪数。

虚热证　牙龈自发性出血或咬食物后出血。口干不欲饮、五心烦热、盗汗、大便干、尿黄；舌苔无或少苔，舌质红，脉细数。

毒热积聚证　牙尖乳头充血、肿胀明显，或有脓性分泌物，触之有波动感，伴疼痛。

诊断与鉴别诊断　根据刷牙或咬硬物时发生牙龈出血，或自发性出血的主要症状，口腔检查见牙龈颜色深红或暗红，牙龈松软肥大，表面光亮，龈缘有时糜烂、有渗出或坚韧肥厚，有时可呈结节状并盖过部分牙面等典型临床症状及体征，可明确诊断。

牙龈炎需与牙周炎鉴别。有自发性牙龈出血特别需与血液系统疾病相鉴别。

治疗　中医治疗以辨证施治为原则，首先要区分虚实，再施以治疗。

实热证　治则宜清胃泻火、凉血止血。方选犀角地黄汤、清胃散加减。

虚热证　治则应补肾养阴、凉血止血。方选玉女煎合六味地黄丸加减。

毒热积聚证　治则清热解毒、凉血渗湿。方选五味消毒饮加减。

（华　红）

yázhōuyán zhōngyī zhìliáo

牙周炎中医治疗（treatment of traditional Chinese medicine on periodontitis）

牙周炎是由局部因素和（或）全身因素所致的牙周支持组织的慢性感染性疾病，往往引发牙周支持组织的破坏。

中医没有牙周病病名，根据其临床表现，可归属于中医"牙宣""齿衄""齿动"等病范围。

病因与发病机制　现代医学认为，微生物是引发慢性牙周炎的始动因子，牙石、不良修复体、食物嵌塞、牙排列不齐、解剖形态异常等均可成为牙周炎的局部促进因素。宿主对微生物的应答反应是决定牙周炎发生与否，以及病情轻重、范围大小、发展速度的必要因素。某些全身性疾病如糖尿病等也对牙周炎发展有影响。环境和行为因素，如吸烟、精神压力等也可能是牙周炎发生的危险因素。

清代唐宗海论著《血症论》曰："牙床为胃经脉络所绕，牙龈红肿、衄血皆是胃火上炎"；明代薛己所著《口齿类要》曰："齿痛病位在胃、大肠、脾，胃肠热轻者用清胃散治之，重者用清胃丸清之""齿者肾之标，口者肾之窍。诸经多有会于口者，齿牙也"。而诸经之中手足阳明经肾经与之关系最大，肾经虚热，齿不固密，疼痛者，六味丸补之。

临床表现　表现为牙龈红肿、出血，牙周袋形成，牙槽骨吸收，牙槽骨高度降低，牙松动移位、咀嚼无力，严重者牙可自行脱落或者导致拔除（图）。中医将牙周炎分为胃火上炎型、肾阴亏虚型及气血亏虚型。

胃火上炎型　起病较急，牙龈红肿，有少量脓血性分泌物渗出，口臭，牙轻度松动（图），伴

有烦渴、喜冷饮、便秘、尿黄。舌质红、苔黄厚、脉洪大或滑数。

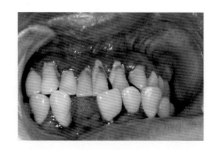

图　牙周炎

肾阴亏虚型　牙龈轻度红肿伴萎缩，牙根外露，牙松动，头晕耳鸣，手足心热，腰酸。舌质红、少苔，脉细数。

气血不足型　牙龈萎缩，牙根不同程度暴露，有微量炎性分泌物渗出，时轻时重，面色白，畏寒，倦怠，纳少，心悸。舌质淡、苔薄白，脉沉细。

诊断与鉴别诊断　根据牙龈红肿、出血、牙周袋形成、牙槽骨吸收、牙槽骨高度降低、牙松动移位等典型临床症状及体征即可诊断。牙周炎需与牙龈炎鉴别。

治疗　中医治疗以辨证施治为原则，包括内治法和外治法。

内治法　包括以下方面。

胃火上炎型　治则多以清热泻火、凉血解毒、消肿止痛为主。方选清胃汤加减。

肾阴亏虚型　治则以滋阴补肾、益精固齿为主。方选六味地黄汤加减。

气血亏虚型　治则为补血益气、养龈健齿。方选八珍汤加减。

外治法　对牙周炎有一定效果。包括中药含漱疗法及贴敷疗法等。古方多以祛风散寒、凉血止血、固齿止痛法为主。

（华　红）

guānzhōuyán zhōngyī zhìliáo

冠周炎中医治疗（treatment of traditional Chinese medicine on pericoronitis）

冠周炎常因第三磨牙萌出过程受阻使牙冠周围软组织覆盖于牙冠上，形成盲袋，而引发的牙冠周围软组织的炎症。临床上多见下颌第三磨牙，其次上颌第三磨牙亦可发生。中医名为"牙咬痛""合架风""角架风""尽牙痛"。

病因与发病机制　主要是第三磨牙萌出困难和不到位，形成第三磨牙远中牙龈的盲袋所致。

中医认为病因多属胃肠蕴热或外感风热引动胃火；或为肝胆火盛，循经上逆，久则热盛化腐成痈；或为阳明经风火凝结所致。

临床表现　冠周炎初期只有牙龈疼痛、红肿，在咀嚼及吞咽、张口时疼痛加重。当感染波及嚼肌及翼内肌时可出现张口受限，局部肿胀更加明显，淋巴结增大、压痛。此时往往有全身症状，如全身不适、发热及白细胞增多。

中医辨证分型主要包括风热外袭阳明热盛型、胃火上壅火毒炽盛型、肝胆火盛型等。

风热外袭阳明热盛型　第三磨牙周围牙龈微红肿痛，少许溢脓，咀嚼时触及肿胀牙龈疼痛明显，伴有低热、口渴、便干。舌红、苔黄，脉数。

胃火上壅火毒炽盛型　牙龈溢脓，肿胀明显，甚至吞咽困难，张口困难，颌下淋巴结肿大，伴有口干、便秘。舌质红、舌苔黄腻，脉滑数。

肝胆火盛型　牙龈红肿明显，不敢咬合，面部肿胀明显。脓液流注颊腮部或穿通皮肤呈面颊瘘，或脓毒入骨形成腐骨。

诊断与鉴别诊断　根据临床检查及X线牙片，不难做出诊断。出现张口受限症状时，需与颞下颌关节紊乱病、黏膜下纤维性变等疾病相鉴别。出现局部肿胀需与口腔颌面部间隙感染鉴别。

治疗　中医在治疗冠周炎方面疗效肯定，副作用小。可采用内治法、外治法或内外结合治法。

内治法　要辨证施治。

风热外袭阳明热盛型　治则为疏风清热、泻火解毒、凉血消肿。方选银翘散和清胃散加减。

胃火上壅火毒炽盛型　治则清胃泻火、凉血解毒、消肿排脓。方选仙方活命饮合清胃散加减。

肝胆火盛型　治则清肝泻火。方选龙胆泻肝汤加减。

外治法　可用如意金黄散以茶水或醋调制成糊状，敷于面部肿胀处。或采用黄芩、金银花、白芷等中药煎汤含漱。此外采用针灸疗法可起到消肿止痛的作用。

预防　平时需要增强机体抵抗力。出现初起症状要控制感染。急性期过后，应考虑对牙龈盲袋采用冠周组织外科切除治疗，以防复发。

（华　红）

miànjǐngbù línbājiéyán zhōngyī zhìliáo

面颈部淋巴结炎中医治疗（treatment of traditional Chinese medicine on lymphadenitis of face and neck）

面颈部淋巴结炎是发生于面颈部的淋巴结炎症。为口腔常见疾病。有急性与慢性之分，以慢性为多。好发于颌下和颏下淋巴结。常因龈炎、冠周炎、根尖周炎、牙周脓肿、颌骨骨髓炎、急性口炎、口腔颌面部间隙感染等引起。

中医称面颈部急性淋巴结炎为颈痈、夹喉痈、痰毒，称面颈部慢性淋巴结炎为臖核，由结核杆菌引起的面颈部慢性淋巴结炎特称为瘰疬。

病因与发病机制　中医认为颈痈发于颈侧，属少阳、阳明之络。其病因多由外感风温、风热，肝胃火毒上攻，挟痰壅结于少阳、阳明之络而成。风温风热之邪由外袭表，化火蕴结于少阳、阳明之络，则兼见恶寒发热、咳嗽咽干。也有因乳蛾、口疳、龋齿或头面疮疖、皮肤黏膜破溃后，邪毒流窜而诱发。

临床表现　多见于冬春季节，小儿多见。发病前多有乳蛾、口疳、龋齿或头面部疮疖病史。最常生于颈部两侧，但颌下、耳后、颏下等处也可发生。初起患部结块，肿胀、灼热、疼痛，活动度不大，继则肿胀加重，形如鸡卵，皮色转红，灼热疼痛，不易活动，身伴寒热、头痛、项强，重则张口困难，7~10天成脓，肿势高突，焮红赤肿，中软应指。外溃出脓后，形症渐安。该病多伴有轻重不同的全身症状，如恶寒、发热、头痛、口干、便秘、尿赤等症状。

中医辨证分型主要包括风热痰毒型、肝胃火毒型、风温化火型、气郁化火型、胃火壅盛型。

风热痰毒型　颈侧或耳下、缺盆处肿、热、痛，疼痛牵引肩部及上臂，肿块形如鸡卵，活动度差；伴恶寒发热、头痛、咳嗽。舌质淡红，苔黄，脉浮数。

肝胃火毒型　颈部色白漫肿（或红肿）、热、痛，肿势散漫，连及前颈、后项或耳下，硬结疼痛；伴高热，口渴欲饮，大便秘结，小便黄赤。舌质红，苔黄腻，脉弦滑数。

风温化火型　病发于颈侧，色白漫肿，坚硬突起，疼痛；伴发热恶寒，咳嗽咽痛，口干尿赤，大便干结。舌质红、苔薄黄，脉浮数。

气郁化火型　病发于颈部一侧，来热较缓，初不甚觉，渐渐肿大，至鸡卵大小，肿胀疼痛，身伴寒热，口苦咽干。舌质红，脉弦数。

胃火壅盛型　颌下肿起，或波及颏下，4～5 天皮肤焮红，肿胀疼痛，重者可连及腮颊，开口困难、口舌生疮，或齿龈肿痛，头痛发热，口干渴饮，口气臭秽，大便秘结。舌干苔黄，脉洪数。

诊断与鉴别诊断　根据面颈部淋巴结红、肿、热、痛的典型症状和口腔颌面部乳蛾、口疮、龋齿或头面部疮疖病史，可以做出诊断，血常规检查有助于诊断。

中医根据望、闻、问、切所得的信息进行证候分型。

应与疟腮、结核进行鉴别。疟腮多发于腮部，常双侧发病；色白漫肿，酸胀少痛；不会化脓，7～10 天消退；有传染性。结核虽也可发生于头面、口腔等处，但结核压痛明显，推之活动，肿形较小，一般不会化脓，一般无全身症状。

治疗　方法包括内治与外治。

内治法　中医治疗以辨证施治为原则。

风热痰毒型　以祛风清热、化痰消肿为主。方选牛蒡解肌汤加减。若肿块坚硬，加玄参、赤芍、花粉清热消肿。

肝胃火毒型　以清热解毒、化痰消肿为主。方选普济消毒饮加减。若红肿硬结甚，加生地、赤芍、花粉清热消肿；高热抽搐加钩藤清肝息风；脓成则切开排脓，用九一丹或八二丹药线引流，外盖金黄膏或红油膏，脓尽改用生肌散、白玉膏。

风温化火型　以疏风清热、散坚消肿为主。方选银翘散加减。

气郁化火型　以清肝泻火、散坚消肿为主。方选柴胡清肝汤加味。

胃火壅盛型　以清胃泻火、散坚消肿为主。方用清胃散加味。

中成药有银翘解毒丸、六应丸、银黄片、连翘败毒丸、清胃黄连丸、牛黄上清丸等。

外治法　病初起，可用金黄膏、玉露膏敷贴或用金黄散、玉露散或双柏散以水蜜调制外敷。脓成后，应及时切开排脓，刀口宜顺皮肤纹理切开，对于较深部位的脓肿，应熟悉颈部解剖，切勿损及血管，否则有生命之虞。溃破后，先用八二丹、九一丹药线引流，脓腐去尽后改用生肌膏或生肌白玉膏外敷，至疮口痊愈。

其他疗法有单方验方、食物疗法。

预防和调护　①早期避免使用寒凉之剂外敷，以免病邪寒伏、难以起发、消散。②饮食有节，勿进食易滞难化之品，如煎炸、冷荤之物等。③注意季节及气候变化，适寒温，避免风寒风温之邪侵袭。④口面部及口腔内溃疡、龋齿应及时治疗。

（王文梅　周曾同）

yánmiàn jiēyōng zhōngyī zhìliáo

颜面疖痈中医治疗（treatment of traditional Chinese medicine on facial furuncle and carbuncle）

颜面疖痈为发生在颜面部皮肤的急性化脓性炎症。唇部患疖痈及蜂窝织炎时，因唇部血运丰富，感染易于扩散，如诊治不及时，可导致败血症或脓毒血症，严重者可死亡。中医称为"疔"或"疔肿"。在古代文献中，又将发生在唇部的疔称为"唇疔"或"人中疔"或"龙泉疔"等。

病因与发病机制　颜面疖痈的病原菌主要是金黄色葡萄球菌。中医认为该病发生与七情内伤或食膏粱厚味有关。病机为五脏蕴热、邪毒积聚而引发疔痈。

临床表现　颜面疖初起时颜面皮肤出现红、肿、痛，并有硬结，或有黄白色脓头，后脓头破溃，创口愈合；或肿胀范围扩大，色鲜红或暗红，自觉痒痛，或疼痛加剧。常伴有恶寒、发热、口干、便秘、小便短赤、便黄，脉数等。

唇痈上唇多于下唇，男性多于女性。感染的范围和组织坏死的深度均较疖严重并伴剧烈的疼痛。整个唇痈的病变区上层组织呈紫红色；痈周围和深部的组织则呈浸润性水肿。唇痈患者因唇部极度肿胀、疼痛、张口受限而致进食、言语困难。局部区域淋巴结肿大、压痛。全身中毒症状明显，如畏寒、高热、头痛、食欲缺乏。唇痈较疖更易伴发败血症、脓毒血症以及中毒性休克和水电解质紊乱，从而导致较高的死亡率。

诊断与鉴别诊断　根据典型的临床症状及体征，结合细菌培养及药敏试验即可诊断。

治疗　由于颜面疖痈易感染扩散，尤其是颜面部危险三角区的疖痈诊治不及时可能导致败血症或脓毒血症，严重者甚至可致死亡。而现代医学的抗生素往往能够有效控制炎症，因此对其治疗应强调中西医结合为主。

西医治疗　应局部与全身治疗相结合。在炎症早期，无明显全身症状时应以局部治疗为主，同时选择必要的全身治疗。

对面部疖伴有局部蜂窝织炎或唇痈患者应全身给予抗菌药物，最好从脓头处取分泌物做细菌培养及药敏试验，以正确选用抗生素。疑有败血症者应反复做血细菌培养，根据其结果选择用药。

中医治疗 包括内治和外治。

内治 疖痈初期治则应清热解毒、散结消肿。方选五味消毒饮加减。疖痈后期治则应活血消肿、泻火解毒。方选仙方活命饮和黄连解毒汤加减。

外治 可外敷如意金黄散、紫金锭；若疖头破溃，可外敷芙蓉膏。或采用针刺放血疗法，以助毒血排除。

预防与调护 保持颜面部皮肤清洁。不能挤压颜面部痤疮。平时少食膏粱厚味，多食水果，保持生活作息规律。

（华 红）

liúxíngxìng sāixiànyán zhōngyī zhìliáo

流行性腮腺炎中医治疗 （treatment of traditional Chinese medicine on epidemic parotitis） 流行性腮腺炎是由腮腺炎病毒引起的主要侵犯腮腺的呼吸道传染病。中医称痄腮，儿童和青少年常见。腮腺炎病毒也可侵犯其他组织器官，如神经系统及肝、肾、心脏、关节等。因此临床除腮腺肿痛外，还可引起脑膜脑炎、睾丸炎、卵巢炎等。

病因与发病机制 西医已明确病因为腮腺炎病毒引起。中医认为是外感风温、邪毒蕴积所致。

临床表现 可有发热、畏寒、头痛、咽痛、食欲缺乏、恶心呕吐、全身疼痛等前驱症状。腮腺肿胀最具特征性，一般以耳垂为中心，向前、向后、向下发展，状如梨形，边缘不清；局部皮肤紧张、发亮，触之坚韧有弹性，疼痛明显。

中医将其分为风热外感型和热毒炽盛型。

风热外感型 头痛，发热，体温多为 37.5～38.5℃，有的还打喷嚏、流涕，腮部肿胀酸痛。舌质红，舌苔多呈薄黄，脉多浮数。

热毒炽盛型 腮部胀痛明显，进食、咀嚼、吞咽均感艰难，咽喉部红肿，大便硬结不畅，小便短且黄。舌质红，舌苔黄厚，脉弦数。

诊断与鉴别诊断 根据流行情况、接触史及腮腺肿大的特征，诊断较易确立。如遇不典型的可疑病例需进一步行实验室检查，以明确诊断。需与其他引起腮腺肿大的疾病相鉴别。

治疗 中医药有很好的疗效，可根据各型症状特点，辩证施治。

风热外感型 治则应清热解毒、透表散结。方选银翘散加减。

热毒炽盛型 治则应当荡涤热毒、消肿软坚。方选普济消毒饮加减。

（华 红）

kǒuqiāng dānchúnpàozhěn zhōngyī zhìliáo

口腔单纯疱疹中医治疗 （treatment of traditional Chinese medicine on oral herpes simplex） 口腔单纯疱疹为单纯疱疹病毒感染后引起的口腔黏膜炎性疾病。分为原发性疱疹性口炎和复发性疱疹性口炎。儿童多发，其为自限性疾病，但也可以复发。儿童多为原发性疱疹性口炎，成人则多为复发性疱疹性口炎。原发感染可能在体内广泛扩散，引起脑炎、脑膜炎及其他危及生命的并发症，但临床上较少见。该病属中医的"口疳""口舌生疮""热疮""热毒口疮""口糜"等范畴。

病因与发病机制 中医认为病因病机如下。①外感风寒，或风热邪毒侵袭，灼伤口腔黏膜，溃破成疮而致。②心脾积热，复感外邪，外邪引动内热，循经上攻，熏灼口舌而致。③阴虚火旺，或温热病后期余热未尽，气阴两伤，阴津不足，虚火上炎于口所致。④脾经湿困，嗜食肥甘，膈肠难化，水湿内生，膀胱湿热，上溢脾经，热气熏蒸于口而致。

临床表现 包括以下方面。

原发性疱疹性口炎 以 6 岁以下儿童多见。感染后经潜伏期 4～7 天出现发热、流涎、拒食、烦躁不安，再经 1～2 天后口腔黏膜广泛充血水肿，出现成簇小水疱，疱壁较薄，不久溃破，形成浅表溃疡，甚者融合成大面积糜烂，附着龈和边缘龈有明显的急性炎症损害（图 1），7～10 天自限性痊愈。部分患者可于口周皮肤、鼻翼、颏下等处并发疱疹。

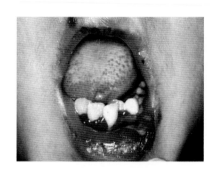

图 1 原发性疱疹性口炎

复发性疱疹性口炎 多见于成年人。复发部位一般多在原先发作过的位置或邻近。一般间隔数月，但也可间隔数周、数日后再次发作。病损局部先有灼热、疼痛、肿胀、发痒感觉，继之出现红斑、发疱，水疱逐渐扩大融合，疱破后糜烂或干涸结痂。病程约 10 天，愈合后不留瘢痕，但有色素沉着（图 2）。

不同病因引起的口腔单纯疱疹临床表现不同。

外感风寒型 口腔黏膜或有成簇、散在的小水疱；伴有恶寒发热、口渴心烦，小儿有夜间啼哭不休、拒食、烦躁不安等。舌质淡或红，舌苔薄白或薄黄，脉浮数有力。

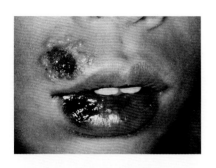

图2　复发性疱疹性口炎

心脾积热型　口生疳疮、皮破涎流、颊赤唇红，伴发热面赤、惊悸不安、咬牙弄舌、烦躁常啼、口渴便秘、小便黄赤。舌红苔黄，脉洪数。

脾胃湿热型　口唇及唇周反复发生成簇的小水疱，疱破糜烂或渗出黄水，疼痛剧烈，渴不欲饮，脘腹痞满，纳呆。舌红苔黄，脉濡数。

阴虚火旺型　病程缠绵，反复发作，口唇起疱，疼痛不甚，但久不愈，伴咽干口燥、五心烦热。舌淡苔少，脉细数。

诊断与鉴别诊断　根据成簇小水疱、疱破后浅溃疡、结痂、自限性愈合后不留瘢痕等临床特点可对大多数病例做出诊断，一般不需借助实验室检查。中医根据望、闻、问、切所得信息进行证候分型。

需与球菌性口炎、疱疹样口疮（口炎型口疮）、带状疱疹、手足口病、疱疹性咽峡炎、多形红斑等鉴别。

治疗　中医治疗以辨证施治为原则，方法包括内治法与外治法。

内治法　包括以下几种。

外感风寒型　以疏散外邪为主。方选银翘散。

心脾积热型　以清心泻脾、凉血解毒为主。方选凉膈散、泻心导赤散。

脾胃湿热型　以清胃泻热、健脾化湿为主。方选清胃汤、泻黄散。

阴虚火旺型　以滋阴降火、凉血解毒为主。方选知柏地黄汤。

外治法　可用白癣皮、白芷、白芨、白僵蚕、白花藤、苦参等为主要成分自制为"五白"含服剂。或用板蓝根、金银花、竹叶、白芷、薄荷各适量，水煎，含漱。也可选用冰硼散、锡类散、青黛散、青吹口散等吹患处。

预防与护理　饮食宜清淡，少食膏粱厚味；勿过食生冷和过服苦寒之剂，以免损伤脾胃；注意口腔清洁。对原发性疱疹性口炎患者应予以隔离休息，特别要避免与其他儿童接触。

（周曾同　王文梅）

kǒuqiāng dàizhuàngpàozhěn zhōngyī zhìliáo

口腔带状疱疹中医治疗（treatment of traditional Chinese medicine on oral herpes zoster）　口腔带状疱疹是因水痘-带状疱疹病毒感染引起的疱疹性皮肤黏膜病。一年四季均可发生，但春秋季多见。多发于成人，愈合后一般不再复发。

中医称为甄带疮、火带疮、缠腰火丹、蛇丹、蜘蛛疮、蛇串疮等。将带状疱疹列入丹门，称为火丹，是形容该病毒盛火炽，常骤然发作。

病因与发病机制　带状疱疹病毒感染后潜伏于脊髓后根神经节或脑神经的感觉神经节内，此潜伏感染状态可持续相当长时间。当机体受到某些刺激或免疫力下降时，潜伏病毒被激活，沿感觉神经轴索下行，并沿该神经干增生的病毒所产生的疱疹形成带状分布。

中医认为该病因病机分为以下几种。

风邪火毒型　或平素性情急躁易怒，情志内伤、肝气郁结，久而化火；或因过度操劳、耗精伤液，以致阴亏生火、肝胆热盛、气滞湿阻，肝经火毒循经而上，火灼经脉，达肝经支脉所过之颌面部两侧，外溢皮肤及口腔黏膜而发带状疱疹；或感受外来风毒之邪，风火相煽，使头面皮肤及口腔黏膜发疹溃破；或心火妄动，三焦风热乘之，发于肌肤。《医宗金鉴》云："蛇串疮有干湿不同，红黄之异，皆如累累珠形；干者色红，形如云片，上起风粟，作痒发热，此属肝、心二经风火"。

脾经湿热型　脾失健运，水湿内生，脾湿郁久，蕴湿化热。湿热困于肝脾，搏结于皮肤不得疏泄，引起红斑、水疱，而成带状疱疹；或内有脾湿蕴结，外受毒邪侵扰而化火，湿热搏结而发此证。《医宗金鉴》云："蛇串疮，湿者色黄白，水疱大小不等，作烂流水，较干者多痛，此属脾肺二经湿热"。

气滞血瘀型　素秉阴虚之体，或年老体弱，血虚肝旺，或因劳累感染毒邪，或湿热毒盛，长期阻滞脉络，以致气血凝滞，因之带状疱疹病损疼痛难忍，甚至疱疹消退后，瘀斑不退，疼痛亦不减轻。

临床表现　发病初期患者有局部皮肤感觉过敏、针刺感、烧灼感等，或有低热。2～4天内开始发疹。初为红斑（图1），迅速转为丘疹，继而形成绿豆大小水疱，成批发生，数个水疱形成簇状，并可连成小片，水疱一周干燥结痂,二周痂皮脱落,不留瘢痕,病程2~4周。因面神经或三叉神经受累而发生的口腔带状疱疹,表现为面部、眼周和头部的皮肤有成簇的水疱出现在炎性红斑上(图2)。口腔内黏膜有水疱和疱破后的糜烂面,有继发感染者则出现假膜,病损常为单侧,沿神经排列分布,不超过中线,患者可有明显的神经痛,为持续性烧灼痛或针刺样痛,年龄越大,程度越重。皮损愈合后,疼痛仍可持续。

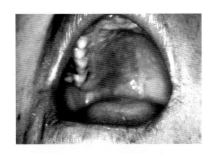

图1 右腭带状疱疹早期

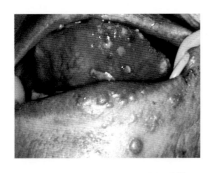

图2 左侧舌、唇及唇周皮肤带状疱疹
注:水疱、溃疡等病损

风邪火毒型 发热重、恶寒轻,头痛身重,口渴心烦,急躁易怒,口苦咽干,目赤,耳聋耳肿。头面部皮肤或口腔黏膜半侧红肿,甚至目不能开。局部多先为带片状红色斑丘疹,大小水疱,病损沿三叉神经分布排列成带状,疱壁紧张、灼热刺痛。患者大便秘结,小便黄少,食欲缺乏。舌质红、舌苔黄薄或黄厚,脉浮数有力或弦数。

脾经湿热型 疾病虽呈急性发作,但病势稍显绵延,病损时时发生。水疱密集成簇,串串如珠,感灼痛。病损沿一侧三叉神经呈带状分布。水疱溃后渗液淋漓,流水清稀,皮损颜色较淡,水疱间皮肤颜色正常。患侧之口腔黏膜可有成片糜烂。舌质淡胖,舌苔白厚或白腻,脉沉缓或滑。年老体弱患者可出现自汗恶风、心悸阵作、乏力、小便黄少,甚至出现入暮足肿,舌花剥、苔薄黄等证。

气滞血瘀型 见于年老体弱或素有阴虚、血虚、气虚之体,患带状疱疹后,局部肿胀、皮疹基底暗红、疼痛明显、病损愈合缓慢。待皮损及口腔黏膜糜烂消退后,患区仍痛如针刺,痛处固定不移,局部瘀斑不退,头晕目眩、心悸怔忡、疲乏无力或手足发麻。舌质暗或暗红瘀点或瘀斑,甚至舌下青筋粗大,舌苔白,脉弦或迟涩。女性病例可有经闭、痛经。

诊断与鉴别诊断 根据特征性单侧性皮肤-黏膜疱疹,沿神经分布及剧烈疼痛,一般易于诊断。直接镜检、组织病理检查及血清学检查有助于诊断。

中医根据望、闻、问、切所得信息进行证候分型。

治疗 以辨证施治为原则,方法包括内治与外治。

内治法 包括以下几种。

风邪火毒型 以疏风散邪、清泻肝经火毒、解毒止痛为主。方选龙胆泻肝汤加味、普济消毒饮加减、金芍一贯煎。

脾经湿热型 以健脾利湿、补中益气、佐以解毒为主。方选除湿胃苓汤加减、五苓散加味、补中益气汤加减。

气滞血瘀型 以活血化瘀、行气止痛、清解余毒为主。方选活血散瘀汤加减。

外治法 口腔颌面部皮损可用玉露膏、秋芙蓉花叶干末、金黄膏、金黄散、雄黄解毒散、化毒散、祛湿散、柏叶散、六一冰朱散、青黛散等中医药散剂外敷,或以鲜马齿苋或鲜白菜帮捣烂、混合,擦患处。口腔黏膜病损处可用锡类散、万应锭、冰硼散、口疮灵散吹口;或用金银花、黄芩、竹叶煎汤含漱等。

其他疗法有针刺、灸法、火罐、单方验方等。

预防与调护 注意冷暖起居,避免伤风感冒;饮食宜清淡,免伤脾胃;注意口腔清洁,防止感染。对已发患者应注意休息,患处保持清洁,可以用淡盐水清洗,不可以用油膏。

(王文梅 周曾同)

xuěkǒubìng zhōngyī zhìliáo
雪口病中医治疗(treatment of traditional Chinese medicine on thrush) 雪口病是以口腔、舌上满布白屑为主要临床特征的口腔疾病。因其色白如雪,故称雪口病;又因其状如鹅口,故又称鹅口疮。雪口病有实证和虚证之分。相当于现代医学的假膜型口腔念珠菌病。

病因与发病机制 中医认为,雪口病是由胎热内蕴、口腔不洁、感受秽毒之邪所致。其主要病变在心脾,因舌为心之苗,口为脾之窍,脾脉络于舌,若感受秽毒之邪,循经上炎,则发为口舌白屑之症。《外科正宗·鹅口疮》云:"鹅口疮皆心脾二经胎热上攻,致满口皆生白斑雪片,甚则咽间叠叠肿起,致难哺乳,多生啼叫。"

心脾积热型　可因孕妇素体积热，胎热内蕴遗患胎儿，或因出生后不注意口腔清洁，黏膜破损，为秽毒之邪所侵。秽毒积热蕴于心脾，熏灼口舌，故出现雪口病实证证候。

虚火上炎型　多由胎秉不足，肾阴亏虚；也有因病后失调，久病体虚，或久泻久利，津液大伤，脾虚及肾，气阴内耗。阴虚水不制火，虚火循经上炎，而致雪口病虚证证候。

临床表现　多见于婴幼儿和长期使用皮质激素和免疫抑制剂的患者。病程为急性或亚急性，也可为慢性。临床表现为乳白色绒状假膜，呈污秽状（图），假膜紧贴口腔黏膜，强行擦除可见到渗血的创面。严重者病损累累如"雪花"。

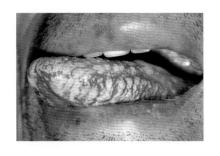

图　舌雪口

不同证候型的雪口病临床表现有所不同。心脾积热夹湿的实证者病损处充血发红明显，并伴有面赤唇红、口干欲饮、大便干积、舌尖红、苔黄腻、脉滑数。阴虚夹湿虚火上浮的虚证者则白屑稀稀伴糜烂，并有盗汗低热、面色不华、大便溏薄等，苔少，脉细。

诊断与鉴别诊断　根据口腔黏膜污秽状乳白色绒状假膜以及患者的用药史或免疫状况可以诊断。病损区涂片直接镜检有助诊断，但确诊需要念珠菌培养阳性或活检的 PAS 染色见到念珠菌菌丝。

中医根据望、闻、问、切所得信息进行证候分型。

治疗　以辨证施治为原则，根据虚实辨证，实则清泻心脾积热，虚则滋肾养阴降火。采用口腔局部外治与内服相结合的方法。

内治法　包括以下几种。

心脾积热型　以清心泻脾为主。方选清热泻脾散加减。常用黄连、栀子清心泻热；黄芩、石膏散脾经郁热；地黄清热凉血；竹叶、灯心草清热降火，导热下行；甘草调和诸药。大便秘结者，加大黄通腑泻热；口干喜饮者，加石斛、玉竹养阴生津；湿热重，舌红苔黄厚腻者，加藿香、佩兰、滑石清热化湿。

虚火上炎型　以滋阴降火为主。方选知柏地黄丸加减。常用知母、黄柏滋阴降火；熟地黄、山茱萸滋阴补肾；山药、茯苓健脾养阴；牡丹皮、泽泻泻肝肾之虚火。食欲缺乏者，加乌梅、木瓜、生麦芽滋养脾胃；便秘者，加火麻仁润肠通腑；久病反复，虚火上炎者，少佐肉桂以引火归原。

外治法　心脾积热者，可用黄连、银花、甘草煎汤或用野蔷薇花瓣泡水拭口或漱口，或用冰硼散、珠黄散、西瓜霜涂敷患处。亦可用白癣皮、白芷、白芨、白僵蚕、白花藤、苦参等为主要成分自制加工为含服剂。虚火上浮者，可用儿茶、青黛煎汤拭口或漱口，用锡类散涂敷患处。

预防与调护　婴幼儿哺乳后需要用清水清洁口腔，防止真菌感染。应该尽可能避免长期使用皮质激素和免疫抑制剂，必须使用的患者应常用小苏打水漱口。

（沈雪敏　周曾同）

kǒuchuāng zhōngyī zhìliáo

口疮中医治疗（treatment of traditional Chinese medicine on aphtha）

中医的口疮相当于西医的复发性阿弗他溃疡，是最常见的口腔黏膜溃疡类疾病，患病率女性高于男性，具有周期性、复发性、自限性特征，溃疡灼痛明显，故病名被冠以希腊文"阿弗他"（灼痛）。属于中医"口破""口疡"等范畴。

病因与发病机制　病因不明，但存在明显的个体差异。西医有遗传、环境和免疫"三联因素论"，也有外源性感染因素和内源性诱导因素的"二联因素论"。趋同看法是多种因素综合作用的结果。

中医对复发性阿弗他溃疡病因病机的认识，贯穿脏腑、阴阳、气血、寒热、虚实各个方面。实证多见于年轻或体质较强的患者，溃疡表面呈黄色，周围充血发红明显，灼热疼痛，包括心火上炎、胃肠积热、肝郁化火等。虚证多见于老龄或衰弱患者，溃疡表面呈灰黄色，周围红晕不明显，疼痛隐隐，病程较长，缠绵不愈，包括阴虚火旺、脾虚湿困、脾肾阳虚等。

临床表现　临床分为轻型、重型、口炎型三种类型。①轻型最为常见，是反复出现的圆形或椭圆形溃疡（图1），可单发或多发，局部症状比较显著，有剧烈的烧灼样痛，遇冷、热、酸、咸等刺激疼痛加重，语言、饮食均感困难，全身症状多不明显。10～14 天溃疡愈合，不留瘢痕。复发间隔期从半月至数月不等，也有此起彼伏迁延不断的情况。一般无明显全身症状与体征。②重型溃疡大而深，似"弹坑"，深达黏膜下层腺体及腺周组织（图2）。③口炎型口疮数目多，分布如"满天星"（图3）。

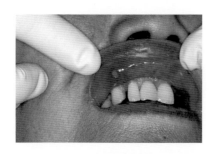

图 1　轻型口疮

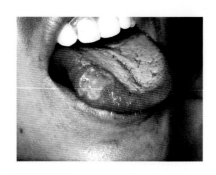

图 2　重型口疮

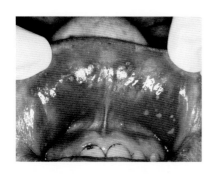

图 3　口炎型口疮

中医辨证分型包括以下几种。

心火上炎型　溃疡多位于舌尖、舌前部或舌侧缘，数目较多，面积较小，局部红肿疼痛明显；伴口干口渴，心中烦热，小便黄赤；舌尖红，苔薄黄，脉略数。

胃肠积热型　溃疡多位于唇、颊、口底部位，溃疡形状不规则，基底深黄色，周围充血范围较大；伴口干口臭，大便秘结，小便黄赤；舌红绛，苔黄腻，脉滑数。

肝郁化火型　溃疡数目大小不一，周围黏膜充血发红，常随情绪改变或月经周期而发作或加重；可伴有胸胁胀闷，心烦易怒，口苦咽干，失眠不寐；舌尖红或略红，舌苔薄黄，脉弦数。

阴虚火旺型　溃疡数目少，分散，边缘清楚，基底平坦，呈灰黄色，周围绕以狭窄红晕，有轻度灼痛；常伴有头晕目眩，五心烦热，口干咽燥，唇赤颧红；舌红，脉细数。

脾虚湿困型　溃疡数目少，面积较大，基底深凹，呈灰黄或灰白色，边缘水肿，红晕不明显；常伴头重身困，口黏不渴，食欲不振，胃脘胀满，时有便溏；舌质淡，有齿痕，苔白滑腻，脉沉缓。

脾肾阳虚型　溃疡量少分散，表面紫暗，四周苍白，疼痛轻微，或仅在进食时疼痛，遇劳即发；可伴有面色㿠白，形寒肢冷，下利清谷，少腹冷痛，小便多；舌质淡，苔白，脉沉弱无力。

诊断与鉴别诊断　口疮诊断主要根据复发性、周期性、自限性的病史特点和溃疡的"黄、红、凹、痛"的临床特征为依据，一般不需特别的实验室检查以及活检即可诊断。但对大而深、病程长的溃疡，应警惕癌性溃疡的可能，必要时可以做活检明确诊断。

中医根据望、闻、问、切所得信息进行证候分型。

重型口疮应与创伤性溃疡、癌性溃疡、结核性溃疡、坏死性唾液腺化生鉴别，口炎型口疮应与急性疱疹性龈口炎鉴别。

治疗　以辨证施治为原则，包括内治法与外治法。

内治法　包括以下几种。

心火上炎型　以清心导赤、解毒疗疮为主。方选泻心导赤散加味。

胃肠积热型　以清热泻火、凉血解毒为主。方选清胃散合凉膈散加减。

肝郁化火型　以疏肝理气、泻火解毒为主。方选丹栀逍遥散加味。

阴虚火旺型　以滋补心肾、降火敛疮为主。方选知柏地黄汤加味。

脾虚湿困型　以健脾祛湿为主。方选参苓白术散合平胃散加味。

脾肾阳虚型　以温补脾肾、引火归原为主。方选附桂八味丸加减。

外治法　用中药散剂撒敷或吹敷患处，包括锡类散、冰硼散、珠黄散、西瓜霜、珍珠散等。中药含漱液可选用金银花、竹叶、白芷、薄荷等量，或黄柏、菊花、决明子、桑叶等量，煎煮过滤，含漱口腔。还有针灸疗法、单方验方、食疗等方法。

预防与护理　注意保持口腔卫生。坚持早晚刷牙，饭后漱口。饮食有节，勿暴饮暴食。加强锻炼，增强体质。口疮发作期，用淡盐开水漱口。忌食辛辣食物及鸡肉、狗肉、猪蹄等肥甘厚味之物。多吃新鲜水果、蔬菜、绿豆汤、蜂蜜、百合、鲜藕、橄榄、莲心等。减少房事、心平气静。不用心过劳，操劳失常，以免引发热亢盛而致口腔溃疡。保持大便通畅。

预后　预后良好，很少有严重的并发症，未见演变为口腔癌的病例。但因迁延反复、缠绵不愈的特点，会给患者带来痛苦和不便。

（王文梅　周曾同　华红）

kǒuqiāng niánmó báibān zhōngyī zhìliáo

口腔黏膜白斑中医治疗（treatment of traditional Chinese medicine on oral leukoplakia）　口腔黏膜白斑是口腔黏膜上以白色为主

的病损，不具有其他任何可定义的损害特征；一部分口腔黏膜白斑可转化为癌。是口腔黏膜斑纹类疾病中最常见的癌前病变之一，正因如此，国际上将其归为潜在恶性疾患范畴。已知的癌变危险因素包括烟草、酒精饮料、物理刺激、念珠菌感染等。临床上分为均质型口腔黏膜白斑和非均质型口腔黏膜白斑。虽然临床表现中以白色斑块为特点，但不是所有口腔白色斑块都是口腔黏膜白斑，只有具有白斑的病理变化特征者才是。

隋代巢元方《诸病源候论》中提及："斑点成大片，面赤斑斑如锦文，抚之不碍手者谓之斑。"又如明代薛己在《口齿类要》中曾描写："若唇肿起白皮皱裂如蚕茧，名曰茧唇""若患者忽略，治者不察，反为翻花败症矣。"有关此病的中医认识散见于中医的"茧唇""斑疹"等病症。

病因与发病机制 发病机制尚不完全明了，但局部刺激是重要因素。全身因素虽有不少发现，但尚缺乏有力证据。①包括吸烟、咀嚼槟榔、过食辛辣调味品或烫食、口腔不良修复体或残根残冠的机械刺激，以及两种不同金属修复材料同处口腔所带来的微电流影响。②生物刺激因素：包括念珠菌感染及 HPV、HIV 等病毒感染，或在病损区有反复的糜烂和继发感染。③全身因素：包括微量元素缺乏、微循环障碍、遗传因素、营养代谢因素，如缺乏维生素 A、维生素 E 等脂溶性维生素，缺乏锰、锶等微量元素。

中医认为口腔黏膜白斑之发病，在于风邪湿邪外侵、气滞血瘀痰湿内生、脾胃肾肺不健所致，局部刺激因素使之加剧。此外，口腔内的残根残冠，日夜伤及相应黏膜，犹如刀剑伤于肌肤；烟草熏蒸，槟榔刺激，犹如虫蚀。此类因素都可以归于中医的"不内外因"。

《素问·风论》云："风者藏于皮肤之间，……腠理开则洒然寒，闭则热而闷。"口腔黏膜白斑发于黏膜，位于人体之表，故风邪为口腔黏膜白斑病因之一。《景岳全书》云："风寒之痰以邪自皮毛，侵袭于肺，肺气不足乃至生痰。"《儒门事案》云："夫愤而不得伸，则肝气乘脾，脾气不化，故而留饮。"《临症指南医案》曰："内生之湿，多因茶汤生冷太过，必患寒湿之症。"聚湿为水，积水成饮，饮凝成痰，而湿性黏滞不去，痰邪积而易成痞。口腔黏膜白斑或为白色斑块，或为颗粒状、疣状、乳头状，皆属痞症，且病程迁延，不易根治，故符合湿邪、痰饮的特点。《沈氏尊生书》曰："气运于血，血随气以周流，气凝血亦凝矣，气凝在何处，血亦凝在何处。"即是"气为血之帅，血为气之母""气行则血行，气滞则血瘀。"口腔黏膜白斑可见夹有瘀点瘀斑、肌肤甲错，粗糙增厚，甚至伴有黑色素沉着，皆为气滞血瘀之象。

临床表现 好发部位为颊、舌背、口底、舌腹、软硬腭、牙龈等。为凸出于口腔黏膜表面的不可拭去的白色斑块，往往无自觉症状。均质型口腔黏膜白斑表现为斑块状、皱纹纸状（图）；非均质型口腔黏膜白斑则表现为颗粒状、疣状、溃疡状。

中医根据口腔黏膜白斑的形、质、色等临床特征和口腔黏膜的变化，参考患者的全身情况分型如下。

气滞血瘀型 见白斑增厚、舔患处粗糙感明显。色泽白或灰白、表面可呈疣状、颗粒状，周围黏膜充血或白斑间杂有红色损害或有溃疡。舌有瘀斑瘀点，舌下静脉曲张，舌质暗红偏紫色。唇色暗红。脉涩、紧。口干苦，常伴有皮肤干燥无光泽、肌肤甲错、紫斑瘀点、牙衄鼻衄、脘腹痞胀、便干尿黄等，妇女可有痛经、闭经、崩漏、不孕等症。

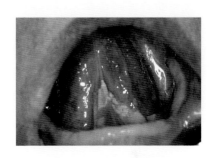

图 均质型口腔黏膜白斑

痰凝湿聚型 白斑色泽较淡，扪诊平伏，粗糙感较不明显，病损表面较湿润，呈皱纹纸样或淡色的均质状斑块。舌质淡，多津，舌苔白或白腻。脉滑、濡。全身症状有头昏胀，身沉重、四肢麻木、咽喉不畅、咳喘痰多易咯、胸闷不展、脘腹痞胀、纳差食少、大便溏薄、黏滞不畅。妇女带下，皮肤有湿疹等。

阴虚火旺型 白斑干燥，有裂纹，无溃疡，患者自觉病损区干裂疼痛、粗糙干涩明显，病程较久。舌质红绛，舌面光剥，甚如镜面，色红少津，黏膜敏感，易有刺激痛。脉数细。全身症状可见午后低热、头晕眼花、颧红生火、五心烦热、口干咽痛、盗汗、失眠、多梦、消瘦。

脾肾阳虚型 白斑色泽淡，周围黏膜色淡无津，扪诊感觉僵硬，多见皱纹纸样或斑块状白斑。舌淡胖，苔白滑，脉沉微或沉迟无力。全身症状见面㿠肢冷、腰膝酸疼、腹中不温、完谷不化。

气血亏虚型 白斑色泽黯淡，表面可有糜烂、浅表性溃疡，经久不愈，疼痛不明显，周边不充血，病程长而反复。脉沉虚无力，或沉迟弱。舌质淡胖，色白无华。常伴乏力倦怠、头晕目眩、自汗盗汗、动则气促、面色苍白、形寒肢冷、易伤风感冒、发热不高等全身症状。

诊断与鉴别诊断 根据临床症状及病理检查结果即可诊断。中医根据望、闻、问、切所得信息进行证候分型。口腔黏膜白斑需与白色角化病、白色水肿、白色海绵状斑痣、迷脂症、口腔扁平苔藓、口腔黏膜下纤维化、梅毒黏膜斑等可能出现口腔黏膜白色损害的疾病鉴别。

治疗 尚无有效的根治方法。可口服维生素A、芬维A胺、环氧化酶-2抑制药、β-胡萝卜素等药物；病损处涂维A酸类药物；还可采用手术、激光、微波、冷冻等非药物治疗。

中医以辨证施治为原则，采用内治法与外治法相结合的方法。

内治法 辨证论治如下。

气滞血瘀型 以理气、活血、化瘀为主。方选柴胡疏肝散合桃仁四物汤加减。口苦咽干重者，加麦冬、天花粉；大便干燥者，加大黄；瘀血重者，加丹参、乳香、没药、蒲黄、五灵脂；白斑硬厚、病情顽固者，加莪术、三棱、穿山甲、地鳖虫、水蛭；白斑成疣状或颗粒状增生者，加冬凌草、重楼、山慈姑、三七、山豆根。

痰凝湿聚型 以健脾、化湿、去痰为主。方选二陈汤合三子养亲汤加减，或用藿朴夏苓汤合二陈汤加减。合并有糜烂渗出和继发感染者辅以清热解毒药物。

阴虚火旺型 以滋阴、养血、清热为主。方选知柏地黄丸加减，或大补阴丸合地黄饮子加减。若阴损及阳，阳气不足出现乏力、倦怠、懒言、头晕、畏寒者，加重附子、官桂。若闭经、经量减少，加益母草、全当归、制首乌。

脾肾阳虚型 以温肾、补脾、升阳为主。方选桂附八味丸加减或右归丸合归脾汤加减。若以脾虚为主，可用参苓白术散加减。若气阴两伤，可用生脉散加减，所用药物有人参、麦冬、五味子、焦白术、石斛、玉竹、火麻仁、甘草；若腰酸重，加狗脊、川断；若泄泻甚，加诃子、山楂炭；若舌肿齿痕多、气促，加黄精、党参。

气血亏虚型 以补血、益气、扶正为主。方用参苓白术散合八珍汤和归脾汤加减。失眠多梦者，加酸枣仁、夜交藤；糜烂不愈者加石菖蒲、豆蔻、砂仁、薏苡仁。

对于伴有上皮异常增生的口腔黏膜白斑，可予复方斑蝥胶囊、平消胶囊、硒卡拉胶囊、增生平等中成药进行治疗。对于上皮单纯增生的口腔黏膜白斑，则予丹参片、复方灯盏花素片等活血化瘀类中成药。

外治法 可用冰硼散、枯倍散、青吹口散、蜂胶等涂搽。或以银花、生地、地肤子等煎汤；或苦参、白癣皮等煎汤，用之含漱。其他方法包括单方验方、针刺灸疗法、耳针疗法等。

预后 不加干预处理的口腔黏膜白斑病例癌变率较高。但现治疗措施不足以完全阻止癌变的发生。口腔黏膜白斑病理检查上皮异常增生程度越高，癌变的可能性越大，预后越差。值得重视的是，即使通过外科手段完全去除白斑，也仍有癌变的可能，因此，要求患者长期坚持定期临床随访十分重要。

（周曾同）

kǒuqiāng biǎnpíngtáixiǎn zhōngyī zhìliáo

口腔扁平苔藓中医治疗（treatment of traditional Chinese medicine on oral lichen planus）

口腔扁平苔藓是发生在口腔黏膜和（或）皮肤的非感染性慢性浅表性炎症。可于口腔黏膜和皮肤先后或同时发生病损，也可以单独发生。有恶变可能，归于癌前状态。属于中医"口藓""口蕈""口破"等范畴。

病因与发病机制 病因尚未明确，可能与身体免疫状况、细菌与病毒感染、精神因素、遗传因素、系统性疾病等有关。

中医认为病因病机如下。

湿热内阻型 风热湿毒之邪侵袭口腔，留滞不去，或脾失健运，湿浊内生，郁而化热，湿热上蒸于口，邪毒蓄积于局部，引起糜烂、充血。

肝郁气滞型 情志不畅，肝气郁滞，气机失和，气滞血瘀于局部，运行不畅形成黏膜斑纹和疼痛。

阴虚内燥型 肝肾阴虚，阴虚火旺，虚火上炎于口，或血虚黏膜失于濡养，致黏膜粗糙、萎缩或增厚。

气滞血瘀型 气血失和，气滞血瘀，使黏膜粗糙、肥厚、苔藓样改变，致灰白角化斑纹或瘀斑。

临床表现 表现为口腔黏膜珠光白色条纹。可累及口腔黏膜任何部位（图1~3）。珠光白色条纹可转变为糜烂、充血、萎缩等病损。多种病损可重叠发生，病损消退后留有色素沉着。患者有异物感、粗糙感、牵拉感、疼痛感。病情迁延，反复发作。临床表现分为斑纹型、糜烂型、萎缩型。

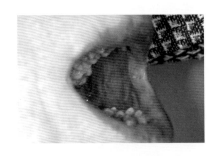

图1 颊部扁平苔藓

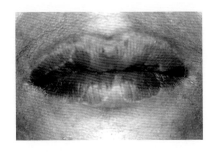

图2 唇部扁平苔藓

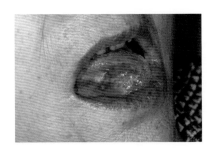

图3 前庭沟扁平苔藓

湿热内阻型 两颊、舌、唇部白纹，间有形状不规则糜烂，并有黄色渗出物覆盖，局部疼痛明显；伴有口干或口苦，便结溲赤；舌红，苔薄黄或腻，脉滑数。

肝郁血瘀型 口腔颊、舌、唇、龈等出现白色斑纹，中间挟有充血红斑，轻度疼痛不适，进食时局部敏感；往往伴有性情急躁或抑郁、胸胁胀满、月经不调等症状；舌紫暗有瘀点，脉弦涩。

阴虚内燥型 黏膜呈白色损害，表面粗糙、萎缩或增厚，无光泽。

气滞血瘀型 口腔黏膜有灰白斑网花纹，伴瘀点瘀斑，充血糜烂，色素沉着，有粗糙木涩感，或有刺痛。全身症状有面色黯淡，月经量少有瘀块腹痛、口干纳呆、便干尿黄。舌质暗红，舌苔黄或薄黄，舌腹虬丝曲张，脉弦或沉弦。

诊断与鉴别诊断 根据口腔黏膜有白色条索状、网状、树枝状、环状等斑纹，间或有糜烂、充血。反复发作，病程迁延不愈可诊断。需与皮脂腺异位症、口腔黏膜白斑、口腔黏膜红斑、盘状红斑狼疮等鉴别。

治疗 尚无特效疗法。中医治疗以辨证施治为原则，着重调理脏腑功能平衡，以内治为主，局部外治为辅。

内治法 包括以下几种。

湿热内阻型 以清热、解毒、祛湿为主。方选平胃散合二妙丸。

肝郁血瘀型 以疏肝理气、活血化瘀为主。方选柴胡疏肝散。

阴虚内燥型 以滋阴清热、养血润燥为主。方选知柏地黄汤。

气滞血瘀型 以理气、活血、祛瘀为主。方选桃红四物汤、血府逐瘀汤加减。

外治法 可用清热解毒中药制成含漱液，如黄芩、银花、竹叶，水煎含漱，或野菊花、白鲜皮、黄柏，水煎含漱。还可用养阴生肌散、锡类散、青黛散、外用溃疡散等局部涂敷。还可用针刺疗法（包括体针、耳针）。

预防与调护 生活有规律，适当进行体育锻炼，保持心情舒畅。避免进食酸、辣、烫、麻、涩等刺激性食物，戒烟酒。

（沈雪敏 周曾同）

kǒuqiāng yàozhěn zhōngyī zhìliáo

口腔药疹中医治疗（treatment of traditional Chinese medicine on oral drug eruption） 药疹是药物通过口服、注射或局部涂搽、含漱等不同途径进入机体内，使过敏体质者发生变态反应而引起黏膜及皮肤的变态反应性疾病。中医又称湿毒疡。

《神农本草经》《诸病源候论》《本草纲目》等都有关于药物不良反应的记述。其属中医的药毒范畴，与阳毒、风毒肿、面游风毒、风火之邪有关。

病因与发病机制 大多数可能由变态反应引起，但也可能是光敏感应性反应、药理学反应、毒性反应等。

中医认为是由外感热邪、毒邪、湿热秽浊之邪后，血热化火，湿热结毒；或喜食辛辣，热入血分，血热蕴湿；或脾运不健，湿热内蕴，而发于肌肤黏膜。

临床表现 病损形态多种多样。同一药物使用于不同的个体，可引起形态不同的药疹；反之，不同的药物又可引起形态相同的药疹。病损可单发于口腔，也可伴有皮肤病损。药疹全身症状包括血清病、药热、肝脏反应、肾脏反应等。口腔病损好发于唇（图1，图2）、颊、舌（图3）和腭黏膜。常见病损为单个或几个大小不等的水疱，水疱破溃后形成糜烂或溃疡，表面有黄白色渗出物，疼痛明显。皮肤病损好发于口唇周围、颜面部、四肢下部、手和足的掌背两面及躯干等部位，常单个发生。表现为红斑、丘疹、大疱等，最常见的病损为圆形红斑。有时在红斑的基础上出现水疱，称疱性红斑，皮肤有瘙痒不适感，疼痛不明显。病损出现在比较固定的位置，又称固定药疹。药物引起变态反应需要一定的潜伏期，初次24～48小时发作，反复发作后缩短至数小时或数分钟。血常规示白细胞、嗜酸性粒细胞增多。致敏药物检测常用皮内试验。

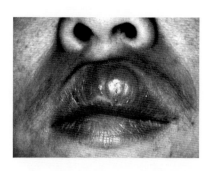

图1　服药后唇黏膜大疱型损害

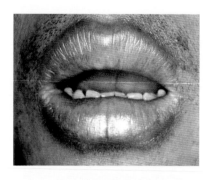

图2　服用感冒药致上下唇肿
胀、唇红唇周色素沉着

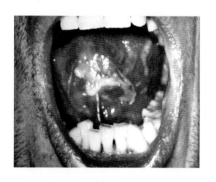

图3　服用磺胺药后舌腹大疱型
糜烂、溃疡

风热蕴湿型　发病快，病损出现迅速，发热，黏膜充血发红、水肿、起疱、糜烂渗出、结痂，疼痛微痒，大便秘结，小便短赤。舌红苔黄，脉滑数。

毒热炽盛型　发病急骤，全身症状明显，面红身热，唇、舌、颊、腭等处黏膜明显水肿、充血红斑。舌质红，苔黄厚腻，口热口黏，脉滑数。

诊断与鉴别诊断　主要根据病史及临床症状、病情的发展过程加以综合分析并诊断。有明确的用药史或曾有药物过敏史；突然发生的急性炎症，口腔黏膜起疱，疱破溃形成糜烂面，边缘多整齐。皮肤有红斑、疱疹及丘疹等病变；停用可疑致敏药物后，病损很快愈合。中医根据望、闻、问、切所得信息进行证候分型。需与口腔黏膜糜烂性扁平苔藓、天疱疮、疱疹性口炎、口腔疱疹鉴别。

治疗　以去除病因作为首要措施，一旦诊断明确应立即停止使用致敏药物并采用脱敏治疗。中医以辨证施治为原则，方法包括内治与外治。

内治法　包括以下几种。

风热蕴湿型　以清热凉血、祛风化湿为主。方用荆防败毒散、除湿胃苓汤、防风通圣散、化斑解毒汤、消风散等加减。

毒热炽盛型　以清热解毒、凉血泻火为主。方用黄连解毒汤、五味消毒饮、凉膈散、牛蒡解肌汤等加减。

外治法　①皮肤局部病损：可用黄柏、苦参、茵陈等药煎液湿敷，以祛湿止痒、清热消肿。斑疹水疱、破溃结痂病损可外用黄连膏、黛柏散、化毒散等，亦可调膏外涂。②口腔黏膜病损，可用金银花、黄芩、竹叶等制成含服液，先含后服；也可用白鲜皮、赤芍等药煎液过滤含漱，清热消肿止痛。唇部病损可用以上药液湿敷。黏膜破溃糜烂，外用养阴生肌散、冰硼散、白清胃散、青黛散等，清热消肿，收敛生肌。

预后　找到致敏药物，及时积极地加以抗过敏治疗，预后较好。已经明确的致敏药物应该终生避免使用。

（王文梅　周曾同）

chúnfēng zhōngyī zhìliáo

唇风中医治疗（treatment of traditional Chinese medicine on lip exfoliative inflammation）　唇风为中医病名，又称"唇燥裂""沈唇""紧唇""唇瘃""唇肿""唇疮""唇瞤""驴嘴风""驴唇风"等。多见于儿童和青年女性。相当于现代医学的慢性唇炎。

病因与发病机制　中医对唇风的认识有阳明胃火学说、脾胃湿热学说、脾经风热学说、脾经风燥学说等。最早记载始见于《黄帝内经》，《灵枢》曰："舌焦唇槁，腊干嗌燥。"《外科正宗》认为是"阳明胃火上攻"。《诸病源候论》道："脾胃有热，气发于唇，则唇生疮，而重被风邪、寒湿之气搏于疮，则微肿湿烂，或冷或热，乍瘥乍发，积月累年谓之紧唇"。《外科证治全书》认为是"脾经血燥"而致。《口齿类要》论述道："脾之荣在唇……若唇情动火伤血，或因心火传授脾经，或因浓味积热伤脾。"一般认为唇风病因多为风、火、湿、燥。其病位在中焦脾胃，病机为脾胃湿热内生，复受风热外袭，风火相搏，引动湿热循经上蒸，结于唇部；而病久伤阴，阴虚血燥，唇失所养而致。

临床表现　以唇部反复脱屑（图）、干燥皲裂、肿胀痒痛或渗出结痂为主要临床特征。根据病症不同，其临床表现略有不同。唇风有虚有实。实证为风火湿热，唇红肿痒溃痛且剧；虚证为阴虚血燥，唇红燥裂溢水结痂。唇风多以胃经风热、脾胃湿热、脾经血燥、气滞血瘀、阴虚火旺分型论治。

诊断与鉴别诊断　根据患者唇部长期反复脱屑、开裂、肿胀、痒痛、渗出结痂等临床表现，可以做出临床诊断。但需与唇部扁平苔藓、盘状红斑狼疮等鉴别。中医根据望、闻、问、切所得信息进行证候分型。

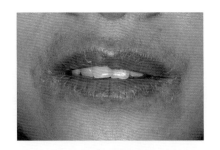

图 唇风（脱屑）

治疗 西医治疗方法以局部湿敷为主，辅助以抗过敏、维生素类药物，病情严重者可以短期应用免疫调节药物。中医治疗方法包括内治和外治。

内治法 根据辨证施治原则，以清热燥湿、祛风止痒、养阴润燥益气为主。

清脾胃湿热 以葛根芩连散为主，配泻黄散、平胃散加减或中和汤加减。

养阴润燥、清热解毒 方选增液汤加黄连解毒汤加减或通脾泻胃汤加减。

养阴补虚 方选沙参麦冬汤加味。

活血化瘀祛风 方选四物消风饮加减。

在内治法的药物应用时要注意表里双解，即外解肌表之邪，内清脾胃湿热。要避免因仅投苦寒之品泻火解毒反致火热之邪内伏不出，缠绵难愈；还要注意祛湿不伤阴，养阴不助湿。

外治法 可采用有清热燥湿、祛风止痒、养阴润燥功效的药物组成汤剂，煎制过滤后外敷，如金银花、鱼腥草、白芷等。也可以制成油膏、油剂外涂，如青黛膏（青黛、黄连、穿山甲、冰片研面加凡士林调成油膏）、紫花油（紫草、红花、黄芩、当归等）、紫归油（当归、紫草、麻油）。

预防 病程往往迁延反复，对患者生活有较大影响，因此预防其发生或反复发作有重要临床意义。预防措施包括建议患者禁辛辣等刺激性食物，合理饮食，调节情志。夏季避免日晒，秋冬季节避免干燥。避免使用劣质的唇部化妆品。戒除舔唇、咬唇、揭剥唇口鳞屑等不良习惯。有过敏史者应避免接触刺激物品。

（蒋伟文）

jìngmiànshé zhōngyī zhìliáo

镜面舌中医治疗（treatment of traditional Chinese medicine on mirror-like tongue） 镜面舌指舌黏膜的萎缩性改变。又称萎缩性舌炎。可由多种全身性疾病引起。除黏膜表面的舌乳头萎缩消失外，舌上皮全层以至舌肌都可能萎缩变薄，全舌色泽红绛光滑如镜面，故称光滑舌或镜面舌。

病因与发病机制 现代医学认为萎缩性舌炎的发病与贫血、烟酸缺乏、干燥综合征、念珠菌感染等有关。

中医认为镜面舌与脾胃肝肾等脏腑有关。脾胃虚弱，脾气不足，水谷精微运化失司，气血生化不足，舌失濡养，乳头萎缩，光滑如镜。或肾阴枯竭，肝阳上亢，舌干不能滋养而舌光如镜。

临床表现 舌背丝状乳头首先萎缩，继而菌状乳头萎缩，舌背光滑红绛无舌苔，严重时因舌肌变薄而呈现舌体干瘦。贫血引起者伴有皮肤黏膜苍白、头晕、耳鸣、食欲缺乏、畏寒、乏力等全身症状。烟酸缺乏引起者在萎缩性损害的基础上有类似疱疹样阿弗他浅表溃疡，同时伴有腹泻和皮肤糙皮病。干燥综合征引起者同时有口干、眼干和结缔组织病症。念珠菌引起者表现为周界弥漫不清的红斑，可同时发生颊、腭、口角区的类似红斑，病损区涂片镜检可见菌丝，有口干、烧灼感或疼痛、木涩感等。

脾胃虚弱型 舌光滑，舌质偏红，舌少津液，口干不欲饮，面色无华，气短乏力，神疲思睡。

阴虚肝热型 舌光滑，舌干少津，灼热疼痛，口苦咽干，恶心干呕，胸胁胀满，便干难解，舌红苔黄，脉弦。

诊断与鉴别诊断 根据舌乳头萎缩引起的舌光滑红绛似镜面的特有症状，不难做出诊断。进一步做血液检查、念珠菌检测等有助于明确病因和针对性治疗。需与舌扁平苔藓、口腔黏膜红斑、慢性萎缩型念珠菌病鉴别。

治疗 现代医学采用对症治疗与对因治疗相结合的方法：用抗菌含漱液漱口，配置人工唾液含服。根据不同类型的贫血给予相应的治疗；有念珠菌感染者给予抗真菌治疗。中医治疗以辨证施治为原则。

脾胃虚弱型 治则滋阴养血、益气补脾。方选参苓白术散、人参归脾汤加减。

阴虚肝热型 治则滋阴清热、疏肝理气。方选甘露饮、玉女煎、龙胆泻肝汤加减。主要药物有生地、石斛、竹叶、麦冬、龟板、知母、黄芪、党参、沙参。

预防与调护 不可偏食，注意营养，饮食宜卫生，少食膏粱厚味，勿过食生冷及过服苦寒之剂，以免损伤脾胃；注意口腔清洁，避免念珠菌感染。对口腔干燥症状明显的患者，可予以滋阴之食物或单味中药煮水代茶，如银耳、石斛等。

（周曾同 杨菁菁）

kǒuqiāngniánmóbìngxué
口腔黏膜病学 （oral mucosal diseases）

系统研究口腔黏膜病病因、发病机制、诊断、治疗及预防的学科。是口腔医学的重要分支，是口腔医学学科中与全身状况最为密切的学科。不少国外学者将其称为 oral medicine，直译为口腔内科学，以强调它与普通内科学的联系，并将其定义为"主要探讨与口腔疾病有关的内科学原则及采用药物进行口腔疾病治疗的规律，有关口腔和口周组织的健康和疾病研究的学科"。尽管在对外交流时中国学者亦采用 oral medicine 一词，但其含义与中国目前通用的学科划分名词含义不完全等同，前者主要包括了口腔黏膜的感染性及非感染性疾病、口腔癌前损害（病变）、系统性疾病的口腔表征、面痛症等神经疾病、颞下颌关节疾病及唾液腺疾病等范畴。而中国目前的口腔黏膜病学则仅限于发生在口腔黏膜组织的疾病。

简史 包括以下方面。

世界简史 口腔黏膜病学在欧美一些国家归属于口腔内科学，其历史可以追溯到 18 世纪初。当时英国外科医师乔纳森·哈钦森（Jonathan Hutchinson）首先发现和描述了先天性梅毒三联征。1926 年美国哥伦比亚大学著名生物化学教授威廉·J·盖茨（William J. Gies）提出将口腔内学科作为口腔学科的重要组成部分独立设置课程，为美国口腔内科学成为独立学科做出了贡献。美国口腔内科学会开创者塞缪尔·查尔斯·米勒（Samuel Charles Miller）1945 年牵头成立了美国口腔内科学会并担任第一届美国口腔内科学会主席，两年后召开了全美第一次口腔内科学会年会。1948 年英国依斯特（Eastern）牙学院开设了口腔内科学的研究生课程。20 世纪 50 年代以来，口腔内科学在世界各国尤其是欧美国家得到迅速发展，相继成立了欧洲口腔内科学会（Europe Academy of Oral Medicine，EAOM）、美国口腔内科学会（American of Oral Medicine，AAOM）。1981 年英国口腔内科学会（England of Oral Medicine，EOM）成立。

中国简史 中国对口腔黏膜病的研究历史悠久。夏商西周时期的甲骨文，战国时期的《黄帝内经·素问》，东汉张仲景的《金匮要略》，隋朝的《诸病源候论》，唐代孙思邈的《备急千金要方》与《千金翼方》，宋代的《太平圣惠方》与《圣济总录》，辽夏金元时期的金元四大家（寒凉派刘完素、攻下派张从正、补土派李杲、滋阴派朱震亨）的《儒门事亲》《兰室秘藏》《丹溪心法》，明代薛己的《口齿类要》、李时珍的《本草纲目》、陈实功的《外科正宗》、王肯堂的《证治准绳》等医学著作中，均有对口疮（口舌生疮、口吻疮）、唇病（唇瞤、唇裂、唇肿、唇核、唇动、唇青、唇噤）、舌病（口糜、口臭、喉腥）、鹅口疮（雪口）、走马牙疳的认识及治疗药物以及对方剂的描述和记录。

明朝后期中医药有了自成体系的进步，但口腔黏膜病没有形成学科体系。清代康熙时期陈梦雷的《古今图书集成》第四册中有面门、唇口门、舌门；第十册中有小儿口齿舌喉病门；还绘图阐述了伤寒在舌部 36 种表现。吴谦及刘裕铎等编纂的《医宗金鉴·外科心法要诀》有撮口、噤口、鹅口、牙疳、反唇疔、唇疽、锁口疔、唇风等病的医案、医方、有紫舌胀、舌上生核、重腭、舌疔的病因病机分析和治疗方案的记录。《慈禧、光绪医方选》专门记载了专治脾经湿热之症所致唇风、茧唇、唇肿的药膏，治面风的方剂和治口糜的方剂等。近代著名医学家与中医教育家丁甘仁所著的《丁甘仁医案续编》中，报道了口疮、唇风唇肿、舌疮舌痛、口舌碎痛、重舌（舌根痛）、上腭痛、上腭碎痛、牙痛、牙痈、牙疳、牙龃、骨槽痈、腮毒性、颊车疽等口腔黏膜疾病的治症。临床诊治内外合参、表里并重、善用益气托毒之法，用法多以内服汤剂结合外用散剂。

中华人民共和国成立之后，相继成立了口腔医学的多门专科，但没有专门从事口腔黏膜病专科的专业人员。1958 年在口腔医学领域中开始了中西医结合的尝试，其中口腔黏膜病方面的研究和临床实践占有相当大的比重，并取得了一定的成绩，如养阴生肌散外用治疗口腔溃疡，吴荣荚粉贴敷足底涌泉穴治疗复发性口疮，霜梅乳没散治疗坏死性龈口炎。实践证明对于复发性口疮、口腔扁平苔藓、天疱疮、干燥综合征等口腔黏膜病采取中医辨证施治结合西医方法治疗，有利于提高和巩固治疗效果。先后研制出了苔藓饮、复方苔藓片、复方绞股蓝等药物。

1978 年在原国家卫生部及解放军总后卫生部的领导下，由北京、上海、成都、武汉、西安、广州等地的 8 所院校专家共同组成了"口腔黏膜白斑、扁平苔藓及其癌变防治研究协作组"（两病协作组），研究成果于 1986 年获卫生部乙级科技奖。根据上述研究，1992 年出版许国祺、李秉琦、李辉奉主编的《口腔癌前病变

——白斑与扁平苔藓》。

1988年成立了中华医学会口腔分会口腔黏膜病专业学组。1998年成立了中华口腔医学会口腔黏膜病专业委员会，至2015年共六届，分别由李秉琦、周曾同、孙正、陈谦明、刘宏伟担任口腔黏膜病专业委员会主任委员。2013年上海交通大学口腔医学院口腔黏膜科、北京大学口腔医学院口腔黏膜科、四川大学口腔医学院口腔黏膜科成为国家卫生和计划生育委员会临床重点专科建设单位。

研究对象　口腔黏膜病学的研究对象是口腔黏膜病。口腔黏膜病是发生于口腔黏膜及其黏膜下软组织的类型各异、种类众多的疾病总称。口腔黏膜作为全身黏膜系统的一个部分，具有特殊性。它不仅具有一般黏膜的机械性屏障功能，而且具有分泌、免疫、味觉、温度调节、药物吸收等功能。由于其与全身诸多系统的关系密切，发生于口腔黏膜的病症很有可能是全身性疾病的表征。但无论如何口腔黏膜病是人体疾病在特定区域内的表现，是一种客观存在的病症结合体。就中国口腔黏膜病学定义而言，口腔黏膜病学的内涵应该包括发生于口腔黏膜及黏膜下软组织的病因、病理、发病机制、流行病学特征、症状、诊断、鉴别诊断、治疗、预后判断、预防等内容。从这个定义出发，口腔黏膜病学所研究的疾病包括口腔黏膜的感染性疾病和性传播疾病、非感染性疾病、口腔黏膜癌前病变和损害、全身疾病的口腔黏膜表现、口腔黏膜的药物反应和超敏反应等内容。

由于胚胎发生学的原因，口腔黏膜与皮肤在结构或功能上具有许多相似之处，如两者均由上皮和结缔组织组成，其交界处呈波浪形。但与皮肤相比，口腔黏膜又具有自身的特点，如呈粉红色、表面光滑湿润，除皮脂腺外，不具备其他皮肤附属器。因此，口腔黏膜病与皮肤病有相当密切的关系。就此而言，口腔黏膜病学的研究内容还可以分为以下四类：①主要发生在口腔黏膜上的疾病，如口腔黏膜创伤性溃疡。②同时发生于皮肤或单独发生于口腔黏膜上的皮肤-黏膜疾病，如口腔扁平苔藓，这类疾病可以与皮肤病同时发生，也可以单独或先后发生。③合并起源于外胚层和中胚层的某些疾病，如合并外阴、肛门、眼结膜、虹膜的贝赫切特综合征等。④性传播疾病的口腔黏膜表现或全身疾病的口腔表现，如获得性免疫缺陷综合征、血液疾病等的口腔表现。

口腔黏膜是口腔内的湿润衬里，是全身黏膜系统中最易直视的一部分，同时口腔黏膜又在结构或功能上与皮肤相似，因此对于口腔黏膜疾病的研究和临床诊治，不仅仅对原发于口腔黏膜的疾病有意义，且对于全身黏膜系统的其他疾病以及皮肤疾病的诊治都有重要的参考价值。另外，由于诸多全身性系统性疾病可能出现口腔黏膜症状，因此口腔黏膜病学的研究也可以对系统性疾病的诊疗产生影响。

研究方法　口腔黏膜病的诊断主要依靠病史、临床症状、体征和医师的临床经验。由于口腔黏膜病缺乏特征性的实验室指标，病理检查仍是口腔黏膜病的金标准。但是，由于这些诊断依据的主观性和患者依从性的问题，往往给快速、准确的诊断带来困难。随着分子生物学的迅猛发展，许多诊断新技术被引进到口腔黏膜病的诊断中来，包括单核苷酸多态性技术、基因芯片技术、蛋白组学技术、表观遗传学技术等。同时，作为对病理活检的补充，无创或微创诊断技术也在口腔黏膜病的诊断中崭露头角，如自体荧光辅助诊断技术、体液（血液、唾液、尿液）标志物诊断技术等。虽然，这些新技术不少还停留在研究阶段，距临床普遍应用还有一定距离，但是已经表现出很好的应用前景。

与邻近学科的关系　口腔黏膜病学是一门交叉性很强的新兴学科。其外延与口腔医学范畴外的诸多学科有关，如基础医学方面的微生物学、免疫学、组织病理学、分子生物学、药理学、统计学、材料学等，临床医学方面的内科学、皮肤科学、肿瘤学、中医药学等。其内涵与口腔医学范畴内的各门学科均有联系，如口腔颌面外科学、牙周病学、牙体牙髓病学、儿童口腔医学、口腔修复学、口腔正畸学、口腔种植学、口腔流行病学等。

（周曾同　李宏权）

kǒuqiāngniánmó zhèngzhuàng

口腔黏膜症状（symptoms of oral mucosal diseases）　同一口腔黏膜疾病可有不同的症状（同病异症），不同的口腔黏膜疾病又可以有某些相同的症状（异病同症）。症状是疾病过程中机体内的一系列功能、代谢和形态结构异常变化所引起的患者主观上的异常感觉或某些客观异常病态改变。异常变化引起的现象如能用体格检查的方法客观检出的称为体征。在疾病病理过程中，当一个症状出现时，会固定地同时或先后出现另外几个症状，这种定型的症状群称为综合征。中医将能够反映疾病发展过程中不同阶段病理改变的症状和体征的总和称为证候。对症状的识别是医师对患者进行疾病调查的第一步，是问诊的主要内容，是诊断、鉴别诊断的重要线索和主要依据，也是反映病情的重要指标之一。因此，在诊断疾病时必须结合临床所有资料，综合分析，切忌单凭某一个或者几个症状而做出诊断。

口腔黏膜病基本体征　包括斑、丘疹、结节、肿块、疱、萎缩、糜烂、溃疡、皲裂、假膜、痂、坏死和坏疽。

口腔黏膜病基本主观症状　包括疼痛、粗糙、牵拉、麻木、厚重、味觉异常。

与口腔黏膜病有关的综合征　常见的口腔症状的综合征包括贝赫切特综合征、干燥综合征、获得性免疫缺陷综合征、灼口综合征、梅-罗综合征、克罗恩病、莱特尔综合征、斯波卢综合征（Sprue syndrome）、眼睑松弛-上唇肥厚综合征、膝状神经节综合征、先天性水痘综合征、多发性错构瘤综合征、缺铁性吞咽困难综合征、中线致死性肉芽肿综合征、皮肤黏膜淋巴结综合征、色素沉着息肉综合征、色素失禁综合征、库欣综合征等。

与口腔黏膜病有关的中医证候　包括血瘀证、血热证、血虚证、实热证、热毒证、湿热证、痰湿证、气虚证、气滞证、阴虚证、寒邪证等。

口腔黏膜病的临床症状复杂多变，病种繁多，有常见多发病，又有少见罕见病，临床上还常出现同病异症或异病同症的现象；有的口腔黏膜病损是口腔黏膜固有疾病，有的则是各科临床中遇到的全身疾病的口腔表征。口腔黏膜专科医生需要通过认真收集临床症状及体征，将病史、实验室指标、病理表现、全身情况结合，并注意口腔黏膜疾病"同病异症""异病同症"的特点，把握住各种疾病的个性特征，从病因、病理、症状、体征、好发年龄、易发部位、复发情况、预后进行综合分析，经过推理判断才能做出正确的诊断。

（周曾同）

kǒuqiāngniánmóbìng xúnzhèng yīxué

口腔黏膜病循证医学
（evidence-based medicine of oral mucosal diseases）　在口腔黏膜病领域中，运用循证医学的原则和核心思想，将口腔黏膜病临床研究证据、个人经验、患者实际状况和意愿三者结合，做出医疗决策的遵循证据的医学。

1999 年在四川大学华西医院正式批准注册了中国循证医学中心，成为国际 Cochrane 协作网的第 14 个中心，该中心的成立为中国口腔黏膜病循证医学的发展提供了平台。口腔黏膜病循证医学研究已经对复发性口腔溃疡、口腔扁平苔藓、口腔黏膜白斑、灼口综合征、口腔单纯疱疹、口腔白色角化病、放化疗后口腔黏膜炎、放化疗后口腔念珠菌病等疾病进行了循证医学研究。

其研究方法与内容来源于口腔临床流行病学，其医疗决策的临床证据主要来自口腔黏膜病大样本的随机对照临床试验和系统性评价或荟萃分析。

其发展需要的条件如下：①加强培训：包括培养具有循证医学素质的临床医生；学习最佳的科研设计和证据收集方法；打好临床流行病学的基础；改进现有的临床研究信息平台和医疗措施等。②作为口腔黏膜病循证医学的证据提供者，应掌握参与收集与评价文献、提供最佳证据的能力，并付诸实践。作为口腔黏膜病循证医学的证据应用者，应掌握正确、客观、结合实际地应用证据的方法，并付诸实践。③口腔黏膜病临床研究者和应用者应尽可能提供和应用当前最可靠的口腔黏膜病临床研究证据，包括病因、诊断、预防、治疗、康复和预后等方面的研究。④努力提高口腔黏膜病循证医学依据的质量和可靠程度的级别。

口腔黏膜病循证医学能够促进口腔黏膜病学的临床医疗决策科学化与临床医学发展；能够促进口腔黏膜病临床医生业务素质的提高，紧跟科学发展水平；能够为解决口腔黏膜病的临床难题提供思路、方案、方法；能够促进口腔黏膜病学临床与临床流行病学研究的提高；能够促进口腔黏膜病学临床教学培训水平的提高；能够提供可靠的科学信息，为卫生政策决策提供科学依据；有利于保障口腔黏膜病患者的自身权益。

（周曾同）

kǒuqiāngniánmóbìng fēnzǐ zhěnduàn

口腔黏膜病分子诊断
（molecular diagnostics of oral mucosal diseases）　以分子生物学理论为基础，利用分子生物学的技术和方法研究人体内源性或外源性生物大分子和大分子体系的存在、结构或表达调控的变化，为口腔黏膜疾病的预防、预测、诊断、治疗和转归提供信息和决策依据的理论。

单核苷酸多态性技术在口腔黏膜病研究中的应用　单核苷酸多态性是指在基因组水平上由单个核苷酸的变异所引起的 DNA 序列多态性。了解 DNA 序列的差异和单核苷酸多态性以及这些差异所表现的意义将对口腔黏膜疾病的预测、诊断、预后和预防带来变化。单核苷酸多态性是人类基因组研究的一个热点，其应用范围广泛，对于复杂性疾病的遗传学研究领域的挑战在于如何合理设计研究、合理处理和解释大量的数据信息。单核苷酸多态性检测技术包括靶序列的扩增、SNP特异位点的区分、数据检测分析。

生物芯片技术在口腔黏膜病研究中的应用　生物芯片技术是高效、准确、大规模获取信息的手段，可以提供各种疾病发生、发展过程的基因表达、扩增、缺失情况的系统信息，对口腔黏膜病尤其是口腔黏膜癌前病变和癌症研究具有不可估量的影响。常用芯片有基因芯片、蛋白质芯片、组织芯片、细胞芯片等。

蛋白组学在口腔黏膜病研究中的应用　蛋白组学是从整体角度分析细胞内动态变化的蛋白质组成成分、表达水平与修饰状态、了解蛋白质之间的相互作用与联系的研究领域。常用方法有凝胶技术、非凝胶技术、质谱技术、蛋白质芯片技术、蛋白质数据库以及酵母双杂交系统、细胞共定位系统、免疫共沉淀、表面等离子共振技术、噬菌体展示技术等。

表观遗传学在口腔黏膜病研究中的应用　表观遗传学是研究基因的 DNA 序列在没有发生改变的情况下，基因功能发生了可遗传的遗传信息改变，并可最终导致表型变化的学科。其研究内容包括基因选择性转录表达调控方面的研究（DNA 甲基化、基因印记、DNA 甲基化与转录子稳定性、组蛋白共价修饰、染色质重塑和假基因）及基因转录后调控方面的研究（基因组中非编码 RNA、微小 RNA、反义 RNA、内含子、

核糖开关）。这方面的研究已经应用于口腔黏膜病的研究。

代谢组学在口腔黏膜病研究中的应用　代谢组学被定义为生物系统对病理生理刺激或遗传修饰等发生的动态的、多参数的反应，采用高通量化学分析技术研究代谢产物的完整模式，其在口腔黏膜病研究中的应用正向着实用性方向发展。基于体液中代谢产物的异常诊断口腔恶性肿瘤或癌前病变的研究越来越受到关注。

DNA 定量分析在口腔黏膜病研究中的应用　DNA 定量分析主要是通过对细胞核内的 DNA 含量或染色体倍数的测定来判断细胞的生理状态和病理改变，是病理学由传统的形态学描述向定量分析发展的产物。DNA 定量分析已广泛应用于对人类各种肿瘤的研究，尤其是宫颈、结直肠、乳腺、头颈部等部位的恶性肿瘤。测定胸腔积液、腹腔积液细胞核的 DNA 含量，不仅可反映细胞的增生活性状态，还能根据非整倍体的出现来判断组织的良恶性。国内外研究已经发现非整倍体口腔异常增生病损较二倍体病损具有更高的癌变风险，根据 DNA 倍体状况可将黏膜白斑分为低危及高危组，对预测白斑的癌变有重要价值。

（周曾同　葛姝云）

kǒuqiāngniánmóbìng yàowù zhìliáo

口腔黏膜病药物治疗（drug therapy of oral mucosal diseases）

药物治疗是口腔黏膜病最主要的治疗手段，其重点是针对疾病的发病机制和临床发展过程，依据患者的病理、生理、心理和遗传特征，制订和实施合理的个体化药物治疗方案，以争取获得最佳的疗效和控制到最低的风险。

口腔黏膜病的临床表现较繁杂，疾病种类多，有的病情反复，

有的还与全身其他系统性疾病、身心疾病关系密切。口腔黏膜病的药物治疗应该遵循内科学和药物学的用药原则，根据病情采取对因治疗、对症治疗或二者兼顾。口腔黏膜病涉及的药物种类较为广泛，如抗微生物类、糖皮质激素类、免疫调节药、维生素及微量元素等。药物的使用途径包括口服、注射和局部使用，医生根据患者的病情可以选择一种或多种途径联合治疗。口腔黏膜病的发病机制关联到多系统、多学科领域，涉及的药物较为广泛。按其临床药物使用的方式和中国传统医学诊疗特色，可分为全身用药、局部用药和中医药治疗。

适应证　根据口腔黏膜病的诊断和病情，医生常选择可缓解症状或针对发病机制的药物治疗。

禁忌证　包括药物不适宜使用的疾病或状况。尤其是对于有复杂内科疾病背景的患者，应该特别注意口腔黏膜病治疗药物是否会影响到患者内科疾病的病情，同时需要注意患者是否有长期使用的治疗慢性病（如高血压、糖尿病等）的药物，避免口腔黏膜病治疗药物与其相互影响。对于口腔黏膜的恶性或高危性病损要谨慎使用口腔黏膜病药物治疗，应该及时检查、会诊，明确诊断后请相应的专科医师进行治疗。

方法　从基本原则、给药途径、疗程和剂量、特点四个方面阐述。

基本原则　①病情轻者以局部治疗为主，病损严重者采用局部和全身联合用药。②依据发病机制、病情、机体状况、年龄、药物特性、治疗反应来制订或调整个体化用药方案。③注意药物的合理搭配，增强疗效、减少不良反应。④注意监测药物的毒副

作用。⑤避免滥用和过度使用药物。⑥在药物治疗的同时，重视心理治疗的作用。

给药途径　包括口服、注射、口腔局部给药。其中，口腔局部给药是口腔黏膜病药物治疗的特色，临床使用的药物剂型包括溶液剂、糊剂、散剂、喷雾剂、口含片、膜剂、贴片、凝胶剂、软膏或乳膏、注射液。局部用药能加快口腔局部病损的消炎、镇痛、愈合。根据治疗目的选用适合的局部用药，如口腔溃疡镇痛可选用含有局麻药的凝胶，治疗口腔念珠菌感染可选用碳酸氢钠含漱液、制霉菌素糊剂，提高局部用药浓度可采用黏膜病损基底封闭、超声波雾化、湿敷等治疗方法。

疗程和剂量　用药疗程需根据病情调整，可以是短疗程（如轻型复发性阿弗他溃疡），也可以是长疗程（如寻常型天疱疮）；可以是连续规律给药，也可以是间歇给药，或停药观察。口腔黏膜病的发生以中、老年人居多，由于老年人药代动力学改变，药物的不良反应会明显增加，因此，老年人的药物剂量一般比成人剂量有所减少。幼儿、孕妇的用药应严格依规安全使用。

特点　①同病异治：即针对同一疾病的不同时期、不同伴发情况或不同个体的体质差异给予不同的药物治疗。②异病同治：即针对不同疾病可能具有相似的发病因素或致病机制而给予相同的药物治疗，如口腔严重糜烂的多形性红斑与糜烂型口腔扁平苔藓均可以采用糖皮质激素治疗。③局部病损全身治疗：一些黏膜病虽表现为口腔局部损害，但其发生实为系统疾病因素导致，如巨幼红细胞性贫血导致的萎缩性舌炎，需进行贫血的对因治疗。

④中西医结合治疗：对一些病因不明、缺乏特效疗法的疾病，如灼口综合征、复发性阿弗他溃疡、口腔扁平苔藓等可采用适合患者状况的中西药联合治疗，可能有良好的协同效应。⑤口腔综合护理和局部治疗：良好的口腔生态状况能取得良好疗效。⑥预防性治疗：提前用药以防止某些口腔黏膜病的发生，如头颈部放疗患者，用2%~4%碳酸氢钠溶液含漱，可有效防止口腔念珠菌病的发生或减轻病情。⑦系统疾病治疗：伴有系统疾病的患者，应进行相应治疗，口腔黏膜病的药物选择和使用方法以不影响系统病药物疗效为宜。

不良反应及防治　选择药物既要考虑疗效，也要考虑不良反应。应注意药物的禁忌证、适应证、患者的基础疾病和用药史，在开始用药时就予以把控，降低治疗风险。

胃肠道反应　恶心、呕吐、胃胀、胃痛、腹痛、腹泻、便秘等，一般停药可逐渐消失，严重者给予对症治疗。

肝肾损害　出现黄疸、转氨酶升高、血尿、蛋白尿、肾功能异常等，轻者经停药后可逐渐恢复，重者需内科治疗。用药时间较长的患者，需定期进行肝肾功能的监测。

变态反应　出现皮疹、荨麻疹、药敏性口炎、血管神经性水肿等应立即停药，重者需行抗过敏治疗。

血液系统反应　为防止出现血细胞减少或增多（如粒细胞减少症、血小板减少症、再生障碍性贫血等），需在药物治疗前或长期药物治疗中定期进行血液检查，发现异常应停药观察，并请血液专科医师会诊。

继发性感染　长期使用糖皮质激素或过度使用抗生素的患者，容易出现口腔念珠菌感染或混合性感染。故抗生素应规范使用；长期使用糖皮质激素时，注意维护口腔卫生，可适当使用1%~2%碳酸氢钠液漱口。

糖皮质激素不良反应　长期、大剂量使用糖皮质激素可能导致肾上腺皮质功能低下、免疫功能下降、内分泌及其他系统的功能紊乱，出现糖尿病、肥胖、消化道溃疡、类库欣综合征、低钾血症、骨质疏松症、口腔感染、痤疮及伤口愈合延迟等。要合理使用糖皮质激素，对需要长期糖皮质激素治疗的患者（如天疱疮患者），要定期进行血常规、血糖、肝肾功能、电解质、尿液、骨密度等检测，同时配合保护胃黏膜、补钙、补钾、防止感染的措施；维护口腔卫生，防止创伤；增加蛋白、维生素摄入，减少食盐摄入；对已并发糖尿病、高血压的患者，进行相应的内科治疗。

（周曾同　林　梅）

kǒuqiāngniánmóbìng shēngwù zhìliáo

口腔黏膜病生物治疗（biological therapy of oral mucosal diseases）　应用现代生物技术及其产品（小分子化合物、多肽、多糖、蛋白质、细胞、组织、基因等）直接或间接治疗口腔黏膜疾病的方法。生物治疗的概念在免疫治疗基础上延伸而来。因细胞生物学、分子生物学、免疫学、生物工程学等诸多理论研究的深入和生物工程技术的发展，生物治疗已成为新的治疗手段，在肿瘤学领域已成为继手术、化疗、放疗三大传统疗法之后的第四种治疗模式。

生物治疗的涵盖面甚广，主要包括以下几个方面：非特异免疫刺激剂及生物应答调节剂的应用、细胞因子和免疫效应细胞的应用、单克隆抗体治疗与抗体介导治疗、肿瘤疫苗的应用、抗血管生成治疗、信号传导与抗肿瘤治疗（包括细胞表面 CD 分子、黏附分子、受体等）、细胞凋亡的干预治疗、基因生物疗法（基因治疗、基因疫苗等）、生物支持治疗、组织与细胞移植治疗等。

口腔黏膜病的生物治疗处于起步阶段，大多数证据来源于没有进行随机对照试验的病例报道，远期作用尚待进一步观察。此外，口腔黏膜病生物治疗的范围还较窄，大多数仅作为常规治疗效果不佳时的辅助疗法。生物治疗价格昂贵，有的不良反应较大。

适应证　包括口腔黏膜自身免疫性疾病、口腔扁平苔藓、放射性口炎、口腔念珠菌病等口腔黏膜病。

禁忌证　孕期或哺乳期妇女、严重心力衰竭、脱髓鞘疾病、活动性肺结核、不可控制的感染性疾病及生物制剂过敏者等。

方法　①单克隆抗体治疗：如利妥昔单抗。②细胞因子治疗：如重组白细胞介素-2、白细胞介素-4、干扰素、肿瘤坏死因子-α拮抗剂、粒-巨噬细胞集落刺激因子、表皮生长因子和成纤维细胞生长因子等。③疫苗免疫治疗：如霍乱毒素 B 亚基疫苗 p336-351 可防治贝赫切特综合征。④基因治疗：如重组人腺病毒 p53 注射液可局部治疗上皮异常增生性口腔黏膜白斑。⑤T 细胞调节剂：如依法珠单抗和阿法赛特、卡介苗、转移因子、胸腺素、丙种球蛋白、左旋咪唑等。

并发症及防治　主要并发症有口腔苔藓样反应、一过性皮疹、发热、红肿、变态反应、感染，有

时可发生食欲缺乏、恶心、呕吐、腹痛、头晕、乏力等反应，极少数患者可出现白细胞减少、肝功能障碍、口腔癌前病变、口腔癌等。为避免以上并发症，应该针对不同的口腔黏膜疾病选择最适生物治疗方法，严格控制治疗剂量及时间，严密监测口腔黏膜增生情况，治疗前应进行胸部 X 线检查、肝功能检查、血常规检查，治疗中每 3 个月进行一次肝功能检查和血常规检查，加强随访。

（周　刚）

kǒuqiāngniánmóbìng wùlǐ zhìliáo

口腔黏膜病物理治疗（physical therapy of oral mucosal diseases）　应用自然界或人工制造的各种物理因子作用于人体，用以预防和治疗口腔黏膜疾病的方法。天然物理因子包括日光、空气、海水、矿泉等。人工物理因子包括声、光、电、热、冷、磁及生物反馈等。其中，人工物理因子在医学领域中应用最广。物理治疗的作用原理为物理因子的能量作用于人体后，被人体组织吸收，在人体内产生一系列理化反应，从而导致局部和全身的生理效应，达到调节、促进、维持、恢复或代偿各种生理功能，影响病理过程和抑制病因的作用。物理治疗的作用主要表现为消炎、镇痛、抗菌、消肿、镇静与催眠、兴奋神经肌肉、缓解痉挛、软化瘢痕、消散粘连、加速伤口愈合、加速骨痂形成、脱敏或致敏作用、提高药物向组织器官渗透等。根据物理因子的属性，物理治疗可分为电疗法、光疗法、超声波疗法、磁疗法、高压氧疗法、水疗法、温热疗法、低温疗法和生物反馈疗法等。物理治疗正成为对付迁延不愈、难治性口腔黏膜病的重要辅助治疗手段，但应用得

不够广泛。

适应证　①超声雾化疗法：用于治疗由放射性口炎、大疱性疾病、病毒感染性口炎、口腔扁平苔藓等各类口腔黏膜病所引起的口腔黏膜大面积糜烂、溃疡性病损。②激光疗法：用于治疗复发性阿弗他溃疡、贝赫切特综合征、口腔扁平苔藓、口腔黏膜白斑（无异常增生者）、复发性唇疱疹等。还可用于治疗表浅局限性的血管瘤、淋巴管瘤、黏液腺囊肿、乳头状瘤、色素痣等口腔黏膜良性病损。③光化学疗法（光动力学疗法）：用于治疗难治性、有较严重症状的口腔扁平苔藓、口腔黏膜白斑、口腔黏膜红斑、光化学唇炎、慢性移植物抗宿主病的口腔表征等。④微波疗法：用于治疗口腔扁平苔藓、口腔溃疡、口腔黏膜白斑、唇炎等。还可用于治疗乳头状瘤、黏液腺囊肿、唇癌等。⑤毫米波疗法：用于治疗灼口综合征、口腔扁平苔藓、口腔溃疡等。⑥达松伐尔电疗法：用于治疗口腔溃疡、舌痛等。⑦冷冻疗法：用于治疗口腔溃疡、口腔扁平苔藓、口腔黏膜白斑、口腔黏膜红斑、光化性唇炎等，还可治疗黏液腺囊肿、疣状癌等。⑧紫外线疗法：用于治疗口腔黏膜感染性疾病如单纯疱疹、带状疱疹、咽炎等。⑨高压氧疗法：用于治疗口腔溃疡、口腔扁平苔藓、天疱疮、口腔黏膜下纤维性变、口腔黏膜感染性疾病、口腔黏膜变态反应性疾病等。

禁忌证　①超声雾化疗法：对雾化药物有变态反应者、严重传染性疾病患者禁用；妊娠期、哺乳期妇女慎用。②激光疗法：疑似或明确诊断为恶性病损者忌用。③光化学疗法（光动力学疗法）：妊娠期、哺乳期妇女、儿童

及肝功能异常者、眼疾患者、卟啉症或已知对卟啉过敏者、服用光敏性药物者、光敏性疾病患者等禁用。④微波疗法：结核病患者、带有心脏起搏器者及妊娠期妇女禁用。⑤毫米波疗法：带有心脏起搏器者及妊娠期妇女禁用。⑥达松伐尔电疗法：恶性肿瘤、出血倾向、血液病及结核病患者禁用。⑦冷冻疗法：局部血液循环障碍、严重心血管疾病、严重肾功能不全者禁用，病损范围较广泛者不宜行冷冻治疗。⑧紫外线疗法：光敏性疾病及活动性结核病患者禁用。⑨高压氧疗法：氧过敏者、肺结核性空洞并咯血者、活动性出血或出血性疾病尚未控制者、刚拔牙者、未加处理的癌症患者绝对禁用；高血压（超过 160/100mmHg）患者、癫痫大发作患者、经期及妊娠（6个月以内）妇女相对禁用。

并发症及防治 ①变态反应：操作前应详细询问病史，有可疑过敏史者要谨慎使用。发现过敏迹象应立即中止，并采取抗过敏治疗措施。②发热反应：轻度发热可严密观察，发热明显并有较重症状者应停止，并采取降温措施。③皮肤光敏反应：主要为避光不慎所致，接受光动力疗法的患者需避光 3 周或 1 个月，且在治疗进行中应注意对病损区周围进行保护。④冷冻疗法：易出现的并发症有水肿、创面出血或感染、疼痛、张口困难、神经损伤、色素减退等。可嘱患者在坏死组织脱落期进食软食、禁止撕脱表面坏死组织以防出血，并应积极预防感染；磨牙后区应采用短时间冷冻，而不用加压重复冷冻以避免张口困难；神经损伤一般为暂时性，可在 3~6 个月内自行恢复；色素减退会在半年到 1 年后逐渐

恢复。⑤高压氧疗法：易出现的并发症主要有氧中毒、气压伤和减压病。为避免并发症的产生，临床上应采用间歇性的吸入正常氧分压气体的高压氧疗法，治疗中的加压、减压阶段气压变化要缓慢，同时要严格掌握高压氧治疗的时间，并严格按规程操作。

（周 刚）

kǒuqiāngniánmóbìng yíngyǎng tiáojié

口腔黏膜病营养调节 （nutritional regulation of oral mucosal diseases） 针对口腔黏膜病患者营养失衡的发病因素对患者进行合理的膳食营养调节，从而达到防治相关口腔黏膜病目的的方法。指人体从外界摄取食物，经过消化吸收和代谢，以维持生命活动，整个过程与人体健康有着密切联系。在口腔黏膜病的治疗中，应注意营养的调节。

口腔黏膜病营养失衡因素 包括以下方面。

维生素缺乏 ①维生素 A 缺乏：可使上皮组织结构异常，表现为口腔黏膜过度角化、形成白色斑块。有学者认为维生素 A 缺乏是口腔黏膜白斑的病因之一。②维生素 B_1 缺乏：口腔症状明显，表现为口腔黏膜、牙、颌骨及面部敏感，舌光滑水肿、松弛肥大、舌缘有齿痕。③维生素 B_2 缺乏：症状为口角炎、唇炎和舌炎。④维生素 B_3 缺乏：主要表现为舌炎，舌乳头萎缩成光滑舌、牛肉样舌及裂纹舌，舌面有溃疡，伴唇炎、口角炎、龈炎等。⑤维生素 B_6 缺乏：容易导致舌烧灼痛、舌溃疡。⑥维生素 B_{12} 或叶酸缺乏：可出现牛肉样舌，表现为舌面光滑、舌苔光剥。⑦维生素 C 缺乏：口腔表现为龈炎，牙龈增生、出血，可发生溃疡及感染。

微量元素缺乏 已被确认与

人体健康和生命有关的必需微量元素有 18 种，即为铁、铜、锌、钴、锰、铬、硒、碘、镍、氟、钼、钒、锡、硅、锶、硼、钶、砷。学者注意到微量元素与某些口腔黏膜病的关系，如复发性口腔溃疡、口腔扁平苔藓、沟纹舌、舍格伦综合征、口腔念珠菌病、口角炎、口腔黏膜感觉异常及口腔黏膜白斑等。

适应证 因营养不良与维生素缺乏引起的口腔黏膜病损，以及口腔黏膜病患者因营养问题而出现的病情。

禁忌证 维生素或微量元素水平过高者，口腔黏膜病患者营养过剩者。

方法 应根据患者的营养状况进行治疗，治疗原则是"缺什么，补什么，缺多少，补多少"。在患病期间，有针对性地补充相应的营养成分，少吃或不吃具有强烈刺激性的调味品、温度太高的食物、过于粗糙的食物及具有变应原性质的食物。还要注意平衡膳食、合理营养、适量运动、戒烟限酒、心理平衡。①保持每日食物的多样性，按照合理比例，广泛摄入各类食物，以达到平衡膳食，满足人体各种营养需要。②谷类是每日营养的基础，谷类为主，粗细搭配。③适量进食动物性食物，如鱼、禽、蛋和瘦肉。④每天进食奶类、大豆及其制品。⑤每天吃蔬菜、水果和薯类。⑥减少烹调油用量，吃清淡少盐膳食。⑦食不过量，天天运动，保持健康体重。⑧三餐分配要合理，零食要适当。⑨每天足量饮水，合理选择饮料，饮酒应限量。

应用 包括以下方面。

复发性口腔溃疡 病因不明，除了可能与遗传及免疫功能异常有关外，微量元素及维生素缺乏

等导致的免疫功能降低，可能增加口腔溃疡的发生。因此对于有微量元素及维生素缺乏的患者应予以相应的补充治疗，除了药物治疗外，还应包括饮食补充。应多食含锌食物，以促进创面愈合，如牡蛎、动物肝脏、瘦肉、蛋类、花生、核桃等；多吃富含维生素 B_1、维生素 B_2、维生素 C 的食物，如新鲜水果、番茄、茄子、胡萝卜、白萝卜、白菜、菠菜等。

口腔扁平苔藓　病因未明，可能与精神、内分泌因素等有关。有报道指出部分患者体内微量元素锌、镍、碘缺乏，虽然尚无定论，但营养调节作为综合治疗的一部分是有利的。尤其对于因有上皮过度角化或角化不全、上皮组织微循环障碍和代谢失调而加重病情的患者，进食富含维生素 A、维生素 C、维生素 E、维生素 B_6 等食物，如动物肝脏、鱼虾类、奶油和蛋类、麦胚、杏仁、花生、白色肉类（如鸡肉和鱼肉）、新鲜水果和蔬菜等有积极的辅助治疗作用。对局部白色角化明显者，可酌情使用维 A 酸治疗。

口腔念珠菌病　常见的易感因素有抗生素、激素等药物的使用、免疫缺陷、铁代谢异常及维生素 A、维生素 B_{12} 及叶酸缺乏，特别是铁缺乏与其发病密切相关。所以临床上在局部及全身应用抗真菌药物的同时，应注意补充缺乏的维生素及微量元素，如富含维生素 B_{12} 及叶酸的动物肝脏、新鲜水果和蔬菜。

口腔黏膜白斑　发病机制尚不清楚，可能与化学因素（如吸烟、饮酒及喜酸辣食物）、物理因素（机械刺激等）、生物因素（念珠菌感染等）、维生素 A、维生素 B_1 及微量元素（锌等）缺乏有关。动物实验证明维生素 A 缺乏能促使非角化口腔黏膜过角化、上皮异常增生性白斑和癌的形成。局部涂用少量维生素 A 可促进上皮增生，而中剂量可抑制角化。因此有学者主张采用主要以维生素 A 及维 A 酸类化合物口服为主，维 A 酸软膏局部用药的治疗方案。可多吃富含维生素 A 的食物，主要有动物的肝脏、鱼类、海产品、奶油和鸡蛋等食物以及橙黄色和绿色的蔬菜等。

并发症及防治　应防止维生素和微量元素补充过量出现的并发症。如长期大量服用维生素 A 会产生维生素 A 过多症。慢性中毒会出现食欲缺乏、头痛、发热、腹痛、瘙痒、毛发脱落、易怒等。急性中毒症状包括口腔溃疡、牙龈出血、急躁、惊厥、头晕、复视、腹痛、呕吐、脱皮、嗜睡，严重者可致死亡。因此要在监测机体维生素和微量元素水平的基础上使用药物。

（程　斌）

kǒuqiāngniánmóbìng jīběn bìngsǔn

口腔黏膜病基本病损（basic lesions of oral mucosal diseases）

人体在致病因素的作用下，口腔黏膜形态结构和功能代谢等方面发生的常见损害和变化。

斑与斑片　①斑：黏膜上直径小于 2 cm 的、较局限的颜色异常的损害。其大小不定，不高出黏膜表面，不变厚，亦无硬结改变（图1）。②斑片：斑密集融合成的直径大于 2cm 的大片损害（图2）。

丘疹与斑块　①丘疹：黏膜上小的实体性突起，针头大小至 1cm 直径不等。基底形状为圆形或椭圆形，表面形状可为尖形、圆形和扁平形（图3）。②斑块：多数丘疹密集融合形成直径大于 1cm 的片状损害（图4）。

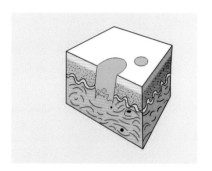

图1　斑

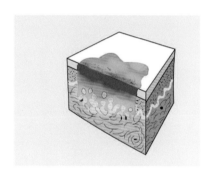

图2　斑片

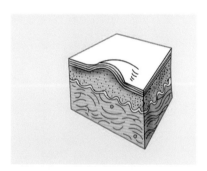

图3　丘疹

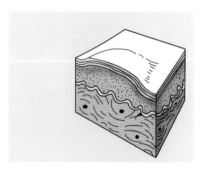

图4　斑块

疱、大疱与脓疱 ①疱：黏膜内贮存液体而成，呈圆形，突起，直径小于 1cm，表面为半球形（图 5）。②大疱：大的水疱病损，直径 1cm 以上（图 6）。③脓疱：疱型病损，其内由脓性物取代了透明的疱液（图 7）。

溃疡 黏膜上皮的完整性发生持续性缺损或破坏，累及基底层，因其表层坏死脱落而形成凹陷（图 8）。

糜烂 黏膜的表浅缺损，为上皮部分损伤，不损及基底细胞层（图 9）。其大小形状不定，边界不清，表面光滑，可伴有痛感。

结节 突起于口腔黏膜的实体病损（图 10）。是一个结缔组织成分的团块，迫使其表面上皮向外突起，形成表浅损害。

肿瘤 起自黏膜并向外突起的实体性生长物，其大小、形状、颜色不等（图 11）。

萎缩 因细胞组织的体积缩小而形成的损害（图 12）。

皲裂 为黏膜表面的线状裂口，由炎性浸润使组织失去弹性变脆而成（图 13）。皲裂线仅限于上皮内，痊愈后不留瘢痕。若深达黏膜下层，可引起出血、灼痛，愈合后有瘢痕。

假膜 灰白色或黄白色膜，由炎性渗出的纤维素、坏死脱落的上皮细胞和炎症细胞聚集在一

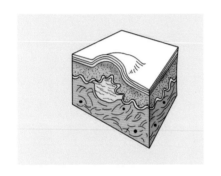

图 5　疱

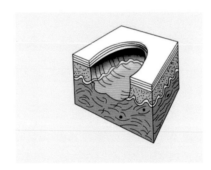

图 8　溃疡

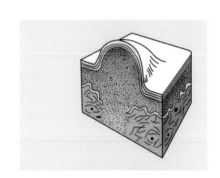

图 11　肿瘤

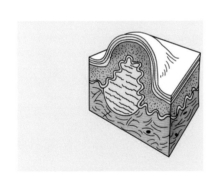

图 6　大疱

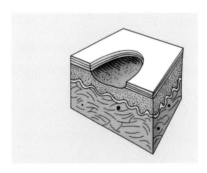

图 9　糜烂

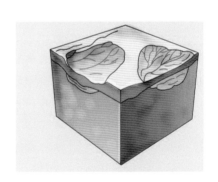

图 12　萎缩

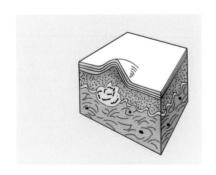

图 7　脓疱

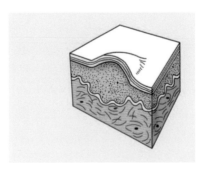

图 10　结节

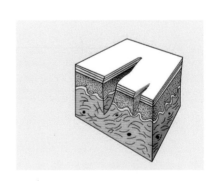

图 13　皲裂

起形成（图 14）。可以擦掉或者撕脱。

痂 因纤维素性及炎性渗出物与上皮表层粘连凝固而成（图 15）。通常发生于皮肤，也可发生于唇红部。多为黄白色痂皮，如伴有出血则成深褐色。

鳞屑 已经或即将脱落的表皮角质细胞，常由角化过度和角化不全而来（图 16）。

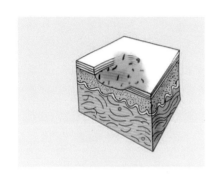

图 14　假膜

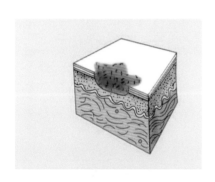

图 15　痂

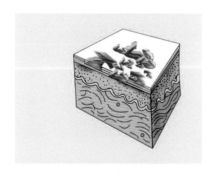

图 16　鳞屑

坏死和坏疽 体内局部细胞的病理性死亡，称为坏死。较大范围的坏死，又受腐物寄生菌作用而发生腐败，称为坏疽。

（陈谦明　周曾同）

kǒuqiāngniánmó áiqián bìngbiàn

口腔黏膜癌前病变 （precancerous lesions of oral mucosal diseases）

发生于口腔黏膜上、本身不是癌、但易转变为癌的病变。又称口腔黏膜癌前病损。1978 年世界卫生组织将口腔癌前病变的临床描述区分为口腔黏膜癌前病损、口腔黏膜癌前状态两组。比正常组织更有可能发生口腔癌的有形态学改变的组织称为癌前病损，与癌症风险显著增高相关的一种全身状态称为癌前状态。2005 年世界卫生组织又提出将此两组均具有恶变风险的口腔黏膜疾病归为口腔黏膜潜在的恶性病变。

根据以上定义，口腔黏膜潜在的恶性病变不仅仅包括口腔黏膜白斑和口腔黏膜红斑，还包括口腔黏膜下纤维性变、口腔扁平苔藓、口腔盘状红斑狼疮等。尽管名称不同，以上口腔黏膜病都有不同程度的癌变风险。越来越多的证据提示，口腔肿瘤尤其是口腔鳞癌的发生是存在口腔黏膜癌前病变阶段的。因此充分认识口腔黏膜癌前病变的发生发展规律，寻求防止口腔黏膜癌前病变演变为恶性肿瘤的治疗措施，已经成为攻克口腔癌"关口前移"策略的重要部分，对降低口腔癌（尤其口腔鳞癌）发病率有重要临床意义。

（周曾同　陈谦明）

kǒuqiāngniánmó báibān

口腔黏膜白斑 （oral leukoplakia）

口腔黏膜上以白色为主，不具有其他任何可定义的损害特征的口腔黏膜斑纹类疾病。

一部分口腔黏膜白斑可转化为口腔鳞状上皮细胞癌，国际上将其归在潜在恶性疾病范畴。

病因与发病机制 尚不明确。较公认的有以下病因。①理化刺激：包括烟酒刺激、残根残冠及不良修复体刺激。②病原微生物感染：如念珠菌感染、HPV 感染、EB 病毒感染等。③营养元素缺乏：如缺乏维生素 A、维生素 E 等脂溶性维生素，缺乏锰、锶和钙等微量元素。④遗传因素：易感体质的遗传。⑤局部微循环障碍等。

病理 主要病理表现为上皮增生，伴有过度正角化或过度不全角化；颗粒层明显，棘层增厚；上皮钉突伸长变粗，固有层和黏膜下层有炎症细胞浸润。伴有上皮异常增生时，其恶变可能随着上皮异常增生程度的增加而增加。上皮异常增生的表现有上皮细胞分层不规则，排列紊乱；上皮钉突呈水滴状或藕节状；细胞多形性、异型性；细胞间黏着力下降；核分裂象增加；核质比增大；核染色质增加，核浓染；基底细胞极性消失；基底层细胞增生，出现多层基底细胞；棘层内出现单个或多个成团角化细胞。

临床表现 好发于颊、舌背、舌腹、上腭和牙龈等处，往往无自觉症状。临床上根据白斑的性状将其分为均质型口腔黏膜白斑和非均质型口腔黏膜白斑。均为凸出于黏膜表面的不可拭去的白色斑块。但均质型口腔黏膜白斑表现为斑块状、皱纹纸状（图1）；非均质型口腔黏膜白斑则表现为颗粒状、疣状、溃疡状（图 2）。

诊断 根据其临床症状及病理检查，即可诊断。

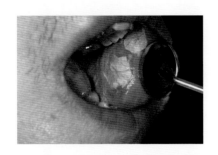

图1 均质型口腔黏膜白斑

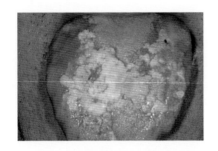

图2 非均质型口腔黏膜白斑

鉴别诊断 需与以下可能出现口腔黏膜白色病损的疾病鉴别。

白色角化病 因长期受到理化刺激而引起的黏膜白色角化斑块，临床表现为灰白色或白色的边界不清的白色斑块或斑片，不高于或微高于黏膜表面，平滑、柔软。去除刺激因素后，病损逐渐消失。组织病理表现为上皮过度角化，不伴有上皮异常增生。

白色水肿 临床表现为透明的云雾状灰白色斑片，多见于后牙咬合线部位。组织病理表现为上皮增厚，上皮细胞内水肿，细胞核固缩或消失，空泡性变。

白色海绵状痣 原因不明的遗传性或家族性疾病。婴幼儿期即可发病，青春期发展迅速，成年后趋于静止状态。好发于颊、口底、舌腹黏膜，也可见于鼻腔、阴道、肛门等处。病损为灰白色皱褶或沟纹，灰白色或珠光色水波样病损，表面散在滤泡，似海绵，柔软有弹性。较小皱襞可揭去，无痛，不出血，其下黏膜正常。组织病理表现为上皮过度角化，棘层增厚，可达40层以上。

迷脂症 多位于颊、唇红部位，为异位的皮脂腺。表面呈淡黄颗粒状，可成簇出现，无自觉症状。

口腔扁平苔藓 表现为口腔黏膜珠光白色条纹，条纹可为树枝状、网状、斑块状等，病损或有对称性，可伴有皮肤、指或趾甲病损。组织病理表现为上皮过度正角化或过度不全角化，棘层萎缩或轻度增生，基底细胞液化变性，固有层可见淋巴细胞带状浸润。

口腔黏膜下纤维性变 通常有咀嚼槟榔、咀嚼烟草史。临床表现为灰白色条纹，似云雾状，触诊可及条索感，伴有张口受限。组织病理表现为上皮过度不全角化，棘层萎缩，钉突消失。部分患者可伴有上皮异常增生，上皮下胶原纤维增生及玻璃样变。

梅毒黏膜斑 是Ⅱ期梅毒的口腔黏膜表现。症状为口腔黏膜凸起的白色斑块，中间凹陷，表面柔软，基底较硬。皮肤可出现玫瑰斑疹。血浆反应素环状卡片快速试验及梅毒螺旋体血凝素试验可用于确诊。

治疗 尚无有效的根治方法。临床定期随访有重要意义。①局部涂布维A酸类药物。②口服药物：维生素A、芬维A胺、环氧化酶-2抑制药、β-胡萝卜素等。③手术、激光、微波、冷冻等治疗：对于非均质型白斑应尽早手术切除，不宜手术的可采取激光、冷冻等。

预后 口腔黏膜白斑有一定的癌变率，不加干预处理的病例癌变率较高。但目前的干预措施尚不能完全阻止癌变的发生。预后主要取决于其上皮异常增生的程度。上皮异常增生程度越高，癌变的可能性越大，其预后较差。值得引起重视的是，即使口腔黏膜白斑通过外科手段完全去除，也仍有癌变的可能，因此，要求患者坚持长期的定期临床随访，这对于防止白斑癌变有相当重要的作用。

(周曾同 宋扬)

kǒuqiāngniánmó hóngbān

口腔黏膜红斑（oral erythroplakia） 发生于口腔黏膜上的鲜红色、天鹅绒样斑块而临床或病理不能归为任何其他已定义病损的疾病。学界普遍认为红斑是癌变率最高的口腔癌前病变。

红斑病最初于1911年由法国皮肤学家奎来特（Queyrat）提出，用于描述一种阴茎病变，又称为奎来特红斑或增殖性红斑。1975年学者建议使用红斑作为红色黏膜损害的临床诊断定义。1978年世界卫生组织将红斑定义为口腔黏膜上出现的鲜红色、天鹅绒样斑块，在临床和病理上不能诊断为其他疾病者。口腔黏膜红斑不包括局部感染性炎症（如结核及真菌感染等）。1997年世界卫生组织制定的口腔黏膜癌及癌前病变的组织学分类（第二版）中将红斑定义为临床或病理不能归为任何其他已定义的病损的火红色斑块。

病因与发病机制 病因尚不确定，但有学者推测其病因可能与口腔鳞状细胞癌相似。研究发现红斑癌变可能与咀嚼烟草和饮酒、白念珠菌感染、人乳头瘤病毒感染、EB病毒感染及p53基因突变等相关。

病理 均质型红斑在镜下有些表现为上皮萎缩，有些为上皮异常增生或原位癌。颗粒型红斑大多为原位癌或已经突破基底膜的早期浸润癌，只有少数为上皮异常增生，这种类型的癌可以面积较大，也有的表现为多中心性生长。

临床表现 表现为红色斑块，小者直径约1cm，表面光滑或有颗粒状增生，界限较清楚，可发生于口腔黏膜的任何部位。以舌缘部最多见，软腭、口底和颊黏膜也是红斑好发部位（图）。患者多无明显自觉症状，少数患者自诉有烧灼感。临床上将红斑分为均质型、间杂型和颗粒型3种。

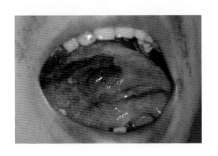

图 舌腹红斑

均质型红斑 病变较软，鲜红色，表面光滑，无颗粒，表层无角化，红色光亮，状似"无皮"，损害平伏或微隆起，边缘清楚，常为黄豆或蚕豆大小，红斑区内也可包含外观正常的黏膜。

间杂型红斑 红斑的基底上有散在的白色斑点，临床上见到红白相间的损害，类似扁平苔藓。

颗粒型红斑 在天鹅绒样区域内或外周可见散在的点状或斑块状白色角化区，稍高于黏膜表面，有颗粒样微小的结节似桑葚状或似颗粒肉芽状，微小结节为红色或白色，这一型往往是原位癌或早期鳞癌。

诊断与鉴别诊断 根据临床特征和病理检查可以诊断。但因口腔黏膜红斑是一种排除性

诊断，因此，口腔内的红色病损（如口腔念珠菌病、口腔扁平苔藓、口腔盘状红斑狼疮）都应予以鉴别诊断。尤其应注意鉴别口腔念珠菌病和萎缩型口腔扁平苔藓。活检有助于鉴别诊断。

治疗 由于红斑有高恶变率，因此一旦确诊后，需要立即行根治术。有文献报道手术切除较冷冻治疗更可靠。也有学者使用光动力学疗法作为红斑治疗的替代疗法。

（周曾同 葛姝云）

kǒuqiāngniánmóxià xiānwéixìngbiàn

口腔黏膜下纤维性变（oral submucous fibrosis）

渐进性口腔黏膜纤维性变为病理特点、导致进行性张口受限等临床表现的口腔慢性炎症性疾病。属于癌前状态。好发于中年人。

病因 尚不明确，可能与咀嚼槟榔、摄入刺激性饮食、营养不良及遗传因素等有关。其中咀嚼槟榔被公认是主要致病因素。

病理 主要表现为结缔组织胶原纤维变性，包括上皮组织萎缩，黏膜固有层、黏膜下层胶原纤维堆积、变性以及血管闭塞、减少。

临床表现 首发症状是口腔黏膜有烧灼感，尤其是在进食刺激性食物时更明显，可伴味觉减退、口干、唇舌麻木等。口腔黏膜先出现水疱，破溃后形成溃疡，继而出现淡黄色、不透明、无光泽的条索样损害，严重者可导致张口受限、吞咽困难。

发病部位包括颊、软腭、唇、舌、翼下颌韧带、口底等。颊部病损表现为颊黏膜苍白，可扪及纤维条索（图1）。腭部主要累及软腭，黏膜苍白、有灰白色斑块，严重者可出现软腭缩短、腭垂变小，弹性降低，舌、咽腭弓出现

瘢痕样条索，伴口腔溃疡和吞咽困难（图2）。舌背、舌腹、口底黏膜病损表现为黏膜苍白，舌乳头消失，舌活动度减低。唇部病损表现为上下唇黏膜苍白，沿口裂可扪及环形纤维条索。病损累及咽鼓管可出现耳鸣、耳聋；咽部声带受累可致音调改变。病损范围和程度越严重，张口受限越明显。

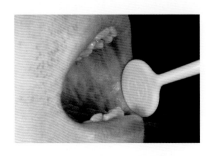

图1 口腔黏膜下纤维性变的颊部表现

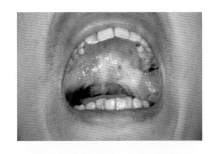

图2 口腔黏膜下纤维性变的腭部表现

诊断 患者有咀嚼槟榔史，根据临床特征和病理检查可做出诊断。

治疗 主要包括以下几个方面。①卫生宣教，去除致病因素：戒除咀嚼槟榔、进食刺激性饮食习惯等。②药物治疗：糖皮质激素局部黏膜下注射可抑制炎性反应、抗纤维化；黏膜下注射干扰素具有抗纤维化，抑制胶原合成作用；局部注射透明质酸酶可溶

解、软化纤维团块；口服维生素A、维生素B、维生素C、维生素E、叶酸、铁、锌等亦有疗效；中医中药采用活血化瘀疗法，如丹参等。③手术治疗：适应于严重张口受限患者。手术切除纤维条索，创面用颊脂垫、皮瓣或人工生物膜修复。④张口训练：治疗同时辅以张口训练有助于改善症状。⑤其他：如高压氧疗法可改善微循环等。

预后　大多数病例经合理治疗后病情症状可有缓解，严重者可出现张口受限和吞咽困难等功能障碍，部分病例可发生癌变。

（周海文　周曾同）

kǒuqiāng biǎnpíngtáixiǎn

口腔扁平苔藓（oral lichen planus，OLP）

扁平苔藓是累及口腔、外阴黏膜及皮肤复层鳞状上皮的、与细胞介导免疫功能紊乱有关的慢性炎症性疾病。患病率为 0.1%～4%。各年龄段均可发病，但好发于中年人，女性多发，男女发病比例约为 1∶2。约 28% 的口腔扁平苔藓患者伴发皮肤病损。口腔扁平苔藓长期糜烂病损有恶变可能，癌变率为 0.4%～2%，因此世界卫生组织将其列为癌前状态。

病因与发病机制　病因不甚清楚，可能与感染、微循环障碍、遗传因素、系统性疾病以及口腔局部刺激等有关。众多研究表明，T 淋巴细胞介导的局部免疫反应紊乱在 OLP 的发生发展中发挥重要作用。在 OLP 患者外周血中，Th1 细胞减少，细胞免疫处于抑制状态，提示 OLP 是一种局限性的自身免疫性疾病。炎症程度取决于损害局部细胞因子网络。长期以来应激已被认为是 OLP 的致病因素之一。临床上部分患者发病与失眠、情绪波动、更年期或经期前精神紧张有关。

病理　表现为上皮过度不全角化、基底细胞液化变性以及固有层淋巴细胞带状浸润；颗粒层明显，上皮钉突不规则延长，下端锯齿状改变；上皮或固有层可见嗜酸性红染的胶样小体。

临床表现　包括以下方面。

口腔黏膜病损　为丘疹组成的线状白色、灰白色花纹，是一种角化异常病损。白色花纹可呈网状、树枝状、环状或者半环状，亦可表现为白色斑块状。大多对称分布，可发生于口内任何部位，包括颊（约占 87.5%）、舌（约占 65%）、唇（约占 20%）、牙龈、前庭沟、腭以及口底黏膜等。患者自觉黏膜粗糙、烧灼感、口干以及发痒不适。进食刺激性食物时病损局部敏感、灼痛。表现多样，包括过角化、充血、红斑、萎缩、糜烂或者水疱。根据病损区黏膜状况，可分为糜烂型与非糜烂型。①糜烂型口腔黏膜病损：白色病损间及周围黏膜充血、糜烂。患者自发痛与刺激痛明显。常发生于颊、唇、前庭沟、磨牙后区、舌腹等（图1）。②非糜烂型口腔黏膜病损：白色病损间及周围黏膜无充血、糜烂表现。患者多无自觉症状或有轻微刺激痛。黏膜可见白色、灰白色线状花纹呈网状、环状、斑块、水疱等病损（图2）。

皮肤病损　可发生于身体任何部位，多左右对称分布，主要分布于四肢屈侧，尤其是踝部和腕部。典型的皮肤病损为扁平的多角形紫红色丘疹，表面有鳞屑，有蜡样光泽，边界清楚，微高出皮肤表面，伴有色素沉着或减退。丘疹多发，单个分布或排列成环状、线状或斑块状（图3）。患者有瘙痒，发生于头皮时可致秃发。

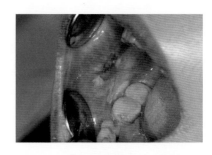

图1　口腔扁平苔藓（右颊部充血糜烂病损）

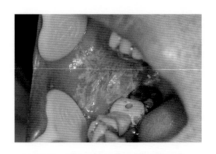

图2　口腔扁平苔藓（右颊部网状白纹病损）

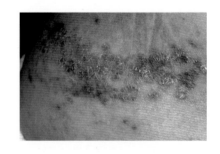

图3　扁平苔藓的皮肤病损

注：腹部皮肤有紫红色扁平多角形丘疹

指（趾）甲病损　常对称发生，甲体变薄失去光泽，按压有凹陷伴疼痛。甲体亦可表现为细鳞纵沟，点隙严重者可形成纵裂。

诊断与鉴别诊断　根据病史及典型的口腔黏膜白色病损即可做出临床诊断。结合组织病理检查，必要时行免疫病理等实验室检查进行确诊。OLP 病情往往反复波动，可同时出现多种病损相互重叠或转变，导致其临床表现不典型，因此临床上 OLP 需要与盘状红斑狼疮、口腔黏膜白斑、口腔黏膜红斑、剥脱性龈炎、苔藓样反应、多形性红斑等疾病进行鉴别诊断。

治疗 包括以下方面。

调整全身情况 由于 OLP 的发生发展与身心因素密切相关，因此临床上应加强与患者沟通交流，了解患者的家庭生活及工作状态，帮助其调整心理状态，以助于疾病治疗。同时应注意调节患者睡眠、月经等，纠正高黏血症等。

局部治疗 ①去除口腔局部刺激因素，包括残根、残冠及牙石等。②维 A 酸类药物：0.1%维 A 酸膏适用于病损角化程度高的患者。③糖皮质激素：局部应用安全性和疗效较好，如 0.05%肤轻松醋酸酯、0.05%氯倍他索凝胶等，这些药物可制成软膏、凝胶、药膜、含片等剂型。糜烂型 OLP 病损部位注射糖皮质激素药物有较好疗效，可选用曲安奈德、醋酸泼尼松或曲安西龙 1～2ml 加入等量 2%利多卡因配成混悬液后于病损区黏膜下注射。④抗真菌药物：如果 OLP 伴发念珠菌感染可用氯己定或者碳酸氢钠漱口液含漱，或者制霉菌素药膜或糊剂局部涂擦。

全身治疗 包括免疫抑制剂、免疫调节剂、中医中药等的应用。

免疫抑制剂 ①口服糖皮质激素：慎用。对于急性大面积糜烂型 OLP，可考虑小剂量短程方案。成人可选用口服泼尼松。②雷公藤与昆明山海棠：两者皆属卫矛科，具有类糖皮质激素作用。副作用主要为胃肠道反应，少数患者有心律失常或心电图变化、肝肾功害损害、白细胞和血小板减少、精子数目减少、活力降低、女性有闭经和月经紊乱等。

③羟氯喹（氯喹）：常见副作用为头晕、恶心呕吐、视野减小、视网膜病变、耳鸣、白细胞减少；严重的毒性作用包括心律失常、心搏骤停、心源性脑缺血综合征，若不及时抢救可导致死亡。孕妇忌用。服药 3～6 个月需行眼科检查，治疗过程注意血象变化。④硫唑嘌呤或环磷酰胺：用于对糖皮质激素不敏感的顽固病例。

免疫调节剂 根据患者自身免疫状况酌情选用，临床常用的有胸腺肽肠溶片、左旋咪唑、转移因子等。

预后 口腔扁平苔藓为慢性炎症，以复发、缓解、再复发为特征，病程多迁延不愈，可长达数十年。

（唐国瑶）

kǒuqiāng pánzhuàng hóngbānlángchuāng

口腔盘状红斑狼疮（oral discoid lupus erythematosus） 以发生在口腔黏膜、呈持久性盘状红色斑片为特征的慢性自身免疫性疾病。女性多见，具有潜在癌变危险。该病损可以是活动性系统性红斑狼疮的一个特殊表现，也可以发生于无全身表现的红斑狼疮患者。

病因与发病机制 病因尚不明确。研究认为是以各种免疫反应异常为特征的疾病，但可能与免疫异常、物理因素、药物、感染等多种因素有关。

病理 上皮过度角化，或上皮萎缩，粒层明显，棘层萎缩，基底细胞层液化变性，基底膜不清晰，上皮层与固有层之间可见裂隙和小水疱，结缔组织乳头内的毛细血管明显扩张。

临床表现 口腔盘状红斑狼疮好发于下唇唇红，病损中心凹下、糜烂呈盘状，周围有红晕或可见毛细血管扩张，在红晕外围是呈放射状排列的白色条纹。病变可超出唇红缘而累及皮肤，也可相互融合形成较大创面，常见血痂或脓痂。长期慢性病损可导致唇红及唇周皮肤色素沉着或有白癜风状的脱色斑（图）。唇红病损自觉症状少，有时有微痒、刺痛和烧灼感。口腔盘状红斑狼疮除发生于唇红黏膜外，亦可发生在舌、牙龈、软硬腭。病损多不对称、边界较清、中央稍凹下、四周有放射状细短白纹。

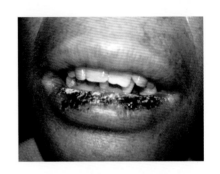

图 口腔盘状红斑狼疮临床表现

口腔盘状红斑狼疮除发生于口腔黏膜外，鼻腔、生殖器黏膜和眼结膜也可累及。黏膜损害可以单独发生，也可以是活动性系统性红斑狼疮的一个特征。

实验室检查 常规检查中 55%的患者出现血沉加快、血清γ-球蛋白升高。免疫检查中，20%～35%的口腔盘状红斑狼疮患者可出现 ANA，由于这些异常在所有的系统性类风湿疾病中都可能出现，因此，这些试验要结合相应的临床表现才能做出诊断。抗 dsDNA 抗体在口腔盘状红斑狼疮患者中的发生率低于 5%，这些患者无任何系统受累的证据，但更有可能发展为系统性红斑狼疮。20%的口腔盘状红斑狼疮患者查见抗 ssDNA 抗体，经氯喹治疗后，其抗体滴度下降。低于 5% 的口腔盘状红斑狼疮患者查见抗 Sm 抗体。1%～10% 的患者查见低滴度的抗 SSA 抗体。直接免疫荧光检查，在上皮基底膜区有一连续的、粗细不均匀的翠绿色荧光带，称为狼疮带。90% 的口腔盘状红斑狼疮病损处狼疮带阳性。

诊断与鉴别诊断 根据黏膜的病损特点和实验室检查即可做出诊断。

口腔盘状红斑狼疮应与慢性唇炎、口腔扁平苔藓及口腔黏膜多形红斑等相鉴别。①慢性唇炎糜烂型也好发于下唇，与唇部口腔盘状红斑狼疮易混淆，但慢性唇炎无放射状白色条纹，病损不会超过唇红缘。唇部口腔盘状红斑狼疮病损可超出唇红缘而累及皮肤，四周放射状白色条纹。②口腔扁平苔藓：多为对称性，口腔病损可呈现白纹或斑块，但病损不会超过唇红缘。③口腔黏膜红斑：多有大面积糜烂，有灰色假膜，无白色条纹，唇部常有大片血痂。皮肤可有靶形红斑或虹膜状红斑。

治疗 局部单独或联合使用糖皮质激素对口腔盘状红斑狼疮疗效肯定。羟氯喹、磷酸氯喹是治疗口腔盘状红斑狼疮的一线药物。羟氯喹较磷酸氯喹的不良反应小。对常规治疗无效的难治性或复发加重的口腔盘状红斑狼疮可选用免疫抑制剂、细胞毒药物等。

预防 尽量避免或减少日光照射，户外活动戴遮阳帽、涂遮光剂。避免寒冷刺激，饮食清淡。

（蒋伟文）

kǒuqiāngniánmó gǎnrǎnxìng jíbìng

口腔黏膜感染性疾病（infectious diseases of oral mucosal）

由病原微生物或条件致病性微生物侵入宿主后生长繁殖，并释放毒素或导致机体内微生态平衡失调等病理生理过程，从而引起的口腔黏膜疾病。感染为病原体与宿主之间相互作用的过程。凡是由病原微生物引起的疾病统称为感染性疾病，其中传染性较强、可引起宿主间相互传播的疾病称传染性疾病，还有一些无传染性特征的疾病称为非传染性疾病。

口腔黏膜感染性疾病包括具有或不具有传染性的感染性疾病。传染性疾病由国务院卫生行政部门决定并予以公布，按照《传染病防治法》规定的传染病分为甲类、乙类和丙类，发生于口腔黏膜的主要传染性疾病和非传染性疾病包括以下几类（表1）。

各类口腔黏膜感染性疾病的致病微生物是不同的，按致病微生物不同可分为 4 类：细菌感染性疾病、真菌感染性疾病、病毒感染性疾病、螺旋体感染性疾病（表2）。

除此之外，还有一些口腔黏膜的感染性疾病是由多种病原微生物引起，如坏死性龈口炎是由梭状杆菌和螺旋体共同作用所致。

研究和掌握口腔黏膜感染性疾病的致病微生物对于选择有效的抗感染药物有重要意义。正确和准确的选择可以提高疗效、降

表 1 发生于口腔黏膜的主要传染性疾病和非传染性疾病

口腔黏膜传染性疾病	口腔黏膜非传染性疾病
获得性免疫缺陷综合征（乙类）	口腔念珠菌病
梅毒（乙类）	手足口病
白喉（乙类）	坏死性龈口炎
麻疹（乙类）	感染性口角炎
淋病（乙类）	单纯疱疹
口腔结核（乙类）	带状疱疹
尖锐湿疣（乙类）	球菌性口炎
猩红热（乙类）	

表 2 口腔黏膜感染性疾病的致病微生物

分类	疾病名称	致病微生物
细菌感染性疾病	球菌性口炎	金黄色葡萄球菌、草绿色链球菌、溶血性链球菌、肺炎双球菌
	猩红热	A 组 β 型溶血性链球菌
	白喉	白喉杆菌
	口腔结核	结核杆菌
	淋病	淋病奈瑟菌
	感染性口角炎	白念珠菌、金黄色球菌、链球菌等
病毒感染性疾病	单纯疱疹	单纯疱疹病毒
	带状疱疹	水痘-带状疱疹病毒
	手足口病	多种肠道病毒
	尖锐湿疣	人乳头瘤病毒
	获得性免疫缺陷综合征	人类免疫缺陷病毒
	麻疹	麻疹病毒
真菌感染性疾病	口腔念珠菌病	白念珠菌
	隐球菌病	新型隐球菌
	孢子丝菌病	孢子丝菌
螺旋体感染性疾病	梅毒	梅毒螺旋体

低耐药性的产生，防止滥用。同时对有效阻止具有传染性的感染性疾病的传播，尤其是获得性免疫缺陷综合征、梅毒、白喉、麻疹、淋病、口腔结核、尖锐湿疣、猩红热等乙类传染病的传播有重要意义。

（周海文　周曾同）

kǒuqiāng pàozhěn

口腔疱疹（oral herpes）

由病毒感染引起的口腔黏膜疾病。以单纯疱疹最为常见。单纯疱疹是由单纯疱疹病毒（HSV）所致的以簇集性小水疱为病损特征的皮肤黏膜疾病。其主要病损以疱疹及疱疹破溃后形成的糜烂、溃疡为主（图）。传染源为 HSV 感染者及无症状带病毒者，主要通过飞沫、唾液及疱疹液直接接触传播或餐具衣物等间接传播，病毒经呼吸道、口、鼻、生殖器黏膜或破损皮肤进入人体。

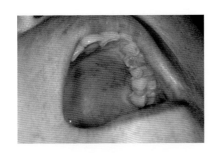

图　单纯疱疹病损特征

病因　单纯疱疹病毒系有包膜的 DNA 病毒，可分为两个血清型：Ⅰ型单纯疱疹病毒（HSV1）和Ⅱ型单纯疱疹病毒（HSV2）。HSV1 主要侵犯口腔黏膜、咽、口周、颜面、腰以上皮肤黏膜及脑部。HSV2 主要侵犯生殖器及腰以下皮肤黏膜。

病理　上皮层的破坏，上皮细胞发生气球样变和网状液化，上皮内形成疱。电镜可发现病毒颗粒。

临床表现　包括原发性疱疹性口炎和复发性疱疹性口炎。

原发性疱疹性口炎　最常见由 HSV1 感染引起的口腔病损，以 6 岁以下儿童多见，尤其是 6 个月至 2 岁儿童。病程分为 4 期。①前驱期：发病前常有接触病毒传染源史，潜伏期 4~7 天，其后出现头痛、发热、乏力、下颌下及颈上淋巴结肿大，患儿流涎、拒食、烦躁不安。1~2 天后口腔黏膜广泛充血、水肿。②水疱期：口腔黏膜任何部位皆可发生成簇小水疱，疱壁薄，破溃后形成浅表溃疡。病损可累及唇部和口周皮肤。③糜烂期：口腔黏膜大面积糜烂，继发感染者可覆盖假膜。④愈合期：糜烂面缩小、愈合。病程 7~10 天。极少病例的病毒感染可累及中枢神经系统，引起脑炎或脑膜炎。

复发性疱疹性口炎　多见于成年人。原发性疱疹感染愈合后，30%~50% 的病例可发生复发性损害。一般复发部位在唇部及口唇周围皮肤，又称复发性唇疱疹。病损常为多个成簇小水疱，常在原先发作过的部位或邻近部位复发。患者先出现轻度乏力不适，病损区出现灼痛、刺激痛、瘙痒等症状；10 小时后，出现多个成簇水疱，周围有轻度红斑，持续 24 小时左右疱破裂、糜烂、结痂。病程约 10 天，继发感染者可导致病程延长。愈合后不留瘢痕，可有色素沉着。少数复发病损可累及口内黏膜，如硬腭、牙龈等。

诊断与鉴别诊断　大多数病例根据病史、临床检查即可做出诊断。口腔单纯疱疹病毒感染实验室诊断只适用于最终确诊，包括组织涂片镜检、病毒分离培养、聚合酶链反应等。

需与下列疾病鉴别。①疱疹样复发性阿弗他溃疡：为散在小溃疡，有反复发作史，无水疱病损，多发于口腔非角化黏膜。②三叉神经带状疱疹：由水痘-带状疱疹病毒感染引起，疱疹沿三叉神经分布呈带状，单侧发生，不超过中线。③手足口病：最常由柯萨奇病毒 A16 感染引起，口腔黏膜、手掌、足底出现水疱、斑丘疹。好发于儿童。④疱疹性咽峡炎：最常见由柯萨奇病毒 A4 引起，病损限于口腔后部，如软腭、腭垂、扁桃体。

治疗　①全身抗病毒治疗：核苷类抗病毒药物是抗 HSV 最有效的药物，如阿昔洛韦、伐昔洛韦等；其他抗病毒药物还有利巴韦林等。②局部药物治疗：包括复方硼砂溶液含漱，阿昔洛韦软膏涂布等。③支持治疗：维持体液平衡，补充维生素 B、维生素 C 等，疼痛严重者可局部用麻醉药物。④其他：如中医中药治疗、物理治疗等。

预后　HSV1 引起的原发性疱疹性口炎经过合理规范的治疗一般预后良好。极少数病例出现疱疹性脑膜炎。复发病损一般比较局限，预后良好。

（周海文　周曾同）

kǒuqiāng niànzhūjūnbìng

口腔念珠菌病（oral candidosis）

由念珠菌（主要是白念珠菌）引起的急性或亚急性口腔黏膜感染性疾病。念珠菌属有 80 多个种，其中白念珠菌是表浅和系统性念珠菌病最常见的致病菌。念珠菌属按致病力强弱依次为白念珠菌、星形念珠菌、热带念珠菌、近平滑念珠菌、高里念珠菌、克柔念珠菌。

病因与发病机制　念珠菌可在人的口腔、胃肠道及阴道等部位寄居，在机体免疫低下时或某些有利于念珠菌繁殖出芽的情况下转为致病菌可使人类发生感染。

口腔念珠菌感染除了与病原菌数量、毒力有关外，尚与机体的防御及免疫功能有关。如皮肤黏膜损伤使天然屏障作用受到破坏；大量广谱抗生素的应用抑制了口腔正常菌群的繁殖造成菌群失调。长期应用激素或免疫抑制剂的患者，其免疫功能低下致巨噬细胞的吞噬及杀伤力下降。氮质血症、肝病均可减少针对念珠菌的抗体及降低调理素吞噬和杀灭念珠菌的能力；血清铁代谢异常，不饱和转铁蛋白浓度降低或血清铁浓度增高均易导致念珠菌感染。人类免疫缺陷病毒感染或获得性免疫缺陷综合征患者因缺失 CD4 细胞常并发严重的念珠菌感染。

病理　主要为在增厚的不全角化上皮中有念珠菌菌丝侵入。过碘酸希夫染色可见菌丝垂直侵入角化层，基底层大量炎症细胞聚集，形成微脓肿。

临床表现　口腔念珠菌病包括以下类型。

念珠菌性口炎　又可分为以下类型。

急性假膜型念珠菌性口炎　新生儿急性假膜型念珠菌性口炎又称鹅口疮、雪口病，多发生在出生后 2～8 日内。临床表现与成人急性假膜型念珠菌口炎相似，好发部位为颊、舌、软腭及唇。病损区黏膜充血，有散在的色白如雪的柔软小斑点，如帽针头大小，不久即相互融合为白色或蓝白色丝绒状斑片（图），并可继续扩大蔓延，严重者波及扁桃体、咽部、牙龈。早期黏膜充血较明显，呈鲜红色。陈旧的病损黏膜充血减退，斑片色白或淡黄色。

斑片附着不紧密，稍用力即可擦去，暴露出红的黏膜糜烂面并有轻度出血。发生在新生儿的急性假膜型念珠菌口炎表现为患儿烦躁不安、啼哭、哺乳困难，全身反应一般较轻，有时有轻度发热；但少数病例可蔓延至食管和支气管，引起念珠菌性食管炎或肺念珠菌病，少数还可并发幼儿泛发性皮肤念珠菌病、慢性黏膜皮肤念珠菌病。成人急性假膜型念珠菌口炎表现为口腔干燥、唾液黏稠，患者自觉口腔黏膜木涩感，进食稍有疼痛，味觉异常或迟钝。

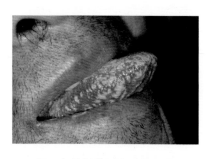

图　急性假膜型念珠菌口炎

急性红斑型念珠菌性口炎　成人急性念珠菌性口炎可有假膜，并伴有口角炎，但有时主要表现为黏膜充血、糜烂及舌背乳头呈团块萎缩，周围舌苔增厚。患者常首先有味觉异常或味觉丧失、口腔干燥、黏膜灼痛。

慢性肥厚型念珠菌性口炎　颊黏膜病损常对称位于口角内侧三角区，呈结节状或颗粒状增生，或为固着紧密的白色角质斑块，类似黏膜白斑。腭部病损可由托牙性口炎发展而来，黏膜呈乳头状增生。舌背病损可表现为丝状乳头增生，色灰黑，又称黑毛舌。

慢性萎缩型念珠菌性口炎　又称托牙性口炎。病损部位常在上颌义齿腭侧面接触的腭、龈黏膜，多见于女性患者。黏膜呈亮

红色水肿，或黄白色的条索状或斑点状假膜。绝大多数患者的斑块或假膜中可查见白念珠菌。念珠菌唇炎或口角炎患者中的 80% 伴有慢性萎缩型念珠菌性口炎。慢性萎缩型念珠菌性口炎还常与上腭的乳突增生同时发生，若需手术切除，先应进行术前抗真菌治疗，可以明显减轻增生程度，缩小手术范围。

念珠菌性唇炎　分为糜烂型和颗粒型两型。糜烂型患者在下唇唇红中份长期存在鲜红色糜烂面，周围有过角化，表面脱屑，极易与盘状红斑狼疮病损混淆，亦类似光照性唇炎。颗粒型患者表现为下唇肿胀，唇红皮肤交界处常有散在突出的小颗粒，类似腺性唇炎。

念珠菌性口角炎　特征为双侧罹患，口角区的皮肤与黏膜发生皲裂，邻近皮肤与黏膜充血，皲裂处常有糜烂和渗出物，或结薄痂，张口时疼痛、溢血。可并发舌炎、唇炎、阴囊炎或外阴炎。

慢性皮肤黏膜念珠菌病　又称豪泽－罗斯曼（Hausen-Rothman）肉芽肿，可能是常染色体隐性遗传病，由白念珠菌所致皮肤、甲、黏膜的复发性持久性感染。见于婴儿而持久复发者，常疑为鹅口疮或肛周念珠菌病。皮肤病损为可局限性或广泛性，亦可波及深部组织发生肉芽肿。成年患者常并发胸腺瘤、多种内分泌系统紊乱、自身免疫性疾病（如高球蛋白血症）、恶性贫血、斑秃和原发性卵巢功能障碍等。皮肤损害开始呈红色疣状增生，后渐隆起，表面结痂，形成结节，可高出皮肤表面 1～3mm，其下为疣状糜烂，可查到大量菌丝和孢子。此型患者常伴有淋巴细胞功能紊乱，对念珠菌素无反应。

获得性免疫缺陷综合征相关性白念珠菌病　口腔念珠菌病是人类免疫缺陷病毒感染者口腔病损中最常见的早期表现，是免疫抑制的早期征象。常发生于无任何诱因的健康青年人或成年人。多表现为红斑型或假膜型念珠菌口炎，病情反复。

诊断　采用实验方法检测到念珠菌是确诊口腔念珠菌感染的主要依据。最可靠的方法是在玉米培养基上形成厚壁孢子；最简单的方法是直接涂片镜检。可采集口腔黏膜表面假膜直接镜检，亦可采集患者口腔唾液或者口腔黏膜表面假膜进行培养。组织病理特殊染色可观察到菌丝和孢子。

治疗　主要包括以下方法。

局部药物治疗　①2%~4%碳酸氢钠（小苏打）溶液：是治疗婴幼儿鹅口疮的常用药物。用于哺乳前后洗涤口腔，以消除能分解产酸的残留凝乳或糖类，使口腔成为碱性环境，可阻止白念珠菌的生长和繁殖。②制霉菌素：属四烯类抗生素，1mg 相当于2000U，宜于低温存放。不易被肠道吸收，故多用于治疗皮肤、黏膜以及消化道的白念珠菌感染。③甲紫水溶液：以 0.05% 浓度为宜，每日涂搽口腔黏膜患处，可治疗婴幼儿鹅口疮和口角炎。④洗必泰：可选用 0.2% 溶液或 1% 凝胶局部涂布、冲洗或含漱，也可与制霉菌素配伍成软膏或霜剂，其中亦可加入适量去炎舒松，以治疗口角炎、托牙性口炎等。

抗真菌药物治疗　①氟康唑：双三唑类衍生物，能抑制真菌细胞膜的主要成分——麦角固醇的合成。极易溶于水，口服吸收完全，生物利用度高，抗菌谱广，是临床治疗白念珠菌感染的首选药物，但对光滑念珠菌效果较差，

克柔念珠菌几乎完全耐药。②伊曲康唑：三唑类抗真菌药，包括口服、静脉制剂。主要用于治疗浅表真菌感染，作用强于酮康唑。抗菌谱广，对白念珠菌或其他念珠菌均有效，尤其是对氟康唑耐药的光滑念珠菌和克柔念珠菌可考虑使用此药。③酮康唑：20 世纪 70 年代后推荐使用的抗白念珠菌药物，能抑制真菌细胞膜 DNA 和 RNA，疗效快，与其他局部用的抗真菌药合用效果更好。由于其有较严重的肝脏毒性，临床上已较少应用。

预后　易复发。对于疗效不显著的口腔念珠菌性白斑，应及早考虑手术切除，以防止癌变。

（周曾同　吴　岚）

gǎnrǎnxìng kǒujiǎoyán

感染性口角炎（infective angular stomatitis）

发生于口角区的感染性炎症。中医又称口角症、燕口症。

病因与发病机制　由真菌、细菌、病毒等病原微生物引起，最常见的致病菌为白念珠菌、金黄色葡萄球菌和链球菌。在牙缺失过多或因全口牙重度磨耗所造成颌间垂直距离缩短、口角区皱褶加深的情况下，唾液易浸渍口角，为致病菌提供了有利的生存环境，致使口角区感染，有舔嘴唇、流涎、全口牙缺失等其他因素时更易患病。此外，因长期患慢性病、放化疗后以及罹患猩红热、疱疹病毒感染、梅毒、获得性免疫缺陷综合征等使机体抵抗力下降时也易患口角炎。

临床表现　急性期口角区充血、红肿、有血性或脓性分泌物渗出、呈污秽状的血痂或脓痂层层叠起，疼痛明显。慢性期口角区皮肤、黏膜增厚呈灰白色，伴细小横纹或放射状裂纹，唇红干

裂，但疼痛不明显。此外，尚有猩红热、梅毒、获得性免疫缺陷综合征等原发病的其他相应症状。

诊断　根据口角区炎症的临床表现和细菌培养、念珠菌直接镜检等微生物学检查结果可以明确诊断，真菌性口角炎常同时发生真菌性唇炎。

治疗　①去除诱因：如纠正过短的颌间距离，修改不良修复体，制作符合颌间生理距离的义齿等。②抗感染治疗：给予广谱抗生素治疗，有真菌感染时常用抗真菌药如口服氟康唑。局部用 1%~4% 碳酸氢钠含漱液湿敷。无渗出时可用咪康唑霜、多黏菌素软膏、新霉素软膏等抗真菌和抗生素类药物局部涂布。一般经过数周病损可以自愈。愈后保证充足的营养供给，重体力劳动者适量补充多种维生素，儿童在保证营养的基础上，注意培养良好习惯。③中医药治疗：该病由脾胃湿热、心脾两虚、脾经湿热引起，故以清脾胃湿热、补益心脾、滋阴健脾等为治疗原则。用茵陈、青蒿、黄柏等量，水煎药液局部湿敷，或用新鲜马齿苋取汁外涂等有消炎、促进愈合作用。

预后　预后良好，一般病例可以自愈。

（周海文　周曾同）

huàisǐxìng yínkǒuyán

坏死性龈口炎（necrotizing gingivostomatitis）

由梭状杆菌和螺旋体感染引起的急性坏死性口腔疾病。又称走马疳。发生在牙龈边缘称为坏死性龈炎，发生在口腔黏膜称为坏死性口炎。

病因与发病机制　病原体为梭状杆菌和螺旋体，正常情况下梭状杆菌和螺旋体为口内共生菌，一般不感染致病，但在过度疲劳、营养不良引起菌群失调时引发口

腔黏膜病损。

病理　主要病理特点为组织坏死，表现为特征性的细胞核固缩、核碎裂、核溶解。苏木精-伊红染色见坏死组织为均质性无结构的淡红色或颗粒状区域。

临床表现　分为急性坏死性龈口炎和慢性坏死性龈口炎，多发生于下前牙唇侧牙龈，表现为牙龈边缘及龈乳头顶端坏死。①急性坏死性龈口炎：多见于儿童，早期牙龈边缘及龈乳头红肿，以后迅速坏死，使龈缘变平，龈乳头呈"刀削样"缺损，表面覆盖灰褐色污秽假膜，患处牙龈易出血，疼痛明显，口内有特殊的坏死性口臭。如果病情得不到控制可致牙槽骨暴露、骨坏死、牙松动脱落。有的患者还可波及与牙龈病损相对的唇颊黏膜，使局部黏膜坏死，溃疡较深，上覆灰黑色假膜，周围黏膜充血、水肿。坏死性龈口炎重症者可有低热、疲乏、下颌下淋巴结肿大。②慢性坏死性龈口炎：多发生于成人的个别牙，牙龈缘及乳头轻度坏死，出血、疼痛、口臭等症状较轻。

诊断　根据牙龈坏死部位、深浅、形状、假膜颜色，牙槽骨暴露及牙松动，特殊口臭，相对唇颊黏膜溃疡等病史和临床症状，可以做出初步诊断。坏死区涂片见到大量梭状杆菌和螺旋体可以确诊。

治疗　尽早给予抗感染治疗和支持疗法，用以控制感染、消除炎症、防止病损蔓延和促进组织恢复。①急性期治疗：可先轻轻去除坏死组织并初步刮除大块牙石，局部用1.5%～3%过氧化氢溶液冲洗和含漱，可涂1%碘酊。②全身抗感染治疗：可给予大剂量青霉素或口服甲硝唑

（灭滴灵）等抗感染药物。③全身支持治疗：适当补充B族维生素和维生素C，加强高蛋白饮食，增加营养。必要时给予输液，补充液体及电解质。④中药治疗：症状较轻者，可用银花、甘草煎水清洗口腔，并用人中白散局部涂布。症状严重时先去除坏死组织，用牛黄生肌散或金黄散涂布创面。

预后　预后与诊治的早晚有关，早发现、早治疗则预后良好，治疗不及时则病情发展迅速，严重者可导致死亡。治愈后可能出现面颊部缺损畸形，留有瘢痕。

（周海文　周曾同）

máoshé

毛舌（hairy tongue）

舌背丝状乳头过度伸长和延缓脱落形成毛发状病损的疾病。最常见的为黑色和白色，临床上分别命名为黑毛舌、白毛舌。也可呈黄色、褐色或绿色，但比较少见。

病因与发病机制　主因是口腔卫生状况不良、菌群失衡和缺乏舌体运动。具体病因包括长期吸烟、饮酒刺激上皮细胞角化增生；长期滥用抗生素引起口腔真菌感染；罹患糖尿病、贫血、慢性炎症、发热及放射治疗等导致机体抵抗力降低而发生毛舌。引起毛舌的真菌感染主要以根霉菌属的黑根霉菌最常见。

病理　丝状乳头角化细胞显著伸长、增生，乳头间间杂有细菌、脱落的角质块等，上皮钉突明显伸长，固有层淋巴细胞和浆细胞浸润。

临床表现　多见于成年男性，好发于舌背正中，丝状乳头增生、伸长呈毛发状，毛长由数毫米至1cm以上（图）。过长的"毛"可刺激腭黏膜引起恶心，伴明显口臭。

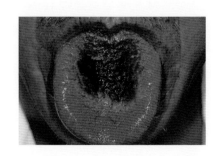

图　黑毛舌

诊断　根据临床表现诊断多无困难。依照"毛"的不同颜色可在毛舌之前冠以相应颜色，如毛色发黑，诊断为黑毛舌。

治疗　可予抗真菌药物，如口服氟康唑。用1%～4%碳酸氢钠含漱液漱口。明确其他诱因后加以纠正，如停用可疑药物和食物，积极治疗全身性疾病，保持良好的口腔卫生。局部可用牙刷轻洗毛舌区，必要时可修剪过度伸长的丝状乳头以减少对腭黏膜的刺激。

预防　保持口腔卫生，少吃酸性食物，正确使用抗菌药物，戒烟酒。

（周海文　周曾同）

xìngchuánbō jíbìng kǒuqiāngniánmó biǎoxiàn

性传播疾病口腔黏膜表现

（oral manifestations of sexually transmitted diseases）　性传播疾病是指主要通过性行为传播的一组传染病。世界卫生组织列入性病的病种有30多种，常见的有10余种，如获得性免疫缺陷综合征、淋病、梅毒、软下疳、性病性淋巴肉芽肿、非淋菌性尿道炎、尖锐湿疣、生殖器疱疹、腹股沟肉芽肿、泌尿生殖道支原体感染、滴虫病、细菌性阴道炎、生殖道念珠菌病、阴虱病、乙型病毒性肝炎等。中国列入重点防治的性病有梅毒、淋病、生殖器疱疹、非淋菌性尿道炎、尖锐湿疣、软

下疳、性病性淋巴肉芽肿和获得性免疫缺陷综合征 8 种，其中梅毒、淋病和获得性免疫缺陷综合征是《中华人民共和国传染病防治法》规定的乙类传染病。

性传播疾病包括可以治愈和不可治愈的疾病。常见的可治愈的性传播疾病是淋病、沙眼衣原体感染、梅毒、滴虫病、软下疳、性病性淋巴肉芽肿；可以预防但不可治愈的是病毒性性病，包括人类免疫缺陷病毒感染、人乳头瘤病毒感染、乙型肝炎病毒感染和单纯疱疹病毒感染所致性病。引起性病的病原体种类繁多，包括病毒、衣原体、细菌、螺旋体和原虫等。

性传播疾病的口腔表现是指性传播疾病在口腔的临床症状，这些症状绝大部分表现为口腔黏膜症状，包括溃疡、结节、疱、水肿、斑块、丘疹、假膜、乳头状瘤等。虽然不是每一种性传播疾病都有口腔黏膜表现，但梅毒、淋病、尖锐湿疣等几种发病率高的疾病及梅毒、淋病、获得性免疫缺陷综合征等《中华人民共和国传染病防治法》规定的乙类传染病都有口腔黏膜表现。

梅毒 由苍白螺旋体感染引起的全身慢性传染病。梅毒患者是唯一传染源。患者皮损、血液、精液、乳汁和唾液中均有螺旋体存在。梅毒螺旋体只能穿过黏膜，不能穿过正常皮肤，在阴部等湿润部位易于生存，故梅毒主要经性行为传播。约 95% 通过性交由皮肤、黏膜微小破损处传染。有口腔黏膜下疳者，其唾液中含有梅毒螺旋体，可通过接吻经口腔黏膜传播。未经治疗的患者在感染后 1~2 年内具有强传染性。随着病期延长，传染性越来越小，感染 4 年以上者的性接触基本无

传染性。从感染的性伴获得梅毒的概率为 10%~60%。梅毒的临床病程分为 3 期，每期都有口腔黏膜病损。

一期梅毒 也称硬下疳，是梅毒感染后最早发生的皮肤、黏膜病损，也称初疮。硬下疳的发生演变过程分为硬结期和溃疡期。表现为单个直径 1~2cm 大小圆形或椭圆形的无痛、硬韧可自愈的大溃疡。硬下疳可以发生在口腔黏膜。

二期梅毒 继一期梅毒之后发生的全身播散性梅毒。除了发热、乏力、肌痛、关节痛、头痛、头晕、食欲缺乏、咽喉痛等全身症状外，口腔黏膜最常见的症状是梅毒性口炎和梅毒黏膜斑。①梅毒性口炎：主要见于口腔后部黏膜，呈弥漫性充血，并可形成溃疡，表面覆以假膜，可有口干或灼热感。②梅毒黏膜斑：表现为增生性灰白色或黄白色斑块，上覆灰白色渗出物，稍高于黏膜，边界清晰，基底稍硬，易糜烂、溃疡，但无疼痛。

三期梅毒 未经治疗的梅毒患者 40% 在感染后 2~3 年甚至十多年会发生三期梅毒的症状，可侵犯全身任何脏器，皮肤、黏膜梅毒最为常见。口腔黏膜损害主要表现为黏膜树胶肿和三期梅毒舌炎。①黏膜树胶肿：好发于软硬腭交界处，或舌腭弓附近。初起为无痛性结节，患者自己不易察觉。结节中心逐渐软化、破溃、穿孔，组织广泛坏死，形成境界清楚、无疼痛感的穿凿性溃疡。口腔与鼻腔穿通，发音、吞咽功能受影响。舌部树胶肿好发于舌背，一般只有一个，鸽蛋大小，质地坚韧，其表面黏膜充血，未得到及时治疗则形成不规则的穿凿性溃疡，严重者造成组织缺损，

影响舌体功能。②三期梅毒舌炎：初起时在舌面出现舌乳头消失区，损害区光滑发红，范围逐渐扩大，表现为萎缩性舌炎。白斑是三期梅毒舌炎的严重并发症，容易恶变。

淋病 是由淋病奈瑟菌引起的泌尿生殖系统的化脓性感染，也可侵犯眼睛、咽部、直肠和盆腔等处，是常见的性传播疾病之一。淋病性口炎主要发生在有口交史的患者，表现为全口黏膜充血、发红，可有糜烂或浅表溃疡，覆盖黄白色假膜，假膜易于擦去，呈现出血性创面。新生儿淋菌性口炎多由于新生儿产出时，接触到母体产道淋病病损而受到的感染。

尖锐湿疣 由人乳头瘤病毒引起并主要通过性传播的皮肤黏膜良性增生性病损。临床上以皮肤与黏膜交界处出现疣状赘生物为特征。具有高度接触传染性。人类是人乳头瘤病毒的唯一宿主。与其他类型性传播疾病不同的是，尖锐湿疣不易一次性彻底治愈。典型的尖锐湿疣为柔软、粉红色、菜花状或乳头状赘生物，大小不等，表面呈菜花样凹凸不平，多发或单发。常见于潮湿且部分角化的上皮部位，如包皮内侧、尿道口、小阴唇、阴道口、阴道、子宫颈、肛门，但也可见于腹股沟、会阴等部位。口腔尖锐湿疣易发生在皮肤与黏膜交界处，如口腔周围，口腔内的舌、颊、唇、腭、牙龈等部位。通常无明显自觉症状，仅有轻微异物感或出血，多偶然发现。病损多表现为乳头状或菜花状淡红或暗红色赘生物，根部有蒂，质稍硬，活动度好，表面有可去除的白色分泌物，易发生糜烂，触之易出血。

获得性免疫缺陷综合征 又称艾滋病。其病原体为 HIV。通

过性接触、血液、母婴间等方式传播。HIV 选择性地入侵机体的 CD4$^+$T 淋巴细胞进入"睡眠"状态，数年后再转入"活动"状态。由于 CD4$^+$T 细胞是免疫系统的调控中枢，HIV 无限复制，终使机体免疫系统全面崩溃。

机体从感染 HIV 到发展为艾滋病，大致可分为急性 HIV 感染、无症状 HIV 感染和艾滋病三个阶段，这是一个渐进、连贯和复杂的过程，不同时期患者可有不同的临床表现。除了发热、虚弱、盗汗、寒战、体重减轻、淋巴结肿大、机会性感染和各种特殊肿瘤外，口腔表现是艾滋病的始发和常见表现，也是重要的艾滋病诊断指征。成人艾滋病患者最多见的口腔损害包括口腔念珠菌病、毛状白斑、卡波西肉瘤、疱疹性口炎、口腔疣（乳头状瘤）、非霍奇金淋巴瘤和牙周病（线状龈缘红斑、坏死溃疡性龈炎、坏死溃疡性牙周炎）。儿童艾滋病患者最多见的口腔损害包括念珠菌病（红斑型、假膜型、口角炎）、单纯疱疹病毒感染、线状龈缘红斑、腮腺肿大、复发性阿弗他口炎（轻型、重型、疱疹样）。

了解性传播疾病的口腔表现，可以及早发现性病，有利于患者早期治疗，尤其是对于梅毒、淋病、软下疳等可治愈的性病患者来说更有积极意义，同时对于切断传染途径也有重要意义。

（周曾同　孙　正）

jiéjiébìng kǒuqiāng biǎoxiàn

结节病口腔表现 （oral manifestations of sarcoidosis） 结节病是原因不明的累及多系统的肉芽肿性疾病。

病因与发病机制　病因不明。可能与遗传、感染、环境和免疫等因素有关。多数学者认为属于细胞介导的Ⅳ型变态反应。特别是 T 淋巴细胞介导的免疫反应在疾病发生中起着重要的作用。

病理　主要变化是上皮样细胞浸润。上皮样细胞聚集成群，内含少数的巨细胞或没有巨细胞，周围有少数淋巴细胞，但不发生干酪样坏死。当结节病肉芽肿消退时，上皮样细胞逐渐消失，而形成纤维化。

临床表现　结节病是全身性肉芽肿病，慢性病程。可累及肺、纵隔及周围淋巴结、皮肤、指（趾）骨、心肌、中枢神经系统、肝、脾、肾、眼及腮腺。约 1/3 患者有低热、体重减轻、乏力、盗汗，出现各器官受累的表现。

口腔颌面部病变好发于唇颊部，表现为唇颊组织肥厚，形成巨唇症。亦可累及颞部和腮腺，表现为局部组织肥厚，有时可扪及结节，或在黏膜上出现突起的小丘疹，常伴颈部淋巴结肿大（图）。接近 6% 的患者有单侧或双侧腮腺肿大。牙槽骨可发生多囊性破坏，使牙松动。

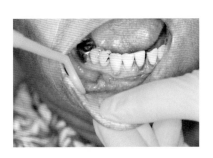

图　右龈颊沟结节状突起

诊断　诊断除依靠病史、X 线片表现外，主要根据组织活检或克韦姆试验。

治疗　尚无国际统一规范的治疗方案。应根据每个病例的病情制订个体化的治疗方案。①糖皮质激素：是治疗结节病的首选药物。对于病情较重的患者，早期较大剂量的激素静脉用药，然后改为口服并逐渐减量，维持用药至少 2 年以上，并保持随访，一旦发现复发迹象，及时加量或重新使用激素治疗仍然有效。②氯喹或羟氯喹：适用于皮肤黏膜结节病患者。③细胞毒药物：用于激素疗效不佳的患者，可单独应用，也可与激素联合应用。常用氨甲蝶呤、硫唑嘌呤、环磷酰胺等。副作用较大，应严格掌握适应证。④沙利度胺：应注意有致畸作用。

预后　结节病是自限性疾病。约 2/3 的结节病患者病情可自行缓解，10%~30% 的患者发展为慢性结节病，4.7% 的患者可发展为肺纤维化。病死率为 1%~5%，死亡原因多为呼吸衰竭、中枢神经系统或心脏受累所致。

（孙　正）

huànóngxìng ròuyázhǒng kǒuqiāng biǎoxiàn

化脓性肉芽肿口腔表现 （oral manifestations of pyogenic granuloma disease） 化脓性肉芽肿是皮肤黏膜毛细血管和小静脉分叶状增生而形成息肉状病损的疾病。又称毛细血管扩张性肉芽肿、分叶状毛细血管瘤。是组织对创伤及感染的反应性病变，为口腔黏膜的良性病变，并非真正的肉芽肿。任何年龄均可发病，但以 11~40 岁多见，男女均可发病。

病因与发病机制　由于长期慢性刺激，如大块牙石、充填物悬突、残冠残根、经常咬伤等反复的机械刺激，可使组织发生反应性炎症性肉芽肿。口腔中细菌感染亦可引发。另外，当机体内分泌发生变化，如妊娠期及青春期时，局部刺激因素等可以增强组织的增生反应，从而发生牙龈妊娠瘤等病损。

病理 主要是血管增生性肉芽肿组织，可见血管内皮增生，形成无数毛细血管。血管之间见结缔组织水肿。有较多的中性粒细胞、浆细胞和淋巴细胞浸润。

临床表现 病损好发于牙龈，尤以前牙牙龈多见。其次为唇、颊、舌、腭以及前庭黏膜。多数为单发病损，但亦能见多发病损。

病损开始时表现为高出黏膜表面的深红色小丘疹或肿块，边界清楚，缓慢或迅速增大，形成有蒂或无蒂的结节。表面光滑或稍有分叶，或呈颗粒状。一般直径为 0.5~1cm，触之中等硬度，易出血，无压痛。如已有纤维增生，则呈粉色，并较硬。肿块表面黏膜较脆，破溃后则形成较深的溃疡。如有继发感染，常引起急性炎症反应，病损及其基底红肿、疼痛、触痛。溃疡表面常有灰白假膜覆盖，亦可有棕黄色或黑色痂（图）。

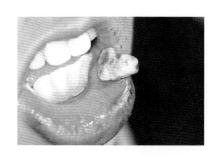

图　左下唇化脓性肉芽肿

诊断 依据：①局部有刺激因素或外伤史，或有感染因素。②临床表现以瘤样增生病损为特点。病损表面光滑或呈分叶状，有或无蒂。颜色呈深红色或带黄白色小点。扪诊时不会变白，但易出血。有时病损表面形成溃疡。③病理变化特征为血管增生性肉芽肿，有时形成溃疡。

治疗 ①首先去除刺激因素，如牙石、充填物悬突或其他刺激物。如有咬唇、咬颊等不良习惯要及时纠正。②病损尚发红且不大时，及时给以抗炎对症治疗。一般病损可逐渐消退，不一定需手术。③较小的化脓性肉芽肿可用 CO_2 激光治疗。④对已形成溃疡性病损的患者，应局部给以消炎、镇痛、促愈合的治疗。⑤对病损较大的病变或增生性溃疡，可手术切除。

预后 属于良性病损，预后良好。

（孙　正）

kǒuqiāngniánmó zìshēn miǎnyìxìng jíbìng

口腔黏膜自身免疫性疾病

（oral mucosal autoimmune diseases） 自身免疫性疾病是指机体免疫效应细胞（细胞毒性 T 淋巴细胞、自然杀伤细胞、巨噬细胞等）或免疫效应分子（补体、抗体、细胞因子等），针对自身组织或细胞产生病理性免疫反应，导致自身组织损伤的一大类疾病。多数自身免疫病患者血清中都会出现自身抗体。自身抗体在自身免疫病的诊断和疗效评价方面都具有重要意义。自身免疫病的确切发病机制不明，可能与免疫耐受的丢失、免疫反应调节异常、遗传因素、病毒感染等有关。

分类 可分为器官特异性自身免疫病和系统性自身免疫病。前者是指组织器官的病理损害和功能障碍仅限于抗体或致敏淋巴细胞所针对的某一器官，如寻常天疱疮、类天疱疮、盘状红斑狼疮；后者是指抗原抗体复合物广泛沉积于血管壁而导致全身多器官损害，如贝赫切特综合征、干燥综合征等。

共同特点 ①患者血液中存在自身抗体和（或）能与自身黏膜组织成分起反应的致敏淋巴细胞。②患者黏膜组织的病理特征为免疫引起的炎症反应，并且组织损伤的范围与自身抗体或致敏淋巴细胞所针对的抗原分布相对应。③可在实验动物中复制出类似人类自身免疫病的模型，并能通过自身抗体或相应致敏淋巴细胞使疾病在同系动物间转移。④发病有明显的家族倾向性，不少与人类白细胞抗原尤其是与 HLA-Ⅱ基因（DR、DQ、DP）位点相关。⑤患者女性多于男性。⑥病因大多不明，疾病常呈反复发作和慢性迁延的过程。

治疗 尚无有效治疗方法，除支持和对症疗法外，常采用糖皮质激素或其他免疫抑制剂或生物制剂以抑制过度的免疫反应，缓解症状，减少并发症发生。

（华　红）

tiānpàochuāng kǒuqiāng biǎoxiàn

天疱疮口腔表现 （oral manifestations of pemphigus） 天疱疮是慢性的、影响皮肤和口腔黏膜复层鳞状上皮的、以棘层松解形成疱损为特点的自身免疫病。

病因与发病机制 病因不明，但多趋向于自身免疫学说，有学者认为天疱疮应属于人类白细胞抗原相关性自身免疫性疾病。临床观察天疱疮发病可能与病毒感染、紫外线照射、使用含有巯基结构的药物（如青霉胺等）及微量元素和雌激素水平变化有关。

发病机制主要与出现上皮棘层松解有关。天疱疮患者的自身抗原主要是分子量不同的桥粒芯蛋白，依次定义为 Dsg3 和 Dsg1，位于上皮细胞膜的桥粒部分，属于钙黏素家族跨膜糖蛋白，具有紧密连接相邻细胞的功能。天疱疮抗体主要是抗 Dsg3 或 Dsg1 的循环抗体 IgG。抗体结合到表皮细胞上的 Dsg3 或 Dsg1，破坏 Dsg3 或 Dsg1 的结构和功能，导致棘层松解，上皮内疱形成。

临床表现与病理 可分为寻常型天疱疮、增殖型天疱疮、落叶型天疱疮、红斑型天疱疮 4 种类型。每种类型都可以累及口腔黏膜。

寻常型天疱疮 常常累及口腔黏膜，是天疱疮中最常见、最严重的一型。有报道此型 70%以上以口腔黏膜为初发病损区域，90%在疾病发展过程中出现口腔黏膜损害。口腔黏膜病损可发生于口腔各部位，并常早于皮肤损害。唇、舌、腭、颊、龈的黏膜为好发部位。疱可散在或广泛发生，直径由几毫米到 1cm 以上，大小不等。疱壁薄、松弛易破，疱破后形成鲜红的糜烂面，周围遗留灰白色疱壁；疱损或糜烂面之间的黏膜呈白色云雾状水肿（图）。用镊子挑揭疱壁时，可向周围外观正常的黏膜扩展延伸，探针可无痛、无阻力地探入疱周围黏膜下达 5mm 以上，称为周缘扩展，为棘层松解所致，有临床诊断价值。病损疼痛、易出血，并影响吞咽。

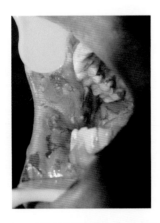

图 天疱疮口腔黏膜临床表现

注：广泛侵及口腔黏膜，发生水疱、大疱损害，疱破留下灰白色疱壁，疱壁脱落露出红色糜烂创面

该型的皮肤损害特点：为壁薄、松弛的皮肤大疱，易破裂，疱破后，皮肤表面剥脱露出红色糜烂面，病损常成片广泛发生，多见于易受摩擦和受压处，如背、胸、腋下、腹股沟等处。常在外观正常的皮肤上出现大小不等的水疱。对外观正常的皮肤加压或摩擦后，易形成疱或脱皮，轻压疱顶可使疱向四周扩展，称为尼氏征。皮肤尼氏征阳性也是棘细胞间黏合能力减弱或丧失的表现。

增殖型天疱疮 少见，常见于抵抗力较强的年轻人。病程缓慢，症状较轻，预后一般较好。口腔黏膜损害与寻常性天疱疮基本相同，但剥脱面呈乳头状或疣状增生性病损。皮损可发生在任何部位，以皮肤皱褶及黏膜皮肤交界处最明显，如腋窝、乳房下、腹股沟、会阴、肛门、鼻唇沟等部位，有水疱、糜烂、乳头状增生等损害，表面隆起如沟裂，或增生突起，可合并感染，有分泌物渗出形成结痂。

落叶型天疱疮 主要影响皮肤，黏膜损害少且轻。由于表皮细胞的松解发生在棘细胞上层或颗粒层，口腔黏膜的大疱疱壁菲薄，水疱更易破溃，尼氏征阳性。皮肤大疱开始于胸背上方、头、颜面各部，损害逐渐扩大遍及全身，松弛大疱干瘪成鳞屑性痂皮，痂皮下渗出黏稠黄色液体，伴臭味。皮损增多融合成弥漫性片状痂屑，形成厚层易剥离脱落如落叶，亦称剥脱性天疱疮。全身症状轻，病程缓慢。

红斑型天疱疮 主要影响皮肤，病损较轻。常在胸背上部、头、面等处可见对称性紫红色斑片，直径 0.5~1.0cm。红斑基础上形成壁薄水疱，松弛大疱很快破裂、干枯、结痂或呈污垢样鳞

屑损害，类似脂溢性皮炎。鼻部损害似红斑狼疮。口腔黏膜损害较少且轻。黏膜尼氏征阳性。全身症状轻，病程缓慢。可能是落叶型天疱疮的局限型，也可转变为落叶型天疱疮，是 4 型天疱疮中的良性型。小剂量皮质激素治疗有效，预后好。

诊断 可根据以下项目做出诊断。

病史及临床检查 多呈慢性过程，广泛侵及口腔黏膜，发生水疱、大疱损害，疱破留下灰白色疱壁，疱壁脱落露出红色糜烂创面，在糜烂边缘易发生边缘扩展现象；水疱或糜烂之间的黏膜呈白色云雾状水肿。

组织病理学检查 各型天疱疮的组织病理共同特点是棘细胞层松解，上皮内疱（或裂隙）形成。由于上皮棘细胞水肿，细胞间桥消失，细胞间黏合质溶解，而使棘层出现松解，棘细胞分离，在上皮层内形成疱或裂隙。疱液内可见单个的松解棘细胞，这种细胞变性呈圆形，而不是多边形，胞核大而深染，核周有窄晕。新鲜大疱组织染色，可见变性的天疱疮细胞——赞克（Tzanck）细胞。固有层有淋巴细胞浸润，有时有较多嗜酸性粒细胞和中性粒细胞浸润。

脱落细胞学检查 在表面麻醉下揭去疱壁，于疱底部刮取脱落的上皮细胞涂片。用巴氏染色法或吉姆萨染色法染色，可见大量成堆或散在的外基底上皮细胞及赞克（Tzanck）细胞，即可诊断为天疱疮。

上皮细胞间的荧光抗体检测 用直接免疫荧光法，可发现呈渔网状改变。

抗上皮细胞的抗体检测 取患者静脉血做间接免疫荧光检查，

示有表皮细胞间荧光，表明患者血清中含有抗上皮细胞的抗体。

桥粒芯糖蛋白 Dsg1 和 Dsg3 的 IgG 型自身抗体检测　在疾病的活动期，用酶联免疫吸附测定法进行。寻常型和增殖型天疱疮多出现 Dsg3 阳性或 Dsg3 和 Dsg1 同时阳性，落叶型和红斑型天疱疮多以 Dsg1 阳性为主。在疾病被控制以后，IgG 型自身抗体转阴，可用于疾病进程的监测。

鉴别诊断　应与类天疱疮、口腔黏膜多形红斑、过敏性口炎、疱性扁平苔藓、大疱性表皮松解症等鉴别。

类天疱疮　包括黏膜良性类天疱疮或大疱性类天疱疮。临床特点为疱壁厚而紧张，所形成的糜烂面较少而小；尼氏征阴性；病理表现为上皮下疱；免疫荧光检查在基底膜区可见 IgG 沉积。

大疱性表皮松解症　较少见，多为先天性家族遗传性皮肤病。亦可无遗传史，是表皮的先天性缺陷。口腔黏膜尤其是软腭黏膜，在进食时因摩擦可发生大疱。疱较大而丰满，疱内为浆液或血液，疱壁破溃后可痊愈。多有家族史，从幼年即可发作，发生于手、足、膝等处。可因摩擦而发生大疱，破溃愈合后不留瘢痕，可有色素沉着。

治疗　包括支持治疗、全身治疗和局部治疗。

支持治疗　对病损广泛者应给予高蛋白饮食，补充多种维生素。注意水、电解质平衡，禁食者应由静脉补充营养。全身衰竭者应多次小量输血或血浆。加强护理，注意皮肤清洁卫生，以减少创面继发感染，并防止发生压疮。

全身治疗　①糖皮质激素：为首选药物，及时治疗，足量控制，逐步减量，继而用最小维持量。病情严重者可采用冲击疗法。应用糖皮质激素的患者，要控制并发症，如呼吸道感染、肺栓塞、糖尿病和消化道溃疡，随时警惕其发生，并做好相应措施的准备。②免疫抑制剂：可抑制自身抗体的形成，是主要的辅助治疗方法，与糖皮质激素联合应用，可提高疗效，减少激素用量。常用硫唑嘌呤和环磷酰胺。③抗生素：配合糖皮质激素治疗防止并发感染。④抗真菌治疗：配合糖皮质激素治疗，防止继发真菌感染。⑤血浆交换疗法：仅在病损广泛、严重，且大剂量皮质激素仍未控制时使用。

局部治疗　以防止感染、镇痛、消炎为主。注意口腔卫生，治疗牙周疾病。口腔糜烂可用复方硼砂漱口液漱口。疼痛明显时可在进食前涂用局部镇痛药物，同时给予促愈合的药物。皮损需应用皮肤科外用药物等。

预后　应用糖皮质激素等抗免疫治疗可以完全控制天疱疮，患者一般预后良好。

（刘宏伟）

niánmó liángxìng lèitiānpàochuāng kǒuqiāng biǎoxiàn

黏膜良性类天疱疮口腔表现

（oral manifestations of benign mucous membrane pemphigoid）

黏膜良性类天疱疮是慢性的、以疱损表现为主的、影响皮肤和黏膜复层鳞状上皮的自身免疫性疾病，又称瘢痕性类天疱疮，是类天疱疮中的一型。

病因与发病机制　一般认为是自身免疫性疾病，用直接免疫荧光法检查患者病损组织，在基底膜区有带状的 IgG 和（或）补体成分 3（C3）沉积所致的荧光，IgG 常见的亚型为 IgG4。用间接免疫荧光法检测患者血清发现有低滴度的自身抗体存在。根据患者自身抗体的反应性，可将其分为 4 个不同的亚群。

第一亚群　自身抗体针对层粘连蛋白 5，临床上抗层粘连蛋白 5 BP 与其他类型的 BP 不能区分。体内外研究证明抗层粘连蛋白 5 的自身抗体有致病性。

第二亚群　患者仅在眼部发病，或病损主要在眼部。在这一型 BP 患者中，已证明存在能结合跨膜半桥粒成分——α6β4 整合素 β4 亚单位的自身抗体。

第三亚群　病损累及黏膜和皮肤，组织和循环中存在能与 BP 相同的靶抗原，特别是 BP 抗原 180（BP180，BPAG2 或 XVII 型胶原）反应的 IgG 抗体。

第四亚群　更具异形性，患者没有皮肤损害，黏膜损害多变。尚不清楚其自身抗体针对表皮基底膜蛋白的反应是否会导致病损的发生。

临床表现　主要侵犯口腔黏膜及眼结膜。发病缓慢，病情迁延。口腔黏膜多首先受累，并可长期局限于口腔。2/3 患者有眼损害，受侵严重者，可导致瘢痕粘连，甚至致盲。皮肤病损较少见。

牙龈病损　牙龈为好发部位。局部充血、发红、水肿，形成 2~6mm 的大疱或小疱（图），疱壁较厚，色灰白、透明清亮，触之有韧性感，不易破裂。疱破溃后无周缘扩展现象，疼痛较轻，多不影响进食。疱破溃后糜烂面愈合约需 2 周，愈合后常发生瘢痕粘连。严重的病例可在软腭、扁桃体、腭垂、舌腭弓、咽腭弓等处造成黏膜粘连，致瘢痕畸形。

眼部病损　可与口腔黏膜病损一起出现。病损开始时较为隐匿，早期可为单侧或双侧的反复性结膜炎，患者自觉有灼热感、异物感。伴水疱发生，而无破溃。在睑球结膜之间出现纤维粘连。

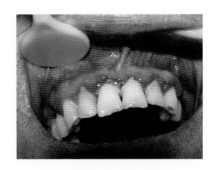

图　黏膜良性类天疱疮
牙龈水疱损害表现

其他黏膜病损　如鼻咽部黏膜、食管黏膜及肛门、尿道、阴道等处黏膜也可发生糜烂、炎症。

皮肤病损　较少见，少数患者皮肤可出现红斑、水疱，疱壁厚而不易破裂。破后呈溃疡面，此后结痂愈合，但愈合时间较长，可遗留瘢痕和色素沉着。面部、头皮、胸、腹、腋下皮肤常被累及，四肢亦可见。

诊断　诊断依据：①临床症状：口腔黏膜反复发生充血、水疱及上皮剥脱糜烂。牙龈为好发部位。疱壁较厚而不易揭去，尼氏征阴性。病损愈合后，常发生瘢痕粘连，眼可发生睑球粘连。皮肤病损较少见。②组织病理学检查：有上皮下疱，无棘细胞层松解。③直接免疫荧光检查：可发现上皮基底层的荧光抗体呈连续细长带状改变。④类天疱疮自身抗体检测：可见 BP180 和（或）BP230 阳性。

鉴别诊断　应与寻常型天疱疮、口腔扁平苔藓、口腔黏膜多形性红斑、贝赫切特综合征、大疱性类天疱疮等鉴别诊断。

寻常型天疱疮　早期常在口腔黏膜出现疱性病损，广泛而急骤。疱破后的红色创面难愈合，疱壁易揭起，有周缘扩展现象，尼氏征阳性。组织病理检查有棘层细胞松解，有上皮内疱。细胞学涂片检查可见棘层松解细胞，即天疱疮细胞。免疫荧光检查可见抗细胞间抗体阳性，呈鱼网状翠绿色的荧光带。

口腔扁平苔藓　有疱性病损或糜烂型扁平苔藓，尤其是发生于牙龈部位的扁平苔藓，与良性黏膜类天疱疮相似。应仔细观察有无扁平苔藓病损的灰白色角化斑纹。必要时应借助组织病理检查。扁平苔藓上皮基底层液化变性，胞核液化，细胞水肿，基底膜结构改变。而良性黏膜类天疱疮，为上皮下疱，上皮层完好，基底层通常完整，变性较少。扁平苔藓有时在固有层可见嗜酸染色小体（胶样小体）。

多形红斑　为急性炎症性病损，有时也可起疱，疱破后糜烂，且以唇部损害表现最突出。皮损多见于四肢，表现为靶状红斑。

贝赫切特综合征　口腔病损类似于复发性阿弗他溃疡，生殖器、肛周损害为单个或多个溃疡或糜烂面。眼部受累表现为虹膜睫状体炎，皮肤病损为结节红斑、毛囊炎或痤疮样皮疹。

大疱性类天疱疮　是少见的慢性皮肤黏膜疱性疾病，病程较长。口腔黏膜病损约占 1/3 病例，疱小而少，不易破溃，症状轻，多不影响进食。尼氏征阴性。多发生于老年人，皮肤出现大小水疱，不易破裂，愈后留有色素沉着。常伴有瘙痒症状。可自行缓解，预后较好。

治疗　①局部治疗：以防止感染、镇痛、消炎为主。注意口腔卫生，防止双重感染等。②全身治疗：多数患者需全身长期应用糖皮质激素。病情好转、减轻或控制后（即原有糜烂面基本消失后），可逐渐减量，维持量应用时间较长。病情严重者可联合应用免疫抑制剂，常用者为硫唑嘌呤和环磷酰胺。

预后　一般预后良好。

（刘宏伟）

shěgélún zōnghézhēng kǒuqiāng biǎoxiàn

舍格伦综合征口腔表现（oral manifestations of Sjögren syndrome）

舍格伦综合征以外分泌腺高度淋巴细胞浸润及破坏为特征的系统性自身免疫病，又称干燥综合征。该病分为原发性和继发性，不合并其他自身免疫性疾病者称为原发性舍格伦综合征；继发于类风湿关节炎、系统性红斑狼疮等为继发性舍格伦综合征。

病因与发病机制　发病机制尚不清楚。现多认为是在易感基因背景下，外部因素（如病毒）的参与导致外分泌腺上皮细胞过度凋亡并表达自身抗原，自身抗原引发淋巴细胞侵入靶器官，导致明显和持久的损伤。

临床表现　起病多隐匿，临床表现多样。女性多发，约占全部病例的 90%，发病年龄集中于 30~60 岁。

最常见的临床表现为进行性口干、眼干、舌乳头萎缩，牙龋损。口干严重者在讲话时需频频饮水，进固体食物时必需伴水或流食送下，有时夜间需起床饮水。眼干患者可出现眼干涩、异物感、泪少等症状，严重者欲哭无泪。除口、眼干燥外，约有 2/3 患者出现系统损害，可累及肾、肺、甲状腺和肝等多种器官，出现高球蛋白性紫癜、间质性肺炎、肾小管酸中毒、胆汁性肝硬化、外周及中枢神经损伤等表现。

诊断 采用综合诊断的方法。国际上应用较多的是2002年干燥综合征国际分类（诊断）标准。泪腺功能检查包括希尔默试验（Schirmer test）、泪膜破裂试验以及结膜、角膜活体染色。唾液腺功能检查包括唾液量测定、腮腺造影、核素检查、唇腺活体组织检查等。实验室检查可查抗ENA抗体、抗核抗体、类风湿因子等。

治疗 尚无理想的、疗效肯定的治疗方法，治疗应遵循个体化用药原则。治疗主要目的在于减轻口、眼的干燥症状，预防因长期干燥而造成的口、眼局部损伤。治疗方法主要是对症处理。此外，应注意防止系统性损害，当出现严重内脏损害，可选择糖皮质激素或用免疫抑制剂等治疗。

（华 红）

fùfāxìng āfútākuìyáng

复发性阿弗他溃疡（recurrent aphthous ulcer，RAU）

发生在口腔黏膜的，具有周期性、复发性、自限性特征、灼痛明显的良性溃疡。又称复发性阿弗他性口炎、复发性口腔溃疡。患病率居口腔黏膜病之首。因溃疡灼痛明显，故病名被冠以希腊文"阿弗他"（灼痛）。

病因与发病机制 不甚清楚，存在明显的个体差异。有人提出遗传、环境和免疫"三联因素论"。即遗传背景加上某些环境因素引发异常的免疫反应而出现复发性阿弗他溃疡。也有人提出"二联因素论"，即外源性感染因素（如病毒和细菌）和内源性诱导因素（如激素的变化、心理因素、营养缺乏、免疫功能紊乱）相互作用而致病。总之，认为复发性阿弗他溃疡是多种因素综合作用的结果。

临床表现 为口腔黏膜反复发作的圆形或椭圆形溃疡，具有"黄、红、凹、痛"特征（即损害表面覆有黄色假膜；周边有充血红晕带；中央凹陷，灼痛明显）和长短不一的"发作期（前驱期-溃疡期）-愈合期-间歇期"的周期规律，并具有不治而愈的自限性。按莱纳（Lehner）分类，临床主要表现为3种类型：轻型、重型及疱疹样溃疡。

轻型复发性阿弗他溃疡 约占RAU患者的80%，多数患者初发病时均为此型。口腔溃疡好发于唇、舌、颊、软腭等无角化或角化较差的黏膜，附着龈及硬腭等角化黏膜很少发病。RAU初起为局灶性黏膜充血、水肿，呈粟粒状红点，灼痛明显，继而形成浅表溃疡，圆形或椭圆形，溃疡数目1~5个，溃疡直径2~4mm。5天左右溃疡开始愈合，此时溃疡面有肉芽组织形成、创面缩小、红肿消退、疼痛减轻。7~10天溃疡愈合，不留瘢痕。溃疡的间歇期从半月至数月不等，有的患者会出现此起彼伏、迁延不断的病情（图1）。

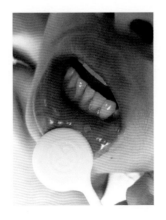

图1　轻型复发性阿弗他溃疡
注：右颊黏膜溃疡，圆形或椭圆形，散在分布，边界清楚

重型复发性阿弗他溃疡 又称复发性坏死性黏膜腺周围炎或腺周口疮。好发于青春期，占8%左右。多发于咽旁、软腭复合体的黏膜，溃疡大而深，似"弹坑"状，可深达口腔黏膜下层腺体及腺周组织，直径可大于1cm，溃疡周围组织红肿微隆起，基底微硬，表面有灰黄色假膜或灰白色坏死组织。溃疡数目通常为1~2个，但在愈合过程中又可出现1个或数个小溃疡。病程1个月以上，疼痛剧烈，愈后可留瘢痕。初起好发于口角，其后有向口腔后部移行的发病趋势，发生于舌腭弓、软硬腭交界等口腔后部时可造成组织缺损，影响言语及吞咽。常伴低热、乏力等全身不适症状和病损局部区域的淋巴结肿痛（图2）。

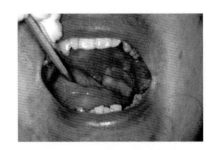

图2　重型复发性阿弗他溃疡
注：软腭深大溃疡，似"弹坑"状，已有瘢痕形成

疱疹样复发性阿弗他溃疡亦称口炎性口疮，约占RAU患者的10%，口腔黏膜好发部位及病程与轻型相似，但溃疡直径较小，为1~2mm，数目多，可达十几个或几十个，散在分布，似"满天星，数不清"。因溃疡外观与疱疹性溃疡相似而得名，但与单纯疱疹病毒无关。邻近溃疡可融合成片，黏膜充血、发红，疼痛严重，唾液分泌增多，可伴有头痛、低热及全身不适、局部淋巴结肿痛等症状（图3）。

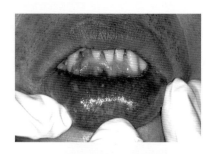

图3　疱疹样复发性阿弗他溃疡
注：舌腹、下唇多发溃疡，数目多达几十个，散在分布如"满天星"

病理　病损早期黏膜上皮细胞内及细胞间水肿，可形成上皮内疱。上皮内及血管周围有密集的淋巴细胞、单核细胞浸润；随后有中性粒细胞、浆细胞浸润，上皮溶解、破溃、脱落，形成溃疡。溃疡表面覆盖有纤维素性渗出物或坏死组织；固有层内胶原纤维水肿变性、均质化或弯曲断裂、甚至破坏消失；炎症细胞大量浸润；血管充血扩张，管腔狭窄甚至闭塞。重型复发性阿弗他溃疡病损可深及黏膜下层，破坏小唾液腺。

诊断与鉴别诊断　诊断主要根据病史特点（复发性、周期性、自限性）及临床特征（黄、红、凹、痛），一般不需实验室检查和活检。但血常规检查，对及时发现与复发性阿弗他溃疡相关的营养不良、血液疾病或潜在的消化道疾病有积极意义。对大而深、病程长的溃疡，应警惕癌性溃疡的可能，必要时需活检明确诊断。

治疗　病因复杂多样和不确定，尚无特效治疗方案。治疗原则是全身治疗和局部治疗相结合、中西医治疗相结合、生理治疗和心理治疗相结合，以消除病因、增强体质、对症治疗为主。

局部治疗　目的是消炎、镇痛、防止继发感染、促进愈合。

局部治疗能有效地改善症状，常用的药物和方法有以下几种。①消炎类药物：包括含有抗生素或激素药物的各种药膜、软膏或凝胶、散剂、含漱剂（如复方硼砂液）、含片等。②镇痛类药物：涂于溃疡面能暂时镇痛、利于进食。如0.5%～1%达克罗宁液。③腐蚀性药物：能使组织蛋白凝固、形成假膜、促进溃疡愈合，适用于溃疡数目少、面积小且间歇期长者。如10%硝酸银、95%乙醇等。方法：隔湿、干燥、麻醉术区后，蘸取少量药物置于溃疡面上，至黏膜颜色变白为止。注意勿超出溃疡面，以免灼伤正常黏膜。④局部封闭：对于经久不愈或疼痛明显的重型口疮，可做溃疡黏膜下封闭注射。⑤理疗：如激光、微波等局部照射可减少渗出、促进愈合。⑥其他：如消化系统药物（如西咪替丁）、生物制剂（如某些细胞生长因子）局部使用，也有一定的疗效。

全身治疗　目的是对因治疗、减少复发、争取缓解。常用的药物和方法如下。

肾上腺皮质激素及其他免疫抑制剂　适用于免疫指标超标的患者。①肾上腺皮质激素：常用泼尼松片，口服。待溃疡控制后逐渐减量。长期大量使用可出现类似肾上腺皮质功能亢进症、向心性肥胖、痤疮、多毛、闭经、乏力、低钾血症、血压升高、血糖尿糖升高、骨质疏松、胃肠道反应、失眠、血栓症等不良反应，已有感染者或胃溃疡者可能加重。故使用时应注意药物的不良反应。②细胞毒类药物：可减少肾上腺皮质激素用量，如口服环磷酰胺片、硫唑嘌呤片、甲氨蝶呤片。长期大量使用会产生骨髓抑制、粒细胞减少、全血降低、肝肾功

能损伤等，故使用前应了解患者肝肾功能和血常规，有异常者不建议使用。③沙利度胺：临床应用于重型口疮等顽固性溃疡有较好疗效。该药的严重副作用为致胎儿畸形（"海豹婴儿"），故生育期患者慎用，孕妇禁用。

免疫增强剂　适用于免疫指标过低的患者。常用的有主动免疫制剂如转移因子、左旋咪唑、胸腺肽等，被动免疫制剂如胎盘球蛋白、丙种球蛋白等。

中医治疗　根据四诊八纲辨证施治。可采用中药汤剂或中成药口服治疗。还可根据溃疡部位不同选用人中、地仓等头面部穴位针灸治疗。

其他　如治疗系统性疾病、补充维生素和微量元素改善营养状态等。除药物治疗外，生活调节也同样重要。患者应主动摸索溃疡的发作规律，寻找复发诱因，避免和减少诱发因素的刺激，调节生活节律、调整情绪、均衡饮食、避免接触可能的变应原等。

预后　预后良好。

（周曾同　王海燕）

kǒuqiāngniánmó chāomǐn fǎnyìngxìng jíbìng

口腔黏膜超敏反应性疾病

（oral mucosal hypersensitivity diseases）　发生于口腔黏膜的因超敏反应引起的疾病。超敏反应性疾病特点是只发生于少数具有超敏体质者，多数人不发生反应。

依据超敏反应性疾病的发病机制不同，可分为以下几类。

Ⅰ型超敏反应（反应素型）　即速发型超敏反应，介导物质为肥大细胞和IgE。与口腔黏膜有关的该型超敏反应性疾病有药物过敏性口炎、血管神经性水肿等。

Ⅱ型超敏反应（细胞毒型）　介导物质为IgG和IgM。引起该

型超敏反应性疾病的抗原包括机体自身细胞被破坏或溶解后的自身抗原及药物、内毒素等外来抗原。该型超敏反应性疾病中的血小板减少性紫癜、粒细胞减少症等疾病多有口腔黏膜糜烂等症状发生。

Ⅲ型超敏反应（免疫复合物型） 介导物质为 IgG、IgM 和 IgA。该型超敏反应性疾病的发病机制较为复杂，病损以炎症、水肿、出血、坏死为主，病情往往迁延。发生在口腔黏膜的原因不明又迁延难治的结缔组织病、肉芽肿性疾病和部分反复发作的顽固性糜烂、溃疡往往与此型超敏反应性有关。

Ⅳ型超敏反应（迟发型） 与上述 3 型不同，该型超敏反应性疾病是由致敏 T 淋巴细胞介导的，变应原有细菌、真菌、病毒、原虫、某些化合物等。该型超敏反应性疾病发展缓慢，故称迟发型超敏反应性疾病。一些自身免疫性或非感染性口腔黏膜病与此有关。

常见的口腔黏膜超敏反应性疾病有血管神经性水肿口腔表现、药物过敏性口炎、口腔黏膜多形红斑、肉芽肿性唇炎等。具有突发性、复发性、可逆性、间歇性、特异性的特点。

（周曾同）

kǒuqiāngniánmó duōxínghóngbān
口腔黏膜多形红斑（oral mucosal erythema multiforme）
多形红斑是皮肤、黏膜的急性渗出性炎症性疾病。又称多形性渗出性红斑。发病急，具有自限性和复发性。黏膜和皮肤可以同时发病，或单独发病。病损表现为多种形式，如红斑、丘疹、疱疹及结节。

病因与发病机制 病因复杂，感染、药物、食物及物理因素均可引发此病。①感染：为较常见的诱因，其中最常见的为单纯疱疹病毒感染，某些细菌、真菌、支原体和原虫感染亦可诱发。②药物及某些食物：如磺胺类、巴比妥类、安替比林、疫苗等药物及变质的鱼类、肉类等。③物理因素：如寒冷、日光、放射线等。④某些疾病：如恶性肿瘤、结缔组织疾病等。

病理 可见角质形成细胞坏死，基底细胞液化变性形成表皮下水疱。亦可见血管炎改变，血管周围有淋巴细胞和嗜酸性粒细胞浸润。

临床表现 多见于儿童和青年女性。多发于春秋两季。口、鼻、眼及外生殖器黏膜均可受累，出现红肿、水疱及糜烂。临床上常以一种类型的皮损为主，同时兼有其他类型皮损。按皮损特点，临床分为 3 型。

斑疹-丘疹型 皮疹呈远心性扩展，1~2 天后中央变成暗紫色，形成虹膜状或靶形红斑（图 1），此为其特征性病损。皮损呈对称分布，手背、前臂、足踝等处为好发部位。此型黏膜病损较少。

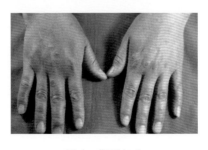

图 1 靶形红斑

水疱-大疱型 表现为张力性水疱、大疱或血疱，皮损较为广泛，黏膜常受累，表现为黏膜红肿、起疱，疱很快破溃形成大面积糜烂面，发生在唇部的病损常常形成血痂（图 2）。

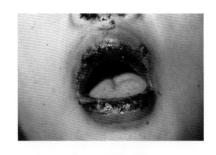

图 2 唇部血痂

重症型 又称斯-约（Stevens-Johnson）综合征。发病急骤，常有高热、头痛、咽痛、关节痛及全身不适症状。皮损为鲜红色或暗红色虹膜样红斑或淤斑，其上有水疱、大疱或血疱。口、鼻、眼、生殖器等部位黏膜受累严重。口、鼻黏膜出现水疱、糜烂，眼部出现结膜炎、角膜炎、角膜溃疡，重者可致全眼球炎及失明。

诊断 诊断依据：①多形性病损。②皮肤和黏膜都可累及：黏膜红肿、起疱，疱很快破溃形成大面积糜烂面，发生在唇部的病损常常形成血痂。③皮损好发于四肢远端及面部等部位，形成特征性损害——靶形红斑。

鉴别诊断 ①药物过敏性口炎：有明确的服药史，无季节性。②疱疹性口炎：原发性感染多见于婴幼儿，潜伏期约 1 周，发热至 38~39℃，全身反应较重，口腔黏膜任何部位和口周皮肤出现成簇小水疱。

治疗 ①寻找并去除诱因：如清除体内感染灶，停用可疑致敏药物。②轻型病例一般给予对症治疗，如抗组胺药、钙剂、维生素 C 等。③重症病例应及时给予足量皮质类固醇激素。由感染诱发的多形红斑应选用适当的抗生素，皮肤、黏膜糜烂严重者亦应选用抗生素防治感染，但应注意避免可能致敏的药物。④根据病情给予各种支持疗法，保持水、电解质平衡，改善全身营养状况。⑤重视口腔黏膜的护理，保持口腔清洁。因口腔黏膜糜烂、疼痛而影响进食者，进食前可用1%利多卡因含漱。

(孙 正)

xuèguǎn shénjīngxìng shuǐzhǒng kǒuqiāng biǎoxiàn

血管神经性水肿口腔表现

(oral manifestations of angio-neurotic edema) 血管神经性水肿是急性局部反应型的皮肤、黏膜水肿。又称巨型荨麻疹、奎英克水肿（Quincke's edema）。属 I 型超敏反应。

病因与发病机制 多数获得性血管神经性水肿患者不能找到确切原因。常见的病因有以下几种。①食物：主要包括动物性蛋白、植物性蛋白、调味品和添加剂。②药物：许多药物通过引起机体变态反应而导致该病。常见青霉素、血清制剂、各种疫苗和磺胺等。③感染：各种病毒、细菌和寄生虫感染等。④物理因素：如冷、热、日光、摩擦等。⑤动物及植物因素：动物皮毛、昆虫毒素、蛇毒、海蜇毒素及花粉等。上述食物、药物、细菌等抗原或半抗原物质进入机体后作用于浆细胞，产生 IgE，附着于肥大细胞，使之脱颗粒，释放组胺、缓激肽、5-羟色胺、慢反应物质等，导致小血管及毛细血管扩张及通透性增加，使组织迅速肿胀。遗传性血管神经性水肿为常染色体显性遗传，主要由 C1 酯酶抑制物功能缺陷所致。

病理 黏膜水肿显著，黏膜固有层增宽，黏膜下水肿。

临床表现 急性发病，症状持续数小时或数天后消失。好发于头面部疏松区，唇、眼睑、舌、口底和下颌下。唇部病损可单独累及上唇或下唇，也可同时累及双唇。开始患处皮肤或黏膜有瘙痒、灼热痛，随之发生肿胀。肿胀区界限不明显，按之较韧而有弹性。水肿可在十几分钟内形成，呈淡红色或无色泽改变。浅层毛细血管扩张时，水肿区黏膜、皮肤色不正常或泛红发亮。由于神经末梢受水肿的影响，故灼热、瘙痒感明显。深部水肿，肿胀范围不等，组织微硬而有弹性，但无压痛。水肿以口唇最为多见，可表现为上唇肥厚翘突（图），严重时可波及鼻翼和颧部。一般在数小时或1~2日内逐渐消退，但可在同一部位反复发作。肿胀发生在舌部可致巨舌，波及软腭可引起口腔功能障碍。若肿胀发生在会厌处则影响呼吸，甚至导致窒息。肿胀持续数小时或数日消退，不留痕迹，但可能复发。

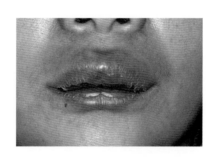

图 上唇肥厚翘突

诊断 诊断依据：突发性、局限性、短暂的皮肤或黏膜无凹陷性水肿，局部无压痛，色泽正常或光亮潮红，多有复发史，常可追溯到食物过敏或药物过敏史。

鉴别诊断 ①根尖周脓肿：可在罹患区发现急性根尖周炎或牙周炎症状，而且牙痛主诉也比

较明确。②颌面部蜂窝织炎：病因明确，多为牙源性细菌感染，可发现病灶牙；伴有全身症状，发热可达38℃以上；肿胀发生缓慢，病损区有红肿、发热、触痛，肿胀可为凹性水肿，不经治疗不会自行消退；病变发展可形成脓液溢出；用抗生素治疗有效。

治疗 ①补充大量维生素 C、10%葡萄糖酸钙、地塞米松，静脉给药。②口服抗过敏药物。③较重者用皮质类固醇。④当出现喉头水肿、呼吸困难时应该采取紧急措施救治。

预后 肿胀持续数小时或数日消退，不留痕迹，但可能复发。

(孙 正)

yàowù guòmǐnxìng kǒuyán

药物过敏性口炎（drug allergic stomatitis） 药物通过口服、注射或局部涂搽、含漱等不同途径进入机体内，使过敏体质者发生变态反应而引起的口炎。

病因与发病机制 变态反应是引起药物过敏的主要原因。大多数药物及其代谢分解产物为半抗原，需与机体内大分子的载体蛋白结合后才能成为全抗原。药物抗原通过与抗体结合或致敏淋巴细胞而产生变态反应。常见的有解热镇痛药、催眠与抗癫痫药、抗生素类、磺胺类药。

病理 主要为急性炎症表现。

临床表现 药物引起的变态反应需要一定潜伏期，初次发作需24~48小时，反复发作后潜伏期缩短至数小时或数分钟。病损可单发于口腔，也可伴有皮肤病损。口腔病损好发于唇、颊、舌和腭。常见病损为单个或几个大小不等的水疱，水疱破溃后形成糜烂或溃疡，表面有黄白色渗出物，疼痛明显。皮肤病损好发于口唇周围、颜面部、四肢下部，

手、足的掌背两面及躯干等部位，常单个发生。表现为红斑、丘疹、大疱等，最常见的病损为圆形红斑。有时在红斑的基础上出现水疱，称疱性红斑，皮肤有瘙痒不适感，疼痛不明显。病损出现在比较固定的位置，又称固定药疹。常见于唇部周围皮肤，多有色素沉着。发病时呈暗红色，边缘比较齐，呈圆形或椭圆形（图）。

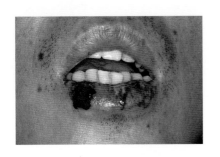

图　右下唇固定药疹

诊断　诊断依据：①有明确的用药史或曾有药物过敏史。②突然发生的急性炎症，口腔黏膜起疱，疱破溃形成糜烂面，边缘多较整齐，皮肤有红斑、疱疹及丘疹等病损。③停用可疑致敏药物后，病损很快愈合。

鉴别诊断　①多形渗出性红斑：是一组累及皮肤和黏膜，以靶形或虹膜状红斑为典型皮损的急性炎症性皮肤黏膜病，有自限性，常复发。多见于儿童和青年女性，春秋两季好发。②疱疹性口炎：原发性感染多见于婴幼儿，潜伏期约1周，发热至38～39℃，全身反应较重，口腔黏膜任何部位和口周皮肤出现成簇小水疱。

治疗　①立即停用一切可疑致敏药物以及与其结构相似的药物。②全身应用抗组胺药物。病损面积广泛、糜烂和渗出严重者，可给予糖皮质激素。③全身支持治疗。④局部对症治疗，保持局部清洁，镇痛、消炎，预防继发感染。

预防　对药物过敏性口炎的预防胜于治疗，需要向患者交代再次接触变应原药物的严重性、危险性。①不滥用药物，尤其是易引起过敏的磺胺类药、解热镇痛药等。②询问药物过敏史，有过敏史者不用结构类似的药物。③建立药物过敏卡，让患者牢记过敏药物，每次就诊时交给医生作为用药参考。

预后　一般预后良好，只要患者不再接触致敏药物，就不会复发。

（孙　正）

guānghuàxìng chúnyán
光化性唇炎（actinic cheilitis）

过度日光照射引起的唇炎。又称日光性唇炎。分为急性和慢性两种。

病因与发病机制　日晒伤主要由日光中波长为290～320nm的紫外线所致，多发生于春末夏初。由于皮肤在春末夏初时尚无足够的具有防护作用的黑素形成，故当紫外线被真皮吸收后，在毛细血管周围的蛋白质会发生氧化反应，引起皮肤、黏膜红斑反应。应用某些能够引起光敏感的药物和食物（如磺胺类、四环素、异烟肼等药物和青菜、胡萝卜、无花果等）会诱发该病。

病理　黏膜上皮角化层增厚，表层角化不全，细胞内和细胞间水肿和水疱形成，血管周围及黏膜下层有炎症细胞浸润，上皮下胶原纤维嗜碱性变。

临床表现　根据起病的快慢和临床表现分为急性型和慢性型。①急性型：强烈日光照射后，唇部发生急性炎症反应，唇红部充血水肿，色深红，灼热刺痛，继而出现水疱，疱破溃后出现糜烂和结痂。②慢性型：为长期紫外线照射的结果，多发生于长期野外工作者。唇表面干燥、脱屑，唇部出现多条纵行皲裂和皱褶。某些患者有局限性唇红黏膜增厚或灰白色角化纹。唇周皮肤可有脱色变浅。

诊断　依据明确的光照史，唇部表现为湿疹、糜烂或干燥、脱屑可以诊断。

鉴别诊断　①慢性唇炎：无明显光照史，嘴唇反复干燥、脱屑。②唇扁平苔藓：无明显光照史，唇黏膜可见白色网纹，常伴口腔内黏膜白色网纹。③口腔盘状红斑狼疮：典型皮损为面部蝴蝶斑，口腔病损多见于唇部，表现为盘状萎缩充血斑，中心可糜烂，有短细白纹呈放射状排列，皮肤黏膜界限不清。

治疗　①减少紫外线照射，立即停用可能引起光敏感的药物和食物。②唇部涂防晒霜或唇膏，以防紫外线和滋润干燥的口唇，含有对氨基苯甲酸及其脂类物作用较好；可用5%二氧化钛软膏；渗出结痂时，用0.1%依沙吖啶溶液湿敷去痂，涂糖皮质激素类软膏。③病情严重的患者可口服氯喹和羟氯喹，氯喹能吸收280～350nm紫外线，稳定溶酶体膜，与体内卟啉结合排出体外，减轻光敏作用；还可服用复合维生素B、烟酰胺等。

预防　采取防止日晒伤及日光性皮炎的措施。在夏季上午10点到下午2点最好避免室外活动，若必须到室外，应戴宽沿帽，应用遮光剂。

预后　一般预后良好。慢性光化性唇炎的组织中，在光的长期刺激下，可以出现不良角化和异常增生，有些患者会发生癌变。

（孙　正）

kǒuqiāngniánmó chuāngshāngxìng jíbìng

口腔黏膜创伤性疾病（oral mucosal traumatic disease）

由创伤性因素导致的发生在口腔黏膜上的疾病。创伤性因素包括机械性因素、化学性因素、某些物理性因素。其中，机械性因素有：因急食过于干燥、坚硬的食物擦伤黏膜、咬颊咬唇不良习惯、残根残冠与过尖的牙尖和边缘嵴刺激等；化学性因素有误食强酸强碱或有腐蚀性的药物等；某些物理性因素有过烫食物或开水烫伤、放射性损伤等。口腔黏膜创伤性疾病的临床症状以黏膜血疱、溃疡、糜烂为主。

口腔黏膜创伤性疾病包括口腔黏膜创伤性血疱、口腔黏膜创伤性溃疡［自伤性溃疡、压疮性溃疡、贝特纳（Bednar）溃疡、李格－费特（Riga-Fede）溃疡、化学灼伤性溃疡、热灼伤性溃疡］、放射性口炎、口腔黏膜白色角化病、创伤性口角炎等。

口腔黏膜创伤性疾病有明确的致病因素，如果能够准确地寻找出创伤因素并加以消除或避免，能够取得非常显著的疗效。反之，如果不能发现创伤因素，则可能因为创伤因素的长期刺激引起口腔黏膜的反复慢性溃疡和糜烂，不仅导致患者的生活质量下降，并且有黏膜癌变可能。

（周曾同）

kǒuqiāngniánmó chuāngshāngxìng xuèpào

口腔黏膜创伤性血疱（oral mucosal traumatic hematoma）

由物理性、机械性或化学性刺激等明确病因引起的口腔黏膜疱性损害。又称口腔黏膜血疱。

病因 因食用过烫食物、咀嚼大块干硬食物或吞咽过快擦伤口腔黏膜而引起创伤性血疱。也可因外力挫伤或误咬颊、舌黏膜造成血疱。血疱破裂后可以有继发性感染或形成溃疡。

临床表现 因进食过快擦伤引起的血疱往往较大，直径可达2~3cm。这种血疱易发生于咀嚼侧的软腭、腭垂、舌腭弓和软硬腭黏膜交界处。血疱一旦发生会迅速扩大，但疼痛不明显，可有异物感，特别是靠近咽部的大血疱可引起反射性恶心。血疱初起时内容物鲜红，很快变为紫黑色。由于疱壁薄，故容易破裂，血疱内容物流尽后留有鲜红色疱底创面，疼痛明显，影响吞咽。一般愈合较快，有继发感染则形成糜烂或溃疡（图）。

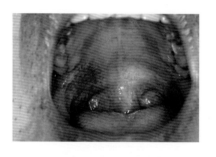

图 右侧软腭黏膜创伤性血疱
注：血疱破裂后遗留红色糜烂面，表面有渗出

因咀嚼不慎误伤引起的血疱常位于口角区或两颊咬合线附近，血疱较小，有时可伴溃疡和糜烂，愈合较快。

诊断与鉴别诊断 根据明确的急食史或咀嚼不当误伤黏膜病史，以及单侧性血疱、发生迅速、疱壁易破、留有鲜红创面等临床特点，不难做出诊断。但有继发性感染并且病情较长者需与糜烂性口腔扁平苔藓相鉴别。创伤性溃疡需与复发性口腔溃疡相鉴别。出血情况比较严重者要进行血液检查，以排除血液病。

治疗 在排除血液病前提下，对未破大血疱可用消毒针抽取疱血，或刺破疱壁放去淤血。对已破大血疱可用消毒手术剪刀修整残余疱壁，然后用防腐、消毒、镇痛的散剂局部涂布，如复方皮质散、青黛散、珠黄散等。也可用氯己定等漱口液含漱消毒。

预防 培养良好的进食习惯，细嚼慢咽，不吃过烫、过硬食物。

（唐国瑶 周曾同）

kǒuqiāngniánmó chuāngshāngxìng kuìyáng

口腔黏膜创伤性溃疡（oral mucosal traumatic ulcer）

由长期的物理性、机械性或化学性刺激引起的慢性口腔黏膜溃疡。

病因 发病因素是长期的物理性、机械性或化学性刺激。

机械性刺激 指残根残冠、尖锐的边缘嵴和牙尖及设计和制作不当的义齿对黏膜的长期慢性刺激；婴儿吮吸拇指、橡胶乳头、玩具等硬物刺激腭部翼钩处黏膜，中切牙边缘过锐与舌系带过短引起的摩擦等不良刺激。这些刺激常引起相应部位的溃疡。此外，下意识地咬唇、咬颊或用铅笔尖、竹筷等尖锐物点刺颊脂垫等不良习惯也是一种自伤性刺激。

化学性灼伤 因误服强酸、强碱等化合物；或因口腔治疗操作不当，造成硝酸银、三氧化二砷、碘酚、酚醛树脂等腐蚀性药物外溢而损伤黏膜。

热冷刺激伤 因饮料、水、食物过烫引起黏膜灼伤；或因口腔内低温治疗（如液氮）操作不当引起冻伤等。

临床表现 由不同原因引起的创伤性溃疡各有不同的病名，其临床表现也有所不同。

自伤性溃疡 好发于性情好

动的青少年或患多动症的儿童。患者常有用铅笔尖捅刺黏膜的不良习惯。有咬唇、咬颊、咬舌不良习惯者，溃疡好发于下唇黏膜或两颊、舌背。溃疡深在，长期不愈。溃疡外形不规则，周围因为长期的机械性刺激导致白色斑块。基底略硬或有肉芽组织，疼痛不明显。有时有痒感。

压疮性溃疡　由持久的非自伤性机械性刺激造成。多见于老年人。残根残冠或不良修复体长期损伤黏膜，溃疡深及黏膜下层，边缘轻度隆起，色泽灰白，疼痛不明显（图）。

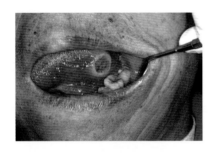

图　右舌腹压疮性溃疡
注：溃疡边缘隆起，色泽灰白

贝特纳（Bednar）溃疡　由婴儿吮吸拇指或过硬的橡皮奶头引起。固定发生于硬腭、双侧翼钩处黏膜表面，呈双侧对称性分布。溃疡表浅，婴儿哭闹不安，拒食。

李格－费特（Riga-Fede）溃疡　专指发生于儿童舌腹的溃疡。因过短的舌系带和过锐的新萌出的中切牙长期摩擦引起，舌系带处充血、肿胀、溃疡。久不治疗者转变为肉芽肿性溃疡，扪诊有坚韧感，影响舌活动。

化学灼伤性溃疡　组织坏死表面有易碎的白色薄膜，溃疡表浅，疼痛明显，因治牙引起者常发生于患牙的附近黏膜。

热灼伤性溃疡　有确切的热灼伤史，初始为疱，疱壁破溃后形成糜烂或浅表溃疡，疼痛明显。

诊断与鉴别诊断　诊断依据：具有明确的理化刺激因素或自伤、灼伤等病史；创伤性溃疡的部位和形态往往与机械性刺激因子相吻合；无复发史，去除刺激因素后，溃疡很快明显好转或愈合。创伤性溃疡需与复发性口腔溃疡相鉴别。若长期不愈者应行活体组织检查以排除口腔癌。

治疗　①首要措施是尽快去除刺激因素，包括拔除残根、残冠，磨改过锐牙尖和边缘嵴，修改不良修复体，纠正咬唇、咬颊、咬舌不良习惯，改变婴儿喂食方式（不用奶瓶改用小匙喂食），手术矫正舌系带过短等。②局部涂敷复方皮质散、养阴生肌散、冰硼散等消炎防腐药物；含漱氯己定液、复方硼砂液等，以防继发感染。③对有全身症状或继发感染者应服用抗生素。长期不愈的深大溃疡应行活体组织检查，排除癌变。

（唐国瑶　周曾同）

fàngshèxìng kǒuyán

放射性口炎（radiation stomatitis）

放射线电离辐射所引起的急慢性口腔黏膜损伤疾病。又称放射性口腔黏膜炎、放射治疗诱发性口腔黏膜炎，是肿瘤放射治疗常见的严重并发症之一。根据放射线照射后黏膜损伤出现的时间分为急性损伤和慢性损伤。

病因与发病机制　黏膜损伤与放射线照射及患者的易感性有关。临床常见于头颈部肿瘤接受放射治疗的患者。病损程度的轻重因射线源、辐射剂量、曝光时间、照射方法及个体耐受差异而不同。放射线照射后短时间内的黏膜变化为急性损伤，照射后2年以上出现的症状为慢性损伤。

急性损伤是由于放射线破坏了黏膜上皮正常组织更新、细胞分布，同时固有层的成纤维细胞、血管内皮细胞也受到损伤。慢性损伤往往是由于唾液腺广泛萎缩引起的继发性损害。

临床表现　临床表现为口炎，口腔黏膜出现充血、水肿，严重者可出现溃疡、糜烂，导致患者口咽疼痛、吞咽困难，甚至不能进食，有的急性损伤患者因此不得不终止放射治疗（图）。

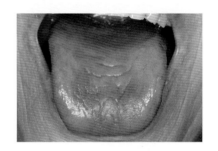

图　放射性口炎表现
注：萎缩性舌炎

诊断与鉴别诊断　根据患者正在或曾经接受放射治疗，并有口腔黏膜的大面积充血、水肿、溃疡、糜烂，进食困难或黏膜广泛萎缩、变薄、充血等症状可以做出临床诊断。根据接受放射性治疗和出现黏膜病损的时间，可以做出急性损伤或慢性损伤的诊断。需与过敏性口炎、萎缩性舌炎及糜烂型口腔扁平苔藓鉴别，鉴别要点是有否放射性治疗史。

治疗　①放射治疗前进行预防性的口腔处理，如治疗龋病、牙周炎，拔除残根残冠、使用预防感染的漱口水。②放射治疗中加强口腔卫生护理，使用黏膜保护剂，如应用维生素 B_{12} 喷雾剂、细胞因子、表皮生长因子、冰敷口腔黏膜等。③对已经出现放射性口腔黏膜炎的患者，可应用消炎镇痛药及小剂量皮质激素、沙利度胺、免疫调节剂。④注意防治合并的细菌和真菌感染等。

(程 斌)

kǒuqiāngniánmó báisèjiǎohuàbìng

口腔黏膜白色角化病 （oral mucosal leukokeratosis）

长期的机械性或化学性刺激所造成的口腔黏膜局部白色角化斑块或斑片。又称为良性角化病。

病因 因长期的机械性或化学性刺激口腔黏膜所致。包括吸烟、饮高度白酒、咬唇、咬颊不良习惯，残根残冠或不良修复体的局部刺激，误含某些药物等。

病理 上皮过度角化或部分不全角化，上皮轻度增厚，棘层增厚或不增厚，上皮钉伸长，基底层细胞正常，基底膜清晰完整，固有层无炎症细胞浸润或少量浆细胞和淋巴细胞浸润。

临床表现 可发生在口腔黏膜的任何部位，以颊、唇、舌部多见。表现为灰白色、浅白或乳白色的边界不清的斑块或斑片，不高出或略高出黏膜面，表面平滑、基底柔软无结节。发生在硬腭黏膜及腭侧牙龈，呈弥漫性分布的、伴有散在红色点状的灰白色或浅白色病损，多是由于长期吸烟造成的，因而又称为烟碱性（尼古丁性）白色角化病或烟碱性（尼古丁性）口炎，其上的红色点状物为腭腺开口。患者可有口腔黏膜干涩、粗糙等自觉症状。

诊断 依据口腔黏膜局部白色或灰白色斑块、斑片，患者有长期吸烟史或在对应区域发现不良修复体如不合格的卡环，不光滑、过长的基托边缘，以及残根、残冠、龋齿或牙折后的锐利边缘、过陡牙尖等，即可诊断。

鉴别诊断 需与口腔黏膜白斑鉴别。口腔黏膜白斑通常不会自行消退。而该病去除刺激后1~2周，白色损害颜色会自行变浅，范围明显变小，甚至消失。不能鉴别者需进行组织病理检查明确诊断。

治疗 首先去除刺激因素，角化严重者可以局部使用维A酸制剂。

(唐国瑶 周曾同)

chuāngshāngxìng kǒujiǎoyán

创伤性口角炎 （traumatic angular cheilitis）

口角创伤区发生继发感染的疾病。

病因与发病机制 由口角区医源性创伤、严重的物理刺激或某些不良习惯引起。①口腔治疗时使用粗糙的一次性口镜，牵拉口角时间过长造成口角破损。②用牙科涡轮机磨牙时不慎碰伤口角。③不慎撞伤口角区。④用舌舔口角以及用手指、铅笔等异物摩擦口角等不良习惯，引起口角创伤。

临床表现 临床并不多见。常为单侧口角区病损，为长短不一的新鲜创口，裂口常有渗血、血痂。陈旧创口则有痂皮、水肿、糜烂。外伤引起者可伴局部组织水肿、皮下淤血。

诊断 可依据明确的外伤史或不规范的口腔治疗经历，发病突然，常为单侧做出诊断。

治疗 以局部处理为主。可用复方硼砂液、过氧化氢溶液、生理盐水、依沙吖啶（利凡诺）溶液、氯己定液等消炎溶液局部冲洗或湿敷，冲洗湿敷后，局部涂布甲紫。因外伤而致创口过大过深不易愈合者，可于清创后行手术缝合。继发感染严重者可给予广谱抗生素。

(唐国瑶)

kǒuqiāngniánmó xiāntiānxìng jíbìng

口腔黏膜先天性疾病 （oral mucosal congenital diseases）

母体在妊娠期间接触环境有害因素（如农药、有机溶剂、重金属等）或过度暴露于各种射线下、服用某些药物、细菌病毒感染、饮食癖好可引起的胎儿先天口腔黏膜异常。

口腔黏膜先天性疾病是泛指病损发生于口腔黏膜的先天性疾病，也可以是全身或其他系统的先天性疾病引起的口腔黏膜组织损害。种类繁多，已明确诊断者数百种，另有不少先天性缺陷是遗传性疾病，还有待于进一步研究明确分类和验证。口腔黏膜先天性疾病主要包括口腔黏膜白色海绵状痣、先天性角化不良综合征口腔表现、局限性口腔颌面部肉芽肿病、良性淋巴组织增生性唇炎、地图舌、沟纹舌、正中菱形舌炎等。

大部分先天性疾病一旦出生即无法治疗，即使花费巨大的人力物力，往往疗效不佳。况且口腔的解剖位置和功能在人体处于重要地位，此处发生的先天性疾病对人体的生理、心理的影响更大。因此，研究口腔黏膜先天性疾病的发病原因和发生机制，对于将控制措施提前到在出生前具有重要意义，可以通过婚前体检和产前诊断两个环节预防先天性疾病的发生，从而降低先天性疾病的发生率。

(周曾同 葛姝云)

kǒuqiāngniánmó báisèhǎimián zhuàngzhì

口腔黏膜白色海绵状痣 （oral mucosal white sponge nevus）

原因不明的遗传性或家族性常染色体显性遗传的黏膜角化异常性疾病。虽名为"痣"，但病损并不具有痣的特征。于 1935 年由美国皮肤科医生坎农（Cannon）首先描述，又称白皱褶病、软性白斑、家族性白色皱襞黏膜增生、口腔上皮痣或先天性白色角化症、白色皱襞性齿龈斑等。

病因与发病机制　研究显示其发生与位于染色体 12q13 的角蛋白 4 和位于染色体 17q21-q22 的角蛋白 13 的突变有关。

病理　口腔黏膜上皮增生，棘层显著增厚，有明显的局限性上皮细胞水肿，显示角化过度及角化不全。有时可见有小量聚集的透明角质。基底层细胞空泡变性、核变小、固缩、异位。胞质嗜酸性包涵体形成及在异常角化区堆集。通常无细胞特点，但部分病例有基底层增生和轻度有丝分裂活性。病理特点与先天性甲肥厚和白色水肿相似，须结合临床特点方可诊断。

电镜下观察细胞内发现大量欧特拉（Odland）小体，正常情况下，细胞内的 Odland 小体进入细胞间隙，促进角化细胞脱落。细胞间 Odland 小体不足、病损区桥粒增多，可能是造成上皮表层细胞堆积，使之呈现海绵状外观的原因。

临床表现　无明显性别差异。病损黏膜呈白色、增厚、无规律性海绵状或鳞片状。出生时即可出现，也可于儿童或青少年时期出现。在婴儿或儿童期病损往往不被注意，至青春期发展迅速，青春期过后则变化不大，在成年后逐渐趋于静止状态，故年轻患者的病损常比老年人严重、广泛。颊、唇黏膜和牙龈最常累及，口腔大部分黏膜均可在一定程度累及。病损黏膜呈灰白色的水波样皱褶或沟纹，有特殊的珠光色，表面呈小的滤泡状，形似海绵，

扪之柔软，具有正常上皮的光滑面。皱褶有时可以刮去或揭去，揭时无痛、不出血，其下为粉红色类似上皮的光洁面，触之松软，硬度似海绵，有粗糙不适感。有时灰白色皱褶可在 1 天内全部消失，2~3 天后又重新出现。鼻、咽、阴道和肠道黏膜也可出现相似病变。

诊断与鉴别诊断　该病皮损出现较早、家族史明显，根据临床表现、皮损特点、组织病理特征性即可诊断。需与以下疾病鉴别。①遗传性良性表皮内发育不良：黏膜白色海绵状痣与其口腔病变相似，但累及结膜，不累及阴道和肠道黏膜，组织病理学差异不明显。②口腔黏膜白斑：为灰白或乳白色有光泽斑片，不呈海绵状。组织病理可见有角化不良，基底层液化变性，真皮有炎性浸润。③口腔红色乳头瘤：病损呈"菜花样"肿瘤，多发于舌部、喉、气管等部黏膜，易继发癌变。

治疗　无症状时无需特殊处理。药物治疗可口服维 A 酸，因为维 A 酸可抑制角化形成。开始剂量宜小。1 周逐渐适应后剂量可增加。副作用有头痛、头晕。也可用冷冻或激光疗法，或小范围手术切除。

预后　属良性病变，并且无其他并发症，预后良好。

（周曾同　葛姝云）

máonáng jiǎohuàbìng kǒuqiāng biǎoxiàn

毛囊角化病口腔表现（oral manifestations of keratosis follicularis）　毛囊角化病是常染色体显性遗传引起的角化过程异常的遗传性皮肤病。又称假性毛囊角化不良病。1889 年首先由法国皮肤科医生达里埃（Darier）命名，

故又称达里埃病。因皮损有融合、增生的倾向，曾称增殖性毛囊角化病和增殖性毛囊角化不良病。该病可累及口腔黏膜。

病因与发病机制　有学者认为维生素 A 代谢障碍及日光照射是重要的致病因素。

病理　有特殊形态的角化不良，形成圆体细胞和谷粒样细胞；基底层上棘层松解，形成基底层上裂隙和隐窝；被覆有单层基底细胞的乳头，向上不规则增生，进入隐窝和裂隙内；可有乳头瘤样增生、棘层肥厚和角化过度，真皮呈慢性炎性浸润表现。

临床表现　皮损好发于皮脂腺丰富的部位，如头面部、颈肩部、手背、四肢屈侧及腋窝、乳房下、腹股沟等摩擦部位，呈对称性分布。初为细小、坚实、正常肤色的小丘疹，以后逐渐增大，颜色变深，表面盖有油腻性、灰褐色或黑褐色痂皮，去痂后丘疹顶端呈脐形凹状。病理进一步发展，丘疹可融合成片状，常继发感染。

约 15% 患者累及口腔黏膜，病损好发于唇、腭部黏膜，也可侵犯牙龈、舌体及颊黏膜。唇部肿胀、唇红结痂、皲裂和溃疡；腭部与牙龈黏膜可见白色光滑的扁平或脐形小丘疹；舌背可出现斑片状白色损害；颊黏膜可有糜烂、浅溃疡及白色斑片。夏季加重，患者对光敏感。

诊断与鉴别诊断　根据以下特点进行诊断并与口腔扁平苔藓等进行鉴别诊断。①患者年龄小，可有家族史。②病损特征为油腻性结痂性丘疹，可融合成片状；好发于皮脂腺分泌旺盛的部位，如头面部、腋窝等处。而口腔扁平苔藓的皮肤病损为扁平有光泽的多角形丘疹，呈暗红色或紫蓝

色，很少发生于头面部。③黏膜病损好发于唇、腭部，而口腔扁平苔藓、口腔黏膜白斑则好发于颊部。④病情的轻重与季节有明显关系。⑤病理学特征与口腔扁平苔藓、口腔黏膜白斑不同，有圆体细胞、谷粒样细胞及陷窝形成等特殊的组织病理表现。

治疗　应避免烈日暴晒。轻症患者无需治疗。口服皮质类固醇及维 A 酸衍生物有一定治疗效果。但因需要用药时间较长，故需权衡利弊，谨慎用药。也可局部使用皮质类固醇激素软膏、维 A 酸类软膏、10%～20% 的尿素软膏或角质松解剂如水杨酸类药物。

（周曾同　葛姝云）

xiāntiānxìng jiǎohuàbùliáng zōnghézhēng kǒuqiāng biǎoxiàn

先天性角化不良综合征口腔表现（oral manifestations of dyskeratosis congenital syndrome）

先天性角化不良是一种罕见的先天性中胚叶和外胚叶发育不良综合征，以皮肤表现为特点、可发展成骨髓再生障碍或肿瘤的多系统性疾病。1906 年由德国皮肤科医生津瑟（Zinsser）首先报道，故又称 Zinssers 综合征。该病遗传特征表现为遗传异质性，多数患者表现为 X 连锁隐性遗传，少数患者则表现为常染色体显性或隐性遗传。因为该病大多为 X 连锁隐性遗传，男女发病率约为 10∶1。多见于 5～7 岁儿童。

病因与发病机制　突变基因是 DKC1（位于 Xq28），编码名为角化不良蛋白的保守蛋白，该蛋白是具有对核糖核蛋白体的 rRNA 前体起生物源作用的核仁蛋白，在体内广泛分布，类似酵母蛋白 cbf5p，参与 rRNA 的合成。角化不良蛋白干扰端粒酶的 RNA 组成，而端粒酶参与维持端粒长度，从而参与调控细胞增生和凋亡。由于先天性角化不良患者无法维持端粒长度，使得染色体不稳定，端粒重排，形成肿瘤。

病理　表现为表皮变薄，上皮钉消失，可出现不全角化、角化过度。某些皮肤基底层内黑色素增加，真皮浅层可以见黑色素细胞。

临床表现　临床症状具有三大症状：皮肤网状萎缩及色素沉着、甲营养不良（发育不全）、口腔黏膜白斑。皮损多累及手足背，广泛性毛细血管扩张及萎缩。常有多汗症。可出现再生障碍性贫血、骨骼发育性异常、智力低下、早老白发症、慢性睑炎等症状。面部皮肤发红，有不规则斑片色素及网状灰棕色色素沉着。直肠、肛门、泌尿道均可出现白斑。

口腔黏膜出现小水疱及糜烂，逐渐发展成不规则的红斑、白斑，白斑可呈疣状增厚，也可出现全口腔黏膜显著增厚的白色损害。好发于双颊黏膜及舌背。病损可产生癌前病变及癌变。

患者易发生皮肤、口腔、消化道、直肠、阴道、子宫颈的鳞状细胞癌，其恶性肿瘤多来源于黏膜白斑。

诊断与鉴别诊断　诊断要点：①幼年发病，多见于男性。②有皮肤萎缩、色素沉着、指（趾）甲营养不良等临床症状。③口腔黏膜出现小疱、糜烂，逐渐发展成不规则的红斑、白斑，可呈疣状增厚，常发生在颊部和舌部黏膜。④实验室检查：多数患者可有不同程度的骨髓功能改变如全血细胞减少等。应注意与口腔黏膜疣状白斑相鉴别；后者多见于牙槽嵴、唇、腭、口底等黏膜部位，多发生于成年人。

治疗　对症治疗，防止癌变。丙酸睾丸酮等同化激素可能有一定疗效。

预后　一项研究报道，71% 的先天性角化不良患者死于骨髓疾病，11% 死于急性的肺部并发症，另有 11% 的患者死于骨髓移植术后的肺部疾病，7% 死于恶性肿瘤。

（周曾同　葛姝云）

yíchuánxìng liángxìng shàngpínèi jiǎohuàbùliáng zōnghézhēng kǒuqiāng biǎoxiàn

遗传性良性上皮内角化不良综合征口腔表现（oral manifestations of hereditary benign intraepithelial dyskeratosis）

遗传性良性上皮内角化不良综合征是以口腔黏膜出现无症状白色斑片以及在充血的球结膜上显现疱样胶状斑片为特征的先天性综合征。常在婴儿及儿童期发病，到青春期停止发展，男女均可患病。口腔黏膜病损是该综合征的主要临床表现之一。

病因　病因仅知为染色体显性遗传，发病机制不详。

病理　上皮角化不全或角化过度，棘层肥厚，空泡性变，有嗜酸性角化不良细胞和嗜酸性细胞被正常细胞吞噬形成的"细胞内细胞"。

临床表现　病损主要发生在口腔和眼部。

口腔病损　口腔黏膜增厚，颊、唇黏膜出现光滑、柔软的乳白色斑片，形成皱褶。病损与白色海绵状斑痣相似，但较其轻微。舌背、牙龈、腭垂和咽喉均不受侵犯。

眼部病损　在出生后 1 年内均出现球结膜黄斑，或在角膜上形成泡沫状胶样斑片，病变较浅，其周围球结膜充血。患者畏光、

流泪，夏季较重。特别在儿童更为明显，随着角膜的血管形成可发生永久性失明。

诊断 根据临床表现、皮损特点、组织病理特征即可诊断。

治疗 该病无恶变，可对症治疗或不治疗。

（周曾同 葛姝云）

júxiànxìng kǒuqiāng hémiànbù ròuyázhǒngbìng

局限性口腔颌面部肉芽肿病

（localized granulomatosis of oral and maxillofacial region） 主要表现在口腔和面部，无全身病损的慢性非干酪性坏死的肉芽肿病。梅-罗综合征和肉芽肿性唇炎可能是该病的一种特殊表现。

病因与发病机制 病因并不明确，可能与遗传和免疫因素有关。据报道局限性口腔颌面部肉芽肿病患者中，60%曾有婴儿湿疹或哮喘等病史；也有可能与食物过敏、微生物引发的超敏反应有关。

病理 为非干酪样上皮样组织肉芽肿。慢性肉芽肿性炎症细胞浸润，并见组织细胞；组织水肿，血管及淋巴管扩张；肉芽肿可以散在分布到深面的骨骼肌组织中。

临床表现 主要病损在口腔和面部，与克罗恩病和结节病口面部病变表现相似，但无这些疾病的全身病损。

口腔表现 唇肿大、面部肿胀、口腔黏膜增厚，少数发生溃疡、牙龈增生、口角炎。黏膜下有结节形成。唇肿胀常单独发生在上唇或下唇，也可双唇同时肿大，但较少见。肿胀弥散，组织致密，触之韧。少数病例只侵犯唇的一部分，使部分唇肿胀。唇及周围皮肤呈深红色或青紫色。可能因感觉神经受压，患者有唇部异常不适感。唇红部轻度脱屑，可见皲裂。颊黏膜、舌或口底组织、牙龈组织均可出现增生、肿胀，可有散在分布的小结节，以颊黏膜最多见，可见分叶状或圆块状增厚的病损，肿大增厚的黏膜在咀嚼时易受创伤，特别是咬合线处易形成创伤性溃疡。牙龈肿大以前牙及易受创伤的部位多见，病损可由游离龈发展到前庭沟。口底黏膜肿大增厚则影响语言、吞咽等功能，致语言、吞咽困难。

面部表现 肿胀多在颜面下半部，皮肤颜色正常或发红，肿胀可发生于单侧或双侧，可为持续性或暂时性。少数有眼睑及鼻部肿胀。

其他 口面部肿胀之前可发生单侧或双侧面神经麻痹。

诊断与鉴别诊断 根据病损主要限于口腔及面部，有特征性组织增生、肿胀的临床表现，以及无干酪化的肉芽肿性病理变化可以诊断。该病需与以下疾病鉴别。①结节病：除了口腔颌面部增生、肿胀外，全身各个系统均可受累，常侵犯肺部，其次是眼、皮肤、淋巴结而出现相应症状。②克罗恩病：除了口腔黏膜增生外，还表现为口腔黏膜线状溃疡、回肠末端节段性肠炎，X线检查提示肠管狭窄。

治疗 因病因不明，尚无特效治疗。仅在口腔组织肿胀时，常于病损局部注射肾上腺皮质激素以改善病情。伴有面部肿胀时，可口服肾上腺皮质激素同时注意避免可疑的过敏食物，配合使用抗过敏药物。

预后 肿胀消退后间隔一定时期又可复发，故应注意避免食用过敏食物或接触其他变应原。

（周曾同 葛姝云）

liángxìng línbāzǔzhī zēngshēngxìng chúnyán

良性淋巴组织增生性唇炎

（cheilitis of benign lympholasis） 淡黄色痂皮覆盖唇部的局限性病损伴阵发性剧烈瘙痒为特征的良性淋巴组织增生性疾病。又称淋巴滤泡性唇炎。良性黏膜淋巴组织增生病好发于头面部，常表现为单个或多个局限性结节状病损，唇部是好发部位。

病因与发病机制 病因不明。可能与胚胎发育过程中残留的原始淋巴组织在光辐射下增生有关。

病理 上皮下结缔组织中的淋巴滤泡样结构为其特征性表现，由淋巴细胞和组织细胞排列组成，其中央为组织细胞，周围为淋巴细胞。但少数病例可相反排列，并发现浆细胞和嗜酸性粒细胞，故又称淋巴滤泡性唇炎。

临床表现 以青壮年女性较多见。病损多见于下唇唇红部，尤以下唇正中部为好发区，多局限在1cm以内。病损与慢性糜烂性唇炎、腺性唇炎等相似。唇部病损初为干燥、脱屑或上皮剥脱，继之发生糜烂，以淡黄色痂皮覆盖，局限性肿胀，周围无明显充血现象，局部有阵发性剧烈瘙痒感，患者常用手揉搓或用牙咬唇部患处，随即有淡黄色渗出液自痂皮下溢出，约经数分钟后，瘙痒暂缓，渗出液停止流出，复结黄痂。如此反复，每日多次，病损长期反复发作后，会致下唇唇红部组织增生。

诊断与鉴别诊断 依据局限性病损、反复发作的剧烈瘙痒、淡黄色黏液流出和结痂等临床特征，不难做出诊断。病理切片见到淋巴滤泡样结构有助于确诊。

该病下唇唇红部糜烂、红肿、结痂等病损应与慢性糜烂性唇炎、口腔盘状红斑狼疮、口腔扁平苔藓等鉴别。慢性糜烂性唇炎可有糜烂和渗出，但常常以黄白色的炎性假膜覆盖为主；口腔盘状红斑狼疮好发于下唇唇红部，可有结痂，但多为血痂，并在痂皮周围有放射状白纹组成的弧线性病损；口腔扁平苔藓常见颊黏膜有斑纹病损，且唇部病变一般不超过唇红缘。

该病流出淡黄色液体应与腺性唇炎鉴别。后者常呈多发性散在小结节，位于下唇黏膜下，仅在翻转下唇并挤压时才见溢出，黄色痂皮常见于早晨起床时。

治疗 应避免日光暴晒。由于该病对放射线敏感，可用放射性核素^{32}P贴敷治疗。痂皮可用0.1%依沙吖啶溶液湿敷去除。局部涂布抗炎抗渗出软膏。

（周曾同　葛姝云）

dìtúshé

地图舌 （geographic glossitis）

舌背丝状乳头剥脱、病损形态类似地图标示的蜿蜒国界、原因不明的浅表性非感染性舌部疾病。地图舌病损形态和位置多变，又称游走性舌炎。儿童多发，尤以6个月至3岁小儿为多，亦可发生于中青年，成人中女性多于男性。有报道地图舌患病率达0.1%～14.1%。

病因 病因尚无定论，可能的诱发因素有遗传因素、免疫因素、心理因素、局部因素、营养因素等。

临床表现 地图舌好发于舌背、舌尖、舌缘黏膜，有时伴有腭、颊黏膜及牙龈病损。病损由周边区和中央区组成。中央区黏膜表现为舌丝状乳头萎缩微凹、充血发红、表面光滑的剥脱样红斑。周边区黏膜表现为舌丝状乳头增厚、呈黄白色条带状或弧线状分布，宽约数毫米，与周围正常黏膜形成明晰的分界（图1，图2）。病损多突然出现，初起为小点状，逐渐扩大为地图样，持续1周或数周消退，同时又有新病损出现，使病损位置和形态不断变化，似在舌背移动游走。病损多在舌背前2/3区域，一般不超过人字沟。患者一般无疼痛等不适，有时进食刺激性食物时有烧灼样疼痛或钝痛。往往有自限性，发作一段时间后可有间歇缓解期，此时黏膜恢复如常，经过一段间歇期后会再次发作。

诊断与鉴别诊断 依据病史和临床表现不难做出诊断，一般不需要病理检查。需与舌背扁平苔藓和急性红斑型念珠菌病进行鉴别。

治疗 预后良好，且无明显不适感，故一般不需治疗。心理疏导比药物治疗更重要，以消除患者的恐惧心理为主要治疗目标。有疼痛不适者，可予对症处理。中医辨证施治有一定的治疗作用。

（周曾同　沈雪敏）

gōuwénshé

沟纹舌 （fissured tongue）

发生于舌背的以纵横交叉的沟纹为临床特征的舌部疾病。因沟纹的形状和排列方向不同又分为脑回舌、皱褶舌或阴囊舌。有报道称新生儿沟纹舌发病率约0.8%，学龄儿童为5%～15%，10岁前发病率较低，10～60岁随年龄增长发病率增高，60岁以后发病率不再增高。发病率无性别差异。

病因 病因尚无明确定论，可能的诱发因素有全身疾病因素、地理环境及人种因素、遗传因素、营养因素、感染因素等。

临床表现 表现为舌背一条或长或短的中心深沟和多条不规则的副沟。以舌背不同形态、不同排列、深浅长短不一、不同数目的沟纹为特征，形状似脑回、叶脉或树枝样，也可发生在舌侧缘（图）。以舌尖抵于下前牙舌侧面将舌拱起，或用前牙轻咬舌体，可清晰见到张开的沟裂样损害。但沟底黏膜连续完整，无渗血。可能因为发生细菌继发感染和炎症，沟底丝状乳头缺如，沟侧壁丝状乳头稀少，黏膜可因萎缩变薄而常呈鲜红色。一般无生理功能改变，舌黏膜的色泽、质地和舌活动均正常，患者无自觉症状。如继发感染产生炎症时会出现口臭和疼痛。少数患者进食刺激性食物时有疼痛感。沟纹舌常常伴有地图舌。

诊断 依据舌背沟纹特征即可做出诊断。

治疗 无症状者一般不需治

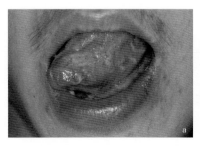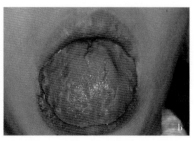

图　地图舌

注：中央区表现为丝状乳头萎缩微凹、黏膜充血发红、表面光滑的剥脱样红斑。周边区表现为舌丝状乳头增厚、呈黄白色条带状或弧线状分布，宽约数毫米，与周围正常黏膜形成明晰的分界

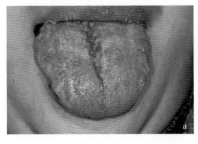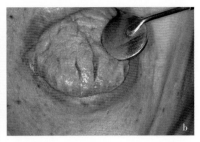

图 沟纹舌

注：舌背不同形态、深浅长短不一的沟纹，形似脑回或树枝。图a同时伴有地图舌

疗。应向患者解释该病为良性病损，舌体不会因沟纹的加深而裂穿，以消除患者的恐惧心理。局部治疗以抗感染为主，可用消炎、镇痛含漱剂漱口，含漱时须将舌背拱起，以去除沟纹中残留的食物并使沟纹张开"浸泡"在漱口液中，起到局部清洗和消炎作用。也可尝试中医辨证施治。

预后 预后良好。

（沈雪敏 周曾同）

zhèngzhōnglíngxíng shéyán

正中菱形舌炎（median rhomboid glossitis）

发生在舌背人字沟前方呈菱形的炎症性疾病。

病因 病因尚无定论，可能的因素如下：①发育畸形：有学者认为该病是因舌发育过程中奇结节未能陷入侧突，外露于舌背，形成的无乳头区先天性畸形。②白念珠菌感染。③内分泌失调或继发于其他疾病。④大量应用抗生素或激素。

临床表现 表现为近似菱形的无舌乳头区。病损位于舌轮廓乳头前方，舌背正中后1/3处。一般呈前后为长轴的菱形，或近似菱形的长椭圆形，色红，舌乳头缺如。表面光滑，扪诊柔软的称为光滑型。表面呈结节状突起，扪诊有坚硬感，但基底柔软的称为结节型。患者常无自觉症状，无功能障碍（图）。

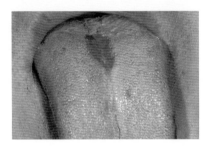

图 正中菱形舌炎

注：舌背正中后1/3处近似菱形的长椭圆形病损区，色红，舌乳头缺如。表面呈结节状突起，扪诊有坚硬感

诊断与鉴别诊断 根据损害的特定部位和菱形状舌乳头缺失的特征性表现即可做出诊断。对结节型正中菱形舌炎应做活检排除恶变。结节型正中菱形舌炎应与慢性肥厚型念珠菌性口炎鉴别。

治疗 一般不需治疗，要消除患者恐惧心理。怀疑白念珠菌感染者应做相应的检查和对因治疗。如果发现病损区基底变硬，需做活检明确是否有恶变。可用激光治疗或手术切除。

（周曾同 沈雪敏）

Méiluó zōnghézhēng

梅-罗综合征（Melkersson-Rosenthal syndrome）

以复发性口面部肿胀、复发性面瘫、裂舌三联征为临床特征的综合征。因最早由瑞典内科医生梅克尔松（Melkersson，1928年）和德国神经学家罗森培尔（Rosenthal，1931年）报道而命名。

病因 病因不明，可能与遗传因素、感染、超敏反应和局部微循环障碍有关。有学者认为是结节病（类肉瘤病）的变异型。

临床表现 以复发性口面部肿胀、复发性面瘫、裂舌三联征为临床特征。三联征可能同时发生或数月至数年中先后发生。①复发性口面部肿胀是最常见的临床表现，可表现为唇、颊、牙龈、舌、鼻、眼睑等部位的肿胀，但以唇部肿胀为主（图），且上下唇均可受累。②复发性面瘫以突然发病为特征，与贝尔面瘫不易区分，面瘫通常为单侧，但也可双侧受累，初始面瘫可自行消失，有间歇性，继而成永久性，部分或全部面神经支配区域有麻痹症状。若单侧性唇肿时，面瘫可与唇肿不同侧。有些病例还可出现嗅神经、舌咽神经和舌下神经麻痹症状，有嗅觉异常。③沟纹舌只在部分患者中出现，有遗传倾向，为不全显性遗传。

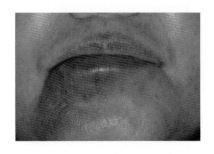

图 唇部肿胀

典型的梅-罗综合征同时发生三联征并不多见。多数表现为不完全的单症状型和不全型。单症状型最多见的是唇部肿胀，其基本表现与肉芽肿性唇炎相同；不全型包括经典三联征中的任何二

种。除三联征外，梅-罗综合征还可出现复发性颅面自主神经系统的症状，包括偏头痛、听觉过敏、唾液分泌异常、面部感觉迟钝等。还可表现为口腔黏膜肿胀、感觉异常等。

诊断与鉴别诊断 依据典型的三联征即可做出临床诊断。出现两项主症即可诊断为不全型梅-罗综合征，三项主症俱全可诊断为完全型梅-罗综合征。

治疗 因病因尚未明确，治疗主要采用对症治疗，即分别针对面瘫、唇部肿胀和沟纹舌进行对症治疗。

（周曾同　沈雪敏）

kǒuqiāngniánmó yíngyǎngxìng jíbìng
口腔黏膜营养性疾病 （oral mucosal nutritional diseases）
机体因营养状况不正常而在口腔黏膜出现症状的疾病。营养性疾病是指因营养素供给不足、过多或比例失调而引起的一系列疾病的总称，是具有明显营养状况不正常特征的疾病。人体所需要的营养物质按其化学特性和生理功能可归纳为 6 大类：蛋白质、碳水化合物、脂类、矿物质、维生素和水。其中某些营养必须由外界供给，主要来自食物，另一些营养则可在体内合成。与皮肤一样，口腔黏膜的新陈代谢需要营养物质的支持。除了多种因素可以造成口腔黏膜的生理障碍外，口腔黏膜病的发生和转归也与营养状况有关。

机体对各种营养物质均有一定的需要量、允许量和耐受量，因此营养性疾病可因一种或多种营养物质供给不足、过多或比例不当而引起，也可由于器质性或功能性疾病所致。而非营养物质供给不当引起的，常见原因有进食障碍、消化吸收障碍、物质合成障碍、机体对营养需求的改变、排泄失常等。

口腔黏膜营养性疾病常因原发性营养失调、继发性营养失调、蛋白质营养障碍、糖类营养障碍、维生素营养障碍、其他营养障碍等异常而发生。如因维生素 B_2 缺乏致口角炎、唇炎和舌炎；维生素 B_{12} 或叶酸的缺乏致牛肉样舌；因多种营养状况不良而发生或加重的复发性口腔溃疡、口腔扁平苔藓、沟纹舌、口腔念珠菌病、营养不良性口角炎、口腔黏膜白斑等口腔黏膜病。

（周曾同　周永梅）

yíngyǎngbùliángxìng kǒujiǎoyán
营养不良性口角炎 （malnutritional angular cheilitis）
因机体营养不良而引起的口角炎性疾病。口角炎是发生于上下唇两侧联合处的口角区炎症。

病因与发病机制 由原发性营养缺乏引起，或继发于糖尿病、贫血、免疫功能异常等全身疾病所致的营养不良。原发性的维生素长期缺乏主要见于有偏食、不良饮食习惯的人。而继发性的维生素缺乏则见于多种慢性疾病引起的长期食欲缺乏、胃肠道吸收不良或消耗性疾病等。

临床表现 单侧或双侧口角同时发病。可先有干燥、灼热感，然后出现口角处水平的、浅表的、底在外、尖在内的楔形皲裂，伴明显疼痛、张口受限等症状。临床检查时可见口角皲裂区有渗出，形成黄色痂皮或血痂，或伴有糜烂（图）。因为维生素 B_2 作为辅酶的构成部分，在生物氧化过程中起递氢作用，与糖、脂类和蛋白质的生物氧化有密切关系，对生长发育、维护皮肤和黏膜的完整性、眼的感光功能等具有重要作用。若维生素 B_2 缺乏，则可发生唇炎、舌炎和鼻翼等处的脂溢性皮炎。随着病情的发展，可因体内生物氧化过程长期不正常或脂肪代谢障碍而出现球结膜炎、视力减退等眼部症状及阴囊对称性红斑等外生殖器症状。如因糖尿病、贫血、免疫功能异常等全身因素引起，则除口角炎症外还有相应的全身症状。

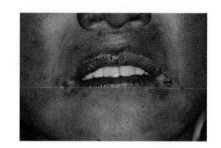

图　营养不良性口角炎

诊断 根据病史、口角区非特异性炎症的临床表现，结合其他部位的症状，可以做出临床诊断，但确诊需要有实验室检查维生素水平的依据。

治疗 局部治疗与全身治疗相结合：病损区有皲裂、血痂可采取局部湿敷的方法去除痂皮，涂布促进伤口愈合的药物，如无结痂可局部涂布抗生素软膏。根据实验室检查结果，采用口服或肌内注射相应的药物。

对于由糖尿病、贫血、免疫功能异常等全身疾病引起的营养不良性口角炎，则以治疗全身性疾病，纠正病因为主。

预防 尽量多吃新鲜绿叶蔬菜及各种水果，适当进食豆制品、牛奶、鸡蛋、动物内脏、瘦肉等富含 B 族维生素的食物。应做到食物种类多、粗细搭配，不偏食。患有全身性疾病的患者应积极治疗原发病，同时保持口腔卫生。

（周曾同　周永梅）

quētiěxìng tūnyàn kùnnan zōnghézhēng

缺铁性吞咽困难综合征（Plummer-Vinson syndrome）

以缺铁性贫血、舌炎、吞咽困难和指甲扁平脆化为主要表现的综合征。又称普鲁默－文森（Plummer-Vinson）综合征、帕特森－凯利（Paterson-Kelly）综合征。

病因 由于铁的需求量增加而摄入不足（如偏食缺铁，孕妇、哺乳期妇女的生理性铁耗量过度和摄入不足等）、铁的吸收障碍（如胃肠道功能紊乱等）、铁的丢失过多（如慢性胃肠道出血、月经过多等），使机体缺铁而产生的一系列临床症状，同时常伴有胱氨酸缺乏。

临床表现 以缺铁性贫血、舌炎、吞咽困难和指甲扁平脆化为主要表现，好发于40岁以上女性。①全身症状：主要表现为功能性上段食管痉挛所致的间歇性吞咽困难，多数患者在吃硬食时出现，进流食时一般无症状；上消化道黏膜萎缩；如果伴有胱氨酸缺乏时，则表现为皮肤"羊皮纸样"变化；指、趾甲脆薄而扁平或反甲，易分裂成层；眼角皲裂、眼结膜炎；缺铁性贫血者伴有皮肤黏膜苍白、头晕、耳鸣、食欲缺乏等症状。②口腔症状：包括舌背乳头萎缩、光滑、发红、干燥、灼热痛，口角皲裂、唇红变薄、干燥、发紧，全口黏膜干涩，多数缺齿或完全无牙。

辅助检查 实验室检查：红细胞减少，血红蛋白、平均红细胞容积、血红蛋白浓度均降低；血清铁降低，血清总铁结合力明显增加，表现为缺铁性小细胞性贫血；部分病例出现血清中维生素 B_{12} 和 B_6 浓度减低、胃酸缺乏，严重者可发生恶性贫血。多数患者 X 线及食管镜检查可以发现咽下部、食管上部有隔膜型黏膜赘片（食管蹼）。吞咽困难症状应排除食管癌。

诊断 根据口腔、咽部、食管黏膜萎缩，有慢性失血史以及吞咽困难等临床症状，结合辅助检查可诊断。

治疗 主要是纠正引起缺铁的因素及治疗有关疾病，补充铁剂和维生素后症状会迅速改善。同时注意口腔黏膜局部用药，保持口腔卫生。若食管狭窄，可以用食管探子扩张，或内镜下高频电灼切开。

预防 缺铁是该病的基本病因。因此，应尽早补铁治疗贫血，并且合理饮食。

预后 预后大多良好。该综合征易并发咽及上段食管癌，应高度重视，定期复查。

（周曾同　周永梅）

shérǔtóuyán

舌乳头炎（lingual papillitis）

发生在舌乳头的炎症性疾病。根据发生部位不同，分为丝状乳头炎、菌状乳头炎、轮廓乳头炎、叶状乳头炎。

病因 引起舌乳头炎的因素很多，局部刺激因素包括尖锐牙尖、牙石、不良修复体、不良习惯、进食刺激性食物、嗜好烟酒以及咽部感染（与叶状乳头炎相关）等。全身因素包括细菌、真菌、病毒感染，维生素、微量元素缺乏等营养不良性疾病，内分泌系统、血液系统疾病、消化系统等疾病。

病理 除丝状乳头炎的口腔黏膜上皮萎缩变薄外，其他舌乳头炎均为非特异性炎症表现，上皮下结缔组织炎症细胞浸润，毛细血管扩张。

临床表现 除丝状乳头炎以萎缩性损害为主外，其他舌乳头炎均以充血、红肿、疼痛为主要临床表现。

丝状乳头炎 舌背丝状乳头萎缩，进食烫食、辛辣食物时烧灼感明显。

菌状乳头炎 菌状乳头位于丝状乳头中间，数目较少，含味蕾且富有痛觉感受器，分布于舌前部和舌尖部。发炎时舌乳头发红、充血、增大，有刺痛、灼热感，进食时疼痛明显。

轮廓乳头炎 轮廓乳头位于舌后1/3处，一般有7~9个，呈"人"字形排列，其侧壁上皮内含味蕾。炎症时乳头肿大，吞咽受影响，并有舌根部异物感，患者常因怀疑癌症而恐惧。

叶状乳头炎 叶状乳头位于舌根两侧边缘，靠近咽部，富有淋巴组织，炎症时舌乳头红肿，影响进食、言语等功能，患者常有恐癌心理。

诊断与鉴别诊断 根据临床表现可明确诊断，患者常因恐癌而频繁伸舌自检。因叶状乳头处是舌肿瘤好发部位，故该病需要与口腔肿瘤鉴别。后者常有口腔黏膜癌前病变病史或受长期慢性不良刺激史，常伴发口腔溃疡，且经久不愈，病理切片可以明确诊断。

治疗 由维生素缺乏等全身因素或由尖锐牙尖等局部因素刺激引起者，给予纠正补充维生素、去除局部刺激因素等对因治疗。炎症明显者需抗炎治疗。局部破溃长期不愈者，应行组织病理学检查排除癌症。

预防 减少刺激性食物，如酸、辣、烫食等。清除牙石、修改不良修复体、磨改过锐牙尖、保持口腔清洁。对频繁伸舌自检患者需耐心解释，消除其恐癌心理，并且禁止患者伸舌自检。

（周曾同　周永梅）

yānsuān quēfázhèng kǒuqiāng biǎoxiàn

烟酸缺乏症口腔表现（oral manifestations of nicotinic acid deficiency）

烟酸缺乏症是由于烟酸、烟酰胺、色氨酸缺乏所致的慢性全身性疾病。又称糙皮病。流行于以玉米为主食的国家或地区，目前烟酸缺乏病在发达国家已很少见，但在一些发展中国家仍十分流行，特别是非洲。中国居民偏食明显的地区也有流行，由于采取了预防措施，发病率已明显下降。

病因与发病机制　烟酸又称尼克酸、抗糙皮病因子。烟酸、烟酰胺都是吡啶衍生物，属于水溶性维生素，存在于肉类、奶、肝、豆类等动植物食品中。烟酸缺乏症的发生与烟酸、烟酰胺、色氨酸的摄入减少（多发生在主食以玉米等为主的患者）、吸收不良（如慢性胃肠疾病等）及代谢障碍有关。

临床表现　典型表现为"三D症状"，即皮炎、腹泻及痴呆。口腔黏膜病损也是烟酸缺乏症的重要症状。

皮炎　常于夏季发作或加剧，冬季减轻或消退。主要发生在人体暴露部位（如指背、手背、前臂、面部等）。皮损初起为对称性鲜红色斑片，界限清晰，酷似晒斑，自感烧灼、微痒。继之皮损由鲜红变为暗红、棕红或咖啡色；然后皮损逐渐厚硬、粗糙，出现皲裂及色素沉着，最后发生萎缩。严重者亦可形成大疱，红肿疼痛剧烈，并可有继发感染，形成脓疱，偶有溃疡形成。

胃肠道病损　以腹痛和腹泻为主要表现。

神经系统病损　个体差异较大，以神经衰弱症状最常见（如头晕、头痛、失眠、乏力、心悸、精神萎靡等）。亦可出现周围神经炎的症状（如四肢麻木、烧灼感、腓肠肌压痛及反射异常等）。

口腔黏膜病损　主要临床表现包括严重的舌炎、口炎和龈炎。早期舌尖及舌缘黏膜充血发红，舌丝状乳头萎缩，菌状乳头增大，其后全舌等处口腔黏膜、咽部及食管均可呈红肿、糜烂或表浅溃疡，引起舌痛及吞咽困难。常合并有维生素 B_2 缺乏，从而出现口角炎、唇炎和舌炎。

诊断　根据病史、临床特征以及实验室检查可以做出诊断。胃液分析示胃酸减少，甚至缺如；尿中尼克酸代谢产物 N-甲基尼克酰胺与 α-吡啶酮-N′-甲基尼克酰胺测定，明显降低。

治疗　避免日晒。调整饮食结构，膳食结构中增加富含烟酸的食物（动物肝、肾、牛、羊、猪肉、鱼、花生、黄豆、麦麸、米糠、小米等）；多食富含色氨酸的食物。口服烟酰胺，或同时给予 B 族维生素。口腔黏膜或皮肤局部病损可行对症治疗。以玉米为主食的地区可在玉米粉中加入 0.6% 碳酸氢钠烹煮，此举能使结合型的烟酸转化为易为人体利用的游离型烟酸。在玉米中加入 10% 黄豆可使氨基酸比例改善，也可达到预防烟酸缺乏的目的。

（周曾同　周永梅）

kǒuqiāngniánmó sèsù yìchángxìng jíbìng

口腔黏膜色素异常性疾病（oral mucosal pigmentation disorders）

发生于口腔黏膜的色素代谢紊乱疾病。包括色素沉着和色素减退两大类。口腔黏膜色素异常可以发生于任何种族，男女无差别，但是程度和分布却有个体差异。有学者认为深肤色者和浅肤色者的黑色素细胞数是一样的，但深肤色者的黑色素细胞活性可能较高。对于年龄和色素沉着的关系尚有争论。

口腔黏膜色素沉着可由内源性或外源性因素所致。内源性因素如色素沉着息肉综合征、慢性肾上腺皮质功能减退症、多发性骨性纤维发育异常；内源性血红蛋白、含铁血黄素、胆红素量的异常也可造成口腔黏膜色素沉着；可以见于黑斑、黑棘皮瘤、口腔黏膜色素痣、黑色素瘤、重金属全身吸收、炎症、吸烟、服用某些药物（氯喹、雌激素、四环素、齐多夫定等）情况。外源性口腔黏膜色素沉着指植入异物后引起色素沉着，常见植入异物包括文身色素、银汞、铅笔头等。

常见的与口腔黏膜有关的色素减退类疾病为白癜风，这是一种后天性色素脱失性皮肤黏膜病。

（蒋伟文）

sèsù chénzhuó xīròu zōnghézhēng kǒuqiāng biǎoxiàn

色素沉着息肉综合征口腔表现（oral manifestations of Peutz-Jeghers syndrome）

色素沉着息肉综合征是以面部、口唇周围和颊黏膜色素沉着和病理表现为错构瘤的胃肠道多发息肉为主要表现的常染色体显性遗传病。又称波伊茨-耶格综合征、普杰综合征。约 50% 患者有明显家族史。

病因　病因不明，常有家族遗传史，呈染色体显性遗传。

病理　主要表现为基底层、棘细胞层色素增加，基底层黑素细胞数目增多。有学者发现皮肤黑素细胞集中在真皮乳头上方，真皮上层载黑素细胞数目亦增加。

胃肠道息肉常为腺瘤性。

临床表现 口腔黏膜的色素沉着最常发生于唇部和颊部（图），此外还可见于牙龈、硬腭、舌等部位。黏膜呈现棕黑或黑色小斑点，为圆形、卵圆形或不规则形，边界清楚，簇集而不融合。皮肤色素沉着常出现于颜面、手足，其中以口周皮肤的色素沉着最为突出。唇红与皮肤的色素沉着斑随年龄增长可增大、数目增加、色泽加深，到成年后有时黑斑变浅或消失，但口腔黏膜色素沉着斑通常持久不退。

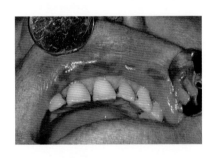

图 色素沉着息肉综合征口腔黏膜表现

息肉常位于小肠，特别是空肠，也可以发生于胃肠道的任何部位。在剧烈运动、进食或起床等情况下常发生肠套叠，主要症状为腹痛、便血，可反复发作。胃肠钡餐透视可见单发或多发性肠息肉。小肠息肉可以有恶变。肠息肉的严重程度与口腔黏膜、皮肤色素斑的大小、数目和深度无关。

诊断 出现口腔黏膜、口周皮肤色素沉着，小肠单发或多发性息肉，腹痛、便血等症状和有家族史时应考虑该病。消化道钡剂X线造影、消化道纤维内镜和腹部超声波检查均有助于诊断。

治疗 唇红与口周皮肤色素沉着可采用激光治疗。口腔黏膜色素沉着可不予以处理。如发生肠套叠大出血或经常便血，可手术切除息肉。

预后 2%~3%患者有胃肠息肉恶变可能，虽有经治疗存活10年以上的病例报道，但一般说来该病预后差。

（周曾同 吴 岚）

yuánfāxìng mànxìng shènshàngxiàn
pízhì gōngnéng jiǎntuìzhèng
kǒuqiāng biǎoxiàn

原发性慢性肾上腺皮质功能减退症口腔表现（oral manifestations of primary chronic adrenocortical hypofunction）

原发性慢性肾上腺皮质功能减退症是因肾上腺慢性疾病致肾上腺绝大部分被破坏，引起肾上腺皮质激素分泌不足的内分泌疾病。又称艾迪生（Addison）病。多见于成年男性，儿童较少见。

病因与发病机制 病因包括肾上腺破坏和自身免疫紊乱。

肾上腺破坏 因双侧肾上腺结核、恶性肿瘤肾上腺转移、双侧肾上腺切除术后、全身性真菌感染、肾上腺淀粉样变等致双侧肾上腺绝大部分被破坏时出现临床症状。

自身免疫紊乱 特发性自身免疫反应引起的肾上腺皮质萎缩是最多见的原因。血清中常可测到抗肾上腺组织抗体，主要侵及束状带细胞。抗原主要在微粒体和线粒体内。多伴有其他自身免疫紊乱疾病。

临床表现 发病缓慢，可能隐匿多年后才引起注意。皮肤和黏膜色素沉着多呈弥漫性，以暴露和经常受摩擦部位及指（趾）甲根部、瘢痕、乳晕、外生殖器、肛门周围、结膜、牙龈等处多见，口腔黏膜最为明显。部分患者可有片状色素脱失区。但继发性肾上腺皮质功能减退症患者可无色素沉着现象。

口腔黏膜的色素沉着一般早于皮肤，常发生在唇红、颊、牙龈、舌缘和舌尖黏膜部位，表现为大小不等的点状、片状的蓝黑色或暗棕色色素沉着。色素沉着区无自觉症状。

全身症状表现为乏力、消瘦、食欲缺乏、恶心、呕吐、上下腹或无定位腹痛等胃肠道症状及精神不振、表情淡漠、记忆力减退、头晕、嗜睡。由于低钠、脱水、胃肠功能紊乱和皮质激素不足，患者多有低血压和低血糖表现。任何应激性刺激（如感染、外伤、手术、麻醉等）均可诱发急性肾上腺皮质功能减退性危象。

诊断 根据临床症状及皮肤黏膜色素沉着，常可做出初步诊断。实验室检查有低血钠、高血钾，血氢化可的松及其代谢产物低于正常，促肾上腺皮质激素水平明显增高。促肾上腺皮质激素刺激试验有助于确诊及鉴别诊断。

治疗 采用激素替代治疗及食盐的充分摄入进行病因治疗，大部分患者服用皮质醇和充分摄盐即可获得满意疗效。病因治疗后口腔黏膜色素沉着可减轻或消退，无需特殊处理。若患者对美观有特殊要求可以考虑激光治疗。

预后 原发性慢性肾上腺皮质功能减退症的预后与原发疾病的控制情况相关。自糖皮质激素应用以来肾上腺皮质功能减退症的预后已大为改善，很多患者生存率已超过15年。临床上以预防出现肾上腺危象为主。此类口腔黏膜色素沉着预后较好，无癌变可能，但需定期观察。

（周曾同 吴 岚）

Kùxīn zōnghézhēng kǒuqiāng biǎoxiàn

库欣综合征口腔表现（oral manifestations's of Cushing's syndrome）

库欣综合征是各种病因造成肾上腺分泌过多糖皮质激素（主要是皮质醇）所致的病症，又称皮质醇增多症。

病因与发病机制 临床常见由下丘脑-垂体病变所致。库欣综合征按其病因和垂体、肾上腺的病理改变不同可分成下列4种。

医源性皮质醇症 长期大量使用糖皮质激素治疗某些疾病可出现皮质醇增多症的临床表现，临床上十分常见。

垂体性双侧肾上腺皮质增生 垂体肿瘤或者垂体无明显肿瘤，但分泌促肾上腺皮质激素增多，从而导致双侧肾上腺皮质增生。

垂体外病变引起的双侧肾上腺皮质增生 支气管肺癌（尤其是燕麦细胞癌）、甲状腺癌、胸腺癌、鼻咽癌及起源于神经嵴组织的肿瘤可分泌一种类似ACTH的物质，具有类似ACTH的生物效应，从而引起双侧肾上腺皮质增生。

肾上腺皮质肿瘤 大多为良性的肾上腺皮质腺瘤，少数为恶性的腺癌。肿瘤分泌大量肾上腺皮质激素。

临床表现 典型的全身性临床表现为向心型肥胖，其他全身性表现有蛋白质过度消耗现象、糖代谢紊乱、电解质紊乱、心血管变化、免疫力降低、造血及血液系统变化、性功能障碍、神经精神障碍、皮肤色素沉着。

口腔表现为舌和咀嚼肌活动度减小，口腔黏膜可出现棕褐色色素沉着，易发生念珠菌感染。但亦可无口腔症状。

诊断 据典型的临床症状和体征，加上尿17羟皮质类固醇排出量显著增高、小剂量地塞米松抑制试验不能被抑制和血11羟皮质类固醇高于正常水平并失去昼夜变化节律，可确诊为皮质醇增多症。临床辅助检查包括B型超声、MRI以及增强CT，可以对肾上腺皮质肿瘤进行定位和定性。

治疗 医源性皮质醇增多症经停药后症状可能逐步消退，其他原因致病者则主要采用病因治疗。保持口腔黏膜卫生，防止口腔念珠菌感染，对治疗有重要作用。对口腔黏膜出现的棕褐色色素沉着可以不予处理，但是需要随访。

预后 医生应当掌握皮质激素的适应证，对于预防该病的发生有重要意义。该病少有自发缓解，其预后与原发疾病的控制情况相关。

(周曾同 吴岚)

hēijípíbìng kǒuqiāng biǎoxiàn

黑棘皮病口腔表现（oral manifestations of acanthosis nigricans）

黑棘皮病是以口腔黏膜增厚、疣状增生或突起和皮肤过度角化、呈灰褐至黑色及多发性乳头样增生为特征的皮肤口腔黏膜疾病。

病因与发病机制 病因不清。根据可能的病因，分型如下：良性型、肥胖相关型（假性）、综合征型、肢端型、单侧型、药物诱发型（皮质类固醇、烟酸、己烯雌酚、胰岛素等）、混合型以及恶性型。但是，所谓恶性并非指黑棘皮病本身的恶变，而是并发的内脏恶性肿瘤。其发病机制主要是胰岛素或胰岛素样生长因子引起表皮角质形成细胞和真皮成纤维细胞的增生所致。

病理 在显微镜下病变处呈乳头瘤样增生，表皮过度角化和棘层不规则增厚，通常无黑素沉着。

临床表现 初起时皮肤干燥、粗糙，呈灰褐或黑色，之后皮肤增厚，并有乳头状瘤样突起，进一步发展可见皮纹加深、皮肤皱起和疣状物。皮损好发于颈项、腋窝（图）、乳房下及腹股沟等皱褶部位。

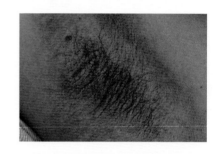

图 黑棘皮病的腋窝皮损

约有半数病例出现口腔黏膜症状，主要累及唇、舌，使之增厚，出现疣状增生，或明显的疣刺状、乳头状突起，有的成为均匀的丝绒样表面。与皮肤病损不同，口腔临床特征不是色素沉着，而是黏膜表面大面积的细小乳头状、颗粒状、疣状、绒状病损。仅仅有口腔症状而无皮损的黑棘皮病极少见。

诊断 根据病史及特征性临床症状，常可做出初步判断。病理学检查有助于确诊。对该病的诊断重要性在于强烈提示需要尽早排除可能存在的原发疾病，尤其是处于隐蔽状态的恶性疾病。

治疗 无特殊的治疗方法。

预后 由于缺乏有效的治疗方法，预后不佳。恶性黑棘皮病在切除肿瘤后，病损可能减退，但常见复发。

(周曾同 姚辉)

kǒuqiāng niánmó sèsùzhì

口腔黏膜色素痣（oral mucosal pigmented nevus）

色素痣是来源于表皮和黏膜基底层黑素

细胞的常见皮肤黏膜良性肿瘤。

病因 尚不明确，多数学者认为与遗传和环境因素（例如紫外线照射等）有关。

病理 交界痣的痣细胞巢位于口腔黏膜上皮和固有层交界处，黏膜内痣位于口腔黏膜下层至固有层内，混合痣则为口腔黏膜内痣和交界痣同时存在。组织病理学表现（以黏膜内痣为例），可见到痣细胞团位于口腔黏膜下层，表面有复层鳞状上皮，痣细胞多为圆形或多边形，痣细胞团与周围组织之间有结缔组织分隔。

临床表现 多见于头颈部皮肤。根据痣细胞在皮肤内分布位置的不同，分为交界痣、皮内痣和混合痣三种类型。口腔黏膜色素痣少见，可以发生于腭、附着龈、颊和唇部的黏膜。一般小于1cm，稍高出黏膜表面，呈褐色、深棕色或棕黑色，以交界痣和混合痣多见。

口腔黏膜交界痣 表现为褐色或棕黑色斑疹，可略高于黏膜表面，表面光滑无毛。口腔黏膜交界痣可长期保持形态不变，但反复受到摩擦刺激、创伤或其他慢性刺激时，有恶变可能。当口腔黏膜交界痣明显增大，色素变深，黏膜局部出现瘙痒、疼痛、烧灼、破溃，周围出现卫星小斑点、结节或放射状黑线时，应警惕恶变可能。

口腔黏膜内痣 呈淡褐色或暗褐色，平滑或稍隆起于黏膜表面，也可呈乳头状或疣状，表面光滑，发生于皮肤的可长毛，多见于头颈部。

口腔黏膜混合痣 在临床上与上述两种类型的色素痣难以区别，多见于青少年，表现类似于上述两种类型。

诊断 主要根据临床表现和组织学特征进行诊断。

治疗 一般对人体无害，不需处理。但因发生在口腔黏膜上的色素痣易受口腔咀嚼运动或残根残冠的刺激，存在恶变的风险，故应密切观察，必要时采用手术或激光切除。

预后 多数病例预后良好，但少数口腔黏膜交界痣病例有可能发展为恶性黑素瘤，其预后与是否早发现、早治疗有关。

（周曾同　王宇峰）

èxìng hēisùliú kǒuqiāng biǎoxiàn

恶性黑素瘤口腔表现（oral manifestations of maliganant melanoma）

恶性黑素瘤是发生于皮肤和口腔黏膜黑色素细胞的高度恶性肿瘤。发生在口腔颌面部的恶性黑素瘤可以累及口腔颌面部皮肤，也可以累及口腔黏膜部位。

病因与发病机制 发病原因不明，通常认为在色素痣的基础上发展而来（主要是交界痣和混合痣中的交界痣成分），也可由黏膜黑斑恶变而来。紫外线照射、慢性机械刺激、烟草、内分泌、遗传等因素与其发病有一定的关系。研究显示，恶性黑素瘤的发病机制主要涉及染色体改变、基因突变、DNA 扩增和抑癌基因失活，常见的突变基因有 *BRAF*、*KIT*、*NRAS* 等，失活的抑癌基因有 *CDKN2A*、*PTEN* 等。

病理 主要特征是瘤细胞间变和真皮内见核分裂，瘤细胞突破基底膜，以及复发和转移现象的出现。

临床表现 好发于青壮年，多见于 40 岁左右，男女发病率无显著差别。口腔内损害常见于腭部（图 1）和牙龈（图 2），早期可表现为口腔黏膜色素痣或黏膜黑斑。

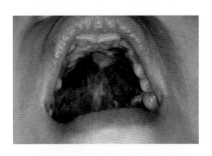

图 1　恶性黑素瘤口腔表现（腭部）

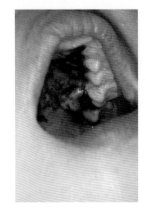

图 2　恶性黑素瘤牙龈表现（伴有糜烂）

多数呈蓝黑色和暗黑色，初期为口腔黏膜扁平状增生的凸起肿块，增生明显时可表现为结节状或局部分叶状。发生恶变时则迅速呈放射状扩大增生，色素加深，黏膜易破溃出血，周围常出现卫星结节，早期即可有相关淋巴结肿大和转移，血行转移率高，主要转移至肺、肝、骨、脑等器官。侵犯牙槽骨及颌骨时，可引起牙松动脱落。

诊断 恶性黑素瘤的临床表现有特征，临床诊断可参照"ABCDE 标准"，即：A 为损害不对称（asymmetry），B 为边缘不规则（border irregularity），C 为颜色不均匀（color variegation），D 为直径大于 6mm（diameter greater than 6mm），E 为损害隆起（elevationevolving)。凡进展符合以上5条标准，则临床诊断倾向为恶性黑素瘤。典型的恶性黑素瘤一般不难诊断，少色素型恶性黑素瘤需借助 MART-1，HMB-45 和 S-100 标记加以区别。

需要特别强调的是，对于怀疑恶性黑素瘤的病例一般不主张采用切取活检，因为该病易扩散和转移，活检有可能是不良刺激。

治疗 以手术为主，化疗和放疗为辅。手术宜扩大范围切除，手术切缘的安全边缘应大于1cm。受累淋巴结必须清除，并要考虑预防性淋巴结清扫。化疗方案常用顺铂-长春新碱-达卡巴嗪联合方案。

预后 该病恶性程度高，早期即易转移，因此预后与及时、准确的临床处理有关。但该病手术后易复发，预后较差。

(周曾同 王宇峰)

yàowùxìng sèsù chénzhuó kǒuqiāng biǎoxiàn

药物性色素沉着口腔表现

(oral manifestations of drug-induced pigmentation) 口腔黏膜药物性色素沉着主要是由药物过敏引起的皮肤、口腔黏膜色素异常。口腔黏膜往往是重要的受累部位。

病因与发病机制 药物性色素沉着的原因与使用的药物有关，具体机制因使用药物而异。可能与机体产生黑色素增加、药物或其代谢产物沉积至组织中有关。

病理 表皮基底层黑素增加，真皮层的小血管周围有较多噬黑素细胞，内有大量黑素颗粒。

临床表现 在口周皮肤及唇红皮肤交界处出现圆形或椭圆形的棕褐色色素斑，牙附着龈发生褐色或黑色的色素沉着。不同药物引起的药物性色素沉着表现略

有不同。

抗菌药 口服米诺环素可于唇部黏膜、前牙附着龈上出现褐色的色素沉着。

精神类药 服安定药，附着龈可发生褐色或黑色的色素沉着。

避孕药 口服避孕药可于唇部黏膜、附着龈出现多发性浅褐或灰色的色素沉着。

抗疟药 使用抗疟药氯喹等可在口腔黏膜上出现色素斑，呈灰或蓝黑色。常见于硬软腭交界的口腔黏膜处。据报道用药3~4个月后约有25%患者会出现色素沉着。

抗惊厥药 长期使用苯妥英钠及有关制剂可使皮肤光照部位出现褐斑，面颈部及唇红为好发部位。

细胞抑制剂 使用抗肿瘤药物甲磺酸伊马替尼口服片可发生口腔黏膜色素沉着。使用二甲磺酸丁酯的患者有5%~10%发生口腔黏膜弥漫性色素沉着。此型色素沉着类似于艾迪生病。

诊断 根据口腔表征和明确的药物使用史，不难诊断。

治疗 无特殊治疗方法。

预后 停用相关药物后有些色素沉着可能逐渐自行消退。

(周曾同 姚辉)

zhòngjīnshǔ sèsù chénzhuó kǒuqiāng biǎoxiàn

重金属色素沉着口腔表现

(oral manifestations of heavy metal-induced pigmentation) 重金属色素沉着是由重金属全身吸收导致的皮肤、黏膜变色的疾病。多见于与重金属有密切接触的职业暴露者。口腔黏膜以铋、铅、汞、银中毒引起的色素沉着最为常见。

病因与发病机制 病因与职业接触或因某些疾病需要长期应

用某些重金属制剂有关。

铋、铅、汞引起龈缘着色的机制都因牙龈缘炎症区毛细血管内皮细胞功能活跃，大量摄取血液循环中的金属颗粒，再加炎症的龈缘处有硫化氢，导致形成该种金属的硫化物，成为黑褐色颗粒沉着于细胞内，引起龈缘处的着色。服用银盐或胶体蛋白银可形成银沉着，沉着于组织中的银盐可还原为硫化银、氯化银或金属银。

病理 包括以下方面。

铋沉着 镜下可见黑褐色的硫化铋颗粒沉着于牙龈结缔组织固有层内，主要沉着于炎症处的毛细血管内皮细胞、管周的组织细胞及成纤维细胞内。

铅沉着 牙龈铅线是由于硫化铅的沉着而引起。

汞沉着 镜下着色为结缔组织固有层乳头中毛细血管的内皮细胞及管周的组织细胞内有黑褐色的硫化汞沉着。

银沉着 镜下可看到在基底膜处有银颗粒沉着。

临床表现 不同的重金属色素沉着会出现不同的全身症状和口腔症状。

铋沉着 全身皮肤尤其是面、手部皮肤出现蓝灰色或青灰色色素沉着。在上下前牙牙龈边缘出现的黑色线条称为铋线。唇颊黏膜及舌腭侧龈缘均可出现。此外，在唇、颊、舌黏膜及易发生创伤与炎症的区域都可出现灰黑色晕斑。口腔黏膜可发生炎症及溃疡，口中有金属味及灼热感。

铅沉着 可出现慢性铅中毒的症状，如头晕、头痛、失眠、肌肉痛、腹绞痛、便秘、贫血等。在牙龈边缘出现的灰蓝色线条称为铅线。有时在牙表面也可有橡黑色或墨绿色色素沉着。牙龈的

铅沉着往往来自于职业性慢性铅中毒。但铅线只能说明铅的吸收，不能视为铅中毒的根据。并非所有的铅中毒患者均出现铅线。铅中毒尚有唾液腺肿大、口中金属味、唾液分泌过多等症状。

汞沉着 可能出现汞中毒的症状，如汞毒性震颤等。面颈部皮肤出现青灰色色素沉着。慢性中毒时，牙龈肿胀、充血，出现龈裂。牙龈缘颜色可出现青紫或灰黑色线条，称为汞线，但并不常见。口腔黏膜易生溃疡。重者出现口炎及牙松动。

银沉着 颜面及肢体暴露部位的皮肤出现淡蓝色或蓝灰色病损区，呈弥漫性着色。口腔黏膜可出现蓝灰色色素沉着。

诊断 根据职业史或应用金属制剂的病史、临床表现进行初步诊断，再根据实验室检查结果判断有无慢性重金属中毒。

治疗 ①全身治疗：由专门的职业病防治机构进行治疗。停用金属制剂或换用其他药物；铅中毒多采用螯合剂（如依地酸二钠钙），肌内注射二巯丙醇可治疗铋、汞、银所致色素沉着。②局部治疗：口腔黏膜的色素沉着无需特殊处理，但应特别强调口腔卫生，消除牙石，防止龈炎及牙周炎的发生。

预后 全身进行排毒治疗后，色素沉着可能逐渐消退。

（周曾同 姚 辉）

zhuókǒu zōnghézhēng

灼口综合征（burning mouth syndrome）

以舌部为主要发病部位，以烧灼样疼痛为主要表现的综合征。又称舌灼痛、舌痛症。不伴明显的临床体征，无特征性的组织病理变化，但常有明显的精神因素，在更年期或绝经前后期妇女中发病率高。有学者认为该病属心理疾病或更年期综合征的症状之一。

病因 病因不明，属于非器质性的灼痛，与神经、精神等因素有关。

临床表现 最常见的临床症状是舌烧灼样疼痛，也可表现为舌麻木感、刺痛感、味觉迟钝、钝痛不适等。疼痛部位多发于舌根部，其次是舌缘、舌背和舌尖。其他如颊、唇、腭、咽等部位也可发生。疼痛呈现晨轻晚重的时间节律性改变。过度说话、进食干燥性食物、空闲静息时加重，但在工作、熟睡、进食、注意力分散时无疼痛加重，甚至疼痛减轻或消失。病程长短不一，短则数月，长则数年。全身症状有失眠、头痛、疲乏、潮热、易怒、多汗、注意力不集中、性欲降低等，患者常有精神紧张、抑郁，恐癌心理严重。

临床检查无明显阳性体征。舌运动自如，舌体柔软，触诊反应正常，舌黏膜正常或仅有轻度舌乳头炎，但临床症状与体征明显不协调。

诊断 依据舌或口腔其他部位的烧灼样疼痛等异常感觉，以及临床症状与体征明显不协调的特征，可以做出诊断。但必须排除溃疡、舌癌等器质性病变及糖尿病等系统性疾病。

治疗 缺乏有效的治疗方法，常常是心理治疗重于药物治疗，旨在解除患者恐癌的顾虑。必要时可使用抗焦虑药物、营养神经药物、抗精神病药物。

预后 预后良好。

（周曾同 沈雪敏）

kǒuqiāng niánmó gǎnjué yìcháng

口腔黏膜感觉异常（oral mucosal paresthesia）

口腔黏膜对体外、体内各种刺激信号的感受出现异常反映的主观症状。包括自觉口腔黏膜瘙痒、麻木、干涩、疼痛、灼热、寒凉等，但临床检查常不能发现明显的临床体征。往往患者主诉症状强烈，但临床体征轻微，两者强烈程度不符。该病的发病部位以舌为主。

病因 发病与多种因素有关，包括局部因素、全身因素和精神因素等。局部因素有义齿不合适、唾液量及成分改变、反流性食管炎等。全身因素有围绝经期综合征、维生素与微量元素缺乏、糖尿病、血液循环障碍等。

临床表现 患者以40岁以上女性居多，多数患者月经紊乱或已绝经，情绪失稳，严重者处于抑郁或焦虑状态。临床表现以舌部烧灼样疼痛最为常见，有部分患者自觉硬腭、唇部、牙槽嵴、颊、口底等部位的黏膜亦有异常感觉。病程长，情绪变化或牙病治疗史可作为诱发因素，伴随症状较多，如失眠、乏力、头痛、头晕、口苦、口干、潮热、多汗、易怒等，但口腔症状常不影响正常饮食和说话。患者常有频繁伸舌自检或舔舌习惯，经过多种临床、实验室检查，在未发现口腔病损的情况下，仍坚持认为自己有严重的口腔疾病或口腔恶性肿瘤。患者阳性口腔体征缺如。入睡、进食、工作、注意力分散时症状减轻，闲暇、紧张、疲乏时症状加重。

诊断 根据患者年龄、主诉症状与口腔体征明显不符合的特征，可以做出诊断，但必须排除口腔及全身器质性疾病。

治疗 对大多没有客观病损、只是存在主观感觉的患者，治疗旨在解除患者恐病恐癌的顾虑。必要时可以用抗焦虑药物、营养神经药物、抗精神病药物及心理治疗。

预后 预后良好，但生活质量有一些影响。

（周曾同　沈雪敏）

quánshēn jíbìng kǒuqiāng niánmó biǎoxiàn

全身疾病口腔黏膜表现（oral manifestations of systemic diseases）

多种系统性疾病在口腔黏膜的症状。包括与系统性疾病有关的原发性症状和继发性症状。临床有口腔黏膜萎缩、溃疡、糜烂、血疱、淤点、淤斑、斑纹、黏膜干燥、唇干脱屑等多种表现。这些口腔黏膜症状可单独出现，也可以同时或交替出现。

有可能出现口腔黏膜症状的全身疾病：①贫血、白血病、粒细胞缺乏、特发性血小板减少性紫癜、血友病等血液系统疾病。②克罗恩病、肝病、溃疡性结肠炎等消化系统疾病。③淋巴瘤、移植物抗宿主病等免疫系统疾病。④糖尿病、甲状腺功能亢进症、甲状腺功能减退症、皮质醇增多症、垂体病、卵巢功能减退症等内分泌系统疾病。⑤皮肌炎、系统性硬化病、系统性淀粉样变等结缔组织病。⑥上呼吸道感染等呼吸系统疾病。⑦猩红热、白喉、麻疹、梅毒、淋病、获得性免疫缺陷综合征等传染性疾病或性传播疾病。⑧铅中毒、汞中毒、有机磷中毒、铋中毒、铊中毒等中毒性疾病以及维生素缺乏病。

（周曾同）

pífū niánmó línbājié zōnghézhēng kǒuqiāng biǎoxiàn

皮肤黏膜淋巴结综合征口腔表现（oral manifestations of mucocutaneous lymphnode syndrome）

皮肤黏膜淋巴结综合征是原因不明的、主要累及全身中小动脉的血管炎。主要表现为发热、皮肤黏膜病损和淋巴结肿大。也称川崎病（Kawasaki disease）。1961 年由日本医师川崎富作（Tomisaku Kawasaki）初次发现该病而命名，并于 1967 年正式报道。中国自 1978 年以来也屡见报道。该病除全身症状外，也可以有口腔黏膜病损。

病因 病因不明，可能与感染、免疫异常、环境污染等因素有关。

病理 主要为全身性血管炎。主要累及中小动脉。表现为广泛的急性动脉炎，可伴或不伴纤维素样坏死。也可累及大中型动脉，如冠状动脉、髂动脉等。

临床表现 好发于 6 个月到 5 岁的婴幼儿，男女比例为 1.5∶1。

口腔黏膜损害　口唇黏膜充血、干燥、脱屑，伴有口腔黏膜出血性红斑。咽黏膜充血、潮红。舌体充血、水肿，舌乳头增大、突起，形成特征性的"红色杨梅舌"。该病极少发生口腔溃疡和渗出性假膜。

发热　见于所有患者，可高达 40℃，抗生素治疗无效，大多持续 2 周后逐渐消退。

皮肤损害　多出现于病后 3 天。皮疹可表现为猩红热样、麻疹样、多形红斑样损害，少数表现为全身泛发性无菌性脓疱疹，不痒，主要分布于躯干，也可见于四肢和头面部。通常不发生水疱、出血和结痂。患病后掌跖部位可出现红斑水肿，伴有疼痛。发热 2~3 周后指、趾末端开始脱屑，继而全身脱屑。甲板可出现横沟，其随甲板的生长而向末端移行，最终消失。

淋巴结肿大　可出现一侧或双侧非化脓性颈淋巴结肿大，直径可达 1.5cm，伴有压痛。

眼部损害　表现为双侧无痛性、非化脓性球结膜炎。

其他表现　该病急性期即可出现心肌炎、心包炎症状，此后可出现冠状动脉瘤；部分患者有关节炎、关节痛，可累及单个或多个关节，以大关节为主；约三分之一患者伴有胃肠道不适、腹痛、腹泻、呕吐等；尿常规检查可发现无菌性脓尿。

实验室检查 中性粒细胞增多，核左移，血小板数明显升高，红细胞沉降率增快，C 反应蛋白阳性，T 细胞亚群失调，Th/Ts 比值增高。

诊断与鉴别诊断 诊断标准包括以下几点。①不明原因的持续发热 5 天以上（必备条件）。②双侧球结膜充血。③肢端改变：急性期掌跖红斑、手足水肿，亚急性期指、趾末端脱屑。④多形性皮疹，无水疱结痂。⑤颈部淋巴结非化脓性肿大，直径大于1.5cm。⑥口唇黏膜充血、皲裂、杨梅舌，口咽部黏膜弥漫性充血。以上 6 条除发热外，至少需具备 4 条以上方可诊断该病。该病的"红色杨梅舌"应与猩红热的口腔黏膜表现、幼年型类风湿关节炎、幼儿结节性多动脉炎等鉴别。

治疗 主要是对症治疗。推荐采用阿司匹林和大剂量静脉滴注丙种球蛋白治疗，可以减少冠状动脉瘤的发生。口腔黏膜病损要注意保持口腔卫生，可选用小苏打水或生理盐水漱口。

预后 最常见的并发症是冠状动脉扩张症和冠状动脉瘤。冠状动脉瘤直径越大，患者预后越差，随着治疗措施的改进，病死率降低为 0.01%~0.2%。冠状动脉栓塞导致的心肌梗死是主要死亡原因。

（周曾同　沈征宇）

缺铁性贫血口腔表现

quētiěxìng pínxuè kǒuqiāng biǎoxiàn

缺铁性贫血口腔表现（oral manifestations of iron deficiency anemia）　缺铁性贫血是指由于体内贮存铁不能满足正常红细胞生成需要而发生的贫血。除了贫血的全身症状外，在口腔黏膜有其特殊临床表现和症状需要重视。

病因与发病机制　机体对铁的需要增加、摄入不足或丢失过多等造成体内铁的缺乏，会影响血红蛋白的合成而导致缺铁性贫血。其发病机制：铁除参与血红蛋白合成外，还参加体内的一些生物化学过程，多种酶需要铁。铁的缺乏造成含铁酶的活性下降，影响细胞线粒体的氧化酵解循环，使更新代谢快的口腔黏膜上皮细胞角化变性、黏膜萎缩。

临床表现　轻者可无任何临床表现，重者可出现皮肤和黏膜苍白，毛发干枯脱落，指甲扁平、脆薄，乏力，心悸，注意力不集中。

口腔黏膜表现为黏膜苍白，以唇、舌、牙龈尤其明显。口腔黏膜对外界刺激的敏感性增高，常有异物感、口干、舌灼痛等症状。可出现舌炎，舌背丝状乳头和菌状乳头萎缩消失，导致舌背光滑红绛。还可出现口角炎或口炎，严重者口咽黏膜萎缩，造成吞咽困难，称为普鲁墨－文森（Plummer-Vinson）综合征、帕特森－凯利（Paterson-Kelly）综合征或缺铁性吞咽困难综合征，该综合征以缺铁性贫血、吞咽困难和舌炎为主要表现，其好发于中年女性。

诊断　根据病史、临床表现、典型的小细胞低色素贫血形态学改变以及缺铁指标的检查结果进行诊断。铁剂治疗试验也是一种诊断方法。

治疗　以补充足够的铁直到恢复正常的铁贮存量、去除缺铁病因为治疗原则。①补充铁剂：硫酸亚铁片口服，可同时口服维生素C或琥珀酸，增加铁剂吸收。②进一步查清引起缺铁性贫血的病因，并进行针对性治疗，如治疗胃肠炎、驱虫等。注意口腔卫生，对口腔病损进行对症治疗，预防、控制细菌、真菌感染。

预后　如果能及时纠正贫血，预后良好。

（唐国瑶）

巨幼红细胞性贫血口腔表现

jùyòuhóngxìbāoxìng pínxuè kǒuqiāng biǎoxiàn

巨幼红细胞性贫血口腔表现（oral manifestations of megaloblastic anemia）　巨幼红细胞性贫血是由维生素 B_{12}、叶酸缺乏所致的贫血。在中国，以叶酸缺乏所致的巨幼红细胞性贫血较为多见，以山西、陕西、河南及山东等地多发。除了巨幼红细胞性贫血的全身症状外，在口腔黏膜有特殊临床表现和症状需要重视。

病因与发病机制　发病机制主要是红细胞内 DNA 合成障碍。胞核的发育较胞质迟缓，因而形成了细胞的巨幼变。叶酸及维生素 B_{12} 缺乏时，非造血组织的细胞 DNA 合成也会受到影响，特别是对体内其他增生速度快的各种上皮细胞（如口腔黏膜上皮细胞）影响较明显，使上皮细胞增生受到抑制。

病理　呈“牛肉舌”样变化的丝状乳头炎有口腔黏膜上皮萎缩变薄和非特异性炎症表现，上皮下结缔组织炎症细胞浸润，毛细血管扩张。

临床表现　皮肤和黏膜苍白，还有消化道症状，如食欲缺乏、腹胀、腹泻等。维生素 B_{12} 缺乏患者，常伴有乏力、手足麻木、感觉障碍、行走困难等。叶酸缺乏可引起情感改变。

口腔黏膜常出现明显的舌炎，在急性发作时，舌尖、舌缘或舌背黏膜广泛发红，伴有剧痛，且容易受创伤而出现小血疱、糜烂或浅溃疡。急性期后，舌背丝状乳头和菌状乳头消失，舌面光滑，舌质红，俗称牛肉舌（图）可伴有味觉功能迟钝或丧失。因内因子缺乏所致的维生素 B_{12} 吸收障碍而引起的萎缩性舌炎，又称为莫勒－亨特（Moller-Hunter）舌炎。

诊断　根据病史、临床表现及血细胞形态学特点进行诊断。周围血象最突出表现为大卵圆形红细胞增多及中性粒细胞核分叶过多。维生素 B_{12} 或叶酸水平检测对有维生素 B_{12} 或叶酸缺乏者诊断有助。

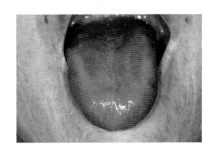

图　巨幼红细胞性贫血舌部表现

治疗　给予维生素 B_{12} 或叶酸治疗，维生素 C 口服能促使叶酸变成四氢叶酸而参与核酸代谢。口腔病损对症治疗，保持口腔卫生，预防控制细菌、真菌感染。

预后　如果能及时正确地纠正贫血，预后良好。

（唐国瑶）

再生障碍性贫血口腔表现

zàishēng zhàng'àixìng pínxuè kǒuqiāng biǎoxiàn

再生障碍性贫血口腔表现（oral manifestations of aplastic anemia）　再生障碍性贫血是以骨髓造血功能衰竭为特征的全血

细胞减少为主要表现的一组综合征。临床上将原因不明者称为原发性再障，有病因可查者称为继发性再障。除了贫血的全身症状外，在口腔黏膜有特殊临床表现和症状需要重视。

病因与发病机制　部分再生障碍性贫血患者的原因不明，而继发性再生障碍性贫血主要与服用药物、接触某些化学物质、放射线及感染有关。骨髓未能生产足够多的和新的细胞来补充血液细胞，故造成贫血。患有再生障碍性贫血的患者会出现红细胞、白细胞及血小板计数均降低。

临床表现　主要为贫血、出血和感染。皮肤口腔黏膜淤点、淤斑，鼻出血，月经过多，严重者可有消化道、泌尿道等部位出血，呼吸道感染多见。

口腔表现为口腔黏膜苍白、萎缩，常常出现淤点、淤斑或血肿。牙龈容易出血，特别是再生障碍性贫血发生之前已有牙周病者的牙龈出血更甚。黏膜感染的易感性增加，尤其是在容易受到刺激或创伤的黏膜部位常常反复发生感染，甚至出现口腔黏膜的坏死性溃疡。

诊断　根据病史、临床表现以及实验室检查（全血细胞减少，网织红细胞绝对值减少，骨髓检查显示增生减低。一般无脾肿大）进行诊断。

治疗　去除病因，输血应因人而异，提倡成分输血。采取保护性隔离，以免交叉感染，合并感染时给予相应的抗生素。可用雌激素等刺激红细胞生成。也可用免疫抑制剂、同种异体骨髓移植进行治疗。注意口腔卫生，避免黏膜局部损伤，防止继发感染。局部止血，可用牙周塞治剂、明胶海绵、淀粉酶纱布压迫止血，

也可应用肾上腺素、止血粉、云南白药等止血药物。

预后　如果能及时正确地纠正贫血，预后良好。

（唐国瑶）

báixuèbìng kǒuqiāng biǎoxiàn

白血病口腔表现 （oral manifestations of leukemia）　白血病是一类造血干细胞恶性克隆性疾病。是血液病中最常见的疾病之一。白血病的口腔表现可能是早期发现血液病的重要提示。同时，在口腔的操作和治疗中，应该警惕患者的原发病，避免口腔治疗风险。

病因　白血病的常见病因包括病毒因素、化学因素、放射因素、遗传因素。白血病是造血系统的恶性肿瘤，主要表现为白细胞及其幼稚细胞在骨髓或其他造血组织中异常弥漫性恶性增生，浸润体内各种组织。由于白血病细胞的浸润，导致全身淋巴结肿大、肝脾大及其他器官包括口腔黏膜的病损。

临床表现　分为全身症状和口腔表现。

全身症状　初期以发热为主，伴全身疲乏、食欲缺乏、发生在全身各部位的出血。

口腔表现　各型白血病均可出现多种口腔表现，最易受侵犯的部位是牙龈，其中龈缘自发性出血作为初始症状最为常见。①牙龈增生性肿大：由于白细胞浸润造成了牙龈明显增生，病变波及边缘龈、牙间乳头和附着龈，表面光亮，质中，形状不规则，呈结节状，增生的牙龈可达咬合平面。②牙龈及口腔黏膜出血：牙龈出血常为自发性，不易止住。可见到增生的牙龈缘上附着有血凝块。龈袋内出血、溢脓，导致口臭。口腔黏膜出血形成淤点、

淤斑或血肿。③牙龈溃疡及坏死：牙龈有时可有不规则溃疡，不易愈合，且牙龈内白细胞浸润，均可导致继发感染，发生黏膜坏死、牙松动和口臭等。④牙痛：浸润到牙髓内的白细胞引起剧烈的牙痛，似牙髓炎的症状。⑤淋巴结肿大：双侧性、多发性颈部淋巴结肿大，质软或中等硬度，无粘连、压痛。

诊断　根据临床和口腔表现、血象、骨髓象变化特点进行诊断，但该病诊断需由血液病专科医师做出。

治疗　全身治疗需由血液病专科医师采用联合化疗或其他综合措施进行。需保持口腔卫生，可用具有消毒清洁作用的漱口水。对伴发牙周病、牙髓病的患者应行姑息治疗。除非征得血液科专科医师同意，否则不宜进行口腔手术和创伤性操作。对牙龈出血可采用局部或全身应用止血药物等方法。

预后　取决于血液病的专科治疗。

（唐国瑶　周曾同）

lìxìbāo quēfázhèng kǒuqiāng biǎoxiàn

粒细胞缺乏症口腔表现 （oral manifestations of granulocytosis）　当外周血中性粒细胞绝对数低于 $2 \times 10^9/L$ 称为粒细胞减少症，低于 $0.5 \times 10^9/L$ 时称为粒细胞缺乏症。粒细胞缺乏症是血液病中最常见的疾病之一，该病在口腔内的早期表现为特殊的坏死性龈口炎。粒细胞缺乏症的口腔表现可以是早期发现血液病的重要提示，同时，在口腔操作和治疗中，应该警惕患者的原发病，避免口腔治疗风险。

病因与发病机制　该病可能与接触有害物质有关（包括化学物质、放射性物质等）。这些致病

因素不仅使粒细胞迅速破坏，而且可直接损伤骨髓中粒系细胞各个阶段，使之生成障碍，最后导致粒细胞严重缺乏。

临床表现 起病急，患者突然出现畏寒、高热、咽喉红肿疼痛、口腔黏膜溃疡与坏死。口腔的特征性表现为口腔黏膜出现坏死性溃疡，在坏死组织的表面呈灰黑色坏疽外观。牙龈等处黏膜易继发感染，发生坏死性龈口炎，伴有腐败坏死性口臭的特殊症状。

诊断 口腔表现常早期出现。因此根据患者的发病病史、临床症状以及发生于口腔的特殊的坏死性龈口炎表现，应该警惕该病。应进行血液检查，并由血液病专科医师做出诊断。

治疗 应立即停止接触有害药物和化学物质、放射物质。全身治疗需血液病专科医师进行。需积极采用抗生素和促白细胞增生的药物治疗。对于口腔病损应该加强口腔护理，预防感染可用具有消毒清洁作用的漱口水。对伴发牙周病、牙髓病的患者应行姑息治疗，除非征得血液科专科医师同意，否则不宜进行口腔手术和创伤性操作。对牙龈出血可采用局部或全身应用止血药物等方法。

预后 取决于血液病的专科治疗。

（唐国瑶 周曾同）

gānbìng kǒuqiāng biǎoxiàn

肝病口腔表现（oral manifestations of liver diseases）

肝病是指发生在肝脏的疾病，包括甲型病毒性肝炎、乙型病毒性肝炎、丙型病毒性肝炎、肝硬化、脂肪肝、酒精性肝炎、肝癌等多种肝脏疾病。肝脏疾病的肝外表现并非指一种疾病，它是由肝病产生的、累及其他脏器组织造成损害

的表现。

病因与发病机制 肝病主要由病毒感染、药物、酒精过量、免疫等病因造成。有些病例病因不明。肝脏疾病除肝脏病损以外，可累及包括口腔在内的其他器官和脏器组织，引起系列病损表现，亦可称为肝外表现。

临床表现 口腔颌面部可因肝病而致多种症状、病损。

复发性阿弗他溃疡 口腔黏膜溃疡可经常复发（图）。

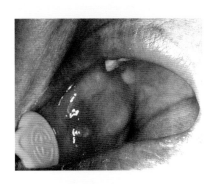

图 乙型肝炎急性期患者复发性口腔溃疡

口腔扁平苔藓和苔藓样变与病毒性肝炎的关系较密切，为常见的肝外表现之一。口腔扁平苔藓和苔藓样变与病毒肝炎的关系临床研究报道较多。乙型肝炎病毒、丙型肝炎病毒等感染后，机体免疫反应产生的免疫复合物可能引起自身免疫反应，皮肤或口腔黏膜组织中存在与病毒相似的共同抗原，宿主免疫细胞破坏上皮组织而导致皮肤或口腔黏膜出现病损。

颌面部皮肤及口腔黏膜感觉异常 因肝病而致面神经、舌咽神经受累，出现颌面部皮肤及口腔黏膜麻木、疼痛等症状。

肝舌 舌淤血、肿大，呈蓝红色，舌侧缘黏膜出血，亦称为肝舌。

黄疸 黄疸多致口腔黏膜呈灰黄及黄色伴绿色改变，双颊黏膜及软腭可见明显黄疸，特别在软硬腭交界处，因此，对怀疑黄疸的患者应首先注意腭部黏膜，还应注意检查眼巩膜。

牙龈自发性出血 口腔黏膜、皮肤出现淤点、淤斑，形成紫癜，小创伤易出血不止等都是肝硬化患者的常见症状。

腮腺肿大 伴口腔黏膜干燥，唾液分泌减少，或伴特殊口臭。

蜘蛛痣 常见于急、慢性肝炎或肝硬化，是肝功能衰竭的警示信息，多发生于颌面部皮肤和其他上腔静脉分布的区域，亦可发生于唇黏膜、鼻黏膜，但缺乏明显的典型形态。

诊断与鉴别诊断 根据病史、口腔黏膜表现以及实验室检查结果进行诊断。详细了解患者病史，并进行全面肝功能检查，分析肝病所致肝外表现的各种症状，可以做出诊断。应与复发性阿弗他溃疡、口腔扁平苔藓、苔藓样变等口腔原发性疾病相鉴别。

治疗 根据不同肝病病因由消化科专科医师负责治疗肝病，可采用相应的抗病毒药物、免疫调节药物、护肝药物和手术治疗等措施。针对肝病的口腔黏膜表现，拟参考口腔黏膜复发性阿弗他溃疡、口腔扁平苔藓等疾病的治疗方法。对口干、口腔异味等口腔症状可采用人工唾液和漱口水对症治疗。另外，需要强调避免不良的饮食和生活习惯。

（王文梅）

línbāliú kǒuqiāng biǎoxiàn

淋巴瘤口腔表现（oral manifestations of lymphoma）

淋巴瘤起源于淋巴结和淋巴组织，大多与免疫应答过程中淋巴细胞增生分化产生的某种免疫细胞恶变

有关，是免疫系统的恶性肿瘤。按组织病理学改变，淋巴瘤主要分为霍奇金淋巴瘤和非霍奇金淋巴瘤。淋巴瘤为全身性疾病，可发生于全身任何部位。由于病变部位和范围不尽相同，临床表现很不一致，原发部位可在淋巴结，称为结内型；也可在结外的淋巴组织，如扁桃体、鼻咽部、胃肠道、脾、骨骼或皮肤口腔黏膜等部位，称为结外型。淋巴瘤累及口腔颌面部及鼻、咽、颈部周围组织器官，会出现一系列病损和表现。

口腔颌面部的淋巴瘤占全身淋巴瘤总数的8%～27%。据中国一组统计资料显示，口腔颌面部恶性肿瘤中恶性淋巴瘤病例数构成比为第二位，仅次于鳞状细胞癌。口腔颌面部淋巴瘤好发部位依次为颈部（20.1%）、颌颏下区（16.8%）、腮腺（11.4%）、腭部（10.3%）、下颌骨（7.3%）等处。口咽、舌根、扁桃体和鼻咽部的黏膜和黏膜下具有丰富的淋巴组织，组成咽淋巴环，又称韦氏环，也是口腔颌面部淋巴瘤的好发部位。

口腔颌面部淋巴瘤可发生于任何年龄，以20～40岁为多见。患者年龄最小者11个月，最大者86岁，平均约50岁，男女发病率之比为1.26∶1。

病因与发病机制　病因迄今尚不清楚，但有可能与病毒感染、机体免疫功能低下有关。

临床表现　淋巴瘤的口腔临床表现呈多样性：无痛性肿块型（约占74%）、溃疡坏死型（约占13.9%）（图）、炎症浸润型（约占13.9%）、水肿红斑型（约占1.5%）。NK/T细胞淋巴瘤多发生在口腔及面部中线部位，口腔初发者多在腭咽部中线。症状以口腔黏膜溃疡和坏死为主，常多次病检仅报告为慢性炎症，故有时被归在中线坏死性肉芽肿之列。该病破坏腭骨后，可造成口鼻穿孔，形成口鼻瘘。常伴有特殊臭味，并可伴全身高热不适等症状。首发症状也可出现在鼻腔和鼻窦，耳鼻咽喉科特称为鼻腔鼻窦淋巴瘤。

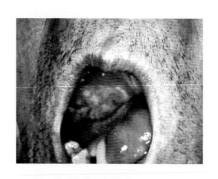

图　正中软腭深大坏死性溃疡

诊断　由于恶性淋巴瘤临床表现呈多样性，因此主要靠活组织检查确诊。应尽量采用单克隆抗体、细胞遗传学和分子生物学技术，按世界卫生组织的淋巴组织肿瘤分型标准进行分型，对侵犯骨骼者，X线检查可作为辅助诊断。软组织发生的恶性淋巴瘤常与肉瘤表现相似，但也可呈溃疡型或坏死型。颈部发生的恶性淋巴瘤则主要表现为淋巴结肿大；颌骨原发的恶性淋巴瘤早期在颌骨松质骨内有不规则破坏，以后很快穿破密质骨侵入软组织，引起面部肿胀；发生于口腔内的恶性淋巴瘤也常侵犯颌骨，产生不规则破坏。对无表浅淋巴结肿大的患者进行化验检查，如血常规、血清碱性磷酸酶、骨髓穿刺等都有一定的辅助诊断价值。但最后确诊和分类需靠病理检查，特别是免疫病理学检查。

鉴别诊断　恶性淋巴瘤，特别是非霍奇金淋巴瘤需与朗格汉斯细胞病相鉴别；口腔黏膜的深溃疡、肿块应与韦格纳肉芽肿、嗜酸性肉芽肿、浆细胞肉芽肿、结核及念珠菌病相鉴别。

治疗　恶性淋巴瘤对放射治疗和化学药物治疗都比较敏感。以个体化治疗为原则，主要取决于病理类型和临床分期。针对口腔黏膜病损，需保持口腔局部清洁，可用生理盐水或温开水每天清洗口腔。若有口腔黏膜糜烂溃疡，可用消毒防腐类药物含漱、涂布，如2%～2.5%四环素液，0.1%～0.2%氯己定或0.1%高锰酸钾液含漱，5%金霉素甘油糊剂或中药西瓜霜、锡类散局部涂搽、散布，具有防止继发感染的作用。

预后　淋巴瘤的治疗已取得了很大进步，霍奇金淋巴瘤已成为化疗可治愈的肿瘤之一。淋巴细胞为主型预后最好，5年生存率为94.3%；其次是结节硬化型；混合细胞型较差；而淋巴细胞消减型最差，5年生存率仅为27.4%。霍奇金淋巴瘤Ⅰ期与Ⅱ期5年生存率在90%以上，Ⅳ期为31.9%；有全身症状者较无全身症状者为差；儿童及老年人的预后一般比中青年为差；女性治疗的预后较男性为好。

（王文梅）

yízhíwù kàngsùzhǔbìng kǒuqiāng biǎoxiàn

移植物抗宿主病口腔表现

（oral manifestations of graft-versus-host disease）　移植物抗宿主病是同种异体骨髓移植后出现皮肤、食管、胃肠、肝脏等多系统病损的全身性疾病，是骨髓移植中常见且具有潜在严重后果的并发症，是造成死亡的重要原因之一。同种异体骨髓移植后在口腔颌面部和口腔黏膜部位会出现一系列病损和表现。

病因与发病机制 同种异体移植是同一物种的不同个体间交换组织器官，要求供体白细胞抗原配型尽可能地与受体接近。骨髓移植后由于供受体间存在免疫遗传学差异，移植骨髓中的免疫活性细胞（主要是T淋巴细胞）识别了受体的不同组织相容性抗原而增生分化，在受体内增生到一定程度后把受体的某些组织或器官作为靶目标进行免疫攻击，从而产生损害。细胞毒性T细胞可攻击移植组织和皮肤、肝脏、泪腺、唾液腺及口腔黏膜。

临床表现 移植物抗宿主病常发生于移植术后的两年内，临床表现复杂，主要受累器官包括皮肤和肝脏。急性移植物抗宿主病皮肤病损最早出现的症状有红斑、丘疹、水疱、皮肤剥脱，严重者皮损可在数天内扩展至全身。慢性移植物抗宿主病皮肤病损的突出表现为色素沉着、脱屑、增厚或角化不良、苔藓样皮疹等，晚期出现皮肤硬化或关节挛缩。肝脏亦是移植物抗宿主病的靶器官，急性移植物抗宿主病较多见，轻者无临床症状，重者肝区不适、脾大、黄疸等。肝功能异常是移植物抗宿主病的重要表现，谷丙转氨酶、碱性磷酸酶、胆红素等均有不同程度增高。

移植物抗宿主病有口腔表现的可达80%，并在部分病例是唯一的受损部位。约36%患者在骨髓移植后2~4天发生口腔黏膜糜烂（图a），15%患者18天后发生。移植物抗宿主病的口腔病损表现多样，可分为急性（发作于移植术后100天内）和慢性（发生于移植术后100天后）。口腔急性移植物抗宿主病多发生于腭、颊、口底等处黏膜，表现为广泛性炎症充血及黏膜剥脱，非特异性口腔黏膜溃疡，舌部出现草莓样舌变化，或舌乳头萎缩，严重者舌、唇黏膜出现严重腐烂坏死。口腔慢性移植物抗宿主病常出现类似于口腔扁平苔藓的白色网纹或斑块（图b、图c），并伴有烧灼感，受累的唾液腺表现为生理功能减退，导致口干及唇内侧黏膜和腭部黏膜表面小而浅的黏液囊肿。

诊断 根据骨髓移植病史和典型的临床表现可做出诊断。

治疗 该病由器官移植的专科医生主诊治疗。尽量减少移植物抗宿主病的危险因素是最重要的预防措施。

针对口腔黏膜病损的治疗原则是缓解疼痛和控制炎症反应，增加唾液流量和保持口腔湿润。

预后 皮肤或口腔黏膜病损常随急性移植物抗宿主病转成慢性而长期不愈，可达半年以上，直至移植物抗宿主病完全缓解后才愈合。免疫功能低下者输入HLA不同的血液也会发生移植物抗宿主病，并可能致死。

（王文梅）

tángniàobìng kǒuqiāng biǎoxiàn

糖尿病口腔表现 （oral manifestations of diabetes） 糖尿病是以慢性血液中葡萄糖（简称血糖）水平升高为特征的最常见的内分泌代谢综合征。持续高血糖与长期代谢紊乱可导致全身组织器官，特别是眼、肾、心血管及神经系统的损害及其功能障碍和衰竭。糖尿病分原发性与继发性两大类，以前者居多，有遗传倾向。其患病率随着人们生活水平的提高、人口老化、生活方式改变而迅速增加。

病因与发病机制 病因和发病机制尚未完全阐明，包括遗传及环境因素在内的多种因素共同作用结果。

临床表现 糖尿病患者早期可无症状，至症状明显时可出现"三多一少"，即多尿、多饮、多食和体重减轻，伴有烦渴、善饥、消瘦或肥胖、疲乏无力等全身性症群。

糖尿病患者伴有口腔疾病为正常人口腔疾病的2~3倍。男性糖尿病患者口腔疾病发病率显著

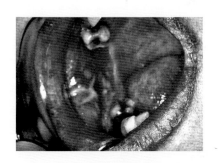

a. 患者右颊部糜烂

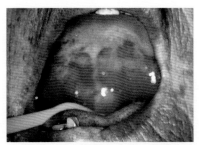

b. 患者腭部广泛剥脱性红斑，间杂白色条纹

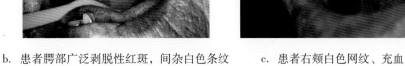

c. 患者右颊白色网纹、充血

图 肾移植患者移植物抗宿主病口腔表现

高于女性糖尿病患者。有研究提示，糖尿病患者的龋齿、牙髓炎、根尖周炎、牙周病患病率大大升高，而牙周感染造成的全身中毒，又会加重糖尿病病情。糖尿病性牙周炎具体表现为牙龈炎症明显，易出血，反复出现牙周脓肿，牙槽骨吸收迅速，以致牙松动脱落。糖尿病性龈炎严重程度依赖于糖（血糖）的控制。血糖没有控制或控制很差的糖尿病患者表现为特有的边缘龈和附着龈肿胀增生，肿胀区域界限清楚，质软发红而不规则，有时易出血，增生组织表面呈球状或小叶状，无蒂或茎状。

糖尿病患者有明显的口腔干燥症状，表现为唾液少而黏稠，口腔黏膜干燥、发红、无光泽，唇红皲裂、脱屑。舌体肿大，有齿痕，舌丝状乳头萎缩，菌状乳头充血。口腔黏膜灼痛、味觉异常，重者有酮味。糖尿病患者常伴发细菌和真菌感染，造成口腔黏膜炎。糖尿病患者的黏膜创口愈合迟缓，即使轻微创伤，也可导致炎症扩散及广泛的口腔黏膜组织坏死。

诊断 可根据典型的临床表现及实验室检查进行诊断。

治疗 针对糖尿病患者口腔病损的治疗应以治疗和控制原发病为基础。应注意保持口腔卫生，常用3%过氧化氢溶液、0.2%氯己定液交替含漱，防止细菌感染；用2%~4%碳酸氢钠液和制霉菌素糊剂防治口腔真菌感染。治疗糖尿病患者的牙体牙髓病和牙周疾病，手术操作应细致，并于术前给予抗生素，以防止术后感染或组织坏死。对于重度糖尿病及合并其他严重并发症的患者，以及血糖控制不佳患者的口腔疾病，宜保守治疗。

预后 糖尿病久病者常伴发心脑血管、肾、眼及神经等病变。严重病例或应激时可发生酮症酸中毒、高渗昏迷、乳酸性酸中毒而威胁生命，常易并发化脓性感染、尿路感染、肺结核等。该病患者生活质量降低，寿命缩短，病死率增高。

（王文梅）

pífūyán kǒuqiāng biǎoxiàn

皮肌炎口腔表现（oral manifestations of dermatomyositis）

皮肌炎是累及皮肤和肌肉的自身免疫性结缔组织病，是特发性炎症性肌病的一型。皮肌炎具有特征性的皮肤黏膜损害，并伴有近端肌群进行性无力、肌肉炎症。成人皮肌炎好发于40~60岁，常伴有恶性肿瘤。儿童皮肌炎平均发病年龄为7岁。

病因 尚不明确。可能与遗传背景、自身免疫、微血管病变、感染及环境因素等因素有关。

病理 肌肉的病理改变为局部或广泛性炎症，肌纤维肿胀、横纹消失、变性、断裂，晚期肌纤维可被结缔组织所替代，有时可见钙质沉着。间质中血管扩张，周围有淋巴细胞等浸润。皮肤的病理改变为表皮角化，基底层细胞液化变性，真皮血管周围淋巴细胞浸润，色素失禁。后期可见真皮胶原均质化，表皮萎缩，钙质沉着等改变。

临床表现 包括口腔黏膜病损、皮肤病损、肌肉病损等。

口腔黏膜病损 口唇水肿性暗紫红色斑片。口腔黏膜反复溃疡。舌肌受累，可逐渐萎缩，影响言语功能。舌肌、咀嚼肌受累可导致咀嚼困难。咽肌受累可导致吞咽困难。

皮肤病损 典型的双上睑水肿性、暗紫红色斑片，可逐渐扩展至面颊、颞、颈等部位。可有光敏现象。掌指关节、指间关节伸侧以及肘、膝、内外踝多见暗紫红色斑片或扁平丘疹，可融合成斑块，称为戈特龙（Gottron）征。成年患者指端和指侧有时可出现增厚、脱屑的红斑，称为技工手。慢性患者的面部、躯干、四肢可出现单处或多处皮肤异色症，表现为皮疹干燥、脱屑、色素沉着、点状色素脱失、点状角化、毛细血管扩张、点状萎缩等。甲皱襞毛细血管扩张，甲小皮增生。

肌肉病损 表现为对称性、进行性加重的肌无力、肌痛。主要累及四肢近端肌群、肩胛带肌、颈部肌群、咽喉部肌群等，表现为上楼、下蹲、举手、抬头、吞咽等困难。累及呼吸肌和心肌，可导致呼吸困难、心肌炎、心律失常、充血性心力衰竭等。

其他表现 不规则发热、贫血、消瘦、关节肿胀等。食管病损表现为吞咽困难、呛咳或反流。间质性肺炎、肺功能下降较多见。心脏受累的临床症状较少，以传导阻滞、心律失常为主，也有充血性心力衰竭、心瓣膜病变、心包炎等。15%~24%的成人患者在确诊的同时或短时间内，被发现患恶性肿瘤，包括子宫颈癌、卵巢癌、胃癌、肺癌、膀胱癌、前列腺癌、鼻咽癌、淋巴瘤等。

实验室检查 可有贫血、血沉增快、蛋白尿等。血清肌酶升高，包括肌酸磷酸激酶、乳酸脱氢酶、谷丙转氨酶、谷草转氨酶等，其中肌酸磷酸激酶和乳酸脱氢酶最具特征性。24小时尿肌酸增高、尿肌酐减少。免疫血清学检测可检出肌炎特异性抗体，如抗Jo-1抗体、抗Mi-2抗体、抗PM抗体、抗p155/140抗体、抗MJ抗体等。肌电图显示受累肌肉呈肌源性萎缩相。

诊断与鉴别诊断　根据典型皮损，对称性、进行性近端肌无力，血清肌酶升高，肌电图表现，必要时肌肉活检，可以诊断。需与系统性红斑狼疮、进行性肌营养不良、重症肌无力等相鉴别。口腔黏膜反复溃疡需要与复发性阿弗他溃疡鉴别。

治疗　儿童患者应检查并去除感染病灶，成人患者应检查有无恶性肿瘤。急性期卧床休息，给予高蛋白、高维生素饮食。避免日晒。药物治疗首选皮质类固醇激素，开始剂量宜大，病情改善后逐步减量，长期维持。对皮质类固醇反应不佳或不能耐受者，可加用免疫抑制剂。严重者可采用大剂量静脉滴注丙种球蛋白治疗。皮肤病损可外用遮光剂和皮质类固醇激素制剂。针对口腔黏膜病损可见复发性阿弗他溃疡的治疗方法。

预后　预后与患者年龄、肌炎严重程度、是否伴发疾病（吞咽困难、心肺疾病、恶性肿瘤）、对激素治疗的反应等有关。死亡原因包括呼吸衰竭、心力衰竭、继发感染、恶性肿瘤。

（周曾同　沈征宇）

xìtǒngxìng yìnghuàzhèng kǒuqiāng biǎoxiàn

系统性硬化症口腔表现（oral manifestations of systemic sclerosis）

系统性硬化症是慢性、炎症性、自身免疫性结缔组织病，也称系统性硬皮病，主要累及皮肤、心脏、肾脏等部位。口腔黏膜也可以累及。该病男女发病率之比为 1：3，发病年龄以 20~50 岁多见。

病因　病因不明，可能与遗传易感性、自身免疫、创伤、辐射、环境（硅尘、有机溶剂）、某些药物（博来霉素、戊唑辛、可卡因）、病毒感染（巨细胞病毒、细小病毒 B19）等因素有关。

病理　为胶原纤维和小动脉改变。早期可见真皮胶原纤维肿胀、均质化，血管壁水肿，胶原纤维和小血管周围可见淋巴细胞浸润；晚期表皮萎缩，真皮胶原纤维增多增厚，血管壁增厚、狭窄甚至闭塞，皮脂腺、汗腺萎缩，毛囊减少。心、肺、肾、消化道、筋膜、肌肉等病理改变与皮肤病损的病理改变类似。

临床表现　包括口腔黏膜、皮肤病损等多样表现。

口腔黏膜以及口腔其他病损　口腔黏膜硬化、萎缩，口干不适，张口有牵拉感和紧绷感。舌系带硬化挛缩，伸舌受限，舌肌萎缩。口腔、咽部腺体萎缩，分泌减少。牙周间隙增宽，牙槽骨吸收，牙松动。面部皮肤硬化，表情丧失，呈"面具脸"。口唇变薄，口裂减小，口周可见放射状皱纹。

皮肤病损　病损从手、足、面部开始向前臂、躯干扩展。皮损变化经过肿胀、硬化、萎缩 3 个阶段。初起皮肤肿胀、红斑，随之皮肤硬化绷紧，难捏起，伴蜡样光泽，皮肤、皮下组织、肌肉等可逐渐萎缩。手指初起肿胀，呈"腊肠指"，之后活动受限，呈"爪形手"，可伴溃疡，难以愈合。色素沉着或减退、毛细血管扩张等改变可见于硬化和非硬化部位。

其他表现　①前期可有雷诺现象、不规则发热。②骨、关节、肌肉病变表现为多关节炎、晨僵、骨质溶解、肌肉失用性萎缩、肌痛等。③消化道受累表现为反流性食管炎、腹痛、腹泻、肠梗阻。④肺间质纤维化，肺功能检查异常，肺动脉高压。⑤心肌、心包纤维化，心包炎，传导阻滞，心功能不全。⑥肾脏受累表现为蛋白尿、肾硬化、高血压、肾危象。

实验室检查　可有贫血、血沉增快、C 反应蛋白增高、球蛋白增高、类风湿因子阳性、蛋白尿等。抗核抗体阳性率约 90%，其中抗 Scl-70 抗体是其标志性抗体。甲皱襞毛细血管镜检查可见血管迂曲、扩张，血管袢减少。

诊断　符合以下主要标准或两个次要标准即可诊断。①主要标准：对称性手指及掌指关节或跖趾关节以上的任何部位皮肤增厚、紧绷、硬化，可累及四肢、面、颈、躯干。②次要标准：局限于手指皮肤的硬化，指端凹陷性瘢痕或指垫萎缩，肺部纤维化。

治疗　尚无特效药物。但早期诊断、早期治疗，有助于延长患者生命。一般治疗包括注意保暖，使用润肤剂，戒烟，给予高蛋白、高热量软食等。抗纤维化药物如青霉胺、秋水仙碱等可以软化皮肤。血管活性药物如低分子右旋糖酐、丹参、钙通道阻滞剂等能够缓解血管痉挛、扩张血管、改善微循环。非甾体抗炎药可以缓解关节和肌肉疼痛，但是不能改变关节损害。皮质类固醇激素的治疗价值不确切，且长期使用副作用明显，因此仅在炎性肌病、间质性肺炎的炎症期、心包积液、心肌病变等情况下谨慎使用。

针对口腔黏膜硬化萎缩、口干不适，张口有牵拉感和紧绷感等病损和症状，主要采用湿润口腔、清洁口腔等对症治疗措施。

预后　在所有的自身免疫性结缔组织病中，该病的相关死亡率最高，标化死亡比为 3.5，确诊后的平均生存时间为 11 年。心肺受累（肺动脉高压、间质性肺炎）是主要死亡原因。该病伴有肺动脉高压者，平均生存时间仅为 2 年；伴间质性肺炎者，平均生存时间不到 5 年。学界认为对肺动脉高压和间质性肺炎的早期干预有助于改善预后。

(周曾同　沈征宇)

xìtǒngxìng diànfěnyàngbiàn kǒuqiāng biǎoxiàn

系统性淀粉样变口腔表现

（oral manifestations of systemic amyloidosis） 系统性淀粉样变是少见的蛋白质代谢紊乱引起全身多脏器受累的综合征。因球蛋白与黏多糖的复合物对碘反应类似于淀粉而命名。该病的口腔表现主要是淀粉样物质沉积于口腔黏膜及黏膜下组织产生的体征和症状。口腔是系统性淀粉样变的早期症状出现的器官之一，舌是累及最多见的部位，故有舌淀粉样变的病名。但系统性淀粉样变也可以累及口腔的其他部位。

病因与发病机制　病因尚不明确。学界一般认为与蛋白质代谢紊乱有关。多发性骨髓瘤、长期结核病、风湿性关节炎、严重贫血、肾脏疾病等可产生抗原，进而刺激淀粉样物质形成。有学者认为成熟的淋巴细胞、单核细胞以及一些有分泌功能的肿瘤细胞能产生淀粉样蛋白前体，经毛细血管进入组织间隙，被单核或巨噬细胞吞噬，在溶酶体的聚合和分解下形成淀粉样蛋白，从细胞分泌出后在组织或器官内沉积。临床研究发现舌部淀粉样物质沉积情况随年龄增加而加重，说明免疫功能异常和增龄性变化是发病的可能因素。此外，长期慢性炎症刺激和消耗性疾病也与继发性淀粉样物质沉积有关。

病理　淀粉样物质具有不溶性，也不被蛋白酶水解，在光镜下为无定型物质。这种物质在不同染色下有不同的特殊表现：HE 染色呈粉红色均质状或细胞颗粒状，苯酚刚果红染色呈红色，PAS 甲基紫染色呈红色，Masson 染色呈蓝色，硫磺素-T 染色呈黄绿色荧光等。电镜下淀粉样物质呈直而不分支的细纤维，或纤维相互交织成油毛毡样结构，周围被成纤维细胞或组织细胞包绕。

临床表现　舌部病损是该病早期的主要临床表现之一，为进行性巨舌症。舌体逐渐肿大，广泛而有对称性，舌早期尚软，运动不受限制，但随舌体淀粉样物质沉积加重而变硬。舌缘有结节状突起，舌背有丘疹、结节、紫癜、出血、沟裂、坏死等多种损害。晚期舌体庞大突出于口外，口唇闭合困难，舌系带增厚僵硬，失去弹性，舌体活动受限，舌痛明显，影响咀嚼、吞咽、语言等功能。

原发型淀粉样变性患者有乏力、体重减轻、轻度头痛、感觉异常、腕骨综合征、肝脾大、肾病综合征、紫癜、充血性心力衰竭等多种并发症，预后不良；继发型淀粉样变性患者易侵犯肾、肝、脾和肾上腺，预后较前者好；局限型淀粉样变性患者常发生于舌、眼眶、乳腺、腭、尿道、乙状结肠以及上下肢伸侧和背部皮肤病损，病损局限，可自行消失，但易复发，病程缓慢，预后较好。

诊断与鉴别诊断　根据临床表现以及病理学、免疫组化等检查结果，能够做出临床诊断，但是确诊需要对病理组织进行特殊染色。

舌淀粉样变的病程早期应与沟纹舌、梅-罗综合征鉴别。中晚期结节明显时应与舌部脉管瘤、局限性上皮细胞增生症、舌部纤维瘤、多发性神经纤维瘤鉴别。

治疗　系统性淀粉样变的口腔病损（舌淀粉样变）尚缺乏特效疗法。可试用地塞米松或泼尼松加等量 2% 普鲁卡因于病损区局部注射，或用秋水仙碱口服，青霉胺及免疫抑制剂也可服用。但均需密切注意肝肾功能。

预后　口腔病损的疗效不确切。逐渐变大变硬的舌体会严重影响患者的生活质量。原发性系统性淀粉样变性除了累及口腔外，尚可累及肝、脾、肾及心脏等重要脏器，一旦发生肝肾功能衰竭或充血性心力衰竭等多种并发症，预后不良。

(周曾同　肖璇)

xīnghóngrè kǒuqiāng biǎoxiàn

猩红热口腔表现 （oral manifestations of scarlet fever） 猩红热是由 A 组溶血性链球菌感染引起的急性呼吸道传染病。

病因与发病机制　猩红热由 A 组 β 溶血性链球菌感染引起，该链球菌的致病力来源于细菌本身及其产生的毒素和蛋白酶类。它们侵入机体后有 3 种致病机制。①炎症反应：侵入咽部或其他部位的 A 组菌的 M 蛋白能抵抗机体白细胞的吞噬作用，因而可在局部产生化脓性炎症反应，若细菌侵入血液循环可致败血症。②中毒性反应：细菌毒素吸收入血后引起发热等全身中毒症状。红疹毒素使皮肤和黏膜血管充血、水肿、上皮细胞增生与白细胞浸润，以毛囊周围最为明显，出现典型猩红热皮疹，退疹时表皮细胞坏死，引起脱皮，口腔黏膜也出现充血或点状出血，形成黏膜内疹。③变态反应：病程 2~3 周后，少数患者发生变态反应性损害，主要为心、肾及关节滑膜等处非化脓性炎症。

A 组链球菌有 100 多种血清

型，机体感染后产生的抗体只能抵抗同型细菌的再次感染，机体感染后获得的抗菌免疫在每个血清型之间没有交叉免疫性，因此可能多次发生猩红热。

临床表现 该病一年四季都可发生，尤以冬春季发病多见。患者以 5～15 岁小儿居多。潜伏期平均 2～4 天。临床表现特征为：起病急，持续性高热，伴头痛、咽痛、恶心、呕吐等症状，初始为咽喉本身的感染，表现为咽峡炎和扁桃体炎。皮疹为猩红热最重要的症候之一。多数自起病第 1～2 天出现，偶有迟至第 5 天出疹。从耳后、颈底及上胸部开始，1 天内即蔓延及胸、背、上肢，最后延及下肢，少数需经数天才蔓延及全身。典型的皮疹为在全身弥漫性充血发红的皮肤上散布的针帽大小、密集而均匀的点状充血性红疹，手压褪色，去压后复现，患者常感瘙痒。偶呈"鸡皮样"丘疹，中毒重者可有出血疹。在皮肤皱褶处如腋窝、肘窝、腹股沟部可见皮疹密集呈线状，称为帕氏线。皮疹经 1～2 天达到高峰，于 3 天内消退，皮疹退后，皮肤有脱屑。平均 1 周左右退热，症状逐渐恢复。少数患者发病后由于变态反应而出现心、肾、关节的损害。

弥漫的红斑丘疹可波及面部，口周皮肤，形成"苍白区"，与充血潮红的面颊部对比鲜明，形成特征性的口周苍白圈。急性口炎可先于皮疹，口腔及咽喉黏膜显著充血、水肿、扁桃体红肿，软腭黏膜充血、点状红斑，或有灰黄色渗出物。舌背黏膜出现明显红斑与水肿，舌苔发白，在非特异性的厚白苔上出现舌菌状乳头肿大、充血、突出，2～3 天后舌苔脱落，舌面光滑呈绛红色，舌乳头凸起，形成特征性的杨梅舌。

诊断 根据典型的临床表现，以及咽拭子或脓液培养分离出 A 组 β 型溶血性链球菌即可确诊。有与猩红热或咽峡炎患者接触史者，有助于诊断。红疹毒素试验早期为阳性。骤起发热、咽峡炎、典型的皮疹、口周苍白圈、杨梅舌、帕氏线、恢复期脱皮等，为猩红热的特点，可以辅助诊断。

治疗 隔离患儿。早期给予抗生素治疗，青霉素是治疗猩红热和一切链球菌感染的首选药物，早期应用可缩短病程、减少并发症，病情严重者可增加剂量。为彻底消除病原菌、减少并发症，疗程至少 10 天。对青霉素过敏者可用红霉素，严重时也可静脉给药，疗程 7～10 天。全身支持疗法，卧床休息，予以易消化、营养丰富的食物。高热可用较小剂量退热剂，或用物理降温等方法。保持口腔清洁，每日用生理盐水漱口，如有口腔黏膜及咽部疼痛不适，可用西吡氯铵含片等对症治疗。

（王文梅）

báihóu kǒuqiāng biǎoxiàn

白喉口腔表现（oral manifestations of diphtheria） 白喉是由白喉杆菌所引起的急性呼吸道传染病。口腔黏膜是白喉症状主要表现部位之一。

病因与发病机制 白喉杆菌是引起该病的病原微生物。病原菌侵入人体组织后，导致黏膜上皮细胞进行性破坏而坏死，形成大面积充血和溃疡，覆以灰白色厚假膜，不易剥脱。

临床表现 好发于秋冬或早春季节，患者有在流行或散发区与白喉患者接触史，潜伏期 3～5 天。严重者起病急，全身中毒症状严重，有高热、面色苍白、呼吸困难、脉细速、血压下降、皮肤黏膜出血。可引起中毒性心肌炎与周围神经麻痹。局部症状以咽、喉等处黏膜充血、肿胀并有灰白色假膜形成为突出临床特征。患者常见的全身中毒症状有发热、乏力、食欲缺乏、恶心、呕吐、头痛。

原发性口腔黏膜白喉很少见。临床多见从咽喉、悬雍垂、扁桃体或鼻咽部位的白喉延伸至口腔黏膜，形成口腔白喉。口腔白喉可波及舌腭弓、软腭、悬雍垂、硬腭、舌背及颊等部位的口腔黏膜，甚至可扩延至唇部黏膜。白色较厚的假膜病损由散在小点状至大片状不等，其表面与念珠菌假膜相似，呈细绒状，边缘清晰，不易拭去，若用镊子强行撕去假膜，则留下出血创面，伴有颌下淋巴结肿大及压痛。

诊断与鉴别诊断 根据流行病学资料和临床表现可做出临床诊断。鼻咽拭子或患处取材培养有白喉杆菌生长、毒力试验阳性可确诊。通过奈瑟或庞氏染色镜检，找到有异染颗粒的棒状杆菌或白喉荧光抗体染色检查阳性等有助于诊断。口腔白喉应与急性扁桃体炎、樊尚（Vincent）咽峡炎、鹅口疮相鉴别。

治疗 患者应隔离，卧床休息 3 周以上。给予高热量、易消化饮食。要注意口腔和鼻部卫生，防止继发感染，局部有症状者应对症处理。可用生理盐水漱口或用消毒防腐类药物含漱、涂布，如 2%～2.5% 四环素液，0.1%～0.2% 氯己定或 0.1% 高锰酸钾液含漱以及 5% 金霉素甘油糊剂局部涂搽。

抗生素能抑制白喉杆菌生长从而阻止毒素的产生，应及早足量给予青霉素，用至症状消失和白喉杆菌培养转阴为止。对青霉素过敏者或应用青霉素1周后培养仍为阳性者，可改用红霉素，口服或静脉滴注。

白喉抗毒素可以用来中和游离的毒素，在病程初3日应用效果较好，3日以后应用疗效显著降低，故应尽量早用。应用剂量视假膜范围、部位及治疗起始时间而定。抗毒素可以肌注或稀释后静脉滴注，一次给完。注射抗毒素前应询问过敏史，并做皮肤过敏试验，试验阴性者方可应用，阳性者按脱敏法给予应用。

（王文梅）

mázhěn kǒuqiāng biǎoxiàn

麻疹口腔表现 （oral manifestations of measles）

麻疹是以麻疹病毒所引起的儿童最常见的急性呼吸道传染病。该病传染性很强，在人口密集而未普种疫苗的地区2~3年会发生一次大流行。

病因与发病机制 麻疹病毒侵入人体上呼吸道和眼结合膜上皮细胞内复制繁殖，通过局部淋巴组织进入血流（初次病毒血症），病毒被单核-巨噬细胞系统吞噬，在该处广泛繁殖，大量病毒再次进入血流，造成第二次病毒血症，出现高热和出疹。麻疹发病机制：①麻疹病毒侵入细胞直接引起细胞病变。②全身性迟发型超敏性细胞免疫反应在麻疹的发病机制中起到非常重要的作用。麻疹皮疹、巨细胞肺炎、亚急性硬化性全脑炎和异性麻疹与免疫机制密切相关。

临床表现 儿童多发。潜伏期一般为10~14天，亦有短至1周左右者。在潜伏期内可有轻度体温上升。前驱期（也称发疹前期）一般为3~4天。这一期的主要表现类似上呼吸道感染：有发热、咳嗽、流涕、流泪、眼结膜充血、咽部充血等卡他症状，而以眼症状尤为突出：结膜发炎、眼睑水肿、眼泪增多、畏光、下眼睑边缘有一条明显充血横线，对诊断麻疹极有帮助。90%以上患者，在病程2~3天，于双侧第二磨牙相对应的颊黏膜上出现直径0.5~1.0mm灰白色小点，外周绕有红色晕圈，称麻疹黏膜斑或科普利克斑（Koplik spots），是该病的早期特征，有早期诊断价值。科普利克斑是由于颊黏膜下层的微小分泌腺发生炎症，其病损处有浆液性渗出及内皮细胞增生。黏膜斑在一天内可累及整个颊黏膜并蔓延至唇部黏膜，在皮疹出现后即逐渐消失，可留有暗红色小点。

体温可突然升高至40~40.5℃。皮疹多在发热后3~4天出现；皮疹开始为稀疏不规则的红色斑丘疹，疹间皮肤正常；始见于耳后、颈部，沿发际边缘，24小时内向下蔓延，遍及面部、躯干及上肢，第3天皮疹累及下肢及足部，病情严重者皮疹常融合，皮肤水肿，面部因水肿变形；大部分皮疹压之褪色，但亦有出现淤点者；出疹3~4天后皮疹开始消退，消退顺序与出疹时相同；在无合并症发生的情况下，食欲、精神等其他症状也随之好转。疹退后，皮肤留有糠麸状脱屑及棕色色素沉着，7~10天痊愈。

全身有淋巴结肿大和脾大，并持续数周，肠系膜淋巴结肿可引起腹痛、腹泻和呕吐。因并发麻疹脑炎，故可出现意识改变、惊厥、突然昏迷等症状，疾病极期特别是高热时常有谵妄、激惹及嗜睡状态，多为一过性，热退后消失，与以后中枢神经系统合并症无关。

诊断与鉴别诊断 根据流行病学资料及临床表现进行诊断。2周前与麻疹患者有过接触史，颊黏膜上发现科普利克斑有助诊断。分离病毒及测定病毒抗原或血清特异性抗体，病原学或血清学检验获阳性可以确诊。麻疹应与常见的出疹性疾病，如风疹、幼儿急疹、猩红热等疾病相鉴别。

治疗 应严密隔离患儿，与患儿接触者需隔离检疫3周；流行期间托儿所、幼儿园等儿童机构应暂停接收易感儿入所。病室注意通风换气，充分利用日光或紫外线照射；医护人员离开病室后应洗手、更换外衣或在空气流通处停留20分钟方可接触易感者。患儿需卧床休息，给予易消化和营养丰富饮食。对症治疗，高热时可用小量退热剂；烦躁时可适当给予苯巴比妥等镇静剂；继发细菌感染可给予抗生素。预防并发症。口腔黏膜的科普利克斑一般维持2~3天，在出疹后会自行消失，因此保持口腔局部清洁，用生理盐水或温开水每天清洗口腔，对于防治口腔黏膜继发感染很有必要。

（王文梅）

索　引

条目标题汉字笔画索引

说　明

一、本索引供读者按条目标题的汉字笔画查检条目。

二、条目标题按第一字的笔画由少到多的顺序排列，按画数和起笔笔形横（一）、竖（丨）、撇（丿）、点（丶）、折（乛，包括丁乚𠃌等）的顺序排列。笔画数和起笔笔形相同的字，按字形结构排列，先左右形字，再上下形字，后整体字。第一字相同的，依次按后面各字的笔画数和起笔笔形顺序排列。

三、以拉丁字母、希腊字母和阿拉伯数字、罗马数字开头的条目标题，依次排在汉字条目标题的后面。

四　画

条 目 外 文 标 题 索 引

E

P

内 容 索 引

说 明

一、本索引是本卷条目和条目内容的主题分析索引。索引款目按汉语拼音字母顺序并辅以汉字笔画、起笔笔形顺序排列。同音时，按汉字笔画由少到多的顺序排列，笔画数相同的按起笔笔形横（一）、竖（丨）、撇（丿）、点（、）、折（乛，包括丁乚乙等）的顺序排列。第一字相同时，按第二字，余类推。索引标目中夹有拉丁字母、希腊字母、阿拉伯数字和罗马数字的，依次排在相应的汉字索引款目之后。标点符号不作为排序单元。

二、设有条目的款目用黑体字，未设条目的款目用宋体字。

三、不同概念（含人物）具有同一标目名称时，分别设置索引款目；未设条目的同名索引标目后括注简单说明或所属类别，以利检索。

四、索引标目之后的阿拉伯数字是标目内容所在的页码，数字之后的小写拉丁字母表示索引内容所在的版面区域。本书正文的版面区域划分如右图。

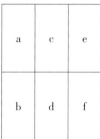

a	c	e
b	d	f

K

拉丁字母

希腊字母

阿拉伯数字

本卷主要编辑、出版人员

执行总编　谢　阳

编　　审　谢　阳

责任编辑　吴翠姣

索引编辑　张　安

名词术语编辑　孙文欣

汉语拼音编辑　王　颖

外文编辑　景黎明

参见编辑　刘　婷

责任校对　李爱平

责任印制　陈　楠

装帧设计　雅昌设计中心·北京